国家卫生和计划生育委员会"十三五"规划教材

全国高等中医药教育教材

供中医学、针灸推拿学、中西医临床医学等专业用

方 剂 学

第3版

主 编 谢 鸣

副主编 瞿 融 韩 涛 全世建 许二平 范 颖

主 审 王永炎 李 飞

编 委（按姓氏笔画为序）

王 欣（山东中医药大学）	张均克（江汉大学医学院）
王 蕾（首都医科大学）	范 颖（辽宁中医药大学）
文乐兮（湖南中医药大学）	周志焕（天津中医药大学）
方向明（安徽中医药大学）	周海虹（厦门大学医学院）
全世建（广州中医药大学）	都广礼（上海中医药大学）
许二平（河南中医药大学）	高 琳（北京中医药大学）
吴建红（湖北中医药大学）	梁 琦（山西中医学院）
张 林（辽宁中医药大学）	韩 涛（山东中医药大学）
张丰华（成都中医药大学）	谢 鸣（北京中医药大学）
张文风（长春中医药大学）	瞿 融（南京中医药大学）

秘 书 赵 黎（安徽中医药大学）

人民卫生出版社

图书在版编目（CIP）数据

方剂学 / 谢鸣主编 . —3 版 . —北京：人民卫生出版社，2016
ISBN 978-7-117-22488-8

Ⅰ.①方⋯　Ⅱ.①谢⋯　Ⅲ.①方剂学 – 医学院校 – 教材
Ⅳ.①R289

中国版本图书馆 CIP 数据核字（2016）第 155468 号

人卫智网　www.ipmph.com	医学教育、学术、考试、健康，	
	购书智慧智能综合服务平台	
人卫官网　www.pmph.com	人卫官方资讯发布平台	

方　剂　学
第 3 版

主　　编：谢　鸣
出版发行：人民卫生出版社（中继线 010-59780011）
地　　址：北京市朝阳区潘家园南里 19 号
邮　　编：100021
E - mail：pmph @ pmph.com
购书热线：010-59787592　010-59787584　010-65264830
印　　刷：人卫印务（北京）有限公司
经　　销：新华书店
开　　本：787×1092　1/16　印张：25
字　　数：576 千字
版　　次：2002 年 9 月第 1 版　　2016 年 8 月第 3 版
　　　　　2021 年 7 月第 3 版第 6 次印刷（总第 31 次印刷）
标准书号：ISBN 978-7-117-22488-8/R · 22489
定　　价：53.00 元
打击盗版举报电话：010-59787491　E-mail：WQ @ pmph.com
（凡属印装质量问题请与本社市场营销中心联系退换）

修 订 说 明

为了更好地贯彻落实《国家中长期教育改革和发展规划纲要(2010-2020)》《医药卫生中长期人才发展规划(2011-2020)》《中医药发展战略规划纲要(2016-2030年)》和《国务院办公厅关于深化高等学校创新创业教育改革的实施意见》精神,做好新一轮全国高等中医药教育教材建设工作,全国高等医药教材建设研究会、人民卫生出版社在教育部、国家卫生和计划生育委员会、国家中医药管理局的领导下,在上一轮教材建设的基础上,组织和规划了全国高等中医药教育本科国家卫生和计划生育委员会"十三五"规划教材的编写和修订工作。

本轮教材修订之时,正值我国高等中医药教育制度迎来60周年之际,为做好新一轮教材的出版工作,全国高等医药教材建设研究会、人民卫生出版社在教育部高等中医学本科教学指导委员会和第二届全国高等中医药教育教材建设指导委员会的大力支持下,先后成立了第三届全国高等中医药教育教材建设指导委员会、首届全国高等中医药教育数字教材建设指导委员会和相应的教材评审委员会,以指导和组织教材的遴选、评审和修订工作,确保教材编写质量。

根据"十三五"期间高等中医药教育教学改革和高等中医药人才培养目标,在上述工作的基础上,全国高等医药教材建设研究会和人民卫生出版社规划、确定了首批中医学(含骨伤方向)、针灸推拿学、中药学、护理学4个专业(方向)89种国家卫生和计划生育委员会"十三五"规划教材。教材主编、副主编和编委的遴选按照公开、公平、公正的原则,在全国50所高等院校2400余位专家和学者申报的基础上,2200位申报者经教材建设指导委员会、教材评审委员会审定和全国高等医药教材建设研究会批准,聘任为主审、主编、副主编、编委。

本套教材主要特色包括以下九个方面:

1. **定位准确,面向实际** 教材的深度和广度符合各专业教学大纲的要求和特定学制、特定对象、特定层次的培养目标,紧扣教学活动和知识结构,以解决目前各院校教材使用中的突出问题为出发点和落脚点,对人才培养体系、课程体系、教材体系进行充分调研和论证,使之更加符合教改实际、适应中医药人才培养要求和市场需求。

2. **夯实基础,整体优化** 以培养高素质、复合型、创新型中医药人才为宗旨,以体现中医药基本理论、基本知识、基本思维、基本技能为指导,对课程体系进行充分调研和认真分析,以科学严谨的治学态度,对教材体系进行科学设计、整体优化,教材编写综合考虑学科的分化、交叉,既要充分体现不同学科自身特点,又应当注意各学科之间有机衔接;确保理论体系完善,知识点结合完备,内容精练、完整,概念准确,切合教学实际。

3. **注重衔接,详略得当** 严格界定本科教材与职业教育教材、研究生教材、毕业后教育教材的知识范畴,认真总结、详细讨论现阶段中医药本科各课程的知识和理论框架,使其在教材中得以凸显,既要相互联系,又要在编写思路、框架设计、内容取舍等方面有一定的区分度。

4. 注重传承,突出特色 本套教材是培养复合型、创新型中医药人才的重要工具,是中医药文明传承的重要载体,传统的中医药文化是国家软实力的重要体现。因此,教材既要反映原汁原味的中医药知识,培养学生的中医思维,又要使学生中西医学融会贯通,既要传承经典,又要创新发挥,体现本版教材"重传承、厚基础、强人文、宽应用"的特点。

5. 纸质数字,融合发展 教材编写充分体现与时代融合、与现代科技融合、与现代医学融合的特色和理念,适度增加新进展、新技术、新方法,充分培养学生的探索精神、创新精神;同时,将移动互联、网络增值、慕课、翻转课堂等新的教学理念和教学技术、学习方式融入教材建设之中,开发多媒体教材、数字教材等新媒体形式教材。

6. 创新形式,提高效用 教材仍将传承上版模块化编写的设计思路,同时图文并茂、版式精美;内容方面注重提高效用,将大量应用问题导入、案例教学、探究教学等教材编写理念,以提高学生的学习兴趣和学习效果。

7. 突出实用,注重技能 增设技能教材、实验实训内容及相关栏目,适当增加实践教学学时数,增强学生综合运用所学知识的能力和动手能力,体现医学生早临床、多临床、反复临床的特点,使教师好教、学生好学、临床好用。

8. 立足精品,树立标准 始终坚持中国特色的教材建设的机制和模式;编委会精心编写,出版社精心审校,全程全员坚持质量控制体系,把打造精品教材作为崇高的历史使命,严把各个环节质量关,力保教材的精品属性,通过教材建设推动和深化高等中医药教育教学改革,力争打造国内外高等中医药教育标准化教材。

9. 三点兼顾,有机结合 以基本知识点作为主体内容,适度增加新进展、新技术、新方法,并与劳动部门颁发的职业资格证书或技能鉴定标准和国家医师资格考试有效衔接,使知识点、创新点、执业点三点结合;紧密联系临床和科研实际情况,避免理论与实践脱节、教学与临床脱节。

本轮教材的修订编写,教育部、国家卫生和计划生育委员会、国家中医药管理局有关领导和教育部全国高等学校本科中医学教学指导委员会、中药学教学指导委员会等相关专家给予了大力支持和指导,得到了全国 50 所院校和部分医院、科研机构领导、专家和教师的积极支持和参与,在此,对有关单位和个人表示衷心的感谢!希望各院校在教学使用中以及在探索课程体系、课程标准和教材建设与改革的进程中,及时提出宝贵意见或建议,以便不断修订和完善,为下一轮教材的修订工作奠定坚实的基础。

全国高等医药教材建设研究会
人民卫生出版社有限公司
2016 年 3 月

全国高等中医药教育本科
国家卫生和计划生育委员会"十三五"规划教材
教材目录

61	实验针灸学(第2版)	主编 余曙光 徐 斌
62	推拿手法学(第3版)	主编 王之虹
63	*刺法灸法学(第2版)	主编 方剑乔 吴焕淦
64	推拿功法学(第2版)	主编 吕 明 顾一煌
65	针灸治疗学(第2版)	主编 杜元灏 董 勤
66	*推拿治疗学(第3版)	主编 宋柏林 于天源
67	小儿推拿学(第2版)	主编 廖品东
68	正常人体学(第2版)	主编 孙红梅 包怡敏
69	医用化学与生物化学(第2版)	主编 柯尊记
70	疾病学基础(第2版)	主编 王 易
71	护理学导论(第2版)	主编 杨巧菊
72	护理学基础(第2版)	主编 马小琴
73	健康评估(第2版)	主编 张雅丽
74	护理人文修养与沟通技术(第2版)	主编 张翠娣
75	护理心理学(第2版)	主编 李丽萍
76	中医护理学基础	主编 孙秋华 陈莉军
77	中医临床护理学	主编 胡 慧
78	内科护理学(第2版)	主编 沈翠珍 高 静
79	外科护理学(第2版)	主编 彭晓玲
80	妇产科护理学(第2版)	主编 单伟颖
81	儿科护理学(第2版)	主编 段红梅
82	*急救护理学(第2版)	主编 许 虹
83	传染病护理学(第2版)	主编 陈 璇
84	精神科护理学(第2版)	主编 余雨枫
85	护理管理学(第2版)	主编 胡艳宁
86	社区护理学(第2版)	主编 张先庚
87	康复护理学(第2版)	主编 陈锦秀
88	老年护理学	主编 徐桂华
89	护理综合技能	主编 陈 燕

注:①本套教材均配网络增值服务;②教材名称左上角标有"*"者为"十二五"普通高等教育本科国家级规划教材。

第三届全国高等中医药教育教材
建设指导委员会名单

顾　　问	王永炎	陈可冀	石学敏	沈自尹	陈凯先	石鹏建	王启明
	秦怀金	王志勇	卢国慧	邓铁涛	张灿玾	张学文	张　琪
	周仲瑛	路志正	颜德馨	颜正华	严世芸	李今庸	施　杞
	晁恩祥	张炳厚	栗德林	高学敏	鲁兆麟	王　琦	孙树椿
	王和鸣	韩丽沙					

主任委员　张伯礼

副主任委员　徐安龙　徐建光　胡　刚　王省良　梁繁荣　匡海学　武继彪
　　　　　　王　键

常务委员（按姓氏笔画为序）

马存根	方剑乔	孔祥骊	吕文亮	刘旭光	许能贵	孙秋华
李金田	杨　柱	杨关林	谷晓红	宋柏林	陈立典	陈明人
周永学	周桂桐	郑玉玲	胡鸿毅	高树中	郭　娇	唐　农
黄桂成	廖端芳	熊　磊				

委　　员（按姓氏笔画为序）

王彦晖	车念聪	牛　阳	文绍敦	孔令义	田宜春	吕志平
安冬青	李永民	杨世忠	杨光华	杨思进	吴范武	陈利国
陈锦秀	徐桂华	殷　军	曹文富	董秋红		

秘　书　长　周桂桐（兼）　王　飞

秘　　书　唐德才　梁沛华　闫永红　何文忠　储全根

全国高等中医药教育本科
中医学专业教材评审委员会名单

前　言

　　方剂学是研究和阐明方剂的制方原理及其临床运用规律的一门学科。方剂学不仅是中医辨证论治体系的重要组成部分,也是理论与经验紧密结合,充分体现证、法、方、药有机统一的一门重要的中医应用基础课程。

　　一、修订背景

　　本版教材是在 2002 年首版和 2012 年第 2 版的基础上再次修订而成。近年来,高等中医药教育的发展呈现出了一些新的趋势:一方面,高等中医人才培养在以往本科 5 年制课程和课程＋跟师的基础上,出现本—硕(7~8 年制)及本—硕—博(9 年)一贯制等多种模式,培养目标也由单纯重知识转向知识与能力并重;由于人才培养类型、层次和专业的分化,各类教材层出不穷,呈现出百花齐放的局面。另一方面,伴随中医现代研究主攻领域的探索,方剂学在学科专业史、理论内涵、方剂效应机理、方证关系、方剂配伍等领域取得了重要进展;而课程的教学改革,出现了跨学年—分段式的方剂教学模式和实验方剂学、方剂运用拓展、专科方剂学等多种辅修形式,教学方法上更加强调师生互动和重视多种教学资源的利用,诸如问题探究、案例分析等新的教学形式涌现如雨后春笋,教材在针对不同专业、层次出现多级分化的同时,其网络增值及信息化也正在建设中。

　　二、本次修订

　　基于上述背景,本次在总结上版教材编写经验的基础上,吸收了教材使用中的反馈意见及专家建议,其中特别考虑到,教材作为学科知识的主要载体,在体现学科体系特征的同时能够反映出其不断发展的内容,同时还肩负着推进课程教学改革及不断适应新时期国家对于中医药创新性人才培养的需求。

　　修订原则:在保留上版教材特色内容的同时,适当减缩总体篇章及内容;处理好学科知识与教材内容,特别是学科理论与运用技能之间的关系;及时反映学科的进展及成果,体现教材的时代性;基于现代教育理念及中医药教育发展的趋势,推进课程教学改革,促进学生自主学习及创新探索能力的发展。

　　修订内容:①精简教材内容:全书由上、中、下三篇整合为上、下二篇,其中上篇第 6 章与第 5 章合并。下篇在收方总量基本不变的情况下,适当缩减主方与附方的比例,加强对重点方剂下的附方或类方比较的叙述。②增加两个新的模块:主要章节后设"知识拓展",以加深或拓展对学科理论的认识,下篇各章后均设有"案例实训",冀通过心智训练以培养学生辨证论治及用方的能力。③完善对制方原理的阐述:基于方剂学"药—组—证—效—理—

用"的内在统一,妥善处理"制方原理"中有关方证病机分析、君臣佐使确定、多向交互配伍、一方多证的述理等问题。④体现实时性:更新各章中现代研究的部分内容。⑤进一步规范:统一各章前后内容,规范学科名词术语,纠正上版中的错误或不当之处,加强文字叙述的严谨性。

三、内容概要

本教材分为上篇、下篇及附录三部分。上篇介绍学科基本概念、核心理论及技术要点等,阐述方剂学的学术特征及其内涵,为学习下篇提供基础。下篇依据常用治法将方剂分为 19 类,分章系统介绍各类方剂的基本信息、制方理论、运用知识及现代研究等内容,重点论述各类代表方或基础方的制方原理、组方技巧及其运用要点。各章后附有小结及复习思考题。附录包括了古今药量参考、方剂歌诀汇编、方名汉语拼音索引。

本教材在确保传统的基本理论、基本知识、基本技能,即"三基"内容的基础上,考虑到自主学习、问题探究及辨证论治能力的培养,在相应篇章中增设了"知识拓展"及"案例实训"部分。"知识拓展"通常为具有专题性质的提要性叙述,大多来自于学科中的一些重要或尚待讨论的议题,以为教师和学生提供一定的研讨空间;"案例实训"则是在汲取 PBL 案例教学经验的基础上,围绕临床用方所涉及的一些基本思路和技术,编成的含有若干个问题的案例,以便进行辨治用方的实训。

四、使用建议

使用对象:本教材主要为高等医药院校的中医类专业设计,编写中考虑到现有 5 年制、7 年、8 年及 9 年制的课程内容设置和部分院校正在实施的二段式(第三学期和第九学期)的方剂学教学模式及案例教学的探索。在职中医药专业人员的进修提高也可选用本教材。

讲授内容:本教材内容涉面较广,旨在为方剂教学提供一定选择空间。全书上篇和下篇在内容上有着逻辑上的统一性,教师或学生可以在参考课程教学大纲的基础上,根据自己的理解和兴趣,选讲或自学有关章节。其中上篇中的方剂与辨证论治、制方理论、下篇各章均为课程的核心内容,是中医各专业的必修部分。在此基础上,教师可以根据不同的专业对象和教学目标,有重点地选讲其他内容。下篇各章中的"案例实训"适用于各不同学制的临床专业及部分院校正在进行的跨学年二段式方剂教改实践中的后段教学,上篇有关学科方法论与分类研究、下篇"现代研究"等内容适宜于 7 年制中医及中西医结合专业;"知识拓展"则更多考虑到正在发展的 8~9 年制中医学专业人才的学习需要。

教学方式:章后的复习思考题基本反映了方剂学的知识要点,某些思考题还有所拓展,希望学生尽可能在课后完成习作。对上篇有关学科基本概念或理论的掌握应是一渐进的过程,随着课程内容的不断展开,教师有必要适时地进行前后联系以及在不同层面上深入浅出,以加深学生对总论内容的理解并温故知新。鼓励开展方剂学讨论式教学,书中几乎所有章节的内容都可以采取阅读理解—问题提出—解答或讨论的教学方式处理。下篇各章后"案例实训"中的案例均取材于真实的临床案例,但已由编写组专家基于课程目标及教学问题,对其进行了再次加工,并通过预设问题以引导学生进行自主思考分析。每案均有相配套的教案,有需要的老师可与相关案例编写的责任老师联系。本版的网络增值版可为习者提供更为广阔的学科知识和学习训练的空间,值得充分利用。

五、编写分工

上篇第一至四章由谢鸣编写,第五章由瞿融编写;下篇第六章解表剂由谢鸣编写,第七章泻下剂由张均克编写,第八章和解剂由许二平编写,第九章清热剂由瞿融与张丰华合写,第十章温里剂由高琳编写,第十一章表里双解剂由张林编写,第十二章补益剂由王蕾编写,第十三章固涩剂由王欣编写,第十四章安神剂由吴建红编写,第十五章开窍剂由梁琦编写,第十六章理气剂由方向明编写,第十七章理血剂由范颖编写,第十八章治风剂由周海虹编写,第十九章治燥剂由文乐兮编写,第二十章祛湿剂由韩涛与都广礼合写,第二十一章祛痰剂由张文风编写,第二十二章消散化积剂由全世建编写,第二十三章驱虫剂由周志焕编写,第二十四章涌吐剂由韩涛与都广礼合写;附录由谢鸣编写。赵黎参与了全书的协编工作。

感谢著名中医药学家、中国工程院王永炎院士和南京中医药大学李飞教授对本次修订给予的指导。教材对于人才培养和学科发展均有举足轻重的作用。希望本教材能为推进方剂学的学科与课程建设发挥积极作用。由于编写者的水平有限,本教材中还会存在不妥之处,期待大家提出宝贵意见。

编　者

2016 年 5 月

目　录

上篇　方剂总论

下篇　方剂各论

第一章

绪　论

学习目的

了解方剂学的基本概念、发展简史及其在中医药学中的地位。

学习要点

方剂学的基本概念；方剂学发展简史及与其他学科的关系。

第一节　方剂与方剂学的概念

方剂(formula)，是中医在辨识病证、确立治法的基础上，按照制方规则，通过选择合适药物，酌定适当剂量，规定适宜剂型及用法等一系列过程，最后完成的药方。方剂是中医运用中药防治疾病的主要形式和手段，是中医理、法、方、药中的重要组成部分。

方，其本义原指两船相并。《说文解字》："方，并船也。"用于中医，意为两药或多药相并使用。另外，方又有规定、规矩之义。《周礼·考工记》："圆者中规，方者中矩"；《孟子·离娄上》："不以规矩不能成方圆"。意为药物按一定规矩和法度组合而成。剂，早期与"齐"字通，如《说文解字》："剂，齐也。"有修整、整齐、整合之义，含有一定的顺序或规则性。剂义指调剂、调和，如《汉书·艺文志》："调百药齐和之所宜。"《后汉书·刘梁传》："和如羹焉，酸苦以齐其味。"故剂指按一定规矩和方法对多种药物进行调配或配制。"方"与"剂"有时互称，均指"药方"。方剂也称"医方"，《隋书·经籍志》："医方者，所以除疾疢，保性命之术者也。"意指医方中含有医疗方法和技术。

"方剂"一词连用最早见于史书，如《梁书·陆襄传》："襄母常卒患心痛，医方须三升粟浆……忽有老人诣门货浆，量如方剂"。《圣济总录》："然裁制方剂者，固宜深思之熟计也"，则是医书中有关方剂含义的最早记述。《汉书·艺文志》："经方者，本草石之寒温，量疾病之浅深，假药味之滋，因气感之宜，辨五苦六辛，致水火之剂，以通闭解结，反之于平"，被认为是方剂含义的最早记述，即根据药物的性味和病情，利用药物气味合化之性能，进行合理配伍，制成具有一定功用的药方，用于解除疾病而使机体复常。

方剂最初可能来自于临床医家有效案例记载。在长期临床实践中,人们逐渐认识到某些药物配合使用对某种病证具有良好疗效,经反复验证,不断完善,而将其固定下来,这些有着特定适应病证的有效配方即是方剂,通常也被称为"成方"。

一首合格的方剂应是安全有效的。药物通常具有效—毒二重性,临床组方既应尽量减少或避免其对患者的不利影响,又应追求良好的疗效。因此方剂既不是随症药物的简单相加,也不是某类药物的任意组合,而是在治法理论指导下,针对具体病证,结合药物特性,有目的地将若干药物合理配伍而成的有机整体。方中药物之间存在着复杂的配伍关系,方剂的功效是方内药物共同作用于机体所产生的综合效应。

方剂学(formulaology),是研究和阐明方剂的制方原理及其临床运用规律的一门学问,是中医学主要基础学科之一。方剂学的理论和知识是中医理论指导下运用中药防治疾病的经验总结。

中医方剂浩如烟海。据不完全统计,截至清末有方名的古方就达十万首,但方剂的理论很长时期以来一直散见于历代医籍中,经过历代医家从不同方面对其进行整理,直到20世纪50年代方剂理论才得以初步系统化,方剂学因此也逐渐从中医药学中分化出来而成为一门独立的学科。

从历史上看,中医不同学术流派的学术经验主要集中在其所创制的方剂中。许多方剂反映了制方者在特定知识背景下,结合临床实际,对既有理论和经验的某种发挥和创新。方剂源于不同的医学流派,出自历代不同医家之手,体现了不同制方者的学术风格及其独特的诊疗经验。因此,一首方剂凝结了一个医家的学术精华,众多方剂则汇聚成了中医药学术经验的宝库。

从形式上看,方剂只是一些药名、药量的直接记录,或者说只是临床药物治疗的一种处方形式,但方剂的内涵却非常丰富。因为方剂不仅是临床辨证论治经验的结晶,也是辨证论治思维的产物。从某种意义上说,方剂中蕴涵有丰富的中医辨证论治的理论和经验,前人留传下来的大量方剂是中医理论和经验的信息载体。因此,对历代方剂进行全面系统的研究有助于完善中医辨证论治的理论体系。

第二节 方剂的起源与发展

方剂的历史悠久。早在原始社会,我们的祖先在生活实践中逐渐发现一些动植物具有治病疗伤的作用,这些经验通过世代相传,不断积累,最后总结为用于治疗疾病的药物,传说中的"神农尝百草,一日而遇七十毒"就是对当时先民们发现药物的写照。单味药作用有限,特别是在应对较为复杂的疾病时就显得不足。随着时代的进步和人们的实践探索,特别是酿酒技术的发明和烹调技术的发展,人们从配制营养美味食物的经验中得到启发,开始尝试将几味药配合起来治病,收到了较单味药更好的疗效。相传汤药的创始人是商代的伊尹,《史记·殷本纪》有"伊尹以滋味说汤"的记载,晋初皇甫谧《针灸甲乙经·序》亦称:"伊尹以亚圣之才撰用神农本草,以为汤液"。这些记载表明汤剂的应用与饮食烹饪的实践密切相关。由单味药应用(单方)过渡到二味及以上药味(复方)的配合运用,是方剂学发展史上的一次飞跃。自此,方剂逐渐成为中药应用的主要手段。

先秦时期(?—公元前221年) 就目前所发现的一些为数不多的传世文献和出

土文物来看,这一时期是方剂出现和方剂学发展的重要时期。1973年湖南长沙马王堆出土了一批古医帛简文书,其抄录年代大约在战国末期前后。其中《五十二病方》成书于战国时期,被认为是我国现存最古老的一部医方著作。在书中能够辨认的197首方中,由两味药以上组成者计43首,治疗疾病达52种,范围涉及内外妇儿各科,剂型有汤、丸、散、膏之分,外治方也有熨、浴、熏、消毒等不同用法,同时还记录了随症加减,汤剂煎煮,服药时间、次数、禁忌,以及药后将息等内容,表明先秦时期方剂的应用已较为广泛,并积累了相当的经验。

我国现存最早的医学典籍《黄帝内经》成书年代略晚于《五十二病方》,所载13首方剂仍较古朴,且单方近半,但书中多篇涉及方剂学内容,其中有关治则治法、方剂体制、组方配伍及用药宜忌等理论,为方剂学的形成与发展奠定了理论基础。

秦汉时期(公元前221—公元264年) 先秦以后,方剂的运用达到空前的水平。《汉书·艺文志》中载"经方十一家",共计273卷,虽然这些方书轶失而未能得到流传,但可以推想当时的方书及方剂数量已经相当可观。敦煌存世医书《辅行诀脏腑用药法要》中保存了早期《汤液经法》的部分内容,其中包括一百余首医方。这些方剂制方循五行脏腑之理,法度显然,对张仲景撰著《伤寒杂病论》及后世诸多名医的选方用药均有重大影响。《神农本草经》虽是最早的中药学专著,但其中有关七情合和、制剂用量及服药法度等论述,均是方剂学的重要内容。

复方的应用在汉代已经非常普遍。在1972年甘肃武威旱滩坡古墓出土的汉代医简中,有东汉早期的抄本《治百病方》。该书载方36首,几乎全为复方,条文涉及方名、主治病证、药量、制药、服法、禁忌等内容,组方配伍多较严谨。东汉末期张仲景"勤求古训,博采众方",将治法理论与用方实践紧密结合,撰著《伤寒杂病论》,书中审证辨因,据证立法,依法制方用药,创造性地融理、法、方、药于一体,开辨证论治之先河。该书载方总计320余首,多数方剂配伍严谨,临床疗效卓著,历试不爽,被后世尊为"方书之祖",对方剂学的发展产生了深远的影响。

晋唐时期(公元265—907年) 该时期社会进步,国力雄厚,中外交流,医学快速发展。随着方剂数量的急剧增多,记载医方的书籍大量涌现。既有专收医家经验方的《小品方》、《刘涓子鬼遗方》、《外台秘要》,也有反映门阀医方的《范汪方》、《集验方》及文人编纂的医方如刘禹锡《传信方》;既有汇集道家医方的《辅行诀脏腑用药法要》、《备急千金要方》、《千金翼方》,也有收载佛门医方的《耆婆所述仙人命方论》、《申苏方》等;更有朝廷主持编修的大型官修方书如隋炀帝《四海类聚方》和唐·李隆基《开元广济方》等,充分反映了这一时期方剂学发展"广收博采"的特点。

晋代葛洪《肘后备急方》(原书多达100卷,传世不久便佚失,为之后的梁人撮要而成为3卷)载方约1060首,所收方剂以验、便、廉为特点,如黄连解毒汤、青蒿治疟等流传至今。陈延之《小品方》(至北宋初年亡佚,内容主要保存在后世的《外台秘要》和《医心方》中)曾作为唐朝医学教科书,对唐代方剂发展影响较大。该书重视伤寒和天行瘟疫等病的防治,方中如芍药地黄汤、茅根汤、葛根橘皮汤等补《伤寒论》之未备,对后世温病学的发展有很大影响。唐代孙思邈所著《备急千金要方》与《千金翼方》,共载方7500余首,其"囊括海内,远及异域",可谓集唐以前方剂之大成。书中所收方剂多立方平正,王道取胜,如当归建中汤治产后虚羸,苇茎汤疗肺痈,独活寄生汤治痹证,组方用药既有"务在简易",如一味芦根汤治吐哕,生地黄汁吞生大黄末治吐血,也有"奇崛繁杂",处方寒热温凉气血攻补兼备,如治疗虚损惊悸、失精、月水不利等症的镇心丸用药达35味。另有同一时代王焘编撰的《外台秘要》,收方6000余首,体例严谨,所选医方均注明出处,使一些现已亡佚的医籍如《深师方》、《集验方》、《小品方》等,通过该书得以传世。其他有陈藏器《本草拾遗》创中药"十剂"分类,为方剂"十剂"之滥觞。唐·蔺道人《仙授理伤续断秘方》集前人理伤经验之大成,收方50首,特别整理出针对外伤不同阶段的治方用药经验,为我国最早的骨伤科专著;《刘涓子鬼遗方》收集刀剑、跌打及外科内服、外用方140首,是现存最早的外科之专著;孟诜《食疗本草》、昝殷《食医心鉴》则为食疗方面的专著。

宋代(公元960—1127年) 在经历五代(公元907—960年)战乱之后,宋朝实现了国家统一,国力强大,印刷术普及,新儒学兴起,医学教育发达。北宋政府在大范围征求医药书籍的同时还专门设立了医药书籍整理机构"校正医书局",对包括方书在内的重要医书进行校正,并多次组织编撰大型医方书。由医官王怀隐等人校勘类编的《太平圣惠方》共100卷,收方16834首,各科兼备,内容广博。书中总结了方剂配伍和剂型应用原则等理论,是当时最有影响的方书之一。《太平惠民和剂局方》始于元丰年间《太医局方》,后经多次订正、增删而成通行的南宋订本。全书10卷,分为14门,载方788首,每方之后详列主治和药物,对药物配制和制剂做了详细的说明,成为当时的配方手册和用药指南,也是由政府编成颁行的我国第一部成药药典。书中收载不少著名方剂如四君子汤、四物汤、逍遥散、藿香正气散、参苓白术散等,至今仍为临床广泛应用。由宋徽宗诏令,政府组织医家历时7年编成的巨著《圣济总录》,广征药方,编为200卷,收方二万余首,殆尽汉后方剂,反映了北宋时期医学发展的水平。除了官家大型方书外,民间或整理家藏秘方,或收集民间秘方,其中较为著名的有苏轼、沈括《苏沈良方》、许叔微《普济本事方》、张锐《鸡峰普济方》、洪遵《洪氏集验方》、陈无择《三因极一病证方论》、王硕《易简方》、严用和《济生方》、杨士瀛《仁斋直指方论》、王璆《是斋百一选方》等,在成方化裁、辨证审因、治法用药等方面多有创新。这一时期的专科方书发展也较快,如外科的《卫济宝书》、《外科精要》),妇科的《产育保庆集方》、《妇人大全良方》),儿科的钱乙《小儿药证直诀》、阎孝忠《阎氏小儿方论》、刘昉《幼幼新书》)等。

宋代的医学教学承继唐代传统而有很大的发展,在促进医学理论与临床实践结合的同时,也促进了方剂学理论的发展。宋《太医局诸科程文》九卷中有八卷内容涉及"论方"即是关于立法组方用药的理论叙述,成为后世"方论"的先声。

金元(公元1127—1368年) 此时期民族纷争,南北对峙,战火不断,社会动荡。特殊的社会政治背景在为医家提供更多的医疗实践机会的同时,也促进了其大胆创新。"格物致知"的理学思想进一步促进了医家深究医理,探索制方理论及创制新方,推动了临证经验组方向理论制方的转化。

宋以前医书中对于方剂用药之理、配伍之道很少或未曾有专门论及。金代成无己在《伤寒明理论·药方论》中,运用《黄帝内经》四气五味和君臣佐使的组方理论对《伤寒论》中20首方剂的制方原理进行了分析,被誉为"开方论之先河",所谓"方之有解,始于成无己"(《医方集解》)。"方论"的出现标志着对方剂的认识开始从经验上升为理论,促使方剂学从临床各科中分化出来。成无己在《伤寒明理论·药方论》中还首次对"七方"和"十剂"进行阐发,稍后刘完素、张子和及李东垣等医家也分别对其概念内涵进行了深入探讨,其中张子和、李汤卿等人对"十剂"进行拓展,并运用于方剂分类的探索,对方剂内涵的认识及其后的方剂分类均有较大的影响。

金元时期,医学争鸣形成了各种不同的学术流派。金元四大家遵经而不泥古,学术上敢于标新立异,分别从泻火、攻邪、补土、滋阴等方面立新论、创新方,大大丰富发展了治法及制方用药的理论。其中易水学派的开山之祖张元素倡脏腑辨证,创四气五味、升降浮沉以及归经等药性理论,自立九味羌活汤、枳术丸等方;刘完素著《宣明论方》,阐述寒凉清热之法,创制双解散、防风通圣散、益元散等方;张从正著《儒门事亲》,详论攻下祛邪,善用汗吐下三法,灵活运用成方,并创禹功散、握宣丸等方;李杲著《脾胃论》,辨析补脾之法,创制补中益气汤、升阳益胃汤等方;朱震亨著《丹溪心法》,主张滋阴降火之法,且善治郁证,创制大补阴丸、虎潜丸、越鞠丸等方,对后世方药发展均产生了深远影响。

营养食疗方和骨伤方的发展在此时期也很有成就。由元代宫廷饮膳太医忽思慧编撰的《饮膳正要》收载了蒙古族在食疗方面的丰富经验,该书在动物类食品与辛香药的配用、各种保健饮料和药膳配制及配伍宜忌等方面均有详细的介绍和论述,是我国最早的一部营养学专著。在骨伤治疗方面,以危亦林《世医得效方》最具特色,该书在前人经验的基础上,结合五世家传经验,从有效验方中筛选编撰而成。书中专列"正骨兼金镞科",收载了骨伤病的内服、外用的药方近80首,其中自拟骨伤"通治方"及其加减运用,使用童便、姜汤、薄荷汤、姜酒等送服的"汤使"服药法,创用川乌、草乌及曼陀罗等麻醉药方,对骨伤科的发展均有促进作用。另有治疗肺痨病的专著《十药神书》和眼科方书《秘传眼科龙木论》、《银海精微》、《原机启微》等的问世,也丰富了方剂学的内容。

明代(公元1368—1644年) 明代社会稳定,经济发展,科技文化成就突出,方剂学得到全面和深入的发展。

继金元"方论"之后,明代方论著作大量涌现。吴崑《医方考》全书6卷,分72门,选辑各科常用方剂700余首(实564首),就方剂命名、组成、功效、适应证、方义、加减应用、禁忌,特别是对方剂配伍进行重点分析和阐述,成为史上第一部方论之专著。方剂分类方面,在继承前代分类方法的同时,还出现按方剂组成、功效或治法分类等新的探索。《小青囊》收载了明及以前的盛行医方近380首,在定主方基础上按药味加减及数方合并来归纳主方及演化方。稍后的《祖剂》载方843首,列主方75首,附方768首,以《黄帝内经》、《伤寒论》、《金匮要略》中的方剂为首,按方剂出现先后和药味组成相近来类方,以推其演变,溯其源流,探求用药变化法度。《景岳全书》中将所收古方和自制方按"补、和、攻、散、寒、热、固、因"八阵进行排列,是按功效或治法分类方剂之探索。此外,还有将病证、病位、病性或剂型及功效等多种分类方法加以综合对方剂进行分类的,如刘纯的《玉机微义》、吴旻的《扶寿精方》。

明代医家对"君臣佐使"的界定及运用等进行了更加深入的探讨,并结合金元时期的药性理论,发展了诸如气味相合、寒温并用、升降同用、散收兼施、补泻同用、刚柔互济、引经报使等配伍理论,同时创制了大量特色新方,如《医学正传》的连附六一汤和九仙散,《外科正宗》的玄参解毒汤、消风散及玉真散,《韩氏医通》的交泰丸,《摄生众妙方》的定喘汤,《景岳全书》的左归丸与右归丸等。

明代在专病通用方面也有所发展,如《奇效良方》等医著中不仅每门下专设"某某通治方"，而且还有专篇讨论通治方加减化裁的理论及思路，又如《医经小学》中"辨证用药略例"、李时珍《本草纲目》中"四时用药例"、王良璨《小青囊》中"随证治病要品"等。

这一时期方书的整理在广度、深度上达到空前的水平。朱橚等编纂的《普济方》载方61739首，内容丰富，编次详尽，几乎收罗殆尽明以前的方剂，是古代载方量最多的一部方书。吴崑《医方考》和张景岳《景岳全书》等著作，在方剂考订、分类、方理、运用等方面均达到相当水平；王肯堂《证治准绳》备收临床各科证治之方，"博而不杂，详而有要，于寒温攻补，无所偏主。"临床专科方书有著名的《外科正宗》、《济阴纲目》、《口齿类要》、《审视瑶函》等。其他如《名医杂著》、《摄生众妙方》、《金镜内台方义》、《医学入门》、《伤寒六书》、《古今医统大全》、《奇效良方》、《赤水玄珠》、《医学纲目》等，都是这一时期较有影响的著述。

清代（公元1644—1840年）　经学复苏及乾清考据学派兴起，官修巨著《古今图书集成》和《四库全书》问世，有关方药理论的研究更加深入。温病学派崛起，使一大批温病的治法新方得以涌现。经世致用，由博返约，适用性及普及类方书盛行。

方论著作相继刊行，方剂分类方法有所创新，制方原理研究进一步发展。《医方集解》在治法分类的基础上，结合临床科别，创立了以治法为主的综合分类方法。书中选收代表性方剂893首，理法方药兼备，并运用君臣佐使理论对制方原理进行分析，精穷奥蕴，博采硕论，成为近现代方剂教科书之蓝本。罗美《古今名医方论》、王子接《绛雪园古方选注》、吴谦《删补名医方论》、吴仪洛《成方切用》等著作，则分别从不同角度对历代名方的证治机制、组方原理、加减宜忌等进行了深入阐发。方剂分类法和方论研究的发展，使方剂学理论体系不断完善。汪昂《汤头歌诀》、方仁渊《新编汤头歌诀》、陈修园《时方歌括》和《长沙方歌括》等通俗读本也为方剂学知识的普及发挥了很好作用。

在方剂理论研究及运用方面的探讨广泛而深入。徐大椿在《医学源流论》中就方剂配伍、组方、服法、古今方药剂量考证等诸多问题进行了较为详尽的论述；柯琴在《伤寒论翼·制方大法》中对伤寒方的制方、禁忌等进行阐释。严西亭等人合著的《得配本草》则在论述药物性味、主治及功用的基础上，特别阐述了药物之间相互作用，总结出得、配、佐、合等配伍经验；沈金鳌《要药分剂》专门整理药物"归经"；孙震元《疡科荟萃》将"诸经向导药"的概念引申于方剂归经，提出按六经分野及病变部位用方的思路。吴鞠通在《温病条辨》中基于药性和《内经》六气淫胜的制方原则，对方剂的药法特点进行了概括。

清前中期，温病学派在创立温热病"卫气营血"、"三焦"辨证的同时，针对温热疫病的治疗，提出诸如"辛凉解表"、"清营凉血"、"清热养阴"、"凉肝息风"、"芳香宣化"、"清轻宣透"等新治法，创制了一大批特色新方，如《伤寒温疫条辨》升降散、《松峰说疫》雄黄丸、《疫疹一得》清瘟败毒饮等。杂病治疗方面，叶天士《叶案存真》中见有甘润养胃、滋阴潜阳、养血息风、辛香搜络、通补奇经等治法方药，王清任《医林改错》创制系列活血化瘀诸方。专科方面如王维德《外科证治全生集》、傅山《傅青主女科》、郑梅涧《重楼玉钥》等，均有名方流传于世。

这一时期验方的收集整理也颇具特色，如王梦兰纂辑《秘方集验》收方过千，处方简易且多为效验秘方；赵学敏《串雅内编》收集了民间铃医的方药经验，涉及临床各科,简洁实用;陶承曦《惠直堂经验方》收方 900 余首,用药平和而多有效验;华岫云《种福堂公选良方》专门整理收载叶天士的方药经验;《太医院秘藏膏丹丸散方剂》专收清代宫廷方及其用药经验,等等。

近代(公元 1840—1949 年) 外强入侵,疫病、灾害及战火四起;社会变革,新旧对峙;西学渐进,中西合争与汇通。这一时期,医家在温热疫病和内伤杂病治疗方面多有探索和建树,极大地丰富了治法与方药的内容;科学探索,推动方药剂型与用法的改进与创新,方理探讨上表中而尝试参西;近代中医教育的建立,促进了方剂学课程的创立和方剂学专业教材的编纂使用;大量方书刊印与出版,验方整理也出现热潮。

针对当时流行的霍乱、鼠疫、白喉、烂喉痧等疫病的防治,涌现出一批专门著述和新方,如治疗白喉有丁甘仁《喉痧证治概要》加减滋阴清肺汤,张绍修《时疫白喉捷要》除瘟化毒散;治疗烂喉痧有陈耕道《疫痧草》加减葛根汤、四虎饮等方,丁甘仁《喉痧证治概要》解肌透痧汤等方;治疗鼠疫有郑肖岩《鼠疫约编》加减活血解毒汤,李建硕《鼠疫治疗全书》二一活血解毒汤,何廉臣《全国名医验案类编》急救通窍活血汤;治疗霍乱有王孟英《随息居重订霍乱论》蚕矢汤和连朴饮,张锡纯《医学衷中参西录》急救回生丹等。

外感热病和杂病治疗方面,出现许多新治法及新方剂。如温热病治疗方面,王孟英《温热经纬》提出滋养肺胃、清暑益气等法,何廉臣《重订广温热论》倡双解法且制加减犀羚二鲜汤、犀珀至宝丹等方,雷丰《时病论》提出清凉透邪、清凉消斑等法。杂病治疗方面,张山雷提出中风治疗八法,费伯雄提出肺痨治疗的调补营卫、补中养胃等法及乌龙汤、清金保肺汤等方,张锡纯治疗消渴病创制升陷汤、资生汤、十全育真汤、玉液汤等。在妇科病方面,张锡纯擅长调理冲脉及消补兼施等法,自制固冲汤、安冲汤、理冲汤、理冲丸等方。唐容川《血证论》专论血证辨治,创"消瘀"大法。在外伤科方面,还涌现出如活络效灵丹、七厘散、云南白药(彝族药学家曲焕章创制)等一批效方。

制剂及用药方面也有发展。杨叔澄提出"柔润药品为丸改进法"及针对一些烈性、伤胃药的子母丸制备法,李建颐等开始中药注射剂的探索,制备口服糖浆剂,用蒸馏法制作药露等。吴师机《理瀹骈文》一书,开创了以内科方药外用于皮肤黏膜或膏药敷贴治疗内伤外感等多科疾病的方法,记载了熨、握、点眼、洗浴、熏蒸、填塞、嗅鼻等多种给药途径的经验。

在方书出版方面,大型方书以蔡陆仙主编的《中国医药汇海》和吴克潜编撰的《古今医方集成》最具有代表性。《中国医药汇海》第 5 篇为方剂部,较为全面地总结了近代及以前的方剂学成就,在方剂理论、方剂学史、组方原理、施用法度、古今剂量考证等方面,都做了较为详尽的论述,可谓近代方剂学之集大成者,对现代方剂学的发展具有重要意义。《古今医方集成》对历代 170 余部方书进行系统整理汇编,收方 1 万余首,使多部失传方书的有关内容得以保存,为整理汇编古代方书之成就突出者。另有一些具有较高价值的实用方书,如费伯雄《医方论》、张秉成《成方便读》、余懋《洄溪秘方》、费伯雄《怪疾奇方》、许士銮《医方丛话》等书,不仅收方实用,且多有理论探讨。验方整理方面,以鲍相敖《验方新编》为代表,该书收方 3240 首,涉及人体各部疾病、内外治法及临床诸科的治方,方药简便廉,便于推广使用,在民间广为流传并被多次翻印,掀起近代编写验方类医书的热潮。中西医汇通方面的方药著作有丁福宝《中医医方会通》、陈继武《中医验方新编》等。

随着近代中医教育及中医药专门学校的出现,方剂学作为专业的必修课程及中医必考科目,推进了方剂学教材的建设。继 1927 年广东中医药专门学校卢朋编写出我国第一部方剂学教材《方剂学讲义》后,时逸人《中医处方学讲义》、王润民《方剂学》、盛心如《方剂学》、钱公玄《方剂学讲义》等具有较高水平的教材陆续问世。这些教材反映了近代方剂学学术及临证研究的成果,不仅为现代方剂学的学科建设奠定了基础,而且对现代方剂学教材编写起到重要的启发和借鉴作用。

现代(公元 1949 年—) 新中国成立以来,方剂学随着中医药事业的振兴而得到迅速的发展。伴随对古医籍系统整理和中医药高等教育的发展,方剂学在理论研究和教材建设方面的成就斐然。与此同时,中西医结合及临床医学的发展也大大促进了方剂的现代研究、古方拓展运用、新方及新药创制。20 世纪 50 年代,方剂作为一门基础课程,在全国范围内被正式统一命名为"方剂学",20 世纪 80 年代方剂学被国务院学位委员会列为中医学一级学科下的二级学科,"十五"期间还被教育部列为国家重点建设学科,加速了方剂学学科建设的步伐。

三十多年来,方剂学的研究取得了令人瞩目的成就。在文献整理研究方面,大批古籍方书经点校或重印而广为人知,一些散在于古代医案中的用方心法得以搜集整理,历代中医药著作中的方剂也经较为全面的整理研究而成书出版,其中由彭怀仁主编的《中医方剂大辞典》载方近 10 万首,是现代方书中的突出代表。对我国档案史料中保存最为完整的清代宫廷医案进行系统整理研究所完成的《清宫医案研究》,则是从宫廷医学中发掘辨证处方用药规律的重要成果。由全国多位方剂学专家合作完成的《中医方剂现代研究》,汇集了截至 20 世纪末方剂现代研究所取得的主要成果。新近,在建立历代方剂数据库的基础上,应用信息分析技术对数据进行发掘,以促进方剂新知识的发现,所取得的成果已显示了这一领域的广阔前景。在教学研究方面,伴随现代中医药高等教育体系的建立及方剂学课程建设与改革,先后编写出版了面向不同层次的各种《方剂学》教材与专著,反映了各个时期方剂学的学术研究成果,促进了方剂学理论不断完善,为培养中医药高级人才发挥了积极的作用。在临床研究方面,系统地观察与验证了一批古代名方的临床疗效,发现了一些古方的临床新用途,如生脉散防治心血管系统疾病、阳和汤治疗呼吸系统疾病、六神丸及砷制剂治疗白血病等;创制了许多确有效验的新方,如痰饮丸、复方大柴胡汤、清胰汤、乌贝散、固本丸、二仙汤等。基于循证医学理念开展的临床前瞻性、大样本、随机分组的研究正在成为方剂疗效与安全性评价的重要手段。随着现代科学技术大量引入,特别是包括中西医结合医学在内的多学科的参与,方剂实验研究获得空前的大发展。由生物学、生物化学、病理学、药理学、免疫学、化学、数学等多学科专家的紧密合作,围绕方剂的药效、作用机理、配伍及效用物质基础等方面开展了大量的研究,取得了诸多成果;化裁、精简、筛选古方,改革传统剂型,已成为目前中药复方新药开发的主要途径,诸如清开灵、复方丹参滴丸等一批高效优质的复方新制剂已被广泛用于临床。

方剂学的现代研究迄今已有六十多年的时间,相对于方剂发展的数千年历史而言非常短暂,然而所取得的成果却十分丰硕。随着学科理论的不断深化和现代多学科技术方法的介入,越来越多的科技工作者加入到方剂学研究队伍中来,方剂学已成为中医现代化研究最为活跃的领域之一,正孕育着在"药 - 方 - 效 - 证"现代内涵等一些前沿领域取得重大突破。方剂学的现代研究不仅对中医药学术发展与现代化进程产生重要影响,也将对我国医学卫生事业的发展产生积极的促进作用,对人类健康做出应有的贡献。

第三节　方剂学与其他学科的关系

方剂学在中医学中既是内容相对独立、理论相对完整的一门分支学科,同时又与中医基础和临床各科有着广泛而密切的联系。方剂学作为一门学科,不仅涵盖了历代医家的不同学术思想和中医防治疾病的各种治法和方剂,同时也整合了古今医家在方剂理论和运用研究方面所取得的大量成果,反映了学科知识在历史与逻辑、理论与经验方面的统一;作为一门中医课程,综合了中医基础理论、中医诊断学、中药学以及临床各科知识,充分展现了中医辨证论治中的丰富内容,对临床遣药组方具有重要的指导作用。不仅如此,方剂学还以其独特的学科功能,在沟通多个学科联系和促进多学科发展中发挥桥梁作用。

一、联系基础与临床

方剂学不仅是中医理论的重要组成部分,也是临床各科的基础学科之一。首先,方剂是临床辨证论治的产物,方剂学理论是在对临床经验总结整理的基础上形成与发展而来的;临床各科虽各有特点,但都离不开辨证论治,离不开方剂的运用。方剂学中有关理法方药的理论知识是临床各科辨证处方的基础。再者,方剂学以中医基础理论为基础,而方剂学的学术发展也进一步丰富了中医基础理论。例如,方剂学中对方证的分析离不开中医基础理论中的病机学说,治法的确立和实施与中医基础理论中的治则、治法理论紧密关联,组方配伍中"气血并治"、"脏腑隔治"、"阴阳互求"等内容,直接源于中医基础中的气血、脏腑、阴阳相关等理论;另一方面,对类方组方配伍规律的研究不仅丰富了治法内容,而且也促进了对类证病机的认识,从方剂功效的现代药理作用中还可以获得有关证内涵的启示。其次,方剂学与中医基础理论、中医诊断学、临床中药学等学科共同构成中医学的基础部分,其中方剂学在中医辨证论治的平台上,融合了其他各门基础学科的知识,集中体现了中医药理论具体运用于临床实践的思路、方法和技巧。所以,方剂学具有基础和临床的双重属性。

二、沟通中医与中药

将医理和药理完美结合于临床防治疾病的实践,是医学的一个显著的学术特征,方剂学则集中实现了中医理论和中药理论的高度统一。首先,以临床运用为目标的临床中药学侧重研究单味药物的药性、药理作用及运用,方剂则侧重于二味以上药物的配伍运用,方剂的组成是以中医学理论和中药理论为依据的。临证组方,既要用到以中药性味功能为基础的"七情合和"等配伍知识,还要用到如脏腑"生克制化"、气血"盈虚通滞"、邪正"虚实消长"等中医病机和治则、治法等基础理论。再者,历史上方剂与中药互动发展,一方面方书与本草分立,另一方面方书附药、本草附方,方与药彼此互通。方剂的创制以中药为基础,但方剂的运用反过来也扩展了人们对中药效用及其运用规律的全面认识,而新药物或中药新效用的发现促进了方剂的大量涌现。

其次,不仅大量有效古方是现代中药开发的重要资源库,而且中药的药性及效用的现代研究也会促进对方剂配伍原理的深入认识和临床组创新方水平的提高,对方剂多药味或多成分综合效用机制的认识也可为现代中药学特色发展提供新思路。因此,中医药中的医与药密不可分,没有离开了中医理论的中药,也没有离开中药理论的中医,方剂是中医理论指导下中药运用的重要形式。

三、与现代多学科互渗

相对侧重于病因治疗的现代医学来说,中医以辨证论治为基本内容,其整体调节观具有其独特的学术价值,方剂是中医辨证论治的实现载体。方剂不仅长期被用于中医临床,而且现代临床用于许多疑难、复杂疾病也有很好的疗效,显现出中医药治疗的特色与优势。方剂以其多味药物和复杂成分以及包括剂型与用法在内的多种控变因素作用于人体复杂系统产生独特的防治效应,其临床疗效的背后可能蕴涵有独特的生命调控机制,值得我们去发现和认识。随着方剂学科的发展,特别是包括生命科学在内的现代多学科对方剂学的渗透,方剂正成为中医药现代研究的前沿领域。如基于历代验方中蕴涵的证治信息,运用计算机及各种文本分析技术,在方剂数据库建立的基础上,对其方药及方证或药证规律进行的研究;依据中医方证相关原理,运用药理、药化、分子生物学等多种技术手段,从方剂构成涉及的药味、组分及成分和方剂所作用的整体、器官、组织、细胞及分子等不同方面及不同水平上探索方剂的效用、作用机制及其物质基础。方剂学与现代科学技术的结合,预示从现代意义上阐明中医药治疗原理成为可能,不仅将拓宽现代生命科学研究的领域,而且也将加快中医药现代化的进程。

综上所述,方剂学又是一门联系中医基础和临床,沟通中医和中药,衔接传统中医和现代生命科学的综合学科。

第四节　方剂学的研究范围

在辨证论治过程中,证、法、方、药几个部分是密切联系和环环相扣的,虽然方剂只是其中的一个组成部分,但方剂与药物、病证、治法紧密相关,方剂的功效是制方要素(诸如药味、药量、配伍、剂型、用法等)作用于病证后的综合效用。方剂学的基本任务是阐明方剂的效用原理,揭示方剂与病证、治法及药物之间的关系,即"药 - 方 - 证 - 效 - 用"的内在联系及其规律。

教科书中收载的方剂虽然只是中医方剂学中的一小部分,但都是历代著名医家的代表方,其中多数方剂以其严谨的组方法度、精当的配伍以及确切的临床疗效,被誉为方剂学中的经典。经典方不仅作为中医临床的基本用方和有效工具,而且作为辨证论治指导下中药运用的一种模式,其蕴涵的治法理论、组方思路、配伍原理以及运用规律等构成了方剂学的核心内容。

制方原理(principle for creating formula),指依据病证病机确立治法、组方思路、方剂配伍以及服用方法等方面的理论;配伍原理(principle of compatibility),指方中药物配伍及功效与主治病证病机相关的原理;方剂运用(application of formula)则涉及方剂的适用范围、使用要点、加减变化及剂型选择的规律。研究和阐明著名方剂的组方思路、配伍原理及其运用规律对提高中医学术和临床水平具有重要意义。历史上由验方积累到经验整理,再到理论概括,最后形成的关于方剂制方原理的论述被称为"方论"(theory of formulary)。早期的方论涉及方名解释、方源探流、方证比较、配伍特点、运用宜忌等多方面内容,逐渐演变为以制方学理为核心的理论阐述,医家们或以证释方,或以法论方,或以药推效,或以药测证,从不同角度探讨方理,各种述理最终在证法方药的相互关系中实现统一,成为现代教科书中的"方解"形式。方论是方剂学的主要理论形式。

现代药理、化学、制剂及生命科学等多学科的渗透促进了方剂学的发展。运用实验研究的手段,从实证的角度认识方剂效用与方内药物之间的配伍关系,阐明方剂效用的物质基础和作用机制,发现方剂的潜在功效和新用途,以及改进传统剂型,研发复方新药等,正成为方剂学现代研究的重要领域。

随着时代的发展,方剂学已经由最初以临床经验为依据,对古方进行分类、对组方配伍予以说理、对方剂运用侧重于经验指导、以文献整理归纳为主要方法的释理性的传统学科模式,逐渐转向以中医药学理论为基础,以计算机和实验方法为重要研究手段,以揭示中医古今方剂功效和配伍的现代内涵、探索方剂运用规律和创制高效新方为主要目标的现代方剂学科模式。

第五节　方剂学的研究方法

科学方法是人们在认识自然、改造自然的社会实践中形成和发展起来的。任何学科都有其特有的认识事物和解释事物的方法,前者是获取科学理论的经验事实的途径,后者则是反映经验事实的科学理论的构成基础。方剂学逐渐建立起以中医学术为基础,以科学方法论为指导,以方剂为主要研究对象,旨在揭示方剂配伍及其运用规律的各种研究方法。方剂学研究方法是在传统中医临床观察和思辨方法的基础上,引入和吸取现代科学方法发展起来的,体现了中医学整体 - 系统 - 辨证的基本思想及其与现代自然科学方法的结合,方剂学科理论与现代多学科技术手段的结合。方剂学研究方法主要有:以临床观察为基础的临床试验方法、以实验为主要手段的实验研究方法、以文献为主要研究对象的文献整理方法和以理论探索为目标的逻辑思辨方法等。

一、临床试验

任何防治疾病的药物最终都必须经过在人体上进行真正的试验,其有效性和安全性才能得以证实。中医有效方药与西药的发现有所不同,近代西药是先通过包括药化、药效和毒理等的实验研究后,再经过临床研究评价才得以确认的,而中医方剂则多是直接来源于临床的观察和经验所得。

中医方剂的临床试验,是指以人(包括病人或健康者)作为受试对象,在一定的条件下,考察和评价方剂对特定病证防治的有效性和安全性的过程。中医方药疗效的临床试验早在古代就有记载,历史上神农尝百草,是中药源于临床实践的最早证据。从历代方书的编撰记述来看,被记载流传下来的历代成方,大多是经过制方者本人临床最初试用或经其他医家多次复验的有效方剂。如《苏沈良方》谓"目睹其验,始著于篇,闻不予也"《四库全书·济生方提要》谓"其方乃平日所尝试验者"(《济生方》),《太平惠民和剂局方》中所收方剂则是先由太医局在民间广泛征集临床验方,并经太医局进一步验证确有疗效后,才被选收的。《本草纲目》中的许多有关方药的附例、《经方实验录》及历代医家验案等都是临床运用前人验方获得效验的真实记录。

方剂临床试验最早是传统个体治疗意义上的病例观察,内容多以疗效为中心,涉及方剂加减运用、剂型及用法等方面的经验探索,以临床个案报道为其主要形式,在方剂临床经验积累方面起到重要作用。

随着时代的发展,人们开始认识到,许多成方虽源于临床,确有一定的临床经验基础,但尚缺乏现代科学试验方法的论证,一些方剂的配伍、剂型、剂量、用法尚不完善,有些方剂的药效、毒副反应尚待进一步确认,因此开展方剂的临床研究尤为重要。鉴于中医自身的学术特点,方剂内存在复杂组分及其相互作用的关系,运用目前技术手段,全面揭示方剂的效用机理仍有一定的困难,因此,建立符合中医特点的临床疗效评价指标体系,围绕方剂配伍、剂型、使用方法等问题,开展方剂临床研究,对推动方剂学术发展有着特殊地位。

现代中医临床的发展,特别是中药新药的研究,正在促成一门新的方剂学科分支——临床方剂学的兴起。临床方剂学是以现代临床药理学为基础,以中医药理论为指导,引入现代医学理论,在保持和突出中医特色的前提下,辨病与辨证相结合,运用DME(design,measurement and evaluation)的方法进行临床研究设计,旨在研究中医方剂及其制剂在人体内的作用规律和人体与方药之间相互作用过程的一门新兴学科。通过临床观察的科学设计,研究中药复方及其制剂的临床疗效,评价其毒性,确定剂量与药效、毒性的关系,对其有效、安全性做出客观、准确的再评价,以指导临床合理、安全、有效地用药。临床方剂学还针对方剂疗效的客观确认、药味和其用量配伍的优化、成方加减进退的合理性、剂型和改变给药途径与疗效的关系、方剂的适用范围等课题进行研究,对促进方剂学的发展将发挥重要作用。

二、文献整理

历代医家在医疗实践中总结出来的方剂理论和经验,主要是以各种医学文献的形式得以流传下来。历代方书和医籍,是方剂学重要的信息资源。方剂的文献整理主要是通过全面系统整理散在于历代医学文献中的方剂和辨证论治理论,分门别类,总结分析,对了解方剂学术体系的全貌,完善治法与方剂的理论以及合理利用开发方剂信息资源具有重要意义。

文献整理研究中,对历代医籍中散见的方剂进行搜集整理,编辑具有资源库功能的方剂辞典,不仅使中医方剂可以得到系统保存,也为进一步深入研究方剂提供第一手资料。通过点校、注释、训诂、今译等方法,考证方剂,弄清源流,有助于对方剂演变规律的认识。结合学术源流,在整理不同医家学术思想的基础上,总结其组方遣药经验,有助于丰富中医治法与组方理论。对历代方论的收集整理,通过不同角度对各医家观点的比较分析,可以为学研制方理论提供参考。现代运用数理统计方法对大样本医案或医方中的药物出现频率、剂量变化、配伍特点、主治范围、方药与病证的关联规律等进行分析,为认识方证和处方用药规律开辟了新的途径。特别是运用大容量的信息处理技术,在建立方剂信息库基础上,从不同角度对方剂信息进行分析,使发现方剂新知识和促进方剂理论的系统化成为可能。目前,由多学科参与的,通过总结方剂传统使用经验和现代研究成果,利用多种数据分析系统,建立统一规范的方剂化学成分、药理作用、毒副作用等复方数据库的工作正在展开。

三、实验研究

方剂的文献整理基本上是继承性的,所获知识也是间接的。方剂的临床研究可以获得直接的一手证据,但由于受到许多因素的制约,如损伤性检查、试验性治疗不可能随意进行,有些条件因素对研究结果会造成干扰而难加以控制,其广泛开展也受到一定限制。实验研究具有客观、严密、可控以及数据化等特点,根据研究的目的选择研究对象、研究途径,进行前瞻性设计,严格控制实验条件和排除影响因素,可以能动地获得客观资料。因此,开展有中医学特色的方剂实验研究,对揭示中医方剂的现代科学内涵、指导临床选方用药、开发新的中药制剂、促进方剂理论的更新和发展具有重要的意义。

我国古代已有动物实验。根据记载,公元5世纪,刘敬权在獐身上致伤,伤口塞药,并重复三次,以试验药物愈伤的功效。公元8世纪,陈藏器以黍米及糯饲小猫,“脚屈不能行”,提出脚气病的原因。唐代《本草拾遗》:“赤铜屑主折疡,能焊入骨,及六畜有损者,细研酒服,直入骨伤处,六畜死后,取骨视之,犹有焊痕可验。”尽管这些实验具有直观、朴素性,但却是中医药实验研究的先例。现代科学技术的迅速发展,各专业学科互相影响、相互渗透,生理学、生物化学、病理生理学、病理形态学、组织化学、细胞化学、放射性同位素、组织培养、免疫学,电子显微镜以及中药化学成分测定的多种仪器及技术被广泛应用到中医药领域,促进了方剂学实验研究的开展。方剂的实验研究主要包括了方剂的药理、毒理、化学以及制剂研究几个方面。方剂药理学研究运用现代药理学实验方法和指标,研究方剂的药效与作用机制、特定药效条件下的药物配伍,以揭示中医方剂功效的现代内涵以及方剂配伍的科学合理性,为指导临床合理用方提供依据。方剂毒理学研究引入现代毒理学研究的方法,通过了解复方的毒性强度、性质、规律及可逆性,以发现方剂可能的潜在毒副作用,对复方安全性做出科学评价,保证临床合理、安全用药。方剂化学研究是在研究方剂的体外化学组成的基础上,探索方剂制备和进入体内后的化学组分变化及其与药效之间的关系,在化学水平上认识方剂与机体相互作用的规律,以阐明方剂作用的物质基础,为优化配方、改革剂型、开发新剂型、发现新的有效药物以及提高中成药质量控制水平提供科学依据。方剂的剂型研究则通过对方剂制备工艺考察和新剂型技术的引入,研制适合于中医临床的复方新制剂。

由于方剂的效用、主治与现代药学中药物的作用和适应证不全相同,中药复方的化学成分、药理作用复杂,方剂临床疗效不只是各单味药及其所含化学成分作用的简单相加,而是各种化学成分相互作用的综合结果,在引入现代医学与药学研究思路和方法的同时还必须考虑到中医药的学术特点。因此,研究符合中医“证”或“病”相符或相近似的动物模型和试验方法,建立符合中医药特色的中医方剂效用评价体系;引入先进的物化分析和分子生物学技术手段,建立适用于复方成分与生物效应关联的这一复杂系统的研究方法,对于深入开展具有中医特色的方剂现代实验研究具有重要意义。

四、多学科研究

中医药学形成一开始就汲取了当时的自然科学和哲学的成就,发展中更是受到历代多学科的影响。作为中医药学下的二级学科,方剂学也具有多学科交互渗透的性质。方剂学理论是在中医药理论指导下通过临床观察、经验总结和理论抽象而成,因此,方剂学在具有自然科学属性的同时还具有一定的人文属性。特别是方剂的制方要素、方剂所作用的对象病证及其相互作用所构成的方药—病证系统极为复杂,涉及多系统、多层次、多因素、多变量的相互作用关系,要探索和阐明方药效用规律和其科学内涵,就必须多学科联手协作,共同研究。

例如,运用天文学、气象学、环境生态学、心理学、遗传学的知识和方法,研究影响方剂证治的因素、条件及其相互关系,阐明"三因制宜"的科学内涵;运用物理、化学知识和技术,研究方剂体内外的物理化学过程,认识方剂作用的物质基础,研制高效低毒的复方新药,发展我国的中药产业;运用生命科学的分子生物学知识和方法探讨方证及其方剂作用的现代分子基础,揭示复方的生命调节原理。在方剂的体内化学研究中,通过引入多元相关分析的方法,建立复方药代—药效动力学模型,来描述方剂复杂成分与药理作用变化的规律;运用模糊数学的理论和方法对病证—方药进行症征信息—方药组成变化的数学模拟,从"量"的意义上揭示方药对病证的作用规律。

包括系统论、控制论、信息论三论在内的系统科学理论是现代科学技术中最有渗透性的一门综合性边缘学科。随着一般系统科学、信息科学、智能科学等学科的发展,系统科学理论和方法已广泛应用于现代许多学科中。方剂学中蕴含有丰富的系统思想、控制原则和信息内容。近年来,运用系统科学理论和方法探讨中医处方的模式、制方原理,提出许多新的概念。多学科联手协作,将使建立中医方证复杂系统模型,并在整体调控意义上阐明方剂的多层次、多环节、多靶点的作用原理成为可能。

总之,文献整理、临床研究、逻辑分析、实验研究、多学科研究,是中医方剂学的基本研究方法,它们各有特点,相互补充,相互促进,使中医方剂学学科不断丰富和完善。

第六节　方剂学的学习方法及要求

一、具备相关学科的基础知识

方剂学以中医病机学、中医诊断学和中药学知识为基础,以治法理论为依据,并在制方配伍的层面上将相关学科的知识融合在一起。因此,学习方剂学首先要有坚实的中医基础理论、中医诊断学和中药学基础。学习中要注意复习和掌握相关学科的基础知识。

二、明确方剂学的学科特点

在中医辨证论治中,证、法、方、药是紧密联系和高度统一的,方剂学最重要的学术特征是方剂所主治的病证(简称方证)病机与确立的治法以及体现治法的药物配伍三者间密切关联和相互统一。其中,方药配伍与方证病机间的高度吻合是学科知识的关键所在。因此,学习中应在全面掌握方证病机、理解方中药物间配伍关系的基础上,深刻理会方药配伍与方证病机之间的高度吻合关系。只有这样,才能很好地把握方剂配伍特点和其临床运用要点。

三、纲与目并举,理与用互参

本书上篇总论为方剂学基础,涉及方剂学科中的一些核心问题和基本理论;下篇各论是按治法分类获得的各类(章)方剂,每章方剂又有进一步的分类,反映出同类治法下方剂的不同类属;在重点阐述代表方制方原理和组方技巧的基础上,介绍了其临床运用要点。学习中应在了解课程整体结构的基础上,注意章节前后内容的联系;运用类比方法,分析相关方剂在方证、立法、组方配伍等方面的同异,以加深对课程知识的理解。

四、重视重点内容和基本功训练

方剂组成、功效和主治是方剂的基本内容,熟记组成、理解功效、掌握主治证是本门课程学习的基本要求。应以基本方和常用方为重点,加强对其制方原理、配伍和运用要点的掌握。基本方是指一些起源早,组方简洁,临床适应性强,且为后世演化出多个方剂的主干方剂;常用方是疗效确定,主治临床常见病证,且稍作加减即可通治同类病证的方剂。方歌背诵是帮助记忆和加强理解的一种有效手段,初学者应该在理解的基础上,熟记一定数量的方歌。

五、举一反三,拓展提高

在经过课堂的入门学习后,要想达到临床熟练运用方剂的程度,还需要不断地通过实践进一步学习提高,包括亲身临床实践、随师从诊以及研读医案等。本教材增设的知识拓展和案例实训两个模块则从学科专题研究和临床方药运用两个不同方面提供了一定的探索空间,是巩固发展知识和培养专业涵养及提高辨治能力的重要环节。教师可根据不同的教学对象和目标层次,或从学理探究,或从辨证用方的角度,选择其中的模块,指导学习,组织讨论,以提高学生分析和解决问题的能力。

知识拓展

伊尹创制汤液

根据史料记载,伊尹是中药汤剂的创始人。《史记·殷本纪》有"伊尹以滋味说汤"的记载。《针灸甲乙经·序》亦谓:"伊尹以亚圣之才,撰用神农本草,以为汤液。"《资治通鉴》:"(伊尹)悯生民之疾苦,作汤液本草,明寒热温凉之性,酸苦辛甘咸淡之味,轻清重浊阴阳升降走十二经络表里之宜。"金元时期王好古曾说:"殷伊尹用《本草》为汤液,汉仲景广《汤液》为大法,此医家之正学,虽后世之明哲有作,皆不越此。"清代陈修园也指出:"明药性者,始自神农,而伊尹配合而为汤液。"历代诸多医家对伊尹创制汤液的说法深信不移。(甄雪燕,王利敏,梁永宣.伊尹创制汤液[J].中国卫生人才,2013,3(3):86-88)

经方与时方

任应秋先生曾指出,经方包括宋以前的经验方和汉以后的经论方(仲景方),时方则一般指宋之后的经验方。根据《汉书·艺文志》"经方十一家"的记述,"经方"一词最早是指临床经验方。晋唐时期也常指为医方书,尤其是名医方书的通用词。宋以后,张仲景医圣地位逐渐确立,其医著也被上升为医"经",如北宋《类证活人书·序一》:"伤寒诸家方论不一,独伊尹仲景之书,犹六经也。"由是经方始转指"仲景方"。同时伴随学术争鸣,涌现出一批具有革新精神的医家如金元四大家,多根据自己的经验创立新方。明清时期出现了一批倾向于复古保守思想的医家,其厚古薄今,独尊仲景而贬低后世方,如徐灵胎:"唐时诸公,用药虽博,已乏化机;至于宋人,并不知药,其方亦板实肤浅;金元虽号称极盛,各立门庭徒骋私见;殆乎有明,蹈袭元人余绪而已,后世之方已不知几亿万已,此皆不足以名方者",认为仲景方是"集千圣之大成,以承先而启后,万世不能出其范围",陈修园也有"唐宋以后,诸家之异说盛行,儒者不能舍至圣之书而求道,医者岂能外仲师之书而治疗"之论,并言"经方尚矣,唐宋以后始有通行之方"。此即经方(仲景方)与时方(后世方)划分之由来。(何绍奇.读书析疑与临证得失[M].北京:人民卫生出版社,1996)

方 论

是历代医家关于方剂名称、组成配伍、功效主治、用量服法及运用宜忌等的论述。宋代之前的方书仅记载方剂的组成、用法、主治,金元成无己在《伤寒明理论·药方论》中运用《内经》"君臣佐使"理论来解说伤寒方的组方原理,是第一部剖析方剂配伍理论的专述,故方之有论始自成无己。明清以后,方论发展迅速,并有专著问世,如赵以德《金匮方论衍义》列方有论,张景岳、赵养葵、喻嘉言、李士材、程郊倩、张璐、程扶生等诸公于方剂解说中各有发明,更有明代吴鹤皋专著《医方考》,清代汪昂《医方集解》、吴谦《名医方论》、王子接《绛雪园古方选注》、费伯雄的《医方论》、张秉成的《成方切用》等,均为方论类专门著述。历代方论中有关方剂主治、功效及配伍之理的论述逐渐演变为现代方剂学中的"方解",方解是关于方剂制方原理的阐释,是方剂学中的核心内容。(谢鸣.论方剂学内涵[J].北京中医药大学学报,2002,25(S):1-2)

学习小结

方剂由两味及两味以上的中药所组成,是中医在中医理论指导下运用中药防治疾病的主要形式。方剂学是研究方剂的制方原理及其临床运用规律的学问,是中医基础与临床的桥梁课。

方剂学发展有着悠久历史。方剂最早可能源于单味中药的发现及汤药的运用,其先后经历了秦汉时期的理论奠基与辨证用方探索、唐宋时期方剂数量的积累、金元时期治法与组方理论的形成、明清时期方书与学理的博约并行、近代学科分化与教材建设、新中国成立后的整理提高及现代研究等不同发展阶段。

历代成方既是各时期不同医家临床实践的产物,也是辨证论治经验的结晶,是中医理、法、方、药中的重要组成部分。方剂学不仅整合了中医基础理论、诊断学、中药学及临床各科的知识,而且以其独有的制方学理及其运用技能,充分展现了中医辨证论治的丰富内容,并对临床的成方运用及新方创制发挥重要作用。

方剂学具有知识整合性及体系开放性的特点,不仅是沟通中医的基础与临床、中医与中药、中医与西医及现代多学科的平台,而且正在成为中医现代研究的重要领域及突破口。

(谢 鸣)

复习思考题

1. 请简述方剂及方剂学的涵义。
2. 为什么说方剂学是一门既古老又年轻的学科?
3. 试列举对方剂学发展具有较大影响的不同时期有代表性的著述。
4. 怎样理解方剂学充分体现了中医辨证论治内容?

第二章

方剂与辨证论治

学习目的

熟悉方剂学的学术特征及内涵,为学习和研究方剂学提供认识论基础。

学习要点

方剂与病证、治法及中药的关系。

辨证论治(diagnosis and treatment based on differentiation of symptoms and signs)是中医在整体观念指导下对疾病进行诊疗的过程,包括辨证和论治两个阶段。其中,辨证包括诊察病情和辨识病证两个过程。前者即医生利用望、闻、问、切四种手段,收集与疾病有关的症状、体征或其他信息;后者指运用各种辨病和辨证方法,分析症状和体征,辨别病机和证候类型。论治也包括论和治两个过程,论是针对病证辨识的结果,根据治疗原则确立相应的治疗方法,治是依法处方并给予具体实施。从药物治疗的角度,辨证论治具体表现为理(辨病或辨证)、法、方、药几个环节。在临床实践中,辨证、立法、选方、遣药是几个相互联系、不可分割的环节,即"法随证立,方从法出,方以药成"。临证只有辨证清楚,才能立法无误;只有立法准确,才能选择适宜的方剂。遣药精当,施方合理,才会有显著疗效。认识方剂与病证、治法和药物的关系对于理解中医辨证论治的内涵和方剂学科的特点具有重要意义。

第一节　方剂与病证

一、病证概述

"证"是中医特有的概念,即疾病发生发展于某一阶段病理本质的反映,是诊断上具有可分辨的疾病之下的一个诊断单位。病和证的关系密切,现实中的证总是依附于某一特定的病,因此常常病证合称,现代临床上的病证一词常涉及西病中证。证包括症征和病机两个方面,前者指症状和体征;后者指证的关键病理,主要包括病因、病性、病位、病势几个要素。较之于症状和体征,病机则具有一定的抽象和含括性。

二、方剂与病证的关系

方剂是临床辨证论治的产物,任何一首方剂的产生都是以辨证为依据的,是根据具体病证制定出的针对性治疗用药方案。在历代方书中,所收载的方剂有两项内容不可或缺,这就是药物组成和适应病证。而著名成方中由多味药物组成所产生的整体功效总是与其所主病证的病机相对应。因此,方剂学中的方剂与病证总是相提并论的。临床上遣药组方应力求配伍用药与病机丝丝入扣,运用成方时则须有是证用是方,证变方变;理论上对制方原理的阐明也是以方证病机的认识为依据的,即方与证如影随形,不可分割。方与证之间的这种类似锁钥对应的关系被称为"方证对应"(formula matched with syndrome)。方药配伍与方证病机之间的对应程度是决定疗效的关键。历代名方之所以疗效卓著,历试不爽,其组方法度垂范后学,就是因为这些方剂内的药物配伍与其主治病证之间有着高度的针对性。既然方剂与病证是不可分割的统一体,因而没有适应病证的中药处方不能被称为中医方剂,而离开原有主治病证的成方已经不是原来意义上的方剂。由于方剂与病证相应,因此学习古方应首先把握方证的病机,才能深刻理解前人制方配伍的精髓;临证运用成方时应充分考虑到目前病证与原方证之间的相似程度,并需随证变化;遣药组方时也只有充分认识当前病证的病机,才能创制出高效的处方。

特定方剂总是有其特定病证的,成方的主治病证通常被称之谓"方证"(indication or syndrome of formula)。在古方的运用中,一些证因与方的紧密关系而被命名,如麻黄汤证、桂枝汤证等,反映了方与证之间的锁定关系。辨认当前病证与成方方证之间相似程度决定是否选用该成方通常被称为"方剂辨证"(differentiation about the syndrome of formula)。"方剂辨证"是临床用方的重要思路之一,"方证对应"则作为方剂辨证的基本原则而被特别强调。经验表明,临床疗效取决于方药与病证间的对应程度,即对病证病机辨识得越清楚,所选成方或组成的方药与病证病机针对性越强,其临床疗效则越是确切。临床中,医生不断实践着对这种方证对应的追求。

需要注意的是,"方剂辨证"是以对前人成方与主治病证具有高度对应为预设前提的,而临床实际中追求的方证对应也只能是一种相对的对应。因为在中医现有经验中还存在诸如"一证多方"和"一方多证"等现象,当然其中具有最佳疗效的方剂或与某方具有最佳适配的证则可能只有一个。因此,方与证的对应存在程度大小的问题。学术界将经验中这种方剂与病证之间存在不同程度的对应关系表述为"方证相关"(formula related to syndrome)或"方证关联"(connection between formula and syndrome)。"方证相关"的理论认为,中医证治系统中所有的方剂与病证之间均有可能存在某种关联,但其关联性大小有异,经典方剂与其主治病证的对应则被认为是关联度较高的形式。

"方证相关"是指方剂的制方要素与所主病证的病机之间具有相互关联的特性。"方证相关"是方剂学中一个重要命题,蕴涵有方(方药)与其作用对象(病证)之间存在着相互作用的关系,即方药呈现的效用与其作用的机体状态有关,有效方药所含有的多种物质与人体的生命状态之间存在着一定的关联。方证相关原理提示,通常"以方测证"的识证模式或"据药释方"的识方模式均存在一定的逻辑问题;方剂研究应考虑到效方和治证两个方面的内在联系。"方证相关"目前已成为方剂学的重要研究领域,认识方与证之间的关联性大小及揭示其关联的现代内涵是阐明中医辨证论治机制的重要途径。

第二节 方剂与治法

治法(therapeutic method)是指临床辨明证候之后,在治疗原则的指导下,针对病证的病因病机所拟定的治疗方法。治法与一般意义上的治则在概念内涵上是不同的。治则(therapeutic principle)是具有普遍临床指导意义的治疗原则,如"治病求本"、"扶正祛邪"、"调整阴阳"、"标本缓急"、"因人因地因时制宜"等;治法是关于治疗方案的具体实施,是针对具体病证设立的治疗方法。在具体疾病的治疗中,治则是针对疾病全过程提出的总体治疗方针,是治疗实施中选择各种疗法、确定具体治法以及立法组方用药的依据;治法则是在治则的指导下,根据疾病发生发展的规律,针对当前病证的病因病机,确立的具有个体化意义的具体治疗方法。治则与治法在临床辨证论治中表现为战略和战术的关系。

一、治法内涵

治法通常具有层次性、抽象性、系统性等特点。病证对象是确立治法的基本前提,而基于病证不同层次的认识,治法也具有不同层次的含义。如虚证有补虚一法,而虚证有气虚、血虚、阳虚、阴虚等证,气虚证中又有肺气虚、脾气虚、肾气虚等不同,因此补法中有补气、补血、补阳、补阴等法,补气中又有补肺气、补脾气、补肾气等法。在不同层次的治法中,高层治法或谓治疗大法,主要针对基本病证,如针对表证的汗法;中层治法或谓一般治法,针对各类病证的主要病机,如汗法中针对风寒表证的辛温解表法;低层治法又称具体治法,针对某一具体病证,如辛温解表法中针对风寒表实证的辛温峻汗法。治法的层次由高到低,其内容逐渐具体,针对性愈来愈强。低层治法中还包括了层次更低的、在个体化治疗意义上的、针对某一具体病证的所谓"一方一法",即"方即是法,法即是方",如麻黄汤法、桂枝汤法。治法有时甚至涉及药物配伍层面上的"药法"如辛开苦降、芳香化湿、甘温补脾等法。治法在各自不同层面上相互联系,构成了中医治法的丰富内容。

治法在具有层次性的同时,还具有一定的概括性或抽象性。治法的概括性或抽象性是指治法对于相类方证在病机内涵或方药功用的共性方面具有归纳、含括或抽象的功能。一方面,治法对于病证的病机具有映射性,如健脾益气法针对的是脾虚气弱证,但治法映射的对象不能全部等于病证,如脾虚气弱证中有脾虚不运、脾气不摄、脾气不升等各种不同的具体病机,因此治法所反映的病证内容往往是有限的。另一方面治法是对相关同类方药配伍及其功效的一种概括,某一治法所对应的不只是一首方剂,通常含括了多个方剂或多组药物配伍形式。治法的概括性对于对众多方药的功效具有逻辑归纳功能,即以法为纲,则方有所统,药有所循;但治法的抽象性又使治法不等于方剂的功效,如同治法难以映射病证的全部病机的信息一样,治法也不能充分揭示方中药物之间复杂的相互作用和微妙的关系。这是因为中医病证病机(如阴阳表里寒热虚实等)、方剂功效(如解表清里、寒热并调、扶正泻下)、中药药性(四气五味升降浮沉等)具有多维属性的特点,作为反映病证或方药的治法常难以对其涵括全面,只能是对其中多种属性中某些或主要方面做出概括。从某种意义上讲,治法只是一种大体、大概意义上对病证和方药内容的表征。因此,不能以法代方,也不能简单地由治法反推病证病机。

治法具有一定的系统性。指基于不同的辨治方法建立的治法体系具有自身的相对独立性和经验性。治法、病证、辨证之间有着密切的关系，中医的辨证方法很多，由不同辨证方法获得不同病证体系并由此形成了多种不同的治法体系，如源于伤寒病辨治的六经辨治体系、源于温病辨治的卫气营血和三焦辨治体系、源于内伤杂病辨治的脏腑辨治体系等。中医治法体系具有多元性，基于各种辨证经验建立起的各种证治体系分别从不同角度反映了部分证治规律，并拥有各自的适用范围，学习时应注意源于不同辨治体系的治法所具有的特点。

二、方剂与治法的关系

治法的形成与方药经验和病机理论的发展有密切关系。早期人们通过对大量药物性能的观察，总结归类，进而提炼升华为指导用药的理论，如《神农本草经》中的"疗热以寒药，疗寒以热药"，即是后世清法与温法的雏形。对方剂的各种分类以及在此基础上从配伍、功用等不同角度归纳总结出的共性规律，赋予了治法以具体内容。如成无己在分析伤寒少阳证特征的基础上，根据小柴胡汤中柴胡透邪于外，黄芩清热于里，既不同于太阳病主用麻、桂剂解表散寒，也有异于阳明病主用石膏、知母或黄芩、黄连清泄里热，提出小柴胡汤为和解少阳方的和法理论。又如张景岳的古方、新方"八阵"、程钟龄"八法"统方、汪昂《医方集解》方剂"二十二类"划分等，不仅实现了对类方功用的辨识，而且也促进了治法的分化发展。另一方面，治法的形成还与病证机制的深入认识有关，病因病机理论的发展促进了治法的发展。最为突出的是金元时期的学术争鸣，各家创新论、立新法、制新方的学术局面极大地丰富了治法内容，如刘河间"主火论"，在辛凉解表、苦寒折热方面别有发挥；张子和倡"气血以通为贵"，在汗吐下三法上有所突破；李东垣持"内伤脾胃，百病由生"论，对补脾升阳法独出心裁；朱丹溪强调"阳常有余，阴常不足"和"致郁说"，对滋阴和治郁诸法另有创新。以上对方药配伍效用的认识和对病证病机的探索两方面逐渐互融统一，促成了治法内容的理论和系统化。因此，治法既源于对病证的深入认识，也是方剂发展的产物。治法是方剂发展到一定数量时，从众多方剂效用经验中总结出来的带有规律性的认识。从有方到有法，是经验上升到理论的一次飞跃。

治法一旦形成，就完成了病证与方药之间的衔接，并成为临证运用成方和创制新方的依据。例如某患者，症见面色无华，四肢无力，少气懒言，不思饮食，大便溏薄，舌淡苔白，脉虚弱无力等。通过四诊合参，审证求因，确诊为脾胃气虚证。在拟定健脾益气的治法后，选用四君子汤（人参、白术、茯苓、甘草）给予治疗。如治疗中患者由于饮食不慎，出现腹胀、苔厚等停食夹滞的病机，治法则调整为健脾消食，在该方基础上加入陈皮、半夏、神曲等品，即随着证情变化和治法调整，需要对成方进行化裁。需要指出的是，所拟治法必须清晰具体，才能发挥其对处方用药的指导作用。不仅如此，治法对方剂的分类和方理的阐述也具有重要的意义，即"以法统方，方从法出"。由于治法可以反映病证与方药两方面的内容，具有较强的逻辑涵括性，以治法为依据的方剂分类，将病证类型与方药功效有机结合起来，纲目分明，逻辑性强，便于学习和掌握，故已成为现代方剂分类所采用的主要方法。同时在现有以治法为纲，以经典名方为纬所构成的方剂学知识体系中，"据证立法-组方用药"作为方理阐述的一种模式，即以成方主治证为切入点,在病机分析和立法讨论的基础上,结合方中药味的性能,对其配伍原理进行解析的"方解"规则。虽然病证病机和中药性能具有多维性,但是因证而立的治法对具体成方的述理却具有某种程度的规定性,即"据法释方"。

在临床辨证论治过程中,据证立法后,必须由具体的方药来实施治疗。治法作为对方药配伍及其功效的一种理论概括,对临证选方用药具有指导作用,但它毕竟只是一种理论表征,离开具体的方药就无从体现。例如,针对脾胃虚弱证患者拟定健脾益气治法后,必须通过健脾益气方药的运用来实施。同时,通过对所选四君子汤的方药配伍关系(方中人参益气补中为君,白术健脾燥湿为臣,茯苓渗湿健脾为佐,甘草补中调药为佐使。诸药配伍,健脾益气,相得益彰)的剖析,又可以为该治法的内容提供进一步的方药层面上的说明。因此,治法是通过方剂的具体运用来实现的,其内容蕴含于方剂的配伍规律中,方剂是治法的载体和具体实现者。

法与方的关系是方剂学中的重要议题,治法对于方剂的关系通常被概括为"法主方从",即治法对于方剂具有主导或统领作用,体现在治法对方剂分类(以法统方)、临床选方用药(依法选方或组方)、制方原理阐述(据法释方)三个方面具有指导或规定性。由于治法蕴含有病证和方药两个方面的内容,因此治法被视为"联系病证和方药的中介"。治法的这一中介特性不仅是"方剂"学的逻辑基础,也是中医辨证论治中方药证治体系构成的纽带。

三、常用治法

汗、和、下、消、吐、清、温、补八种治疗大法,简称为"八法"(eight therapeutic methods),是由清代医家程钟龄对历代治法进行归纳总结后提出的。《医学心悟·医门八法》:"论病之源,从内伤外感四字括之。论病之情,则以寒、热、虚、实、表、里、阴、阳八字统之。而论治病之方,则又以汗、和、下、消、吐、清、温、补八法尽之。"八法具有很好的含括性,为临床所常用,在治法理论中具有重要的地位。现对八法内容简要介绍如下:

汗法:即通过开泄腠理,调畅营卫,宣发肺气,以促进发汗,使在表的邪气随汗而解的一种治疗方法。汗法主要是为表证而设立。表证一般有表寒、表热两大类型,汗法有辛温、辛凉之别。其中辛温发汗用于风寒等表证,以麻黄汤、桂枝汤为代表方;辛凉发汗用于风热等表证,以桑菊饮、银翘散为代表方。此外,汗法尚有透邪、散湿、消肿等功用,某些虽非表邪所致,但邪有外发趋向的病证,也可用汗法因势利导以治之。如麻疹初起,疹未透发,应用汗法可使疹毒随汗透发于外,代表方如升麻葛根汤,竹叶柳蒡汤。又如疮疡、痢疾、疟疾初起,多见有表证,此时也可通过发汗以透达邪毒,如败毒散的运用。汗法的发散透邪达毒作用,还可用于如风疹、湿疹、癣类的一些皮肤疾患。汗法具有祛风散湿和宣肺利水等作用,还可用于风湿在表和水肿实证兼有表证者,祛除风湿的代表方有羌活胜湿汤、九味羌活汤、麻杏苡甘汤,宣肺利水消肿的代表方有越婢汤等。

吐法:即通过宣壅开郁和涌吐的作用,以祛除停留在咽喉、胸膈、胃脘等部位的痰涎、宿食、毒物的一种治疗方法。《素问·阴阳应象大论》中"其高者,因而越之"是本法最早的理论依据。本法能够引导、促使呕吐,使有形实邪从口迅速排出,以达愈病之目的,故适用于有形病邪停滞、发病部位较高,邪气有上越趋势的病证。代表方有瓜蒂散、盐汤探吐方等。由于吐法能宣壅塞，开郁结，引邪上越，调畅气机，所以在施用吐法的过程中，随着有形之邪的吐出，阳气外达，往往并见汗出，所谓"吐法之中，汗法存焉"。涌吐属劫邪外出之法，易损胃气，禁忌甚多，治疗过程中病人多有不适，故仅宜于实邪壅塞，病势急剧而体质壮实者，现今临床已较少使用。如确需使用，应严格掌握适应证，谨慎从事。必要时，还应做好相应的防护救急措施，以防意外之变。

下法：即通过泻下通便，使积聚体内的宿食、燥屎、冷积、瘀血、水饮等有形实邪排出体外的一种治疗方法。《素问·至真要大论》中"其下者，引而竭之。""中满者，泻之于内。"是本法最早的理论依据。下法主要是为里实证而设立的，因病邪有积滞、水饮、瘀血之不同，病性有寒、热之异，人体有强、弱之别，病势有急、缓之殊，所以下法主要分为寒下、温下、润下、逐水以及攻补兼施等五种类型。其中，寒下用于热积便秘以及肠腑湿热积滞之证，代表方有大、小承气汤等；温下主治寒积便秘，代表方有大黄附子汤等；润下用于燥结便秘，代表方有麻子仁丸、济川煎等；逐水主治水饮壅盛的肿满证，代表方有十枣汤和舟车丸等；攻补兼施用于里实而正虚之证，代表方有黄龙汤等。下法在外感温热病和杂病如中风等危重急证的治疗中具有特殊地位，并常与其他治法配合应用，以适应临床兼夹病证的治疗需要，如攻逐顽痰的礞石滚痰丸、攻逐瘀血的桃核承气汤、下瘀血汤等，则为下法与消法配合运用的范例。

和法：是通过和解与调和作用，以和解表里、疏邪扶正、调整脏腑功能的一种治疗方法。该法的特点是作用缓和，照顾全面，应用较广泛，适应的证情比较复杂。和法源于主治少阳病证的和解少阳法，以小柴胡汤为代表方。因少阳病的发病部位在表里之间，治疗此证，既要透半表之邪，又要除半里之邪，使邪气从表里同时分消，故设和解一法以治之，即《伤寒明理论》中提出的："伤寒在表者，必渍形以为汗；邪气在里者，必荡涤以为利。其于不内不外，半表半里，既非发汗之所宜，又非吐下之所对，是当和解则可矣。小柴胡汤为和解表里之剂也"。由于少阳属胆经，肝胆、脾胃各相表里，胆胃肝脾在发病中关系密切，而此类病证的病机又多涉及寒热气血虚实等交杂，非纯攻、纯补、纯温、纯清所宜，故后世医家在和解少阳法的基础上，发展了针对胆胃不和、肝脾不和、肠胃不和等病证的调和胆胃、调和肝脾、调和胃肠等治法，丰富了和法内容。调和胆胃的代表方有蒿芩清胆汤，调和肝脾的代表方有逍遥散、四逆散、痛泻要方，调和胃肠的代表方有半夏泻心汤等。和法不同于汗、吐、下三种治法以专事攻邪为目的，也不同于补法以专补正气为目的，而是通过以缓和的手段以解除外邪，通过调盈济虚，平亢扶卑，以恢复脏腑功能的协调和谐。

温法：即通过温里、祛寒、回阳、通脉等作用，以消除脏腑经络寒邪的一种治疗方法。《素问·至真要大论》中"寒者热之"、"治寒以热"是本法最早的理论依据。里寒证的发病原因不外乎素体阳虚，寒从中生，或寒邪直中于里，病变部位有脏腑经络之别，故温法主要有温中散寒、回阳救逆、温经散寒三类。温中散寒法适用于中焦寒证，代表方有理中丸、吴茱萸汤等。回阳救逆法适用于阳衰阴盛的危重证，代表方有四逆汤、回阳救急汤等。温经散寒法主治寒凝经脉证，代表方有当归四逆汤、黄芪桂枝五物汤等。寒病发生与阳气的关系最为密切，故本法常与补法中的温补阳气法结合使用。临床寒邪太甚而见阴盛格阳或戴阳之变，还应根据"甚者从之"的原则，配伍相应的反佐法，以防拒药不纳以及残阳暴散的危险。

清法：是指通过清泄气分，透营转气，凉血散血，泻火解毒等作用，以清除体内温热火毒之邪,治疗里热证的一种治疗方法。《素问·至真要大论》中"热者寒之"、"温者清之"、"治热以寒"是本法最早的理论依据。里热证多为外邪入里化热或五志过极化火所致。里热涉及温热病、火毒证、湿热病、暑热证、虚热证等多种病证,发病有气分、营分、血分不同阶段,病位涉及不同脏腑。因此,清法有清热泻火(清气分热)、清营凉血、清热解毒、清脏腑热、清热祛暑、清虚热等多种治法。清热泻火法,主要是清解气分热邪,主治气分热盛证,代表方有白虎汤、竹叶石膏汤等。清营凉血法适用于热入营血证,清营代表方有清营汤,凉血代表方有犀角地黄汤等。清热解毒法适用于火毒壅盛诸症,代表方为黄连解毒汤、普济消毒饮等。清热祛暑法主治暑热证,代表方有清络饮、清暑益气汤等。清脏腑热适用于各种脏腑火热证,因不同脏腑热证,又有清心、清肺、清肝、清胃、清肠等治法,代表方分别有导赤散、泻白散、龙胆泻肝汤、清胃散、白头翁汤等。清虚热法适用于阴分不足所致虚热证,代表方有青蒿鳖甲汤、清骨散等。

补法:即指通过补益、滋养人体气血阴阳,或加强脏腑功能,主治因气、血、阴、阳不足或脏腑虚弱所引起的虚证的一种治疗方法。《素问·三部九候论》中"虚则补之"、"损者益之","劳者温之"以及《素问·阴阳应象大论》中"形不足者,温之以气,精不足者,补之以味"是本法最早的理论依据。由于虚证有气、血、阴、阳不足的偏颇,补法则有补气、补血、补阴、补阳以及气血双补、阴阳并补几类。补气法主要适用于脾肺气虚证,代表方有四君子汤、参苓白术散、补中益气汤等。补血法主治血虚证,代表方有四物汤、归脾汤、当归补血汤等。补阴法适用于阴虚证,代表方有六味地黄丸、大补阴丸、左归丸、一贯煎、百合固金汤等。补阳法主治阳虚证,代表方有肾气丸、右归丸等。气血双补与阴阳并补法分别适用于气血两虚证与阴阳俱虚证,代表方分别为八珍汤、十全大补汤与地黄饮子、龟鹿二仙胶等。由于"气血相依"、"阴阳互根",补法中又常有"补气生血"和"阳中求阴"、"阴中求阳"等法的运用。根据脏腑虚证类型,补法还有五脏分补法,其中有直接针对某一脏腑的直补(正补)法,如《难经·十四难》中的"损其肺者,益其气;损其心者,调其营卫;损其脾者,调其饮食,适其寒温;损其肝者,缓其中;损其肾者,益其精";结合脏腑相生理论所采用的"虚则补其母"的间补(隔补)法,如常用的"培土生金"、"滋水涵木"等法。根据虚证的轻重缓急,补法又有平补法与峻补法,前者作用平和轻缓,适用于病势较缓,病程较长的虚弱证;后者则效强而速,适用于病势较急,病情危重之证。另前贤尚有"药补不如食补"等经验,临床实施"药补"时,亦不能忽视"食补"。补法不仅能扶虚助弱,增强脏腑功能,而且可以通过恢复和加强正气,促进机体自然疗能,达到祛邪防病的效果,因而在养生保健、延年益寿中也占有重要位置。

消法:即通过消食导滞和消坚散结等作用,消除体内因气、血、痰、水、虫、食等久积而成的痞满瘕聚癥结的一种治疗方法。《素问·至真要大论》中"坚者消之"、"结者散之"、"逸者行之"为本法最早的理论依据。本法以渐消缓散为特点,适用于逐渐形成的有形实邪。积滞痞块的形成主因有食积、气滞、血瘀、痰阻、湿聚、毒壅、虫积等不同侧重,发病证情有早晚轻重之别,故该法包括有消导食积、行气散滞、活血化瘀、消痰祛湿、消痞化癥、消疮散痈、消疳杀虫等诸多治法。消导食积法有消食导滞的作用,适用于一切食积证,代表方有保和丸、枳实导滞丸等。行气散滞法有疏畅气机的作用,主要用于气滞证,代表方有枳实薤白桂枝汤、厚朴温中汤、柴胡疏肝散、天台乌药散等。活血化瘀法有促进血行、消散瘀血的作用,主治血瘀证,代表方有血府逐瘀汤、补阳还五汤、复元活血汤、温经汤、生化汤等。祛湿法主要是通过化湿、燥湿、利湿以消除体内水湿之邪,用于各种水湿证。代表方有平胃散、藿香正气散、五苓散、实脾散、真武汤等。祛痰法具有排出或消除痰涎的作用,适用于各种痰证,针对痰证中湿痰、寒痰、热痰、燥痰、风痰的不同类型,本法中又有燥湿化痰、温化寒痰、清热化痰、润燥化痰、治风化痰等治法,代表方分别有二陈汤、苓甘五味姜辛汤、清气化痰丸、贝母瓜蒌散、半夏白术天麻汤等。本法还用于痰留经络、肌腠引起的瘰疬、瘿瘤、结节、痰核等病证,代表方为消瘰丸、海藻玉壶汤、鳖甲煎丸等。消疳杀虫法适用于虫积证,代表方有布袋丸、肥儿丸等;消疮散痈法适用于疮痈肿毒证,代表方有仙方活命饮、五味消毒饮、犀黄丸、阳和汤等。随着消法内容的发展与分化,其中的行气、活血、消痰、祛湿、杀虫等法已从最初的消法中独立出去。

以上"八法"基本概括了临床常用治法,其中吐法现代较少使用。八法的内涵极为丰富,每一法中含有不同层次的治法,如和法之下有和解少阳、调和肝脾、调和肠胃数法,而调和肝脾法中又有疏肝理脾、抑肝扶脾等法。此外,吐法之中,兼存汗法;补法之中,兼行消法,以及以下为补、以补为消之诸多圆机活法等。"八法"在实际运用中彼此联系和相互配合,可谓是法中有法,正如程钟龄在《医学心悟》中所言:"一法之中,八法备焉;八法之中,百法备焉。"随着临床治法的发展,"八法"已难以概括目前的所有治法,后世不断发展出的开窍、固涩、安神、息风等法,均是从不同角度对"八法"的补充。

综上所述,治法是关于病证病机、方剂功效以及中药性能等主要方面的概括。治法是指导临证应用成方和组创新方以及方剂分类的依据,方剂是实现治法的具体手段和体现治法内容的载体。随着治法理论的日趋完善,成方的运用水平将不断得到提高,大量新方将不断涌现。同样,随着方剂数量的日益增多,治法理论也将不断得到丰富和深化。

第三节　方剂与中药

广义上的中药(Chinese medicine)指包括复方在内的所有中药及其运用的形式,而一般意义上的方剂也包括了针对特定病证采用的单味中药(单方)在内的所有运用形式。这里叙述的是由两味或两味以上药组成的方剂与构成方剂的基本单元 - 单味中药两者之间的关系。

一、方药概述

在中医药发展的历史中,中药与方剂之间表现出并存互动的复杂关系。本草作为中药的代名词,最早见于《汉书》中,如《汉书·卷二十五·郊祀志》:"候神方士使者辅佐,本草待诏,七十余人,皆归家。"根据《汉书》其他卷中将医经、本草、方书同时列述的情况,可知医经、本草、方剂当时已明显分开,即方与药各自独立。早期医方书如《五十二病方》中虽夹杂一些有关药物的形态、产地、贮藏、配制等相关知识,但随着本草独立出一种专门的学问后,在很长一段时间内主流本草中一般不涉及方剂的内容。唐代始见有少数本草如《药性论》、《本草拾遗》、《天宝单方药图》中兼收部分相关附方,对药物功效的阐述往往通过其附方来体现或佐证,即所谓"本草附方"或"以方证药"。这种情形发展到宋并盛行,如《本草图经》、《嘉祐本草》及《证类本草》等。明代李时珍在《本草纲目》中也专设"附方"一项,并谓之:"次以附方,著用也。或欲去方,是有体无用矣。"提出了"以药为体、以方为用"的方药关系。

对历史上的本草与方书内容的考察发现,伴随单味药物的出现,即有相关药物在方剂中的运用,促使方剂的数量成倍增长;另一方面,伴随着方剂数量的增加,单味药的功用不断增扩,其中包括根据方效而对方中某些药物功效的再认识。这些现象表明,中药的发现是方剂产生的基础,而方药的配伍运用又促进了对中药新的功用的认识及发现,中药与方剂在互动中发展。

二、方剂与中药的关系

从方药组成的角度来看,方与药的关系表现为整体与部分的关系。方药关系可以从"方以药成"和"方药异同"两个不同层面上来理解:前者指方剂由药味所组成,方中药物是全方效用的基础;后者则指方剂通过药物配伍而成,组成后的方剂与其所含的各单味药在性能效用方面存在不同程度的差异。清代医家徐灵胎在论及方药关系时曾指出:"药有个性之专长,方有合群之妙用……故方之既成,能使药各全其性,亦能使药各失其性。"从性能效用上,方药这种复杂关系可被概括为"方药离合"。其中的"合"是指方剂整体功效是其所组成药味功用的叠加或加和,此时方中药味基本上保留或发挥其原有的性能效用而成为全方功效的一部分,表现出方与药在效用上的趋同或集合;"离"是指方剂的整体功效不是其所组成的各单味药功效的简单集合,此时方中药物的性能发生了一定程度的改变,或其效用在方剂中被选择性的发挥,表现出方与药在性能及效用上的差异或分离。

方药的"离合关系"一方面反映了方剂整体功效是其所组成药味功用的叠加或加和,整体意义上的方与部分意义上的药在效用上具有趋同或集合的特性;另一方面也反映了方剂的整体功效不是所组成各单味中药功效的简单集合,整体的方与所组成的药在性能效用上具有异同或分离的特性。单味药因配伍发生了效用变化,药与方"似合实离",提示"据方推药"即以方剂的功效来论证其中药味的功用,或"以药测方"即简单地由组成药味的各自功效的集合来推测方剂功用,均可能会偏离实际,应该引起方药研究者们的高度重视。

方剂是中医运用中药最主要的形式,是医理与药理的统一。虽然历史上存在本草与方书的独立,医家与药家的分工,学科中存在方剂学与中药学的分化等现象,但中药和方剂在理论上一脉相承,方与药在互动中发展,两者有着不可分割的密切关系。需要注意的是,当今中医与中药的学科分化,可能会掩盖二者之间某种特殊的密切关系,导致忽视中医药理论对临床选方用药和方药现代研究的指导作用,以致医与药分离,走上"废医存药"的歧途。

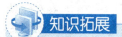 知识拓展

方 证 相 关

方证相关指中医辨证论治中方药与病证的关系,即方与证之间存在着相互对应的关系。"方

证相关"有不同层面的含义:在辨证论治宏观层面上,方证相关指现有的方药证治体系中的任何一个方或证均可能涉及与多个证或方的关联,但其关联度有大小之不同,落实于临床则表现为关联度与疗效大小的密切关系;在方药学理的层面上,"方证相关"则是指一个方剂的制方要素(药味、药量、剂型、用法)与其所主治的病证(方证)病机(病因、病性、病位、病势)之间存在高度的关联或对应性。方证相关,一方面反映了方剂与所主病证之间不可分离的特性,方因证而设,因证而效,是中医辨证论治及辨证用方的基础;一方面也蕴含有方剂与病证之间存在不同程度的对应关系或有着一个关联性大小的问题,只有与病证病机高度对应或关联的方剂才可能具有更好的疗效。方证相关的规律及其现代内涵是中医辨证论治最重要的科学问题之一。(刘进娜,谢鸣.方证相关——中医研究的一个新领域[J].中医杂志,2014,55(14):1193-1198)

治法概念

治法是指临床辨明证候之后,在治疗原则的指导下,针对病因病机提出的治疗方法。治法以证为依据,前承辨证求因,后启具体治疗措施,是中医辨证论治(证 - 法 - 方 - 药)内容中的重要部分或环节。治法也是方剂学中的重要概念。方剂学中的治法虽与辨证论治中的治法在含义上接近,但二者立论有所不同。辨证论治中的治法以证为前提,多指针对病证病机及治疗要求所提出的治疗方法,如汗、吐、下、和、温、清、补、消之八法;方剂学治法则以方为载体,是在方剂学发展中,伴随方剂数量的积累,对同类方剂效用的概括,即是从众多方剂效用经验中总结出的理论化产物,含括了一类组成相似或功效相近的方剂,如解表法(辛温解表方、辛凉解表方、扶正解表方),和解法(调和营卫方、和解少阳方、调和肝脾方、调和胃肠方)等。方剂学中的治法有时又指药法,即从中药药性及效能的角度,概括出的具有某些特殊功用的药物配伍规律,诸如芳香化湿、苦温燥湿、甘淡渗湿、辛开苦降、酸甘化阴、辛甘化阳、甘温补脾、甘寒生津、辛温峻汗、辛凉轻宣等配伍药对及药群。(赵荣华,谢鸣.论治法与功效的关系[J].山西中医学院学报,2012,13(3):154-156)

方药离合

方药离合指方剂与其所组成药味的关系,主要表现为整体与个别的关系,即单味中药由配伍进入方中后,因药味之间的相互作用,其原有性能会发生变化,最终呈现出与整体方剂在性能效用上的趋同或分离的情形,即由多味药所组成的方剂的功效虽以单味药的性能为基础,但又不是所组成药味功效的简单集合,方与药之间存在着复杂的离合关系。方药离合普遍存在于方药配伍与运用的实践之中,其产生的原因可能与中药多种性能、药物不同配伍及所主病证的病机等有关,其科学原理正逐渐为现代研究所揭示。(阎玥,谢鸣.方药离合论的内涵及其意义[J].北京中医药大学学报,2009,32(6):376-379)

学习小结

方剂是临床辨证论治的产物。"法随证立,方从法出,方以药成"反映了中医辨证、立法、选方、用药环节之间的紧密联系。方剂与治法、病证、中药的关系是方剂学的重要命题。

方剂与治法主要表现为治法对于方剂的统领地位,即"法主方从"的关系。治法因病证而设立,同时又是对同类方剂功效的概括。治法对于方剂分类、临床遣药组方及方理阐述具有指导作用,在中医方剂学中占有重要地位。方剂与病证主要表现为方剂制方要素与所主病证病机之间具有关联的特性，即"方证相关"，方剂与病证之间的关系决定了方剂与治证不可分离，是中医据证论方、据证用方的逻辑基础。方剂与中药主要表现为方剂的整体功效并不是方中各药功效的简单加和，即"方药离合"，反映了整体方剂与所组成药物在功效上即联系又区别的复杂关系，与药物配伍紧密关联。

辨证论治中的方剂与治法、病证、中药之间的关系是交互统一的。方剂学中的药-方-效-证和临床辨治中的证-法-方-药殊途同归，其中治法与功效相通，二者分别从病证病机和方药配伍不同角度来立论，实现了证与方的统一，促进了辨证论治中以方—证为核心的辨治体系的构建。

（谢 鸣）

复习思考题

1. 请结合方剂的内涵，简述方剂与辨证论治的关系。
2. 请分别叙述方剂与治法、病证、中药的关系。
3. 何谓"八法"？简述各法的基本涵义。

第三章

方剂的分类

学习目的

了解历史上有关方剂分类的知识、主要分类方法及其学科意义。

学习要点

方剂分类的主要方法及其评价。

　　分类是对对象进行划分和归合,使其系统化的一种认识事物的方法,分类不仅使知识在其学科范围内更加深入和具体,同时也为学科体系的建立提供了一种基本的理论框架。分类结合划分有利于学科在研究中探索出新的研究方法,促使庞杂的知识体系得到进一步分工。方剂分类在方剂学科中占有十分重要的地位。在方剂形成的早期,由于方剂数量不多,分类尚没有成为学科发展的问题。随着方剂数量的不断增加,人们需要对方剂的特性进行一定的辨识、归纳及系统梳理,方剂的分类逐渐受到关注。在方剂学发展过程中,历代医家尝试从不同的角度对方剂进行归类,由此形成了有关方剂分类的各种不同观点及方法。历史上在方剂分类上较有影响的观点主要有"七方"、"十剂"、"八阵"及"八法"等;分类方法主要有按病证(脏腑、病因)分类、按组成分类、按治法(功效)分类等。

第一节　方剂分类的理论

一、七方

　　最早源于《黄帝内经》,如《素问·至真要大论》:"君一臣二,制之小也;君一臣三佐五,制之中也;君一臣三佐九,制之大也"。"君一臣二,奇之制也;君二臣四,偶之制也;君二臣三,奇之制也;君二臣六,偶之制也"。"补上治上,制以缓;补下治下,制以急;急则气味厚,缓则气味薄",以及"奇之不去则偶之,是谓重方"等。但当时还没有"七方"之称谓。南宋之初,医家许叔微在其《伤寒九十论》中提出"七方十剂"一词,但尚未明言其与方的关系。稍后成无己在《伤寒明理论·药方论》序中指出:"制方之体,宣、通、补、泻、轻、重、滑、涩、燥、湿十剂是也;制方之用,大、小、缓、急、奇、偶、复七方是也。"成氏从方剂的角度明确提出"七方"名称,并将《黄帝内经》的"重方"改为"复方"。后世诸多医家围绕其"七方"引申其义,甚则有将"七方"作为方剂的一种分类方法。所谓大方,是指药味多或用量大,以治邪气方盛,需重剂治疗的方剂;小方是指药味少或用量小,以治病浅邪微,仅需轻剂治疗的方剂;缓方是指药性缓和,气味较薄,以治病势缓慢,需长期服用方能收效的方剂;急方是指药性峻猛,气味较厚,以治病重势急,须迅速治疗急于取效的方剂;奇方是指由单数药味组成的方剂;偶方是指由双数药味组成的方剂;复方则是两方或数方合用以治疗复杂病证的方剂。由此可见,七方原本并非为方剂分类而设,可看成是最早从形式上对方剂的一种划分。它不仅考虑到方剂主治病情如病邪轻重、病位高下、病势缓急、病体强弱等病证因素,同时也考虑到方剂自身的某些要素如药味多少、用量大小、气味厚薄、作用缓急及多方合用等方药因素。虽然迄今尚未见到有人按"七方"来分类方剂,但"七方"理论中蕴含的从方药与治证两方面来认识方剂的思路与方剂"方证相关"的特性相符,对后世方剂的分类产生一定影响。

二、十剂

最早源于唐代陈藏器对药物功用进行归类而提出的药物"十种"。《重修政和经史证类本草》卷1引《本草拾遗》中说"诸药有宣、通、补、泄、轻、重、涩、滑、燥、湿,此十种者是药之大体",并于每种之后举药为例,如"宣可去壅,生姜,橘皮之属是也"等。宋·赵佶《圣济经·审剂篇》则在"药物十种"的讨论中将"十种"变为"十剂",如"故郁而不散为壅,必宣剂以散之,如痞满不同之类是也;留而不行为滞,必通剂以行之,如水病痰癖之类是也;不足为弱,必补剂以扶之,如气弱形羸之类是也"。但其述后未见有具体的方药举例。明确提出方剂之"十剂"者,当首推金元成无己。成氏在所著《伤寒明理论·药方论》序中提出十剂与七方的概念(见上),并谓"是以制方之体,欲成七方之用者,必本于气味生成,而制方成焉。"至此方剂之"十剂"正式确立。其后,刘完素、张子和等人对"十剂"均有详细论述。张子和在《儒门事亲》中说:"剂不十,不足以尽剂之用。剂者,和也;方者,合也。故方如瓦之合,剂犹羹之和。"并于各剂叙述之后列出具体方剂以示之,蕴涵"十剂"的方剂分类功能。至此,"十剂"之说广为传播。不过在相当长一段时间内,药物十种与方剂十剂常常是混提并论,反映了方药间的密切关系。由于"十剂"分类尚不足以概括临床常用方药,故宋·寇宗奭《本草衍义》在药物十种基础上增"寒热"为"十二种",明·缪希雍《本草拾遗》增"升降"而为"十二剂",徐思鹤《医家全书》则增"调、和、解、利、寒、温、暑、火、平、夺、安、缓、淡、清"而成为"二十四剂"。

虽然金元时期已经有明确的方剂"十剂"之说,但尚未见有按十剂分类的方书。到了清代,柯琴在其《伤寒论翼·制方大法》中提出:"仲景方备十剂之法:轻可去实,麻黄葛根诸汤是已;宣可决壅,栀豉、瓜蒂二方是已;滑可去着,胆导、蜜煎是已……寒能胜热,白虎、黄连是已;热能制寒,白通、四逆诸汤是已。"将伤寒方分为"宣、通、轻、重、补、泄、滑、涩、燥、湿、寒、热"十二剂。之后,陈修园在《时方歌括》中按柯琴"十二剂",对所收唐宋以后之时方108首进行分类。此二者均是"十剂"在方剂分类中的具体应用。方以药成,方剂的功用以组成药物的功用为基础,因此将基于药物功用的"十剂"引入方剂的分类,即基于组成药味的性能来认识方剂整体功用的思路有其相当的合理性,这种按功效来分类方剂是方剂分类史上的一大进步。

三、八阵

为明代医家张景岳所提出。张氏将古代的军事法思想引入到方剂分类中,在其所著的《景岳全书》中,对所选集的古方和自制新方,均按"补、和、攻、散、寒、热、固、因"八阵进行归类,即"古方八阵"与"新方八阵"。并释之曰:"补方之制,补其虚也";"和方之制,和其不和者也";"攻方之制,攻其实也";"用散者,表证也";"寒方之剂,为清火也,为除火也";"热方之制,为除寒也";"固方之制,固其泄也";"因方之制,因其可因者也。凡病有相同者,皆按证而用之,是谓因方"。此外,考虑到八阵不能概括一切古方,故又列"妇人规"、"小儿则"、"痘疹诠"和"外科钤"四门来罗列其他方剂。"八阵"是针对治证的基本类型,结合了所立治法或方剂功效来分类方剂的,即"因病设阵而聚方",体现了方剂与治证及治法之间的紧密联系,赋予因证立法与类方功效的双重涵义。"八阵"在方剂分类史上具有重要意义,对其后汪昂以治法为主的方剂分类和程钟龄"八法"的提出均有一定的影响。

四、八法

由清初程钟龄在归纳总结前人治疗经验的基础上结合自己的临床体会而提出,所谓"论病之原,以内伤、外感四字以括之。论病之情,则以寒、热、虚、实、表、里、阴、阳八字以统之。而论治病之方,则又以汗、和、下、消、吐、清、温、补八法尽之"(《医学心悟》)。程氏在书中对八法的各法含义、适用范围及用法要点等均进行了较为详尽的阐发,并于各法之下列出数方以示之。程氏的"八法"是基于八纲辨证,在总结临床八大基本病证的基础上提出的治疗大法。尽管程钟龄并未用于专门的方剂分类,但其八法所论则以治方为基础,显然含有按治法归类方剂之意图。其实依法分类在早前《医方集解》中就已被使用,不过汪昂并没有明确提出"按法分类"。"八法"理论将病证、治法与方剂紧密联系起来,不仅为汪昂以治法为主分类方剂的思路提供了理论支持,也为后世"以法类方"在方剂分类中的地位确立提供了一定的实践依据。"以法类方"符合中医临床辨证立法遣药组方的规律,对近现代方剂的分类产生重要的影响。

第二节 方剂分类的主要方法

一、按病证分类

即按病证的划分来类属方剂,是古老而实用的一种方剂分类方法,如《五十二病方》全书283首方剂,归类于52个病证之下,每一病证少则一二方,多则数十方,涉及外科、内科、儿科及妇科等多科病名。这种以病类方的分类方法,其特点是便于临床医生乃至病家按病索方,因此一直为后世所沿用,如唐《外台秘要》、宋《太平圣惠方》、明《普济方》、清《张氏医通》和《兰台轨范》及近代《中国医药汇海·方剂部》等历代方书都使用了这种分类方法。按病证分类包括了以病为主的分类,如《五十二病方》《外台秘要》;病症结合的分类,如《太平惠民和剂局方》、《普济方》、《医方考》、《证治准绳·类方》等;按证候(脏腑结合寒热虚实)分类,如《备急千金要方》、《医学纲目》等;按病因分类如《三因极一病证方论》、《张氏医通》等多种情形,但各有侧重。

在较早的一些具有综合性医书性质的方书,如《外台秘要》、《备急千金要方》、《三因方》等书中还涉及按临床科别(如杂病、疮疡、妇人、幼科等)来归类方剂的方法。明代《李氏家藏奇验秘方》按照内、妇、外、儿四科来分类方剂,其在各科之下,再设子门

31

（病证或脏腑部位），各子门之下列出相应治方，当属按病证分类。随着临床分科的细化，现代按科别及病名对方剂进行分类也较为普遍，如《临床方剂丛书》、《专科专病实用方系列》等。

按病证类方以病证为主，方剂附从，常见一方多次出现于不同门类的情况，而且方与方之间相互独立及互不相干，故在由此建立起来的病证治疗系统中，没有凸显出方剂的主体地位和方药与病证关联的特征。

二、按组成或主方分类

即按方剂的主药及其配伍特征进行方剂分类。其中包括以主药或主方不同角度的分类方法。《辅行诀脏腑用药法要》是在敦煌遗书中发现的北宋之前的一本药学著述，书中转录了早期《汤液经法》的一些内容，其中对青龙、白虎、朱雀、玄武等方的叙述突出了方中的主药特征，提示以主药为核心配伍的方剂类分。金元时期，出现了根据主药及配伍来进行方剂分类的医书，如《丹溪手镜》卷中在论述各类方剂时，先列出具有同类配伍特性的类方，每一类中又根据方中代表药物（主药）的不同再分出亚类。如在"寒淫所胜平以辛热"类集中了辛热类方，并分列附子（类）、干姜（类）、细辛（类）方若干首。明代出现了按主方及其组成来类方，如王良璨《小青囊》中按主方的药物组成及变化，分别列出各主方的相关加减方，其中主方39首，加减方339首；施沛《祖剂》则对所收的古方，以《黄帝内经》《伤寒论》《金匮要略》等经方为首，按历史先后，结合方药之间的联系，依次列方，涉及母方75首，类方768首。此两书均以药物组成来分类方剂，但同中有异。前者以临床运用为主旨，无尊古之偏，收录宋后医方及其衍化方的数量占有相当比重，类列方剂主要是根据方剂基本结构中的药物类近性；后者考虑到方剂发展的源流，虽然也考虑方剂组成结构，但更侧重按时间演变来编排方剂，以体现方剂的传承嬗变规律。之后，《张氏医通·祖方》沿用了《祖剂》的类方思路，每一类方剂中先列祖方，后述子方（由祖方化裁而成的经方或时方）。子方一般含有祖方中的主要药物及某一功用，如小建中汤、黄芪建中汤、阳旦汤、阴旦汤等，均涉及桂枝汤祖方而含有桂枝、芍药等药味，即所谓祖方的加减变化方。清代徐大椿继柯琴"各经病有主治之方"的主张，先定主方，附以同类，将《伤寒论》113方分为桂枝汤、麻黄汤、葛根汤、柴胡汤等12类，是按主方分类方剂的实践。再后，王泰林《退思集类方歌注》参考徐大椿的类方思路，进一步细分为二十四类，以仲景方为"方祖"，间附后人数方，"使人从流溯源，知夫熔古化新之妙"，复归了施沛的类方思路。另有日人吉益为则的《类聚方》、现代《方剂类方辞典》、《中医十大类方》等方书，也都是按主方分类的。

方剂由药物组成，并以主药及其配伍为核心，以主药及配伍为主要依据来分类方剂，体现了方剂的方药配伍属性，且与源于药物十种的方剂"十剂"在内涵上有着密切联系，有其合理性，故在方剂分类中占有一定地位。

三、按治法（功效）分类

即按治法或功效来分类方剂。由于方剂的功用通常与其所体现的治法是一致的，故按治法或按功用分类有时很难以分清，两者所不同的是分别以主治病证和方剂功用为立论侧重。基于方剂的发展，方剂功用的分类始于方剂的"十剂"，而治法的分类是在功用分类的基础上逐渐发展成熟的。

历史上根据"十剂"来分类方剂并不多见,且仅见于清代柯琴《伤寒论翼》和陈修园的《时方歌括》,前已有述。明代张景岳在《景岳全书》中提出"八阵"分类,并于相关卷中分别对八阵的立论进行了叙述,如"元气既亏,不补将何以复?故方有补阵",又云"补方之制,补其虚也"。从中可以看出,"八阵"既是针对不同病证的治法,又是对一类方剂功用的概括,即试图从病证和方效的两个方面来概括方剂,对后世方剂分类具有较大影响。清初程钟龄在《医学心悟》中提出"八法"概念,并依据八法列述方剂,含有按治法来归类方剂的意图。"八法"与"八阵"既有联系又有区别,二者都是针对病证的治疗,但八阵则更多地倾向于对同类方剂功用的概括。由于治法具有映射病证和概括方效的双重特性,"以法类方"能较好地体现病证与方剂的内在联系,故治法继《医方集解》后逐渐成为近现代方剂分类的主要方法,如民国时期时逸人《中国处方学讲义》、蒋文芳《时方学讲义》、王润民《方剂学讲义》及现代《方剂学》等多版教材都采用了按治法来分类方剂。

四、综合分类法

即综合多种方法对方剂进行分类。由于因病类方常导致同一方剂分列于多种疾病之下,而单一分类方法则又难以囊括众多方剂,由此出现了综合分类的方法。综合分类较早见于一些方书中,如在唐《备急千金要方》中除了按脏腑病症类方外,还有关于外科痔漏、内科杂病、妇产科、儿科、五官科的列方;宋《三因极一病证方论》中既有外感和内伤等按病证的列方,又有外科、五官科、妇人、小儿等分科列方。明代《玉机微义》先设病证和科别之门,再分别于各门下列治法,如中风门下列发表、攻里、发表攻里、调血养血、理气、理血、通关透肌、治痰通经、杂方、吐剂等10类,各类下又列出数方,即是一种将分科、病证与方效或治法结合起来的综合分类。

综合分类法中较有影响的当推清代汪昂的《医方集解》。该书创立了以治法为主,结合方剂的功效、病证及兼顾临床专科特点的综合分类法。书中收方近900首,上自汉唐,下至清初,均为临床效验的古今名方,分为补养、发表、涌吐、攻里、表里、和解、理气、理血、祛风、祛寒、清暑、利湿、润燥、泻火、除痰、消导、收涩、杀虫、明目、痈疡、经产及急救良方共22剂。《医方集解》这种以治法为主的综合分类法既体现了方剂功效和病证类属的统一,还兼顾到方剂学术与临床适用的统一,且克服了单按治法分类的局限性,不仅成为现代方剂学分类的常用方法,而且也是近现代方剂学教材分类所采用的主要方法。

综上所述,历代关于方剂分类的方法有多种,各种分类法基于不同目的而具有不同功能,各有利弊。如按疾病、按病因、按脏腑部位、按临床各科分类方剂,对于临床选用方剂较为便利,但方剂附属于疾病,其自身的特点难以体现;而按功效、按组成等来分类,虽然体现了方药配伍的特性,有利于对方剂配伍特征的认识,但不利于临床辨证用方。方剂是中医辨证论治的产物,方证相关是方剂的基本属性,合理的方剂分类应该能够充分体现方剂的这一属性,才能实现证 - 法 - 方 - 药的内在统一。鉴于治法本身蕴涵有病证病机和类方功效,因此从治法角度来分类方剂具有充分的逻辑上的合理性。需要指出的是,由于治法分类的基础是病证分类,而中医的辨证方法具有多元性,建立在八纲辨证、脏腑辨证、六经辨证、卫气营血辨证、三焦辨证等基础上所形成的治法系统各有其不同的结构,内容上也各有特点,现有的方剂体系还未能很好地反映这些治法的丰富内容及其内在的统一,如何构建能够涵括各种辨治经验的证-法-方-药体系,仍是一个值得研究的课题。

本教材遵循以法统方的原则,在传统"八法"理论的基础上,结合治法的分化发展和方剂的效用特点,将方剂分为解表、泻下、和解、清热、温里、表里双解、补益、固涩、安神、开窍、理气、理血、治风、治燥、祛湿、祛痰、消散化积、驱虫、涌吐十九类,每类又分若干小节,使之纲目清晰,便于教学和临床应用。

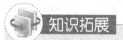 **知识拓展**

祖 剂

方剂学专著,由明代医家施沛所著。全书四卷,载主方75首,附方768首。该书将明以前的方剂以类相附,以《黄帝内经》《汤液》《伤寒论》《金匮要略》等经典之方为首,从而推其演变,溯源穷流。其对方剂的归类:或以方剂加减衍化而相附,或以方剂名称相近而相属,或以方中主药相同而相归,或以方剂功效相似而相类,旨在帮助后人了解古今方剂承前启后的梗概。《祖剂》作为类方体例的代表作,与其他方书中方剂分类形式相比具有显著的特点,即该书以方证对应关系为根据,特别是以方名为线索、以药物组成为核心、以历史进程中的方剂嬗变为逻辑,对方剂进行分类,不仅丰富了方剂分类方法,而且也为基于药-证关系及学术源流探讨方药变化运用规律提供了重要的思路。(张雪.《祖剂》分类体系探究[D].黑龙江中医药大学硕士学位论文,2007)

类 方

类方是方剂学中的一个重要术语。对词源和古今有关类方叙述的探讨发现,类方是对一定范围内的方剂进行分类以获得方剂之间异同性认识的产物。传统类方结构上的相似性和源流上的嬗变性赋予类方具有空间和时间的双重属性。基于方剂学科的学术特点,可以将类方定义为在药物组成和主治病证上具有某种相似性的一类方剂,其中组成(配伍)和主治(方证)可作为类方相似的认识对象,其要素(组成中的药味、药量、剂型、用法和主治中的病、证、症)组合维度可作为其相似度的把握或判断。从时空不同纬度上研究类方及其内部的亲缘关系对于发现病证-方药规律具有重要的意义。(冯石强,谢鸣."类方"之内涵探析[J].北京中医药大学学报,2011,34(12):800-803)

通治方、专方及主方

目前学界对于三者的含义存在不同理解,即"通治方"是一方治疗一病或一病中的多证,或治疗多种疾病或多病中的一证的方剂;"专方"是专治某病或其所有证型或某一证且具有特殊疗效的方剂;"主方"是指针对某病主导病机的治方。对现代临床有关通治方、专方、主方的形成、应用经验及制方思路的考察显示,三者之间并无实质性区别,临床变通运用时,通治方、专方、主方之间是可以相互转化的。作者基于中医病证关系及证证结合辨治的思路,在整合目前各种认识的基础上,提出以下界定:通治方是一方可用于多种疾病的治方,专方是专门针对某一疾病的治方,主方是针对某病主证(主导或基础病机)的治方。其中,通治方突出了方剂适应对象的广泛性,专方在适应对象上具有一定的限定性及蕴含有一定的效验性,而主方则强调了方药对于主病中关键病机的针对性。区分通治方、专方、主方对于病证结合辨治中的成方选用具有一定的意义。(王庆夷,谢鸣.通治方、专方及主方内涵探析[J].安徽中医药大学学报,2015,34(5):13-15)

学习小结

　　方剂分类是方剂学知识得以系统、逻辑化的重要途径。历史上涉及方剂分类主要有"七方"、"十剂"、"八阵"、"八法"等理论,各种理论反映了人们对方剂基本属性的不同理解或强调。方剂分类主要有据证(病)分类、按组成分类、依功效分类、从治法分类及综合分类等方法。其中汪昂《医方集解》以治法为主,兼顾病证和临床科别的综合分类方法为现代方剂分类所常用。程钟龄提出"八法"概念,尝试以八法来统领方剂,进一步奠定了"以法类方"的学科地位。"以法类方"充分体现了治法与方剂的内在联系,符合临床辨证立法遣药组方的规律,是目前方剂分类的主要方法。本教材采用治法分类法,将方剂分为19类,掌握方剂分类体系对于学研方剂有着十分重要的意义。

(谢　鸣)

复习思考题

1. 方剂分类对方剂学的发展有何意义?
2. 历史上方剂分类主要有哪些方法,各种分类方法的特点是什么?
3. 叙述本教材所用的方剂分类方法和掌握其分类内容的基本思路。

第四章

方剂的组方理论

学习目的

熟悉配伍的基本知识,掌握组方及用方的基本理论,为后续学习奠定基础。

学习要点

配伍的概念及主要内容;组方原则、方剂的基本结构及变化形式。

第一节　药　物　配　伍

一、配伍的概念

配伍(compatibility of medicines),是指根据病情的需要和药物性能,有选择地将二味或二味以上的药物配合在一起的用药形式。由于药物的药性各有所偏,功效各有所长,不同药物之间存在着多样的相互作用,《神农本草经》将其概括为相须、相使、相畏、相杀、相恶、相反六种配伍类型,反映了药物同用时相互之间的复杂关系,提出趋利避害的合理性用药问题。经验表明,药物通过合理的配伍应用,能够增强疗效,消除或缓解某些药物对人体的不利影响,扩大治疗范围,适应复杂多变的病情。

方剂是中医临床用药的主要形式,配伍则是方剂组成的基础。合理的配伍不仅可以减少单味药的用量以避免其大剂量使用可能引起的毒副作用,而且可以根据治疗需要选择性调动药物的某些性能效用及监制其毒副作用,甚至产生新的功用。方药配伍中蕴涵有大量的经验及技巧,即前人所谓:"药有个性之专长,方有合群之妙用"(《杂病源流论》)。

二、常见的药物配伍形式

(一) 同类相须

指性能功效相类似的药物配合运用,通过药物之间在某些方面特殊的协同作用而增强疗效。这种协同作用一方面缘于各药效能的相加,另一方面是利用药物作用的不同特点而加强疗效。例如,麻黄与桂枝皆为味辛性温,具有发汗散寒之功,而麻黄长于解卫分之郁,桂枝长于透营分之滞,二药配伍,可明显增强发汗解表之力;大黄与芒硝皆具寒凉之性,均能攻下泻热,而大黄长于荡涤肠腑,芒硝长于软坚润燥,二药

36

配伍,可增强泻热攻积之效;人参与黄芪皆具甘温之性,均可益气补脾,而人参长于补气,黄芪又可升阳,二药配伍,能增强健脾益气之功。此外,临床常用的羌活配独活以祛风胜湿、石膏配知母以清热泻火、金银花配连翘以清热解毒、熟地配白芍以养血补虚、桃仁配红花以活血祛瘀、附子配干姜以温里祛寒、山楂配麦芽以消食和胃、全蝎配蜈蚣以止痉定搐等,均是同类相须的配伍形式。

(二)异类相使

指主要功效虽异但在作用环节上关联的药物之间的配合应用,其中以一种(类)药为主,另一种(类)药为辅,通过主辅药间的协同或互补作用而提高疗效,或产生新的功效。根据配伍增效的机制不同,有以下几种主要类型。

1. 将在性能功效方面有某些共性的药物配伍同用,借其共性以协同增效,并利用辅药之个性特长而增强主药的治疗效果。例如,燥湿化痰的半夏与行气化痰的橘皮合用,二药均可燥湿化痰,且橘皮又可行气而使"气顺痰消",二味同用能增强燥湿化痰之效;补气利水的黄芪与利水健脾的茯苓合用,二药均可健脾利水,但黄芪强于补气,茯苓擅于利水,二味同用能增强健脾利水之效;行气疏肝的川楝子与活血行气的延胡索配伍,二药均可行气,且延胡索又可活血止痛,二味同用能增强行气止痛之效。

2. 根据阴阳气血以及脏腑相关的理论,利用药物作用环节上的互补,将主要功效不同的药物配伍同用以增强疗效。例如,根据"阳生阴长"的理论,以补血的当归配伍补气的黄芪以补气生血,有助于加强补血之效;根据"阴阳互根"的理论,以滋阴益髓的熟地配伍补肾温阳的菟丝子以"阳中求阴",有助于加强补阴之效;以温补元阳的附子配伍滋肾填精的熟地以"阴中求阳",有助于加强补阳之效。对于五脏虚损之证,则常通过"子虚补母"的方法以提高"补子"的效果。例如,治疗肺脏气阴不足证,以滋阴润肺的麦冬配伍益气补脾的人参以"培土生金",可加强其补肺之效;治疗肝阴不足证,以滋阴养血的枸杞子配伍滋阴补肾的生地黄以"滋水涵木",可加强其补肝之效。此外,根据精与血同源,气与阳互涵的理论,以填精益髓的熟地配伍养血活血的当归、温阳补火的附子配伍补气的人参等,有助于精血互化,气阳相生,提高疗效。

3. 根据病机中的病势特点和治法中导邪外出的理论,将针对主因的药物配伍通利透散类药,使邪有去路,以缩短病程,提高疗效。常见有针对邪气壅盛之证,配伍泻下药以开邪气下行之路。例如,以清热的黄连为主配伍大黄以导热下行,可加强清热泻火之效,即所谓"以下代清";以活血祛瘀的桃仁为主配伍大黄以导瘀血下行,可加强活血祛瘀之效;以坠痰下气的礞石为主配伍大黄以开痰火下行之路,加强泻火逐痰之效;以逐水的牵牛子配伍大黄,通利分消,可加强攻逐水饮之效。或针对邪气有外达之机,配伍轻疏透散药物以透邪外达。例如,以清营解毒的水牛角为主,配伍透散的金银花、连翘,以增清营透热之力;以滋阴清热的鳖甲为主,配伍芳香透络的青蒿,可助阴分之邪热外出;以清热泻火的石膏,配伍疏风透表的薄荷,有利于气热外达。或根据脏腑相合的理论,采用脏病通腑的配伍,使邪有去路。例如,以清泻肺热的石膏或清肺化痰的瓜蒌皮为主配伍泻下通腑的大黄,导肺脏痰热下行,以加强清肺泄浊之效;以清心泻火的黄连为主,配伍利水通淋的木通,导心热下行,以加强清心泻火之功。

此外,根据证候病机的特点,将性能功效不同的某些药物配伍,还可能产生各单味药所不具有的独特的综合效用。例如,针对伤寒少阳胆郁蕴热的病机特点,以辛凉疏散之柴胡与苦寒清泄之黄芩同用,有和解少阳之特殊功效。利用某些药物的气味合化特性,通过适当配伍也能产生一些新的效用,如辛甘化阳、酸甘化阴、酸苦涌泄、苦辛开降、酸苦辛安蛔等。

(三) 相反相成

指性能相反的药物在寒热温凉、升降浮沉、开阖补泻等不同意义上的配伍。在相反配伍中,药物的双方一方面通过相互牵制而制约药物的某种偏性,另一方面又通过互补或相助以增强其疗效,或产生新的功用。

1. 寒热并用　即将寒凉药与温热药配伍同用。例如,治疗肝经郁火犯胃之胁痛吞酸,由于火热宜清,郁结宜开,以苦寒之黄连清肝胃之火,少佐辛热之吴茱萸开郁降逆,二药合用,既能加强清肝和胃之功,又无凉遏之偏;治疗寒实冷积之便秘,以附子与大黄相伍,大黄的寒性被附子辛热所制而泻下之功尚存,二药合用,有温下寒积之效。

2. 补泻同施　即将补益药与祛邪药配伍同用。例如,治疗肾阴不足之证,以熟地益髓填精,滋阴补肾为主,佐以泽泻降泄肾浊,并制约熟地之滋腻,使补益之效增强而无腻滞之弊;治疗湿热下注之淋证,以清热利水之木通,配伍生地黄清热滋阴,使清热利水之效增强而无渗利伤阴之偏。

3. 升降相因　即将升浮上行之药与沉降下行之药配伍同用。例如,治疗肠失传化之便秘证,以肉苁蓉或大黄降泄下行,佐以升麻或桔梗以升发阳明或开提肺气,以增强肠腑传导之力;治疗脾胃虚弱,中气下陷之脱肛,以黄芪、柴胡健脾补气升阳,佐以枳壳宽肠下气,使浊降而清升,以加强升阳举陷之效。其他如以柴胡之升配伍枳实之降以调理肝脾气机,以桔梗之升配伍枳壳之降以疏畅胸胁气机,以麻黄之宣肺配伍杏仁之降肺以协调肺气宣降等,均为升降配伍。

4. 散收同用　即将收敛固涩之药与辛散宣发之药配伍同用。例如,以温散肺饮的干姜、细辛配伍收敛肺气的五味子,既加强止咳平喘之效,又无耗散肺气之偏;以宣肺平喘之麻黄配伍敛肺定喘之白果,既能增强宣肺平喘之力,又可防麻黄辛散太过耗伤肺气。再如,以解肌散邪的桂枝配伍养血敛阴的白芍,既可奏调和营卫之功,且能发散不伤阴,敛阴不碍邪;以益气固表之黄芪配伍疏风散邪之防风,既可加强固表御风之效,亦能使固表而不留邪,发散而不伤正。

5. 刚柔相济　即将药性柔润与药性刚燥之药配伍同用。例如,用辛热燥烈的附子配伍酸敛阴柔的白芍以温阳和营,且温阳散寒不伤营,益阴和里不碍阳;用甘温柔润的熟地配伍辛温燥散的细辛以补肾散寒强腰,且填精不呆腻、温通不燥烈;用甘寒滋养的麦冬配伍辛温而燥的半夏以养阴和胃,且滋阴不腻滞、降气不伤津;用辛温苦燥的苍术配伍甘凉柔润的生地黄以滋肾健脾,且燥湿不伤脾阴、益阴无碍祛湿。

6. 通涩并行　即将通利之药与固涩之药配伍同用。例如,用收涩止血的侧柏炭配伍活血散瘀的丹皮以凉血止血,且无止血留瘀之弊;用利湿分清化浊的萆薢配伍固精缩尿的益智仁以化浊分清,且无渗利泄精之虞。

此外,相反相成配伍有时还包括对传统配伍禁忌如"七情"中的"相恶、相反"药物的使用,利用药物间相反相成或相恶相激的特性以获得特殊疗效,如人参配五灵脂、丁香配郁金、海藻配甘草等治疗一些重症或顽疾。但此类配伍大多具有一定的经验性,临床使用尚须慎重。

（四）制毒纠偏

指在使用某些药性峻猛或者有毒的药物时,通过配伍适当的药物以制约其毒烈偏性,从而减轻或消除对人体可能产生的不良影响。例如,制约毒性的配伍有半夏与生姜、芫花与大枣、常山与槟榔、乌头与白蜜等同用;缓解烈性的配伍有大黄与甘草、附子与甘草同用等。另外,为避免因过用寒凉伤阳、温热伤阴、滋补滞气、攻伐伤正,常常通过药性或功效相反药物的配伍来缓解或消除药物的偏性,以使方药获得最佳的效用,也属缓峻纠偏的配伍。

（五）引经报使

利用药物"归经"的特性,针对主治病证的病位配伍适当的药物以引导其他药物直达病所,使药力选择性集中发挥作用以加强疗效。例如,在治疗脾胃疾病的方剂中配以升麻为引,在治疗肝胆疾病的方剂中配以柴胡为引,在治疗上部病变的方剂中配以桔梗以载药上达,在治疗下部病变的方剂中配以牛膝以引药下行。

以上从不同角度列举了临床常用的药物配伍方法,但其各种配伍形式在方剂中又是相互联系和相互交叠的。临证应根据治疗的需要,对各种配伍方法加以综合变通运用。

第二节　方剂的组成

方剂是在辨证立法的基础上选择若干味药通过合理配伍而组成的。药物的功用各有其长短,通过合理配伍,可以扬长避短,纠偏制毒,增强或改变其原有的作用,消除或缓解其对人体的不利影响,以能最大限度地发挥其治疗作用,从而适应较为复杂病情的治疗需要。中药配伍与方剂配伍在含义上有所不同:中药配伍通常是指基于药物性能并侧重于简单的2~3味药之间的选配运用;方剂配伍则是指针对具体病证中的病症及病机,利用药物之间的相互协同和相互制约的配伍关系,按照方剂组成的原则和法度,对多味药的选配运用。虽然中药配伍是方剂组成的基础,但组方配伍则更多地需要考虑到治疗对象与由多味药所组成的整体之间的关系,即方中药物及其配伍与所主病证病机之间的最大关联或对应。

一、方剂的组成原则

方剂组成(composition of formula)必须遵循一定的原则。组方应在辨证立法的基础上,针对病因病机,以药物的性味、归经、功用为依据,利用药物之间相辅相成和相反相成等配伍原理,有主次轻重地择药相合,务使方中的药物及其配伍关系与病证的病机丝丝入扣,使药物配伍后的效用与所立治法高度统一。方剂的组成原则(principle for composing formulas)指组方应遵循的原则,可概括为"依法选药,主从有序,辅反成制,方证相合"。遣药组方应在治法指导下选择药物,并根据病机及立法要点,有主次轻重的安排方中药味的角色,重视药物间的配伍关系,务使方中药物及其配伍与病证病机之间具有高度的针对性,以获得最大的疗效。

二、方剂的组成结构

方剂是由多味药构成的有机整体,方中具有相对独立效能的药物或药群则是方剂构成的部分,各部分之间通过相互作用构成一个整体。通常一首方剂的结构(model of formula constitution)包括"君、臣、佐、使"四个部分。"君臣佐使"的概念最早由《黄帝内经》所提出,《素问·至真要大论》:"主病之谓君,佐君之谓臣,应臣之谓使。""君一臣二,制之小也。君二臣三佐五,制之中也。君一臣三佐九,制之大也。"即通过借喻封建国家体制中君、臣、佐、使的等级设置,以说明药物在方中的主次地位与从属关系。明·何柏斋在《医学管见》中对君臣佐使的具体职能作了进一步的阐明:"大抵药之治病,各有所主。主治者,君也;辅治者,臣也;与君相反而相助者,佐也;引经及引治病之药至于病所者,使也。"之后诸多医家对君臣佐使含义不断发挥,使其逐渐完善并成为认识成方结构与临床遣药组方的圭臬。

君药(monarch)是针对主病或病证的主要方面起主要治疗作用的药物。君药是为解决疾病主要矛盾或矛盾的主要方面,即针对病证的主病、主导病机或主症而设,是方剂组成中的核心部分。君药通常具有药力较强,药味少,用量相对较大的特点。

臣药(minister)是辅助君药以加强其治疗作用的药物。一般而论,其药力与药量相对于君药较小,药味稍多,多与君药有特定的增效配伍关系。在一些复杂病证的治疗方剂中,臣药还对兼病或兼证起主要治疗作用。

佐药(assistant)含义有三:一是佐助药,指配合君、臣药以加强治疗作用,或用以治疗次要病证的药物。二是佐制药,指消除或缓解君、臣药毒性及副作用的药物。三是反佐药,指在病重邪甚及拒药不受的情况下,与君药药性相反但在治疗中起相成作用的药物。现代反佐药的含义较广,通指针对存在寒热虚实升降等病机偏激的病证的治方中选配与君药的部分性能相反但在全方中起到相成配伍效用的药物。判定方中的药物属于佐助、佐制或反佐,应视病情治疗的需要和方中君、臣药的性能综合而定。佐药一般用药味数较多,用量较小。

使药(guide)含义有二:一是引经药,能引导方中药物的药力直达病所。二是调和药,能调和方中诸药的性能,协调诸药的相互作用或起到矫味作用。使药通常味数少,用量较小。

上述方剂结构中君、臣、佐、使的设定是以所治病情和被选药物的性能特点为依据的。君药是方剂中的核心部分,臣、佐、使药则是围绕君药,在增效、制毒以及全面兼顾病情等不同层次上的配伍部分。需要指出的是,不是所有方剂都是君、臣、佐、使四个部分俱备,如某些方剂中只有君、臣药而无佐、使药,或只有君、佐药而无臣、使药,但君药不可或缺。由于一药兼备多种性能,在方中可以同时兼有其他部分的作用,如方中某味药既是君药,同时又可兼有使药的职能;同一味臣药或佐药,也可同兼佐药或使药的职能。总之,方剂中君、臣、佐、使是否齐备,是由病情的复杂程度和治疗的需要所决定的。方剂"君、臣、佐、使"结构理论反映了作为一个整体的方剂内部各部分既分工又合作的紧密关系,组方时应根据病情的轻重缓急、标本虚实以及治法的具体要求,充分考虑到药物的性能专长及其配伍关系来选配药物,做到选药精当,配伍层次分明,结构严谨,方证对应。

兹以麻黄汤为例进一步说明君、臣、佐、使的组成含义及其具体运用。麻黄汤由麻黄、桂枝、杏仁、炙甘草四味药所组成。其中麻黄辛温,具有宣通卫阳以发散风寒、宣通肺气以平喘咳的作用;桂枝辛甘温,具有透营达卫,解肌发汗及温经止痛等作用,能协同麻黄增强发汗解表;杏仁苦辛温,降利肺气而止喘咳,能协助麻黄增强止咳平喘;炙甘草甘温,甘缓和中,具有调和药性之能。麻黄汤主治外感风寒表实证,症见恶寒发热无汗,头身疼痛,咳喘,苔薄白,脉浮紧等。本证由外感风寒所致,病机为风寒束表,毛窍闭塞,肺气失宣,故治疗从发汗散寒解表,宣肺平喘止咳立法。方中以麻黄为君,既可发汗散寒以解表,又可宣肺平喘而止咳,针对主要病机。以桂枝为臣,取其辅助君药以加强发汗解表之力,又能温经止痛以兼顾寒滞经脉的头身关节疼痛。以杏仁为佐,取其宣利肺气,更助君药麻黄以加强平喘止咳之功。以炙甘草为佐使,取其甘缓调和之性,缓和麻、桂发汗之峻,并调和于方中透达营卫、宣降肺气之间。如此配伍,四药各有所主,相互合作;主次分明,结构严谨,切合病情。

三、病证症结合的组方思路

临床组方时,不仅要考虑方剂结构的完整性与严谨性,也要考虑到组方用药对疾病病情的针对性与适应性,二者密不可分。基于对病、证、症及其关系和中药药性及其专能的认识,现代临床一些医家在把握疾病发展演变规律和配伍用药经验的基础上,发展了一种"病—证—症"结合,治有主次,分进合击的组方配伍思路。

(一)因病选药

中医学强调辨证,但也重视辨病施治,如《伤寒杂病论》的每一篇章,均以辨某病脉证并治冠名。不同的疾病有其自身发展、变化的规律,其中多有贯穿其全过程的病因病机。随着经验的积累,人们在辨证用药的同时还不断发现了一些针对某种病或症具有特别效用的方或药,如伤食治方保和丸,疟母治方鳖甲煎丸,瘿瘤治方海藻玉壶汤,肺痈治方苇茎汤,破伤风治方玉真散等;又如桯柳透疹,茵陈退黄、黄连、白头翁、鸦胆子治痢,小蓟治尿血,桑螵蛸止遗,苎麻根安胎,雷丸、乌梅疗蛔,常山、槟榔截疟等。现代临床也发现六神丸治心力衰竭,大黄䗪虫丸治真红细胞增多症,加味二仙丹治更年期综合征,车前草治高血压,晚蚕砂治白血病,鸦胆子治阿米巴痢疾,龙葵、蛇莓有抑瘤作用,百部能抗结核菌,鸡血藤有升高白细胞作用等所谓的一些"专病或专能方药",为尝试因病用药提供了一定的经验依据。辨病名、识病性,因病选药,取其专能,是现代临床组方的重要思路之一。

临床"异病同证"常可以采用相同的治疗方药,即"同证同治",但不同疾病出现相同证候,其证的内涵有时并不完全相同,如同一湿热证候既可见于中医外感湿热病,也可见于内伤脾胃病;同一中医湿热痢,西医既可见于细菌性痢疾或阿米巴痢疾病,也可见于慢性非特异性溃疡性结肠炎或大肠肿瘤。此时若一味强调"有是证,用是药",仅按一般清热化湿法来遣药组方,不仅常难以取得满意疗效,甚至还会贻误病情。"因病选药"可以提高用药的针对性,是对辨证论治理论的深化和发展。

(二)因证配伍

证是对疾病的病因、病位、病性、病势等多种状况的概括,反映了疾病不同阶段的病情状态。辨证论治落实在临证组方环节上,则强调以证候为中心来进行组方配伍。"因证组方"以疾病当时的综合反应状态为调节要点,综合考虑证候病机中的病因、病位、病性、病势等诸要素,在治法指导下,有主次的、针对性的配伍用药。不少中药临床运用中并非专门针对某一特定病或症,但以治证为专长,如人参补脾肺之气而生津液,当归养肝血而能活血,熟地滋肾阴而能填精益髓,附子补火助阳而能温经逐寒,石膏清泻肺胃而能透热,干姜温中暖脾而守中,桃仁活血而能逐瘀下行等,多为临证组方的常用药味。较之于因病或因症用药,因证用药则强调把握疾病的阶段性或当前的主要矛盾,实施多环节和动态调节,是中医临床组方的基本思路,也是"异病同治"的基础。

(三) 因症用药

症是组成证候的单位和辨识证候的重要依据,一个证由多个相关症状所构成。尽管单个症状对于疾病证候的表征只有部分意义,而且在构成证候的症状群中,不同症状对于证候内在本质的反映程度也不完全相同,但症状的有无或轻重常常能反映证候的变化和病情的轻重缓急,或对证候的形成、发展起到重要的影响。多种情况下,主症与病证的主要病机是相一致的,而通常针对主病或主证的用药本身就包括了针对主症的治疗。虽然一些伴随症状在整个疾病或证候变化中属于次要矛盾或矛盾的次要方面,组方中可以忽略,但有时某些症状也会转化为主要矛盾,影响疾病或证候的转归。此时治疗则宜在因证审机用药配伍的基础上,兼顾或重视对这些症状的处理。一些以疗症为专长的中药,如仙鹤草止血,椒目平喘,蛇床子止痒,麝香开窍,木贼退翳,延胡索止痛,杜仲强腰,煅瓦楞子制酸等药,为临床组方所常用。例如胃肠病的肝胃积热证可见胃脘灼痛,吞酸嘈杂,烦躁易怒,口苦口干等症,组方在以泻肝清胃为主体的因证用药基础上,则可兼入乌贼骨、煅瓦楞子以制酸止痛;若热伤胃络,迫血妄行而致呕血、便血,若出血不甚,组方中则可选加生大黄、地黄炭、侧柏叶炭以凉血止血;出血甚时,则当急以三黄泻心汤或犀角地黄汤以降火或凉血止血为先。因此,根据症状在病证中的轻重缓急及治疗需要,因症用药也是组方遣药的重要思路之一。临床一些症状的变化常提示证候的病机变化,所谓"症随病移",成为易法更方的重要指征,如温热病气分热甚证,如见高热势减,但发热入夜加重,口渴虽已不甚,但舌质红而转绛,可知气热已入营分,治疗组方则由辛寒清气转为清营透热的配伍用药。

总之,中医强调辨证论治,但也重视辨病与辨症。需要指出的是,由于病在一定阶段总是表现为一定的证,而证总是有其特定的主症,病—证—症之间是相互联系的。如茵陈治黄疸,以治阳黄为擅长;黄连疗痢疾,用于火毒或湿热证最宜;木贼退目翳,适用于肝经风热证;治疗噎膈之寒证有高良姜与砂仁,热证则有竹茹与代赭石;寒湿痹有苍术与姜黄,湿热痹则有萆薢与防己;温补营血有熟地与当归,凉补营血则有生地与白芍;温润通便有半夏硫黄丸,寒润通便则有芦荟朱砂丸;消渴阴虚有六味地黄丸,阳虚则有肾气丸等。可见,所谓方药在对症、治证及疗病上的专能只是相对的,很难截然分开。值得注意的是,"病—证—症"的组方用药主张在辨识病、证、症的主次轻重和治疗兼顾统一的基础上,同样要重视药物的性能特点及其配伍规律,力求用药精专,以保证方剂结构上的严谨性。

将"病—证—症"三者结合起来考虑可以提高组方对病情的针对性与适应性,在现代中西医结合临床中尤其得到普遍使用,其中方药药理的研究成果为其提供了一定的依据。在现代临床和中药新药的研究中,人们从"病—证—症"的角度,或以证为切入点,兼顾病和症;或以病为中心,兼顾证和症,不仅创制了一批高效新方,也为探索中医组方新的模式提供了思路。随着中医对病证认识的不断深化和用药经验的不断拓展,"病—证—症"结合组方的理论也将不断得到完善,并成为传统"君臣佐使"制方理论的一个重要补充。

第三节 方剂的变化

任何成方都是针对某一特定证候而制定的。由于患者的体质、年龄、性别、生活习惯的不同,所处环境、季节、气候的差异,致使临床所见证候千差万别。临床运用成方时,应针对具体病情,在组方原则的指导下,对所选方剂进行必要的加减化裁,务使方药与病证吻合,以达到预期的治疗目的。谨守组方原则,强调成方的变化运用,反映了中医辨证论治中原则性与灵活性的统一。方剂的运用变化,归纳起来主要有以下三种形式。

一、药味的增减

方剂的功效是药物配伍后综合作用的反映,当增加或减去某些药物时,全方的功效也随之发生变化。临床常根据方剂的这种特性,通过增减原方的某些药物,使之更适合现证(即患者的当前病证)的治疗需要,即当原方所治主证与现证大体相同时,减去原方中某些与现证不相适宜的药物,或加上某些现证治疗所需要的而原方中又没有的药物。由于被增减的药物在方中大多处于佐使药的地位,原方功效的改变不大,适用于原方证中兼症或次症变化的情况,故又称为"随症加减"。如四君子汤主治脾胃气虚证,症见面色㿠白,语声低微,气短乏力,食少便溏,舌淡苔白,脉细弱,该方由人参、白术、茯苓、炙甘草组成,具有益气补脾的功用,若患者在上述症状之外还兼有脘闷腹胀,则证为脾虚不运,兼有气滞,治宜在四君子汤中加入陈皮以行气消胀,即成方异功散。不过,有时药味的增损可引起原方君药或其主要配伍关系的改变,其结果会导致原方功效发生较大变化。例如,将麻黄汤中的桂枝换成石膏,就成为麻黄杏仁甘草石膏汤。前者以麻黄为君药,与桂枝配伍以发汗散寒,治疗风寒表实证;后者以麻黄与石膏配伍以宣泄肺热,治疗肺热咳喘证。虽然二方仅一药之差,但由于各自的君药及其配伍关系不同,使辛温解表之方变为辛凉解表之剂。在古方变化中,因药味加减导致方内配伍关系的改变,特别是引起原方的功效和主治出现较大变化时,往往都是另立方名。所以,在对成方进行增减时,应注意原方因增减后引起的药物配伍关系的变化。临床上当所辨之证与成方的方证差异较大时,则应另选成方。正如清代医家徐大椿所言:"欲用古方,必先审病者所患之症,悉与古方前所陈列之症皆合,更检方中所用之药,无一不与所现之症相合,然后施用。否则必须加减,无可加减,则另择一方"(《医学源流论》)。

二、药量的加减

是指方剂的组成药物不变,通过增加或减少方中药物的用量,改变其药效的强弱或范围,以适应治疗的需要。药量的加减对于方剂功效的影响主要有三种情况:一是由于药量的加减而使原方的药力增强或减弱。如四逆汤和通脉四逆汤,二方均由附子、干姜、炙甘草三药组成,且均以附子为君,干姜为臣,炙甘草为佐使。但前方附、姜用量相对较小,功能回阳救逆,主治阴盛阳微而致的四肢厥逆,恶寒蜷卧,下利清谷,脉沉微细之证;后方附、姜用量较前方增加,其温里回阳之功也加大,能够回阳通脉,主治阴盛格阳于外而致的四肢厥逆,身反不恶寒,面色赤,下利清谷,脉微欲绝之证

(表1)。二是因药量的增减而使原方功用和适应证发生一定的变化,如《伤寒论》桂枝汤和桂枝加芍药汤,后方由桂枝汤倍用芍药而成,既有桂枝汤的解肌散邪之功,又兼和里缓急之用,主治太阳病因误下损伤脾阴的表证未解而兼腹满时痛证。三是由于药量的增减导致原方配伍关系的改变,从而使其功用和适应证发生较大变化。如小承气汤与厚朴三物汤,二方均由大黄、枳实、厚朴组成,但前者以大黄四两为君,枳实三枚、厚朴二两为臣、佐,重在泻下热结以通便,主治热结便秘证;后者厚朴用至八两,为小承气汤中厚朴用量的四倍,为君药,枳实也增加至五枚,为臣药,大黄用量不变为佐,重在行气除满以通便,主治气滞便秘证(表2)。

表 1　四逆汤和通脉四逆汤比较

方　名	组成药物			功用	主治病证
	君	臣	佐使		
	生附子	干姜	炙甘草		
四逆汤	一枚	一两五钱	二两	回阳救逆	阴盛阳微所致四肢厥逆,恶寒蜷卧,下利清谷,脉沉微细
通脉四逆汤	一枚(大者)	三两	二两	回阳通脉	阴盛格阳所致四肢厥逆,身反不恶寒,面色赤,下利清谷,脉微欲绝

注:上述药物剂量,是汉代张仲景所著《伤寒论》中记载的用量(下同)。

表 2　小承气汤和厚朴三物汤比较

方名	组成药物			功用	主治病证
	君	臣	佐		
小承气汤	大黄四两	枳实三枚	厚朴二两	泻热通便	阳明腑实证(热结)。潮热谵语,大便秘结,腹痛拒按
厚朴三物汤	厚朴八两	枳实五枚	大黄四两	行气通便	气滞便秘证(气滞)。脘腹满痛不减,大便秘结

由上可见,四逆汤和通脉四逆汤的药量虽有轻重之异,但其剂量的改变并未影响原方的配伍关系,变化结果其作用仅有强弱的差别,主治证候亦只是轻重之异。桂枝汤与桂枝加芍药汤,方中白芍用量虽有增加,但尚未影响原方的配伍关系,结果保留了原方功用,增添了新的功用,其主治证候范围有所扩大。小承气汤和厚朴三物汤则因为药量的增减导致了方中君药及其配伍关系的改变,以致两方的功用和主治都发生了较大的变化。因此,临证应注意方剂中药物用量的增减,可能引起原方结构、功用及主治范围不同程度的改变。当剂量变化超出了一定范围,会改变原方功效和适应证范围,甚至可以完全改变原方的主要功效和主治,如颠倒古方左金丸中黄连与吴茱萸(6∶1)的配伍比例,会使原方功效由清肝(胃)降逆转为温肝(胃)降逆,适应证由肝胃火逆证转为肝胃寒逆证。

三、剂型的变化

方剂的组成药物与剂量相同,剂型不同,其功效和适应证亦有区别。通常丸散等剂型较之汤剂用量相对较轻,作用也较小。传统上认为"汤者,荡也;丸者,缓也",意即汤剂的作用快而力峻,而丸剂的作用慢而力缓,临床常据此择宜而用。剂型更换所引起的主要是方剂药力强弱和峻缓的变化,其主治病证性质不变但病情有轻重缓急之别。如理中丸和人参汤,两方组成与用量完全相同,但前方研末炼蜜为丸,治疗脾胃虚寒,脘腹疼痛,纳差便溏,其虚寒较轻,病势较缓,取丸以缓治;后方水煎作汤内服,主治中上二焦虚寒之胸痹,见心胸痞闷,自觉气从胁下上逆,其虚寒较重,病势较急,取汤以速治(表3)。又如桂枝茯苓丸原在《金匮要略》中主治妇人宿有癥积之漏下不止证,取丸之渐消缓散,后世《万病回春》中则将该方改丸为汤。名催生汤,用于妇人临产腹痛,腰痛,包浆不下,取汤之力峻速下。

表3　理中丸与人参汤比较

方名	组成药物				主治病证	制剂用法
	人参	干姜	白术	炙甘草		
理中丸	三两	三两	三两	三两	中焦虚寒,脘腹疼痛,自利不渴,病后喜唾	炼蜜为丸如鸡子黄大,每服1丸
人参汤	三两	三两	三两	三两	中上二焦虚寒,心胸痞闷,气从胁下上逆	水煎,分三次服

方剂制成何种剂型,还取决于组成药物的性质和给药途径。由于各种剂型的制备工艺不同,不同剂型所含有的药物成分及其生物利用度显然不同,这会导致即使是相同组成的方药,其效应(药效和毒性)也会因剂型而有很大不同。近年来,随着传统剂型的改革和制剂工艺的发展,除了丸、散、膏、丹、汤剂外,又出现了注射剂、气雾剂、片剂等许多新的制剂。由于制备工艺和给药途径不同,尤其是静脉给药,其功效与原剂型的差异更为显著。例如,清热解毒中药静脉给药,其效应较之肌肉给药增强8倍,较之口服则增强20倍以上。再如黄连解毒汤中黄连与黄柏的有效成分为盐酸小檗碱,可与黄芩中的黄芩苷产生沉淀反应,若制成注射剂则需要去除沉淀从而影响其药效,而在黄连解毒汤的传统用法中,方中黄连、黄柏与黄芩、栀子等共同煎煮后所形成的沉淀混悬物质则因口服与药液一起经胃肠道吸收还原后仍可以发挥其作用,其药效不受影响。

除了以上常见的成方三种变化形式外,改变成方的用法(煎煮方法、服药时间、给药频次等)也可能也会引起原方效用的变化。就成方的运用而言,改变制方要素的任何一个方面都可能引起原方的功用和主治的变化,认识这些变化对于临证变化用方是非常重要的。对于以上各种变法,临床上可根据治疗的需要,或单独运用,或合并运用,使变化后的方剂与当前治证更加吻合,以获得最大程度的疗效。学习方剂的目的最终在于运用,而要想用好成方也不是件容易的事,不仅需要有一定的方剂学理论基础,而且还需要经过反复的临证实践,深入理解名方的立法制方的思路,弄清方中君臣佐使的配伍关系,掌握方剂变化运用的规律,才能做到师古而不泥古,变化而不离宗,知常达变,机圆法活。

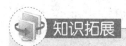

配 伍

是指选择性将两种以上药物配合在一起运用的过程,单味药使用不涉及配伍。从单味药到方剂配伍运用是通过长期实践逐渐发展起来的,其中经历了较为简单的2或3味的配伍过程。一般而言,符合"七情和合"理论中"相须、相使、相畏、相杀、相恶、相反"配伍关系的药对形式,属于中药配伍的范畴。"药对"一旦被确定,如同单味药,常作为选配单元被用于方剂的配伍。虽然方剂配伍必然涉及中药配伍,但二者之间还是有所区别的:中药配伍主要涉及2~3味药的选配,侧重于药物自身的性能特点,可选的药物及适用范围比较广,且一般不涉及具体病证;方剂配伍则涉及多味药的选配,不仅要考虑到被选药物的性能,而且还要考虑到具体病证的治疗要求,关系到对药味主次选择、用量斟酌,特别是对多味药(君臣佐使)交互关系的综合考量。同时方剂配伍具有明确的病证指向性,因此可被选配药味的范围较为局限。在方剂配伍结构中,涉及兼顾兼证或次要病机的臣或佐药、针对特殊病情的反佐、协调全方药性(调和)及引领全方作用方向(引经)的使药等配伍通常不属于中药配伍的范畴。可见方剂是在中药配伍基础上发展起来的更为复杂的配伍形式。

反 佐

是针对病证病机中的过度偏盛,在不改变全方主攻方向的基础上,选择性使用与病证病机相顺应而与君药性能相反的少量药味,使全方更好发挥作用的一种方剂配伍形式。其辨识特征或运用要点可以概括为:①方证病机中存在某个病理方面的极度偏盛状态;②有与方中的主药性味相反,但与病证中偏盛病理状态相顺应的药味;③反佐配伍的药味数少且用量较小。由于中医病机(升降、开合、寒热、虚实等)和中药药性(升降、散敛、寒热、补泻等)具有多维属性的特点,临床不仅辨证常涉及对复杂病机多维要素的辨识,而且治疗也常涉及对多种不同性味功能中药的配伍,因此辨识病证病机中主要矛盾及其偏盛状态就成为选择反佐配伍用药的重要依据。当病证中出现寒或热偏激,虚或实偏盛,升或降太过、散或收太甚等情况时,均可在方中运用反佐配伍以顺其性而折之。此观点较之传统的反佐配伍认识在意义上可能更为全面。反佐常与佐制、并用、反治等概念相混淆,应予区别。(张娜,谢鸣.方剂学"反佐"概念探析[J].中医杂志,2004,45(8):565-567)

病证症结合组方

基于病-证-症关系,将辨证用药与辨病或症的专药专方结合起来的一种组方思路。该思路立论的基础是:①逻辑基础:在中医病、证、症的概念中,病与证从不同角度反映出疾病的本质特征,而症则是疾病本质的外在表现。病情发展中的病、证、症在反映疾病矛盾主次关系上较为复杂,且具有动态变化的特点,要求治疗中对标本缓急的实时调整,治疗组方中需考虑因病、因证、因症用药上的侧重及兼顾;②发展背景:早期中医就有辨病与辨证结合治疗的思想。之后由于病症一词在概念内涵上混淆,加之历史条件的限制,使对疾病阶段性处理为特点的辨证论治占据主导地位。明清以降,温病学之形成与现代中西医结合医学的发展,再次促使对病证结合辨治的重视与探索,特别是近现代的一些医家从不同角度提出了病有主方、证有分治的理念及辨证需与辨病结合的主张;③经验依据:在历代本草方书所记载的大量药物运用经验中,确实存在一些因病或因症而有确切或特殊疗效的专能方药和因证(病机)的通用专药或专方;古今验案中不仅有大量的因证选方用药,而且也有大量的因病或因症用药现象。现代著名医家医案中,以专方专药辨治为背景的病证结合的遣药组方或以方药现代药理研究成果为依据的辨病(西医疾病)与辨证(中医证候)结合的组方配伍思路更是多见。(邢超.因病—因证—因症结合的组方模式探索[D].北京中医药大学硕士学位论文,2007)

学习小结

配伍是指根据治疗的需要和药物的性能,有目的地将二味及以上的药味选配同用的过程。通过配伍可以提高药物的疗效或产生新的功用、缓减药物的毒副作用、增加对病情的适应性,是组方中重要的技术环节。常用的配伍主要有同类相须、异类相使、相反相成、制毒纠偏、引经报使等形式,常被综合运用于方剂的组方中。

方剂组成必须遵循一定的原则。方剂的组成原则通常概括为"依法选药,主从有序,辅反成制,方证相合"。典型方剂的结构包括"君、臣、佐、使"四个部分:君药指方中针对主病或主证,发挥主要或核心治疗作用的药物;臣药指辅助君药药力、兼顾兼病或兼证治疗的药物;佐药有佐助君臣药药力、监制其毒副作用、顺从病性而有相反相成作用的三种类型;使药是引经及调和药性的药物。界定方中"君臣佐使"是以方剂所治病证的病机和所选药物的性能两个方面为依据的。病-证-症结合组方是基于对病、证、症及其关系和中药药性及其专能的认识发展而来的一种组方思路,涉及因病、因证、因症用药及其轻重主次的配伍技术。

成方运用具有一定的灵活性。方剂的变化运用主要有"药味的增减"、"药量的加减"及"剂型的变化"三种形式。其中药味和药量的增减不仅会引起全方效用强度及主治范围上的变化,而且有时会改变方中君臣佐使的配伍关系而引起全方功效和适应证发生重大变化。剂型变化则主要影响药力作用大小及缓急而改变其适应证的轻重缓急,但某些情况下也可以导致其效用发生重要变化。

(谢　鸣)

复习思考题

1. 什么是配伍? 请简述药物配伍的意义并列举常用的配伍形式。
2. 何谓组方原则? 阐述你对组方原则的理解。
3. 叙述方剂结构中"君臣佐使"各部的含义,组方中应如何选定君药?
4. 临证运用病—证—症结合的组方思路通常需要哪些知识或经验背景?
5. 成方的变化运用主要涉及哪些方面? 具体变化运用中应注意哪些?

第五章

方剂的剂型及用法

学习目的

了解剂型与用法对方剂效用的影响,熟悉常用剂型的特点及服法的技术。

学习要点

常用剂型的种类及特点;汤剂制备的技术要点;常用服药方法及其要点。

药物配伍成方后,还需根据病情治疗的需要、药物的性质以及给药的途径,对原料药进行加工,制成适宜的剂型,采用适当的服用方法。正确地选择剂型和服用方法,不仅有利于发挥方剂的功效,而且可以避免或减轻药物的毒副作用。

第一节　剂型的概念

剂型(form of prepared drugs),系原料药经加工制成适合于医疗或预防应用的形式。适当的剂型可以使方剂发挥最佳的疗效,减少峻烈之性和毒性,便于临床应用以及贮藏、运输等。"剂型"和"组方"是方剂的两个重要方面,剂型有时甚至对药效的发挥起着主导作用。

方剂剂型的研制源远流长。酒剂、汤剂早在商代就已出现。《黄帝内经》中记载了汤、丸、散、膏、丹、酒六种剂型。《伤寒杂病论》中已有煎剂、散剂、浸剂、酒剂、浸膏剂、软膏剂、栓剂、熏洗剂等多种药物剂型,并首次记载了使用动物胶汁、炼蜜和淀粉糊作丸剂的赋型剂。《肘后方》增载了铅硬膏、干浸膏、蜡丸、浓缩丸、锭丸、条剂、饼剂和尿道栓剂等。唐宋两代,大量方书的问世,进一步丰富了剂型的内容,《太平惠民和剂局方》中所载方剂,其剂型和制法齐备,其中不少内容为后世制剂沿用或参考。《本草纲目》中涉及剂型达40余种,几乎囊括了传统剂型之全部,为中药剂型的传承和发展做出了重要贡献。

新中国成立以之后,方剂的剂型发展主要体现在改进传统剂型和开发新剂型方面。20世纪90年代,伴随中药配方颗粒剂研制与推广,更多的新剂型相继问世,诸如小柴胡冲剂、银翘散袋泡茶、银翘解毒片、十全大补口服液、生脉注射剂、藿香正气水等品种,皆为运用现代科技手段对传统剂型进行改进的成功范例。其他如复方丹参滴丸、复方丹参片、柴胡注射液、清开灵注射剂、双黄连粉针剂等则是结合中药复方化学研究开发出的新产品。新设备、新技术、新工艺的不断引进与运用,不仅推进了制剂质量的提高,而且也促进了中药复方新剂型的研制。

第二节 常用剂型

古代医家在长期的临床实践中,创造了丰富多彩的传统剂型,现代医家在保留传统内容的基础上,又研制出很多新的剂型。按药物形态,剂型可分为固体、半固体、液体和气体等类型。固体剂型有散剂、丸剂、锭剂、药枕、饼剂、胶剂、脯剂等;半固体剂型有膏剂等;液体剂型如汤剂、酊剂、酒剂、灌肠剂、洗剂、浴剂、搽剂、滴耳剂、滴鼻剂、含漱剂、眼药水、洗发水、染发水等;气体剂型如吸入烟剂、嗅剂等。按药物的给药途径与方法,剂型可分为经胃肠道给药和不经胃肠道给药两种,其中经胃肠道给药的剂型有汤剂、糖浆剂、煎膏剂、流浸膏剂、内服散剂、丸剂、咀嚼剂等,不经胃肠道给药的剂型又可分为皮肤给药、黏膜给药、呼吸道给药和注射剂四种。皮肤给药的剂型又有外用膏剂、搽剂、洗剂、浴剂等,黏膜给药的剂型有滴耳剂、滴鼻剂、含漱剂、舌下含剂、栓剂、眼药水、眼药膏、灌肠剂等,呼吸道给药的剂型有吸入烟剂、嗅剂等。另外还有按制备方法和按分散体系来分类剂型的方法。

现将常用剂型的特点介绍于下。

一、传统剂型

1. 汤剂(decoction) 是将药物饮片混合加水浸泡,再煎煮一定时间,去渣取汁而成的液体剂型。汤剂主要供内服,如麻黄汤、桂枝汤等。外用的多作洗浴、熏蒸及含漱。金元医家李东垣说:"汤者,荡也,去大病用之"。汤剂的特点是吸收较快,能迅速发挥药效,特别是便于根据病情的变化而随症加减使用,适用于病证较重或病情不稳定的患者,有利于满足辨证论治的需要,是中医临床使用最广的一种剂型。汤剂的不足之处是服用量大,某些药物的有效成分不易煎出或易挥发散失,煎煮费时而不利于危重病人的抢救,口感较苦而小儿难以服用,亦不便于携带等。

2. 散剂(powder) 是将药物粉碎,混合均匀而制成的粉末状制剂。根据其用途,分内服和外用两类。内服散剂一般是研成细粉,以温开水冲服,量小者亦可直接吞服,如七厘散、行军散等。亦有制成粗末,临用时加水煎煮去渣取汁服的,称为煮散,如银翘散、败毒散等。李东垣说:"散者,散也,去急病用之。"外用散剂一般作为外敷、掺撒疮面或患病部位,如金黄散、生肌散等;亦有作点眼、吹喉等外用的,如八宝眼药、冰硼散等。散剂的特点是制备方法简便,吸收较快,节省药材,性质较稳定,不易变质,便于服用与携带。

3. 丸剂(pill) 是将药物研成细粉或用药材提取物,加适宜的黏合剂制成的圆形固体剂型。与汤剂相比,丸剂吸收较慢,药效持久,节省药材,体积较小,便于携带与服用。李东垣说:"丸者,缓也,舒缓而治之也。"适用于慢性、虚弱性疾病,如六味地黄丸、香砂六君丸等;也有取峻药缓治而用丸剂的,如十枣丸、抵当丸等。还有因方剂中含较多芳香走窜或某些毒性成分药物,不宜入汤剂煎煮而制成丸剂的,如安宫牛黄丸、苏合香丸、化虫丸等。常用的丸剂有以下几类:

(1) 蜜丸(honey pill):是将药物细粉用炼制的蜂蜜为黏合剂制成的丸剂,分为大蜜丸和小蜜丸两种。蜜丸性质柔润,作用缓和持久,并有补益和矫味作用,常用于治疗

49

慢性病和虚弱性疾病,如理中丸、六味地黄丸等。

(2) 水丸(water pill):是将药物细粉用水(冷开水或蒸馏水)或酒、醋、蜜水、药汁等为黏合剂制成的小丸。水丸较蜜丸易于崩解,吸收快,易于吞服,适用于多种疾病,如防风通圣丸、左金丸等。

(3) 糊丸(flour and water paste pill):是将药物细粉用米糊、面糊、曲糊等为黏合剂制成的小丸。糊丸黏合力强,质地坚硬,崩解、溶散迟缓,内服可延长药效,减轻毒剧药的不良反应和对胃肠的刺激,如舟车丸、黑锡丹等。

(4) 浓缩丸(concentrated pill):是将药物或方中部分药物煎汁浓缩成膏,再与其他药物细粉混合干燥、粉碎,用水或蜂蜜或药汁制成丸剂。因其有效成分含量高,体积小,剂量小,易于服用,可用于治疗多种疾病。

4. 膏剂(medicinal extract) 是将药物用水或植物油煎熬去渣而制成的剂型。有内服和外用两种,内服膏剂有流浸膏、浸膏、煎膏三种;外用膏剂分软膏、硬膏两种。其中流浸膏与浸膏多用作调配其他制剂,如合剂、糖浆剂、冲剂、片剂等。现将煎膏与外用膏剂分述如下。

(1) 煎膏(taken orally):又称膏滋。是将药物加水反复煎煮,去渣浓缩后,加炼蜜或炒糖制成的半液体剂型。其特点是体积小,含量高,便于服用,口味甜美,有滋润补益作用,一般用于慢性虚弱病人,有利于较长时间用药,如鹿胎膏、八珍益母膏等。

(2) 软膏(ointment):又称药膏。是将药物细粉与适宜的基质制成具有适当稠度的半固体外用制剂。其中用乳剂型基质的亦称乳膏剂。多用于皮肤、黏膜或创面。软膏具有一定的黏稠性,外涂后渐渐软化或溶化,使药物慢慢吸收,持久发挥疗效,适用于外科疮疡疖肿、烧烫伤等。

(3) 硬膏(plaster):又称膏药。是用植物油将药物煎至一定程度,去渣,煎至滴水成珠,加入黄丹等搅匀、冷却制成的硬膏。用时加温摊涂在布或纸上,软化后贴于患处或穴位上。硬膏也具有药效持久,使用与携带方便的优点,可用于治疗局部疾病和全身性疾病,如疮疡肿毒、跌打损伤、风湿痹证以及腰痛、腹痛等,常用的有狗皮膏、暖脐膏等。

5. 丹剂(Dan) 丹剂并非一种固定的剂型。内服丹剂有丸剂,也有散剂,每以药品贵重或药效显著而名,如至宝丹、活络丹等。外用丹剂亦称丹药,是以某些矿物类药经高温烧炼制成的不同结晶形状的制品,如红升丹、白降丹等。常研粉涂撒疮面,亦可制成药条、药线和外用膏剂,主要用于外科的疮疡、痈疽、瘿瘤等病。

6. 酒剂(wine preparation) 又称药酒。是将药物用白酒或黄酒浸泡,或加温隔水炖煮,去渣取液,供内服或外用。酒有活血通络,易于发散和助长药效的特性,故常于祛风通络和补益方剂中使用,如风湿药酒、参茸药酒、五加皮酒等。外用酒剂尚可祛风活血,止痛消肿。

7. 茶剂(medicinal tea) 是将药物经粉碎加工而制成的粗末状制品,或加入适宜黏合剂制成的方块状制剂。用时以沸水泡汁或煎汁,不定时饮用。大多用于治疗感冒、食积、腹泻,近年来又有许多健身、减肥的新产品,如午时茶、刺五加茶、减肥茶等。

8. 灸剂(moxibustion agent) 灸剂系将艾叶捣、碾成绒状,或另加其他药料捻制成卷烟状或其他形状,供熏灼穴位或其他患部的外用药剂。灸治是我国发明很早的利用"温热刺激"的一种物理疗法,灸剂早在《黄帝内经》中已有记载,《灵枢经·寿夭刚柔》有"生桑炭灸巾以熨寒邪所刺之处",清《医宗金鉴》有神灯照法,此属烤灸。灸剂按形状可分为艾头、艾炷、艾条三种,均以艾绒为原料所制得。此外尚有桑枝灸、烟草灸、油捻灸、硫黄灸和火筷灸等。

9. 锭剂(lozenge)　是将药物研成细粉,或加适当的黏合剂制成规定形状的固体剂型,有纺锤形、圆柱形、条形等。可供外用与内服,研末调服或磨汁服,外用则磨汁涂患处,常用的有紫金锭、万应锭、蟾酥锭等。

10. 条剂(medicated roll)　亦称药捻,是将药物细粉用桑皮纸粘药后搓捻成细条,或将桑皮纸捻成细条再粘着药粉而成。用时插入疮口或瘘管内,能化腐拔毒,生肌收口,常用的有红升丹药条等。

11. 线剂(medicated thread)　是将丝线或棉线置药液中浸煮,经干燥制成的外用制剂。用于治疗瘘管、痔疮或赘生物,通过所含药物的轻度腐蚀作用和药线的机械紧扎作用,使其引流通畅或萎缩、脱落。

12. 搽剂(liniment)　是将药物与适宜溶媒制成的专供揉擦皮肤表面或涂于敷料贴用的溶液型、乳状液或混悬液制剂。有保护皮肤和镇痛、消炎及抗刺激作用,常用的有松节油搽剂、樟脑搽剂等。

13. 栓剂(suppository)　古称坐药或塞药,是将药物细粉与基质混合制成的一定形状的固体制剂。用于腔道并在其间融化或溶解而释放药物,有杀虫止痒、滑润、收敛等作用。栓剂的特点是通过直肠或阴道黏膜吸收,有 50%~70% 的药物不经过肝脏而直接进入大循环,一方面减少药物在肝脏中的"首过效应",同时减少药物对肝脏的毒性和副作用,还可以避免胃肠液对药物的影响及药物对胃黏膜的刺激作用。婴幼儿直肠给药尤为方便。常用的有小儿解热栓、消痔栓等。

14. 熨剂(hot medicinal compress)　熨剂亦为我国民间习用的一种外用药剂。其作用类似灸剂,但所用药物与方法略异,熨剂主要用铁砂,配合一些治疗风寒湿痹的药物,制法简便,价廉,易于保存,无副作用。《黄帝内经》记载"刺布衣者以火焠之,刺大人者以药熨之"。此即选用灸熨有身体强弱之别,其共同点是使热气入内,宣通经络,驱散邪气。

15. 钉剂(medicated nail)　钉剂系将药物细粉加糯米粉混匀后加水蒸制成软材,按要求分剂量后,搓成细长而两端尖锐如纺锤的外用固体剂型。其长度 2.5cm,重量 0.06g。公元 1220 年宋代魏岘《魏氏家藏方》有所记载。钉剂的制法类似糊丸,用法类似栓剂。它与线剂、条剂都是中医外科用于治疗瘘管及溃疡性疮疡的一类制剂,如痔疮、淋巴结结核、骨髓炎及疮疡等。近年来,有用此剂型治疗早期宫颈癌的报道。

16. 棒剂(medicated stick)　棒剂为外科使用的棒状固体制剂。是将药物制成小的棒状物直接施用于皮肤或黏膜上,起腐蚀、收敛等作用。较多用于眼科。

二、现代制剂

1. 冲剂(granules)　是将药材提取物加适量赋形剂或部分药物细粉制成的干燥颗粒状或块状制剂,用时以开水冲服。冲剂具有作用迅速,味道可口,体积较小,服用方便等特点,深受患者欢迎,常用的有感冒退热冲剂、复方羊角冲剂等。

2. 片剂(tablet)　是将药物细粉或药材提取物与辅料混合压制而成的片状制剂。

片剂用量准确,体积小。味很苦或具恶臭的药物压片后可再包糖衣,使之易于服用。如需在肠道吸收的药物,则又可包肠溶衣,使之在肠道中崩解。此外,尚有口含片、泡腾片等。

3. 胶囊剂(capsule) 胶囊剂分硬胶囊剂、软胶囊剂(胶丸)和肠溶胶囊剂,大多供口服应用。硬胶囊剂是将一定量的药材提取物与药粉或辅料制成均匀的粉末或颗粒,或将药材粉末直接分装于空心胶囊中制成,如全天麻胶囊、羚羊感冒胶囊等。软胶囊剂是指将一定量的药材提取物密封于球形或椭圆形的软质囊材中,可用滴制法或压制法制备。软胶囊剂外观整洁,易于服用,可掩盖药物不良臭味,提高药物稳定性,生物利用度亦较好,有的尚能定时定位释放药物,为较理想的药物剂型之一。常用的中药软胶囊有牡荆油胶丸、芸香油胶丸、麻仁软胶囊等。肠溶胶囊剂系指硬胶囊或软胶囊经药用高分子材料处理或用其他适宜方法加工而成,其瓤壳不溶于胃液,但能在肠液中崩解而释放活性成分。

4. 糖浆剂(syrup) 是将药物煎煮去渣取汁浓缩后,加入适量蔗糖溶解制成的浓蔗糖水溶液。糖浆剂具有味甜量小,服用方便,吸收较快等特点,尤适用于儿童服用,如止咳糖浆、桂皮糖浆等。

5. 口服液(oral liquor) 是将药物用水或其他溶剂提取,经精制而成的内服液体制剂。该制剂集汤剂、糖浆剂、注射剂的制剂特色,具有剂量较小,吸收较快,服用方便,口感适宜等优点。近年来发展很快,尤其是保健与滋补性口服液日益增多,如人参蜂王浆口服液、杞菊地黄口服液等。

6. 注射剂(含输液剂,injection) 是将药物经过提取、精制、配制等步骤而制成的灭菌溶液、无菌混悬液或供配制成液体的无菌粉末,供皮下、肌肉、静脉注射或输液的一种制剂。该制剂具有剂量准确,药效迅速,适于急救,不受消化系统影响的特点,对于神志昏迷,难于口服用药的病人尤为适宜,如清开灵注射液、生脉注射液等。

7. 露剂(distillate) 亦称药露。是用新鲜含有挥发性成分的药物,用蒸馏法制成的芳香气味的澄明水溶液。一般作为饮料及清凉解暑剂,常用的有金银花露、青蒿露等。

8. 滴丸剂(dripping pill) 系指药材提取物与基质用适宜方法混匀后,滴入不相混溶的冷凝液中,收缩冷凝而制成的制剂。滴丸是在中药丸剂基础上发展起来的,具有传统丸剂所没有的多种特点,因滴丸是在骤冷条件下形成的固体分散剂,可提高难溶性药物的生物利用度,使药物以极微小的晶粒存在,因而具有表面积大,溶出速度快的特点,如复方丹参滴丸舌下含服经舌黏膜吸收,直接进入血液循环,3分钟起效,可迅速缓解心绞痛,解除心前区疼痛、胸闷等症状。

9. 合剂(mixture) 是将药材用水或其他溶剂,采用适宜的方法提取,经浓缩制成的内服液体制剂。与汤剂相比,合剂剂量大为缩小,通常10~20ml/次,最多30ml/次;且能大量制备,但不能随症加减,难以取代汤剂。目前临床上使用的中药合剂,仅少数品种由药厂生产,大多数是由医院制剂室根据法定或协定处方制备。常见的有小建中合剂、小青龙合剂、复方甘草合剂等。

10. 膜剂(medicated membrane) 是近年来国内外研究应用进展很快的剂型,系将药物溶解或分散于成膜材料溶液中,通过成膜机而制成的薄膜状分剂量制剂。膜剂的厚度一般为0.1~0.2mm,面积为1cm^{2}者供口服,0.5cm^{2}者供阴道用,应用者可根据需要剪成适宜大小用于其他部位。膜剂的结构类型有单层膜、多层膜(复方)与夹心膜等。近年来,国内对中药膜剂进行了研究和试制,如复方青黛散膜等膜剂,某些品种已正式投入生产。

11. 气雾剂(medicated mist) 是指药物和抛射剂同装在耐压容器中,使用时借助抛射剂(液化气体或压缩空气)的压力,将内容物喷出而成的制剂。喷出物主要呈雾状气体溶胶状态,故又名气溶胶。气雾剂既可用于局部治疗,如烧伤创面、局部感染等,又可应用于呼吸道经肺泡膜吸收而起全身治疗作用。中药气雾剂已有不少品种,如宽胸气雾剂、华山参气雾剂等。

12. 离子透入剂(ion penetration agent) 是药物制剂与物理疗法相结合在临床上应用的一种新制剂。提取中药有效成分制成一定浓度的液体药剂,用纱布或其他吸水辅料浸取一定量放于体表某一部位,外加直流电的电极板,使药物在电场作用下透过皮肤被机体吸收,以发挥局部或全身作用。这种制剂仅适用于具有极性的或在电场下能显示出极性的药物分子的药物。

第三节 汤剂制备

汤剂(decoction)是方剂在临床最为常用的剂型。制备汤剂时应根据药物的性质及病情的特点采取适当的煎煮方法,否则就有可能影响疗效。故徐大椿说:"煎药之法,最宜深讲,药之效不效,全在乎此"(《医学源流论》)。

一、煎药用具

以瓦罐、砂锅为好,搪瓷或不锈钢器具亦可,忌用铁器、铜器、铝制品,因为有些药物与铜、铁一起加热之后,会产生沉淀,降低溶解度,甚至会引起化学变化,产生副作用。煎药器皿的容量稍大一些为宜,以利于药物沸腾时不断翻滚,促使有效成分加速浸出,并可避免外溢耗损药液。煎药器皿的口不宜太大,须加盖,以防水分蒸发过快,不利于药物有效成分的充分溶出。

二、煎药用水

1. 水质 古人对煎药用水极其讲究,仅《伤寒杂病论》就有普通水、井华水、潦水、浆水、泉水、甘澜水、东流水、酒水各半、酒煎、水醋煎、蜜煎等十余种,以后的医家逐渐降低了对煎药用水的要求。现代临床除特殊情况外,一般以水质纯净为原则,如自来水、井水、蒸馏水等。根据药物的特点及疾病的性质,也有用酒或酒水共煎的。现今通用的自来水,有软水和硬水之分,由于硬水中钙、镁、铁等离子较多,可与中药的某些成分如槲皮素等形成螯合物而影响疗效,所以最好选用软水,有条件可用蒸馏水。自来水多含有较强氧化性的次氯酸,可能对中药有效成分产生氧化破坏作用,故有主张用自来水煎药时,可先将自来水煮沸放冷,使其中的矿物质沉淀,气体排出后再使用。

2. 加水量 汤剂制备加水量的多少,往往和药物的吸水量、煎煮时间、火候及所需要的药量等诸多因素有关,其用水量往往不易准确掌握。现代临床每剂药多煎煮2次,有的煎煮3次,第一煎水量要适当多一些,一般以漫过药面2~4cm,或药物容积的

2~3 倍为宜；第二、三煎的水量可略少，每次煎得量以 100~200ml 为宜。

三、煎药火候

煎药的火候有"武火"与"文火"之分。急火煎煮谓之"武火"，慢火煎煮谓之"文火"。一般先用武火，沸腾后改用文火。另外还要根据药物性味及煎煮所需时间的要求，酌定火候。解表与泻下之剂，宜用武火，煎煮时间应较短，加水量亦较少；补益之剂，宜用文火，煎煮时间应较长，加水量亦较多。如不慎将药煎煮焦枯，则应弃之不用，以防发生不良反应。

另外，在煎药前，应先将药物用水浸泡 20~30 分钟后再煎煮，这样有利于其有效成分的煎出。汤剂煎取药液后，应对药渣进行适当压榨，再收取部分存留药液，如此可提高药材有效成分的浸出率。

四、特殊药物的处理

1. 先煎（pre-decoction） 介壳与矿物类药物，因质地坚实，药力难于煎出，应打碎先煎，煮沸后 20 分钟左右，再下其他药，如龟甲、鳖甲、生牡蛎、生龙骨等。某些泥沙多的药物如灶心土、糯稻根等，以及质轻量大的植物药如通草、丝瓜络、夏枯草等，宜先煎取汁澄清，然后以其药汁代水煎其余药物，处方时注明"煎汤代水"。另外，某些有毒和峻烈的药物如附子、乌头等也应先煎 1~2 小时或更长时间以减缓其峻烈和毒性。

2. 后下（end addition） 气味芳香的药物，宜在其他药物即将煎好时下，通常煎煮 5 分钟左右即可，以防有效成分的散失，如薄荷、砂仁、豆蔻等。用大黄取其攻下通腑时，一般煎 10~15 分钟即可。对所有应后下的药物，一般宜先行浸泡后再煎。

3. 包煎（wrap-boiling） 某些煎煮后可致药液混浊，或对咽喉有刺激作用，或易于粘锅的药物，如赤石脂、滑石、车前子、旋覆花、蒲黄等，宜用纱布袋将药包好，再放入锅内与其他药物同煎。

4. 另炖或另煎（decoct separately） 某些贵重药物，为了保存其有效成分，避免同煎时被其他药物吸收，可另炖或另煎，如人参，应切成薄片，放入加盖碗内，隔水炖 1~2 小时。对于贵重而又难于煎出气味的羚羊角、犀角等，应切成薄片另煎 2 个小时取汁和服，亦可用磨汁或锉成细粉调服。

5. 溶化（烊化）（melt） 胶质、黏性大而且容易溶解的药物，如阿胶、鹿角胶、龟甲胶、饴糖、蜂蜜之类，用时应单独加温溶化，再加入去渣的药液中微煮或趁热和匀后服，以免和其他药物同煎时粘锅煮焦，且黏附他药，影响疗效。

6. 冲服（take drenched） 某些芳香或贵重药物不宜加热煎煮，应研为细末，用药液或温开水冲服，如牛黄、麝香、琥珀、沉香等；药物粉末和药物鲜品的自然汁亦需冲服，如紫雪、云南白药、肉桂末、参三七粉、生藕汁、生萝卜汁等。

第四节　服 药 方 法

服药是否得法，对疗效也有一定的影响。所谓"病之愈不愈，不但方必中病，方虽中病，而服之不得其法，则非特无功，而反有害，此不可不知也"（《医学源流论》）。

一、服药时间

应当根据病位高下、病情轻重、药物类型以及病情特点来决定药物服用的时间。一般来说,病在上焦,宜食后服药;病在下焦,宜食前服药。急性重病应不拘时服,慢性病则应定时服药。补益药与泻下药,宜空腹时服;安神类药物,宜临卧时服;对胃肠有刺激性的药物,应食后服;治疟药宜在发作前 2 小时服。还有少数方剂的服药时间有特殊要求,如十枣汤应平旦时服,鸡鸣散应五更时服等。

二、服用方法

在服药次数方面,汤剂一般是一日 1 剂,将两次或三次煎煮之药液合并,分 2~3 次温服;但急病重证,或顿服以使药力集中,或一日数服、煎汤代茶频服,以使药力持续,甚至一日连服 2 剂,以加强疗效。慢性病服用丸、散、膏、酒等剂型时,一般一日服 2~3 次。在服药剂量方面,使用峻烈的药物以及有毒性的药物时,宜从小量开始,逐渐加量,取效即止,慎勿过量,以免发生中毒反应或戕伤人体正气。还有一些特殊的用法。如汤药大多采取温服,但如治疗热证可以寒药冷服,治疗寒证可以热药热服,意在辅助药力;若病情严重可能发生服药后呕吐的"拒药"反应时,则可安排寒药热服,或热药冷服,以防拒药不受。此外,对于服汤药后出现恶心呕吐者,可在药液中加入少量姜汁,或用鲜生姜擦舌,或嚼少许陈皮,然后再服汤药,或采用冷服,小量频饮的方法。对于昏迷、吞咽困难者,可用鼻饲法给药。

三、药后调护

通过观察患者的药后反应而施以合理的调护方法,有助于提高临床疗效和加速病体康复。例如服用发汗解表类汤剂,应观察患者有无汗出,汗量多少,汗液性质以及颜色、体温、脉象、伴随症状的变化等。若药后微有汗出,热退身凉,说明表证已解,应停后服,以防过汗伤正;若汗出而热不退,则应继续给药;若无汗或汗出不彻,可加服热粥,或适当提高室温、添加衣被等,以助取汗。凡发汗只宜遍体微汗,若见患者大汗淋漓、面色苍白、脉微欲绝,即为汗出太过,亡阳虚脱之象,应及时施以回阳固脱之法。若服用泻下、驱虫杀虫方药者,应注意观察患者大便的形状、颜色、数量、气味、有无虫体的排出,第一次排便时间、排便次数等。一般润下剂药力和缓,药后便通还可继续服用 1~2 日;而服峻下剂后,若大便不下或仅有数枚燥屎,可间隔 4 小时后再服药;若燥屎后带有稀便,表明药已中病,应停服后药。若服逐水药后泻下不止,在停药同时可服冷粥或饮冷开水止之;若服药后患者出现剧烈腹痛,泄泻不止或频繁呕吐,大汗淋漓,心悸气短等反应,表明气随津脱,应及时施以益气回阳固脱之法,同时给患者饮用糯米粥或小米粥、红枣汤等以养胃止泻。由于上述方药极易损伤脾胃,故药后应注意调理脾胃,可给予米汤或清淡素食以养胃护脾。此外,药后注意告诫患者慎劳役,戒房事,节恚怒等,对于患者的康复亦是十分重要的。

第五节　服药食忌

服药食忌(dietetic contraindication),又称"忌口",是指服用中药时应注意的饮食禁忌。药食同源,中药是我们的祖先在寻找食物的过程中逐步发现的,《神农本草经》所载365种药物,约一半以上既是药物又是食物,中药有四气五味,食物亦然。在服用中药期间,不适当的饮食可能影响药物疗效的发挥,或诱发不良反应,也可能加重旧病,或变生新病,或在疾病初愈后导致病情复发,即出现所谓的"食复"。因此,饮食禁忌是疾病治疗过程中不可忽视的重要内容。食忌主要包括病证禁忌和药物禁忌两方面。

1. 病证的饮食禁忌(disease related food taboos) 祖国医学关于病证的饮食禁忌内容非常丰富。早在《黄帝内经》中,就载有针对五脏生理病理特点而提出的饮食禁忌:"病在心……禁温食……病在脾……禁温食、饱食……病在肺……禁寒饮食……病在肾……禁犯焠烧热食"(《素问·脏气法时论》),以及根据五行生克理论而规定的忌口内容:"肝病忌辛,心病忌咸,脾病忌酸,肾病忌甘,肺病忌苦"(《灵枢·五味》)。通常食忌应以辨证为原则,如寒证不宜食生冷之品;热证不宜食辛辣、油腻、煎炸类等易于助热动火的食物;表证忌酸敛之物;气滞腹胀胸闷者,忌豆类、白薯,以免更增气胀之苦;肝阳上亢、晕眩烦躁者,忌食胡椒、辣椒、大蒜、酒等,以免助火升阳。食忌还应以辨病为依据,如水肿病,宜少食盐;消渴病,宜少食糖;胸痹患者,宜少食油腻、动物内脏及烟、酒等;哮喘、湿疹等过敏性疾病以及疮疡等,忌鱼、虾、蟹等腥膻发物及辛辣刺激性食品。近代华秉麾在《医学心传全书》中提出:"寒病忌生冷;热病忌温性,如椒辣之品;肝阳忌鸡之升提,并忌温品;气病忌酸敛之品;毒病忌海鲜、鸡、虾发物;血枯忌生冷;呆胃忌油腻;胃寒忌生冷;痒疝忌粥饭;水臌忌盐;怀胎忌香、忌活血;胎前忌热,产后忌寒;痛经忌寒、酸;停经忌寒冷及酸收",可供参考。

2. 药物的饮食禁忌(medicine related food taboos) 一般而言,服药期间应少食生冷、油腻、腥臭、刺激性的、不易消化的食物,以免引起消化不良,胃肠道刺激,影响药物吸收。如《本草纲目》所说:"凡服药,不可杂食肥猪犬肉,油腻羹鲙,腥臊陈臭诸物;凡服药,不可多食生蒜、胡荽、生葱、诸果、诸滑滞之物"。中药通常不宜与茶水同服,因为茶叶中的鞣酸会与药物中的蛋白质、生物碱或重金属盐等发生化学反应,生成不溶性的沉淀物,影响药物有效成分的吸收而降低疗效。不同的单味中药也有不同的食忌。《本草纲目》对此有较为全面的记载:"甘草忌猪肉、菘菜、海菜,黄连、胡黄连忌猪肉、冷水,苍耳忌猪肉、马肉、米泔,桔梗、乌梅忌猪肉,仙茅忌牛肉、牛乳,半夏、菖蒲忌羊肉、羊血、饴糖,牛膝忌牛肉,阳起石、云母、钟乳、硇砂、礜石并忌羊血,商陆忌犬肉,丹砂、空青、轻粉并忌一切血,吴茱萸忌猪心、猪肉,地黄、何首乌忌一切血、葱、蒜、萝卜,补骨脂忌猪血、芸苔,细辛、藜芦忌狸肉、生菜,荆芥忌驴肉,反河豚、一切无鳞鱼、蟹、紫苏、天门冬、丹砂、龙骨忌鲤鱼,巴豆忌野猪肉、菰笋、芦笋、酱、豉、冷水,苍术、白术忌雀肉、青鱼、菘菜、桃、李,薄荷忌鳖肉,麦门冬忌鲫鱼,常山忌生葱、生菜,附子、乌头、天雄忌豉汁、稷米,牡丹忌蒜、胡荽,厚朴、蓖麻忌炒豆,鳖甲忌苋菜,威灵仙、土茯苓忌面汤、茶,当归忌湿面,丹参、茯苓、茯神忌醋及一切酸。"此外,还有服人参忌食萝卜、蜜反生葱等说法,亦常见于多种古典医籍。

除病证和药物之外,临证还应参考患者年龄、体质、特殊生理期、地域和季节等因素确定饮食禁忌的具体内容。

中医的饮食禁忌理论来源于历代医家长期的医疗实践,对于临床安全用药、提高疗效具有一定的参考价值。但其中不少内容缺乏足够的验证资料,其机制还有待研究。临证既应重视饮食对患者及药物的影响,又不可过分强调忌口,以免造成营养不良,影响康复。

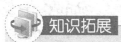

汤剂煎煮与疗效

煎煮方法可影响方剂中有效成分的含量进而影响方剂的临床疗效。有人以四逆散中芍药苷、柚皮苷、甘草酸单铵盐及柴胡皂苷a的含量和出膏率的综合评分作为评价指标,比较按古代方剂、日本标准煎剂、传统经验、医院煎药规定以及制备中药颗粒的不同煎煮方法制备的四逆煎剂。结果:按传统经验煎煮方法所制的四逆散煎剂综合评分最高。一些含挥发性成分的方剂,煎煮时间愈长,其挥发性成分损失量愈大,而采用回流煎煮法则可减少其损失量。如柴胡桂枝汤桂皮醛的煎出量,普通煎煮时只有原药材含量的 5% 以下,采用回流法则可使其含量高达 54.0%。

方剂中诸药在共煎过程中,可能会发生酸碱中和、取代、水解、聚合、缩合、氧化、变性等化学反应,因而方中药物分煎合并与全方药物共煎的药效是不完全相同的。方剂中诸药共煎可使成分增溶而增效,甚至能产生新的化合物。如芍药甘草汤中芍药苷的含量明显高于单味生白芍煎液,说明甘草可提高芍药苷的煎出量;半夏厚朴汤全方与单味厚朴、苏叶、生姜及三药两两组合的挥发性成分的数目及含量有一定的差异,表明在煎煮过程中,相关样品中挥发性成分的溶解性发生变化或相互间产生了化学反应。

对于影响方剂疗效和安全性的某些中药的煎煮方法,应予特别注意。如杏仁含苦杏仁苷,煎煮时间过长则水解,产生氢氰酸而随水蒸气逸散,减弱止咳作用;石斛含类酯类生物碱,只有久煮后的水解产物才能起治疗作用;而乌头类中药,含有毒的乌头碱,久煎可使乌头碱分解为乌头次碱,进而分解为乌头原碱,其毒性只有原来的 1/2000。(谢鸣,周然.《方剂学》第 2 版[M].北京:人民卫生出版社,2013:56-57)

择 时 服 药

中医历来强调“天人相应”。人体存在着与自然界季节、昼夜等周期性变化相适应的生物节律,药物的体内过程及其效应往往受机体节律性的影响。同一药物因给药时间不同,作用和不良反应也有会所差异。因时制宜、择时用药,对提高方药疗效、减少药物用量和不良反应具有重要的临床价值。现已证实,许多靶组织、靶器官对药物的敏感性具有昼夜节律依赖性。研究表明,以“平旦鸡鸣时”服用得名的鸡鸣散,其所具有的镇痛、抗炎、利尿、抗凝等作用呈昼夜节律性差异,在动物休息期末、活动期初时用药疗效较好。桂枝汤对小鼠的急性毒性也呈明显的用药时间依赖性,白昼用药毒性大于夜间;而对小鼠的镇痛、退热作用则夜间用药强于白昼。时令气候也会感应人体,影响方药疗效,故《内经》有“用寒远寒”,“用热远热”之诫。研究发现,麻黄附子细辛汤在气温 20℃ 以下时(常温条件给药)可使小鼠体重和抗冻(−5~−3℃)能力显著增加,但在 25℃ 以上(夏令季节)给药则使小鼠体重减轻和抗冻能力减弱。中医临床有依据四季、月相、周律、昼夜及致病微生物繁殖周期等择时施治方法,值得研究。(谢鸣,周然.《方剂学》第 2 版[M].北京:人民卫生出版社,2013:58-59)

学习小结

本章主要介绍中医常用剂型的特点和汤剂制备及服用的基本知识。

　　中医剂型种类繁多,可分为传统剂型和现代剂型两大类。传统剂型中以汤剂、散剂、丸剂及膏剂最为常用。汤剂的特点是吸收较快,能迅速发挥药效,特别是便于根据病情变化而随症加减使用,适用于病证较重或病情不稳定的患者,是临床使用最多的一种剂型。散剂和丸剂均具有节省药材,体积较小,便于携带等特点。其中散剂制备方法简便,吸收较快,适宜于内科急病或外用;丸剂吸收较慢,药效持久,适宜于慢性或虚弱性疾病,以及含有药性较为峻猛或毒性较大和不宜作汤剂使用的药物的配方。膏剂有内服煎膏和外用药膏两种,分别适宜于慢性虚损性疾病和外科疮疡及骨伤科疾病等。现代剂型中较为常用的有中药颗粒冲剂、片剂、胶囊、口服液、滴丸、注射针剂等,多具有用量小、便于使用、携带方便等特点。

　　汤药制备涉及煎药器具、煎药用水的质量与用量、浸泡处理、煎煮时间、煎药火候、煎煮次数等要素,制备时应重视对这些要素的控制。

　　中医对服药时间与服药方法也非常讲究,临床上应根据病情和药物作用特点及剂型特点而定。

(瞿　融)

复习思考题

1. 临床剂型选择的主要依据是什么?
2. 汤剂、散剂和丸剂各有什么特点?
3. 汤药的制备过程中需要注意哪些问题?

第六章

解　表　剂

学习目的
掌握表证的治疗立法;解表剂遣药制方的基本知识。
学习要点
解表剂的概念、分类及使用注意;解表剂各类代表方的制方原理及临床运用。

解表剂(exterior-releasing formulas)是以解表药为主组成,具有发汗解肌,疏达腠理,透邪外出等作用,主治表证的一类方剂。解表剂属于八法中的"汗"法。

肌表是人体的藩篱,肺应皮毛,上与口鼻相通。外感六淫伤人,首犯肌表或从口鼻而入,肺卫受邪,出现恶寒发热、头身疼痛、鼻塞咳嗽、脉浮等表证。此时病邪轻浅,应遵"因其轻而扬之","其在皮者,汗而发之"(《素问·阴阳应象大论》)的治疗原则,使邪气从表而出。如失时不治,或治不得法,邪不能及时外解,势必转而深入,变生他证。前人所谓"善治者,治皮毛,其次治肌肤,其次治筋脉,其次治疗六腑,其次治五脏,治五脏者,半生半死也。"(《素问·阴阳应象大论》)外感初期及时使用解表剂,不仅使邪从外解,还能防病传变。因此,解表剂在外感病的治疗中具有重要意义。

六淫之邪有寒热之异,人体又有虚实之别,临床表证主要有表寒和表热以及虚人外感几种类型,故解表剂一般可分为辛温解表、辛凉解表和扶正解表三类。

解表剂除主要用于解除表证外,还可用于麻疹、疮疡、水肿、疟疾、痢疾等初起兼有表证者。此类病证或因肌表受邪,时疫蕴毒外发不畅;或外邪犯表,肺失肃降,水道不利;或邪毒犯表,营卫壅滞;或外邪不解,内陷肠腑所致。解表剂能散邪畅表,助疹毒透达;或开宣肺气,通利水道;或宣通营卫,消散疮疡;透邪升散,以使里邪复表而去。

现代药理研究表明,解表剂除有发汗、解热、镇痛、抗炎、抗病原微生物、抗过敏等作用外,还可能通过对诸如物质代谢、消化、血液、循环等多个系统的影响发挥其作用。发汗不仅能发散体温而退热,且能改善全身和局部的循环功能,促进局部炎症的吸收,增强肾小球滤过等作用,有利于排出体内潴留的水分和毒素。中医解表剂的疗效是诸多作用的综合结果。此类方剂现代临床被广泛用于感染性、炎性、免疫性、心血管和神经系统的多种疾病,其中最多用于流感和感冒、上呼吸道感染、扁桃体炎、支气管炎、肺炎、支气管哮喘、流行性脑膜炎和乙型脑炎早期;还常用于急性肾炎、风湿性及类风湿关节炎、荨麻疹、鼻炎、咽喉炎、病毒性角膜炎以及痤疮、慢性湿疹、颈椎病、肩周炎等病。

解表剂多用辛散轻扬之品，不宜久煎，以免药性耗散，作用减弱。服用解表剂后，可饮适量热水，宜加衣盖被，或避风寒，以助汗出或防外邪复入。解表取汗，应以遍身微汗为佳，太过或不及，均不适宜。如汗出不彻则病邪不解，汗出太过如水淋漓则易耗伤气津，甚至导致亡阴亡阳之变。服药期间，应忌辛辣、生冷、油腻，以免影响药物吸收及药效发挥。使用解表剂当以外邪所致的表证为要，如表邪未尽又现里证者，应先解表后治里，或以解表为主，兼治其里；表里证俱急者，又当表里双解。凡邪已入里，或麻疹已透、疮疡已溃、正虚水肿、吐泻失水等证，均不宜。

第一节　辛温解表

辛温解表剂（formulas that release the exterior in pungent-warmness），适用于因外感风寒引起的发热恶寒、头项强痛、肢体酸痛、舌苔薄白，脉浮等表证，常以辛温解表药如麻黄、桂枝、荆芥、防风、苏叶、羌活等为主组成。风寒表证中，或邪犯肌表，肺失宣降；或风寒夹湿，经络阻滞；或肌表被郁，肺胃气滞；或阳盛之体，邪从热化；或素有寒饮，内外合邪而有各种兼夹证。故本类方剂又常配宣肺止咳、除湿通络、理气行滞、清泄里热、温化痰饮等药味。代表方剂有麻黄汤、桂枝汤、九味羌活汤、小青龙汤等。

麻黄汤《伤寒论》
（Mahuang Tang）
Ephedra Decoction

【组成】　麻黄三两,去节(9g)　桂枝二两,去皮(6g)　甘草一两,炙(3g)　杏仁七十个,去皮(9g)

【用法】　上四味，以水九升，先煮麻黄，减二升，去上沫，内诸药，煮取二升半，去滓，温服八合。覆取微似汗，不须啜粥，余如桂枝法将息。

【功效】　发汗解表，宣肺平喘。

【主治】　外感风寒表实证。恶寒发热，头痛身疼，无汗而喘，舌苔薄白，脉浮紧。

【制方原理】　卫阳之气，固表实外，与营气相伴而分别行于脉之内外。寒为阴邪，其性收引。风寒袭表，卫阳被郁，营气涩滞，毛窍闭塞，故见恶寒发热、头痛身痛而无汗。肺卫相通，卫郁窍闭，肺气失宣，故上逆而咳喘。风寒在表，故见舌苔薄白，脉浮紧。本证病机为风寒束表，营卫郁滞，肺失宣降；治宜发散风寒，通畅营卫，宣肺平喘。

方中麻黄苦辛性温，为肺经专药，善开腠理而发越人体阳气，发汗解表、宣肺平喘而为君药。桂枝辛甘温，解表散寒、畅营达卫、温经止痛而为臣，与麻黄相须为用，通畅营卫，既加强发汗解表之力，又兼除头身疼痛。杏仁苦辛温，宣降肺气为佐药，与麻黄相配，宣降相宜以增强止咳平喘之功。炙甘草甘温，甘缓调中，既能调和麻、杏之宣降，又能缓和麻、桂相合之峻烈，以免汗出太过而伤耗正气，是使药而兼佐药之用。四药相合，共奏发汗解表、宣肺平喘之功。

【临床应用】

1. 用方要点　本方适用于风寒表实证，临床当以恶寒发热，无汗而喘，苔薄白，脉浮紧为使用依据。

2. 临证加减 外感风寒较轻,头身疼痛不甚者,可去方中桂枝,或加苏叶、荆芥;肺郁生痰,兼咳痰稀薄,胸闷气急者,可加苏子、橘红,以增强祛痰止咳平喘之功;风寒郁热,兼心烦口渴者,可加石膏、黄芩,以兼清里热;风寒夹湿,见无汗而头身重痛,舌苔白腻者,可加苍术或白术,以发汗祛湿。

3. 现代运用 主要用于普通感冒、流行性感冒、支气管哮喘、类风湿关节炎、荨麻疹、银屑病等病。

4. 使用注意 本方为发汗之峻剂,体虚者不宜使用。方中麻黄含有麻黄碱,有收缩血管以及升压作用,故临床高血压和心脏病患者应慎用。

【附方】

1. 麻黄加术汤(《金匮要略》) 即麻黄汤原方加白术四两(9g)。五味,以水九升,先煮麻黄,减二升,去上沫,内诸药,煮取二升半,去滓,温服八合,覆取微似汗。功用:发汗解表,散寒祛湿。主治:风寒湿痹,身热烦疼,无汗。

2. 麻杏苡甘汤(《金匮要略》) 麻黄去节,半两,汤泡(6g) 杏仁十个,去皮尖,炒(6g) 甘草一两,炙(3g) 薏苡仁半两(12g) 锉麻豆大,每服四钱(12g)。水一盏,煮八分,去滓温服,取微汗避风。功用:解表祛湿。主治:风湿一身尽疼,发热,日晡所剧者。

3. 大青龙汤(《伤寒论》) 麻黄去节,六两(12g) 桂枝二两(6g) 甘草炙,二两(5g) 杏仁去皮尖,四十粒(6g) 石膏如鸡子大,碎(12g) 生姜三两(9g) 大枣十二枚,擘(3枚) 以水九升,先煮麻黄减二升,去上沫,内诸药煮取三升,去滓,温服一升,取微似汗。汗出多者,温粉扑之。一服汗者停后服,汗多亡阳遂虚,恶风烦躁,不得眠也。功用:发汗解表,清热除烦。主治:外感风寒。发热恶寒,寒热俱重,脉浮紧,身疼痛,不汗出而烦躁者。

4. 三拗汤(《太平惠民和剂局方》) 麻黄不去节 杏仁不去皮尖 甘草不炙,各等分为粗末,每服五钱(15g),水一盏半,姜五片,同煎至一盏,去滓,口服,以衣被覆睡,取微汗。功用:宣肺解表。主治:感冒风邪。鼻塞身重,语音不出,或伤风伤冷,头痛目眩,四肢拘倦,咳嗽痰多,胸满气短者。

5. 华盖散(《太平惠民和剂局方》) 麻黄去根节 桑白皮蜜炙 紫苏子隔纸炒 杏仁去皮尖,炒 赤茯苓去皮 陈皮去白,各一两 甘草炙,半两 上药为末,每服二钱(9g),水一盏,煎至一分,去渣,食后温服。功用:宣肺解表,祛痰止咳。主治:外感风寒。咳嗽上气,痰气不利,呀呷有声,脉浮数者。

按:上述诸方均由麻黄汤变化而成,其中麻黄加术汤与麻黄杏仁薏苡甘草汤均为治疗外湿的方剂。治疗外湿可汗但不宜峻汗,麻黄加术汤所治"湿家身烦痛",是素体多湿,又受风寒之证,故用麻黄汤发汗除湿,更加白术,健脾去湿,兼能益气实表,使"微似汗"而风寒湿邪俱去。麻杏苡甘汤主治风湿所伤,湿郁蕴热之证,用麻黄汤去桂枝,加渗湿之苡仁,服用量大为减少,其发汗之力远不如麻黄加术汤,但兼利湿舒经之用。大青龙汤主治寒热俱重,无汗而兼有烦躁,是外寒更甚,腠理闭塞,卫郁化热所致。治当急开皮毛以发其汗,方中倍麻黄用量,稍加石膏以清热除烦。此辛温峻汗必耗气津,故又倍用炙甘草益气和中,缓辛温峻散之力,并增姜、枣调和营卫而助汗源,使汗出表解,寒热烦躁并除。此方发汗之力很强,用之当慎。三拗汤与华盖散两方均减去桂枝,发汗之力减弱,重在宣散肺中风寒,治以咳喘为主症。三拗汤所治为风寒所伤的轻证,华盖散所治系素体痰多,外伤风寒,故更加苏子、陈皮、炙桑皮、赤茯苓等降气祛痰之品,以加强宣肺平喘之功。

【现代研究】

实验研究 给大鼠灌胃相当于成人用量30倍的麻黄汤后,2小时内足跖部的汗液蒸发量明显高于对照组;其发汗作用呈显著的量-效相关性,拆方研究显示其作用与方中的麻黄、桂枝配伍有关。麻黄汤还能促进小鼠泪腺和唾液腺的分泌;对由三联菌苗、新鲜酵母等致热源引起的动物体温升高有明显的对抗作用;对大鼠蛋清性足跖部炎症也有一定的抑制作用;对用氨水或机械刺激引起的动物咳嗽有明显的抑制作用。麻黄汤水提物能阻止过敏介质的释放,抑制抗体的产生,还能直接兴奋 α-肾上腺素受体,使末梢血管收缩,缓解支气管黏膜的肿胀。体外 500μg/ml 浓度的麻黄汤,能使呼吸道合胞体病毒(RSV)的噬菌体噬斑形成过程中的噬菌体噬斑数减少 50%。麻黄汤对皮下注射肺炎球菌复制的大鼠"类表寒"模型早期出现的寒战、耸毛、蜷卧等恶寒症状以及伴随的肛温降低具有明显的对抗作用;对寒冷应急引起的动物免疫功能低下也有明显的对抗作用。上述研究表明,麻黄汤具有发汗、解热、抗炎、止咳、平喘、抗病毒、抗低体温、调整免疫功能等作用,为其发汗解表、宣肺平喘的功效提供了一定的现代药理学依据。

桂枝汤(《伤寒论》)

(Guizhi Tang)

Cinnamon Twig Decoction

【组成】 桂枝三两,去皮(9g) 芍药三两(9g) 甘草二两,炙(6g) 生姜三两,切(9g) 大枣十二枚,擘(4枚)

【用法】 上五味,㕮咀三味,以水七升,微火煮取三升,去滓,适寒温,服一升。服已须臾,啜热稀粥一升余,以助药力。温覆令一时许,遍身絷絷微似有汗者益佳,不可令如水流漓,病必不除。若一服汗出病瘥,停后服,不必尽剂;若不汗,更服,依前法;又不汗,后服小促其间,半日许令三服尽;若病重者,一日一夜服,周时观之。服一剂尽,病证犹在者,更作服。若不汗出,乃服至二三剂。禁生冷、粘滑、肉面、五辛、酒酪、臭恶等物(现代用法:水煎服)。

【功效】 解肌发表,调和营卫。

【主治】 风寒表虚证或营卫不和证。头痛发热,汗出恶风,或鼻鸣干呕,苔白不渴,脉浮缓或浮弱者。

【制方原理】 风寒表虚证多由体质较弱,外感风(寒)邪所致。风为阳邪,其性开泄。风邪伤卫,腠理不固,卫气外泄,营阴不得内守,故汗出而恶风不解。其卫得风而强,营不守而弱,故《伤寒论》谓之"卫强营弱"。然卫气外泄无以固护,汗出而营阴受损,故本证实为"营卫俱弱",习惯上称其为表虚证。皮毛肌腠内通肺胃,鼻为肺窍,邪犯肌表,则肺胃失和,故鼻鸣干呕。寒邪不甚,风伤营卫,见苔白不渴,脉浮缓或浮弱。本证病机为外感风寒,卫伤营弱,营卫不调,肺胃失和。治宜解肌散邪,扶卫助营,调和营卫,兼和肺胃。营卫源于中焦,故调和营卫当顾中焦脾胃。

方中桂枝辛甘而温,透营达卫,解肌散寒,为君药;芍药酸苦而凉,益阴敛营,为臣药。君臣相合,相须为用,一治卫强,一治营弱,共调营卫。生姜辛温,既助桂枝解肌散邪,又能暖胃止呕;大枣甘平,益气和中,滋脾生津;姜枣相合,还可升散脾胃之气津而益营助卫,合为佐药。炙甘草甘温,益气和中,合桂枝"辛甘化阳"以扶卫,合芍药"酸甘化阴"以助营,兼调和诸药,为佐使之用。本方配伍严谨,法中有法,被前人誉之为

"仲景群方之冠,乃滋阴和阳,调和营卫,解肌发汗之总方也。"(《伤寒来苏集》)

制方特点:(1)配伍严谨:散邪敛汗,调肌表之营卫;益脾畅胃,调脾胃之营卫;甘草两调于表里营卫之间。(2)服法讲究:"服已须臾,啜热稀粥",借水谷之精气以充养中焦,不仅易为酿汗,且使外邪速去而不伤津液。药后"遍身漐漐,微似有汗",是肺胃得畅,津液得通,营卫和谐,故谓"益佳"。

【临床应用】

1. 用方要点　本方不仅主治外感风寒的表虚证,还可用于病后、产后等体弱者之营卫不和证。临证当以身热,汗出恶风,舌淡苔白,脉浮弱为使用依据。

2. 临证加减　根据营卫不和的偏颇,调整方中药物用量或加味。邪羁卫强见发热明显,增桂枝、生姜用量;卫阳不足见恶寒明显,增桂枝、甘草用量,或加附子;卫气虚甚见漏汗不止,加黄芪、白术;营弱见汗多脉细,增芍药、甘草用量;营气虚甚,再加当归;营卫俱弱见身痛、脉沉迟,加人参。卫虚肺滞,见鼻痒流涕者,可加黄芪、防风、苍耳子、辛夷。

3. 现代运用　主要用于普通感冒、流行性感冒、上呼吸道感染等见风寒表虚证者。加减后还可用于神经衰弱、神经性头痛、皮肤瘙痒、荨麻疹、过敏性鼻炎、湿疹、冠心病、病毒性心肌炎、雷诺病、多性红斑、冬季皮炎、小儿多动症、妊娠恶阻、经前产后诸症等病。

4. 使用注意　表实无汗或表寒里热证,均不宜使用。

【附方】

1. 桂枝加葛根汤(《伤寒论》)　葛根四两(12g)　桂枝二两(6g)　芍药二两(6g)　甘草二两,炙(5g)　生姜三两,切(9g)　大枣十二枚,擘(3枚)　上六味,以水八升,煮取三升,去滓,温服一升,覆取微似汗,不须啜粥,余如桂枝法将息及禁忌。功用:解肌散邪,舒利筋脉。主治:太阳病。项背强几几,反汗出恶风者。

2. 桂枝加厚朴杏子汤(《伤寒论》)　桂枝汤原方加厚朴二两,炙,去皮(6g)　杏仁五十枚,去皮尖(6g)　上七味,以水七升,微火煮取三升,去滓,温服一升,覆取微似汗。功用:解肌发表,下气平喘。主治:宿有喘病,又感风寒而见桂枝汤证者;或风寒表证误用下剂后,表证未解而微喘者。

3. 桂枝加桂汤(《伤寒论》)　桂枝五两(15g)　芍药三两(9g)　生姜三两(9g)　甘草炙二两(6g)　大枣十二枚,擘　上五味以水七升,煮取三升,去滓,温服一升。功用:解肌发表,平冲降逆。主治:太阳病误用温针或发汗太过而发奔豚,气从少腹上冲心。

4. 桂枝加芍药汤(《伤寒论》)　桂枝三两(9g)　芍药六两(18g)　生姜三两(9g)　甘草炙二两(6g)　大枣十二枚,擘　上五味以水七升,煮取三升,去滓,温分三服。功用:解表和里。主治:太阳病误下,邪陷太阴,表证未罢,兼见腹满时痛者。

按:此四方均为桂枝汤的加味方。桂枝加葛根汤证是桂枝汤证兼太阳经气不舒而见项背强几几,其减少方中桂、芍用量,加葛根解肌发表,生津舒筋。桂枝加厚朴杏子汤、桂枝加桂汤、桂枝加芍药汤三方证均为外感风寒表证误治,但表证未解,或动里气见肺气上逆之喘,或伤阳气而见下焦寒气冲逆之奔豚气,或伤脾阴而见脾经挛急之腹满痛,故分别加厚朴、杏仁以下气平喘,或增桂枝用量以温阳平冲,或倍芍药以和脾缓急。可以看出,通过对桂枝汤方中药味或药量的调整,在原方解肌发表,调和营卫的基础上增加了原方功用,扩大了其适应证范围。

【现代研究】

1. 实验研究 桂枝汤煎剂 5~10g/kg 灌胃可降低正常以及酵母所致大鼠发热,对安痛定所致的大鼠体温降低有升温作用。3.5~10g/kg 能增加正常大鼠足跖部的汗腺分泌,能抑制安痛定所致的汗腺分泌亢进和拮抗阿托品引起的汗腺分泌减少;8.75~35g/kg 能抑制因注射新斯的明引起的小鼠肠蠕动亢进和拮抗肾上腺素引起的肠蠕动抑制。本方可提高免疫功能抑制的病毒感染小鼠降低的巨噬细胞吞噬功能、血清凝集素、溶血素效价和外周血中 T 细胞百分率,使之恢复到正常;而对免疫功能增强的左旋咪唑处理小鼠,则降低其血清凝集素、溶血素效价和外周血中 T 细胞百分率,使之接近或恢复到正常水平。研究表明,桂枝汤具有发汗解热、抗炎镇痛、抑制病毒、镇咳、祛痰、平喘、调节肠道和免疫功能及心肌血流等多方面的药理作用,且在体温、汗腺分泌、肠蠕动、免疫等方面具有双向调节作用,为其调和营卫的内涵提供了一定的现代理解。

对桂枝汤的服法研究显示,该方对活动期(夜晚)动物的解热作用强于静止期(白天)动物,提示桂枝汤对人宜白昼服用;提高环境温度并辅以药后灌服小米粥,能增强桂枝汤的抑制病毒性肺病变和单核巨噬细胞吞噬功能,说明"啜热粥温覆以助药力"的科学性;以小鼠巨噬细胞功能为指标,发现桂枝汤一日 2 剂的作用强于一日 1 剂,连日服的作用强于非连日服;一日总量分三次口服,每次间隔 2.5 小时,作用也明显强于总量一次服,证明桂枝汤宜多次分服的合理性。

2. 临床报道 颈椎病椎动脉型患者随机分为治疗组 186 例和对照组 126 例,治疗组用桂枝汤(桂枝 6~12g,白芍 16g,炙甘草 6g,生姜 2~6 片,大枣 5 枚)。每日 1 剂,水煎服,分 2 次。嘱药后饮用稀饭 1 碗,卧床覆被,待微汗后起床退汗,避风。对照组用尼莫地平 10mg,每日 3 次。两组均用药 5 天。观测两组治疗前后的椎动脉平均血流速度(Vm)和症状改善情况。结果治疗组治愈率和显效率均明显高于对照组($P<0.05$)。表明桂枝汤治疗椎动脉型颈椎病疗效较好。白细胞减少症随机分为治疗组 35 例与对照组 35 例。治疗组以桂枝汤加味方(桂枝 10g,炒白芍 20g,炙甘草 6g,大枣 10 枚,生姜 10g,虎杖 20g,绞股蓝 30g,制黄精 30g)每日 1 剂,水煎分 2 次服。对照组口服鳖肝醇片,每日 3 次,每次 100mg。两组均以 15 天为 1 个疗程,观察期间停用其他治疗药物。治疗 30 天后复查血象,以白细胞总数、中性粒细胞绝对值为疗效指标。结果治疗组治愈率和总有效率均明显高于对照组($P<0.01$)。表明桂枝汤加味方用于白细胞减少症有较好疗效。

九味羌活汤(《此事难知》引张元素方)

(Jiuwei Qianghuo Tang)

Nine-herb Decoction with Notopterygium

【组成】 羌活(10g) 防风(6g) 苍术(6g) 细辛(2g) 川芎(3g) 白芷(3g) 生地黄(3g) 黄芩(3g) 甘草(3g)(注:原书未标注剂量)

【用法】 㕮咀,水煎服。若急汗热服,以羹粥投入;若缓汗温服,而不用汤投之也。

【功效】 发汗祛湿,兼清里热。

【主治】 外感风寒湿邪,兼有里热证。恶寒发热,肌表无汗,头痛项强,肢体酸楚疼痛,口苦而渴,苔白,脉浮者。

【制方原理】 本方所主乃外感风寒湿邪,兼有内热所致。风寒湿邪束于肌表,皮毛闭塞,阳气不得外达,故恶寒发热,无汗头痛。寒湿伤于经络,气血运行不畅,故肢体酸楚疼痛。里有蕴热,故见口苦微渴;苔白、脉浮为邪犹在表。本证病机为外感风寒湿邪,邪束肌表,滞于经络,阳郁蕴热。治宜发汗以祛风散寒除湿,行气活血以通络止痛,兼清里热。

方中羌活辛温芳香,主入太阳,上行发散,尤善祛除在表之风寒湿邪,故为君药。防风兼入厥阴,尤能散一身之风;苍术主入太阴,除湿力强,此二味助羌活以发汗除风湿,合为臣药。细辛主入少阴,散寒通络,尤能止痛;白芷主入阳明,祛风散寒,兼能宣痹;川芎主入少阳,祛风而能行气活血;此三味合助君臣祛风散寒除湿以除表邪,通经活络以止疼痛,皆为佐药。黄芩、生地清泄里热,兼制辛温香燥以防助热伤津,亦为佐药。炙甘草调和诸药,为使药。诸药相合,共奏发汗祛湿,宣痹止痛,兼清里热之功。

制方特点:辛温升散与寒凉清热药配伍,升而不峻,寒而不滞;药备六经,通治四时,权变活法。

《医学入门》亦载九味羌活汤,药物组成及主治与本方基本相同,唯药量有所增加,并加入生姜三片,大枣二枚,葱白三茎,以加强通阳解表之力,临证可酌情使用。

【临床应用】

1. 用方要点　本方为四时感冒风寒湿邪的通用方,但以外感风寒湿之表实无汗而兼有里热者最宜。临证当以恶寒发热,头痛无汗,肢体酸楚疼痛,口苦微渴为使用依据。

2. 临证加减　根据受邪经络和风寒湿邪之偏颇,调整方中药味。无口苦口渴,或苔白厚腻者,去黄芩、生地,或重用苍术,加枳壳、厚朴之类,以增强行气化湿之力。

3. 现代运用　主要用于感冒、流感,加减后还常用于风湿性关节炎、急性荨麻疹、坐骨神经痛等病。

4. 使用注意　风热表证、里热亢盛以及阴虚内热者不宜使用。

【附方】

1. 大羌活汤(《此事难知》)　羌活　独活　防风　细辛　防己　黄连　黄芩　苍术　甘草　炙白术各三钱(各9g)　知母　川芎　生地各一两(各30g)　㕮咀,每服半两(15g),水二盏,煎至一盏半,去滓,得清药一大盏,热饮之;不解,再服三四盏解之亦可,病愈则止。若有余证,并依仲景随经法治之。功用:发散风寒,祛湿清热。主治:表里两感,外寒里热,证见头痛,发热恶寒,口干烦满而渴者。

2. 香苏散(《太平惠民和剂局方》)　香附炒,去毛　紫苏叶各四两(120g)　炙甘草一两(30g)　陈皮不去白,二两(60g)　为粗末,每服三钱(9g),水一盏,煎七分,去滓,不拘时,日三服。若作细末,只服二钱(6g),入盐点服。功用:疏风散寒,理气和中。主治:外感风寒,内有气滞证。恶寒发热,头痛无汗,胸脘痞闷,不思饮食,舌苔薄白,脉浮。

按:较之九味羌活汤,大羌活汤中少白芷而多黄连、知母、防己、白术,清热祛湿之力较强,适用于外感风寒湿而里热较重者。香苏散为理气解表之剂,专为四时感冒风寒较轻,内有气滞者而设,该方药性平和,外散表邪,内调气血,临床适应性好。

【现代研究】

1. 实验研究　九味羌活汤水提物10.5g/kg和醇提物20g/kg或25g/kg剂量口服灌胃时,能明显减少醋酸所致小鼠的扭体次数,提高热板法所致小鼠的痛阈值;其醇提液30g/kg能明显抑制巴豆油引起的小鼠耳肿胀和蛋清引起的大鼠足肿胀;水煎液8.1g/kg和21.6g/kg可使疫苗或啤酒酵母、内毒素等多种致热原引起的发热模型动物(家兔、大鼠)的发热体温下降,且作用迅速;10.5g/kg剂量能减少小鼠自发活动次数。本方还能明显促进抗体生成,加速机体对内毒素的清除。上述研究表明,九味羌活汤具有镇痛、抗炎、解热、镇静、调节免疫等作用。

2. 临床报道　以九味羌活汤为基础方,结合临床辨证分型随症加减治疗带状疱疹后遗神经痛

36例。方药加减:肝经郁热加柴胡、胆草、丹皮;脾虚蕴湿加白术、茯苓、黄芪;气滞血瘀加丹参、赤芍;疼痛甚者加元胡。每日1剂,分3次服用,连续一周。以疼痛感消失、程度和次数为疗效判断标准。结果痊愈25例,好转4例,有效率为80%。

小青龙汤《伤寒论》
(Xiaoqinglong Tang)
Minor Bluegreen Dragon Decoction

【组成】 麻黄三两,去节(9g) 芍药三两(9g) 干姜三两(3g) 五味子半升(3g) 甘草三两,炙(6g) 桂枝去皮,三两(6g) 半夏半升,洗(9g) 细辛三两(3g)

【用法】 以上八味,以水一斗,先煮麻黄,减二升,去上沫,内诸药。煮取三升,去滓,温服一升。

【功效】 解表散寒,温肺蠲饮。

【主治】 风寒客表,水饮内停证。恶寒发热,无汗,喘咳,痰多而稀,或痰饮咳喘,不得平卧,或身体疼重,头面四肢浮肿,舌苔白滑,脉浮滑或紧。

【制方原理】 本方所主乃素有寒饮,复感风寒所致。素有寒饮之人,多因阳弱不能布津,聚而为饮所致。今又外感风寒,皮毛闭塞,卫阳郁闭,故恶寒发热,无汗身痛;外邪引动内饮,水饮内迫,肺寒气逆,故喘咳,痰多而稀,胸痞;甚则饮溢肌肤而为浮肿身重。舌苔白滑而脉浮滑者,正是外寒内饮之征。本证病机为风寒外束肌表,寒饮上迫于肺,肺失宣降,并兼阳弱津乏。治当发汗蠲饮,内外合治,兼顾气液。

方用麻黄、桂枝为君,发汗解表,除外寒而宣肺气。干姜、细辛为臣,温肺化饮,兼助麻、桂解表。然肺失宣降,并兼阳弱津乏,此纯用辛温发散,既恐耗伤肺气,又虑其温燥伤津,故以五味子敛肺气而止咳喘,芍药益阴血而敛津液,合为佐制之用;半夏祛痰和胃,散结除痞,亦为佐药。炙甘草益气和中,调和于辛散酸收之间,兼为佐使。此八味相配,使表解饮去,肺复宣降,诸证自平。

制方特点:①解表化饮,表里并治;②散中有收,宣中有降,制有法度。

本方与大青龙汤相较,两方所主皆系风寒束表,但彼兼郁热烦躁,此兼寒饮内停。所以两者发表之药相同,而治里之药有别,大青龙汤用石膏以清热除烦,本方用姜、辛、夏温化寒饮,其寒热异性,迥然有别,不可混淆。

【临床应用】

1. 用方要点 本方是治疗外寒里饮的重要方剂,临证当以恶寒发热,无汗,咳喘痰多而稀,胸满,口不渴,苔薄白,脉浮为使用依据。

2. 临证加减 外邪表闭重,恶寒无汗,重用麻黄、桂枝;外寒已解,喘咳未止,去麻黄、桂枝;寒痰饮甚,胸满痰多,重用细辛、半夏;里饮郁热,喘而烦躁,加石膏;郁热伤津见口渴,去半夏,加栝蒌根;里饮偏重见小便不利、小腹满,去麻黄,加茯苓。

3. 现代运用 主要用于慢性支气管炎、支气管哮喘、老年性肺气肿,及慢性支气管炎急性发作、肺炎、过敏性鼻炎、胸膜炎、肺水肿、肺心病等病属外寒或肺寒里饮者。

4. 使用注意 阴虚痰喘者禁用。

【附方】

射干麻黄汤《金匮要略》 射干三两(6g) 麻黄四两(9g) 生姜四两(9g) 细辛三两(3g) 紫菀三两(6g) 款冬花三两(6g) 大枣七枚(3g) 半夏半升(9g) 五味子半升(3g)

用法:上九味,以水一斗二升,先煮麻黄两沸,去上沫,内诸药煮取三升,分温三服。功用:宣肺祛痰,下气止咳。主治:咳而上气,喉中有水鸡声者。

按:本方治痰饮郁结,肺气上逆之证,故用麻黄宣肺气;射干开痰散结,生姜、细辛、半夏温肺化饮,紫菀、冬花除痰下气;五味子敛肺气,大枣养脾胃。较之小青龙汤,此方侧重在温肺化痰下气,解表力较弱;彼方主在解表散寒,兼能温化寒饮。

【现代研究】

1. 实验研究　小青龙汤全方及其大部分组成药味,都可不同程度地拮抗组胺、乙酰胆碱和氯化钡等引起的离体豚鼠气管的收缩;进一步研究显示其气管平滑肌松弛作用可能与上调β-受体水平,提高亲和力,增加腺苷酸环化酶活性,降低儿茶酚胺甲基转移酶活性及升高 cAMP 水平有关。本方能抑制卵蛋白(EA)致敏的离体豚鼠肠管的舒尔茨(Schultz)和戴尔(Dale)反应及小鼠皮肤被动过敏反应,其抗敏作用与对抗肥大细胞的脱颗粒有关。本方还有扩张外周血管、升高皮肤温度、改善肾上腺皮质功能及肺功能,降低血流阻力、改善血液循环,促进红细胞糖酵解等作用。研究表明,本方具有止咳、平喘、抗敏、改善血液循环等药理作用,为其解表蠲饮,止咳平喘功效的认识提供了一定的现代理解。

2. 临床报道　支气管哮喘患者随机分为常规治疗组 37 例和小青龙汤治疗组 41 例。常规治疗组给予抗生素静脉滴注、解痉平喘及氧疗,合并心力衰竭者予以强心利尿等治疗。小青龙汤组在上述治疗的基础上加小青龙汤(麻黄 8g,桂枝 10g,白芍 15g,细辛 3g,干姜 9g,制半夏 12g,五味子 6g,每日 1 剂),10~14 天为一疗程。以体温、症状、两肺哮鸣音、白细胞计数、肺纹理、痰培养转阴、血氧饱和度(SaO₂)的改善情况作为疗效判定标准。结果小青龙汤组的显效率、肺功能指标及 EOS 各项指标均高于常规治疗组($P<0.05$)。表明小青龙汤能提高西医常规治疗对支气管哮喘急性发作的临床疗效。

香薷散（《太平惠民和剂局方》）
（Xiangru San）
Elsholtzia Powder

【组成】　香薷一斤(500g)　白扁豆微炒　厚朴姜制　各半斤(各250g)

【用法】　上为粗末,每服三钱(9g),水一盏,入酒一分(少许),煎七分,去滓,水中沉冷,连吃二服,随病不拘时(现代用法:水煎服,或加酒少量同煎,用量按原方比例酌减)。

【功效】　祛暑解表,化湿和中。

【主治】　阴暑证。恶寒发热,无汗头痛,身重困倦,胸闷泛恶,或腹痛吐泻,舌苔白腻,脉浮。

【制方原理】　本方证由夏月乘凉饮冷,外感于寒,内伤于湿所致。寒邪外束,故恶寒发热,无汗头痛;暑湿伤中,脾胃失和,气机不畅,升降失司,故胸闷泛恶、腹痛吐泻;湿困肌表,则身重困倦;舌苔白腻,脉浮,乃风寒在表,内有湿邪之候。针对本证寒邪束表,暑湿伤中的病机,治以辛温发表,祛暑化湿,健脾和中为法。

方中香薷为夏月解表的要药,其辛温芳香,解表散寒,祛暑化湿,和中止呕,为君药。厚朴辛温苦燥,行气化湿,消胀除满,为臣药;白扁豆甘平,健脾和中,兼能化湿消暑,为佐药。煎药时入酒少许,意在温通以助药力。诸药合用,共奏祛暑解表,化湿和中之功。

制方特点:表里同治,解表散寒与祛暑化湿、理气和中相配,为夏月伤于寒湿的良方。

【临床运用】

1. 用方要点　本方是夏月乘凉饮冷,伤于寒湿之阴暑证的常用方。临床以恶寒发热,无汗,头痛身重,胸闷,腹痛吐泻,苔白腻,脉浮为使用依据。

2. 临证加减　兼内热烦躁者,加黄连以清热除烦;湿盛于里者,加茯苓以利湿和中;素体脾虚,中气不足者,加人参、白术、陈皮以益气健脾燥湿。

3. 现代运用　多用于夏季感冒、急性胃肠炎等证属寒邪束表,暑湿伤中者。

4. 使用注意　中暑汗多烦渴者,本方不宜。

【附方】

新加香薷饮(《温病条辨》)　香薷二钱(6g)　银花三钱(9g)　鲜扁豆花三钱(9g)　厚朴二钱(6g)　连翘二钱(9g)　水五杯,煮取二杯,先服一杯,得汗,止后服;不汗再服;服尽不汗,再作服。功用:祛暑清热,解表化湿。主治:暑温夹湿,复感于寒。发热头痛,恶寒无汗,口渴面赤,胸闷不舒,舌苔白腻,脉浮而数。

按:香薷散与本方均以辛温之香薷发散表寒,祛除暑湿,但香薷散伍以厚朴、扁豆,化湿和中力强,主治暑令感寒夹湿之阴暑证;本方又加金银花、连翘、鲜扁豆花,而成"辛温复辛凉法",兼能内清暑热,主治暑热夹湿内蕴,复感风寒之证,虽亦恶寒无汗,但有口渴面赤、脉数等里热之象。

【现代研究】

1. 实验研究　香薷散对麻黄碱诱导形成的小鼠胃排空受阻模型具有显著促进胃排空的作用;对正常小鼠的肠推进运动未见有明显的促进作用,但能抑制番泻叶引起的腹泻,提示该方对胃肠活动的调节作用与其作用对象有关。本方胃肠调节作用为治疗阴暑的腹痛吐泻提供了一定的药理学依据。

2. 临床报道　以香薷散为基础加味治疗"空调病"120例。患者都有在夏季长时间使用空调或者频繁进出空调房间的病史,急性起病,病程短于24小时,中医辨证符合外寒内暑,气机不调。结果服药24小时内治愈22例,48小时内治愈42例,72小时内治愈25例,好转24例,未愈7例,总有效率为94.2%。表明本方是治疗夏季"空调不适症"(受暑感寒)的有效方剂。

第二节　辛凉解表

辛凉解表剂(formulas that release the exterior in pungent-coolness),适用于外感风热表证,主要表现为发热,微恶风寒,头痛咳嗽,口渴咽痛,舌苔薄白或微黄,脉浮数等。此类方多以薄荷、金银花、桑叶、菊花、牛蒡子、葛根等辛凉药为主而组成。外感风热,邪从口鼻而入,直犯上焦,或咽喉不利,或肺失宣降;或上焦蕴热,热伤津液;间有疹毒外发,邪郁肌表,疹发不畅等内外合邪证。故本类方剂又常配伍解毒利咽、宣肺止咳、清泻里热、甘寒生津、解毒透疹等药味。代表方有桑菊饮、银翘散、麻杏甘石汤等。

桑菊饮(《温病条辨》)

(Sang Ju Yin)

Mulberry Leaf and Chrysanthemum Decoction

【组成】　桑叶二钱五分(7.5g)　菊花一钱(3g)　杏仁二钱(6g)　连翘一钱五分(5g)　薄

荷八分(2.5g) 桔梗二钱(6g) 甘草生,八分(2.5g) 苇根二钱(6g)

【用法】 水二杯,煮取一杯,日二服。

【功效】 疏风清热,宣肺止咳。

【主治】 风温初起。但咳,身热不甚,口微渴者。

【制方原理】 本方主治外感风热之轻证。风温袭肺,肺失清肃,故气逆而咳;其受邪轻浅,津未大伤,故身热不甚,口仅微渴,原证中也只以"咳"为主要表现。本证病机以风热犯肺,肺卫失宣为要点。治宜疏散风热,清宣肺气。

方中桑叶清透肺络之热,菊花清散上焦风热,并作君药。薄荷辛凉透表,助桑、菊散上焦风热;桔梗开肺、杏仁降肺,其宣降相伍,既助桑、菊以祛邪,又理肺气而止咳;此三味共为臣药。连翘辛寒而质轻,善清膈上浮游之热;苇根甘寒,清热生津止渴,共为佐药。甘草润肺止咳,调和诸药,兼具佐使之用。诸药配合,共成疏风散热,宣肺止咳之功。

【临床应用】

1. 用方要点 本方药轻力薄,适宜于风温或风热犯肺之轻证,吴鞠通称之为"辛凉轻剂"。临证当以咳嗽身热不甚,口不甚渴,舌尖红,苔薄白,脉浮数为使用依据。

2. 临证加减 邪甚病重,可仿原书加减法。如气分热甚,气粗似喘,加石膏、知母以清泄气热;肺热重,咳嗽频频,加黄芩以清肺止咳;津伤较重,口渴较甚,加天花粉以清热生津。此外,肺热较甚,咳伤肺络,咳痰夹血,加茅根、藕节、牡丹皮以凉血止血;咳痰黄稠,不易咯出,加瓜蒌皮、浙贝母以清化热痰。

3. 现代运用 多用于上呼吸道感染,急性扁桃体炎,肺炎,麻疹,流行性乙型脑炎,百日咳等病属于风热表证者。

4. 使用注意 不宜久煎;风寒咳嗽者忌用。

【现代研究】

1. 实验研究 本方(最小起效剂量 0.45g/kg)能使五联菌苗和啤酒酵母所致的发热模型动物(家兔,大鼠)的体温显著下降,作用与复方阿司匹林相似,且有吸收快、起效快、排泄迅速,作用维持时间短等特点。对实验性急性炎症大鼠模型有较强的抑制作用,能升高血浆中醛固酮和皮质醇水平,升高肾上腺中胆固醇的含量和降低其维生素 C 含量,推测其通过兴奋下丘脑—垂体—肾上腺皮质轴等多种途径整合而实现抗炎作用。体外实验证明,本方对金黄色葡萄球菌、溶血链球菌、卡他球菌、白喉杆菌、大肠杆菌等有明显抑制作用。上述研究表明,本方具有退热、抗炎、抗菌等作用,为其疏风散热功效的认识提供了一定的药理学依据。

2. 临床报道 小儿风热咳嗽 90 例,随机分为治疗组 60 例和对照组 30 例。治疗组用加味桑菊饮(桑叶 15g、菊花 10g、桔梗 10g、杏仁 7.5g、连翘 10g、薄荷 7.5g、芦根 10g、金银花 10g、黄芩 10g、甘草 7.5g)每日 1 剂,水煎,分 3 次服。对照组用阿莫西林分散片,每日按 50~100mg·kg^{-1},分 3 次口服。两组疗程均为 5 天,以临床症状和体征改善情况为判断标准。结果治疗组总有效率 96.67%,明显优于对照组的 73.33%($P<0.05$)。表明加味桑菊饮对小儿风热咳嗽有良好的治疗效果。

银翘散 《温病条辨》
（Yin Qiao San）
Honeysuckle and Forsythia Powder

【组成】 连翘一两(9g) 银花一两(9g) 苦桔梗六钱(6g) 薄荷六钱(6g) 竹叶四钱

(4g) 生甘草五钱(5g) 荆芥穗四钱(5g) 淡豆豉五钱(5g) 牛蒡子六钱(9g)

【用法】 上杵为散,每服六钱,鲜苇根汤煎,香气大出,即取服,勿过煮。肺药取轻清,过煮则味厚而入中焦矣。病重者,约二时一服,日三服,夜一服;轻者三时一服,日二服,夜一服;病不解者,作再服(现代用法:按原方比例酌情增减,改作汤剂,水煎服;亦可制作散剂服用)。

【功效】 辛凉透表,清热解毒。

【主治】 温病初起。发热无汗,或有汗不畅,微恶风寒,头痛口渴,咳嗽咽痛,舌尖红,苔薄白或薄黄,脉浮数。

【制方原理】 本方所主乃温热邪气初犯肺卫所致。温者,火之气。其犯人体,自口鼻而入,直通于肺,所谓"温邪上受,首先犯肺"(《外感温热篇》)。肺卫相通,肺合皮毛,喉为肺之门户。温病初起,邪犯肺卫,多见发热头痛,微恶风寒;邪郁卫分,腠理闭塞,故汗出不畅或无汗;温热犯肺,肺失清肃,故咳嗽;温毒上熏口咽,损伤津液,故见咽痛口渴。本证病机主要为外感温热毒邪,卫表郁闭,肺失清肃。治当辛凉透散以畅卫表,清泄肺热并解其毒,宣降肺气以复清肃。

本方遵《素问·至真要大论》"风淫于内,治以辛凉,佐以苦甘"之旨而制。方中以金银花、连翘为君,此二味芳香清解,既能辛凉透邪清热,又可芳香辟秽解毒。薄荷、牛蒡子辛凉,疏散风热而清利咽喉,并为臣药。荆芥穗、豆豉辛温,助君药透散以祛邪;桔梗宣肺利咽,甘草清热解毒,二药相伍,即《伤寒论》之桔梗汤,有利咽止痛之功;竹叶清泄上焦以除烦,苇根清肺生津以止渴,皆为佐药。甘草调和药性,兼为使药。诸药相合,共奏疏风透表,清热解毒之功。

制方特点:①辛凉透表,兼芳香辟秽,清热解毒;②主用辛凉,辅佐以小量辛温之品,加强透表散邪但不悖辛凉之旨。

银翘散与桑菊饮,都是治疗温病初起的辛凉解表剂,二方都有连翘、桔梗、甘草、薄荷、芦根,但银翘散有金银花、荆芥穗、豆豉、牛蒡子、竹叶,透表清热之力强;桑菊饮有桑叶、菊花、杏仁,肃肺止咳之功大。

【临床应用】

1. 使用要点 本方为治疗风热表证之常用方剂,临证当以发热,微恶风寒,口渴咽痛,舌尖红,苔薄白或薄黄,脉浮数为使用依据。

2. 临证加减 热夹湿浊,胸膈满闷,加藿香、郁金;津伤渴甚,加天花粉;热毒较甚,项肿咽痛,加马勃、玄参;热伤血络,衄者,去芥穗、豆豉,加白茅根、侧柏炭、栀子炭;肺气不利,咳甚,加杏仁;二三日病不解,热渐入里,加细生地、麦冬;再不解,或小便短,再加知母、黄芩、栀子;麻疹初起,透发不齐,加浮萍、蝉蜕;热入营分,疹色红赤,加地黄、赤芍。风热壅滞肌肤,疮痈初起,加蒲公英、大青叶、紫花地丁等。

3. 现代运用 主要用于流行性感冒、流行性腮腺炎、扁桃体炎、急性上呼吸道感染,还常用于流行性乙型脑炎、流行性脑膜炎、咽炎、咽峡疱疹、麻疹、肺炎、药物性皮炎、小儿湿疹、产褥感染等病属于风热表证。

4. 使用注意 煎煮时间及服用方法。

【现代研究】

1. 实验研究 银翘散灌胃能促进大鼠足跖部汗液分泌。其煎剂、片剂、袋泡剂对啤酒酵母、2,4,二硝基苯酚所致大鼠发热模型皆有明显的解热作用。电生理研究表明,本方可解除致热原对热敏神

笔记

经元的抑制,使之恢复正常;同时抑制冷敏神经元发放冲动,降低机体产热水平,从而达到解表散热的效果,故其作用机制并不全同于解热镇痛药。银翘散全方及其单味药对多种细菌及病毒均有抑制作用,对感染甲型流感病毒的 72-243 株大鼠有一定的保护作用。对实验性炎症如大鼠蛋清性足肿胀、组胺所致小鼠的皮肤毛细血管通透性亢进均有明显抑制作用。研究表明,银翘散具有发汗、解热、抗菌、抗病毒以及抗炎等作用,为其透表散邪、清热解毒功效提供了一定的现代理解。

2. 临床报道　分泌性中耳炎患儿随机分为中西医结合组和单纯西医组各 49 例。单纯西医组用盐酸环丙沙星滴耳液、1% 呋麻液滴鼻、头孢克洛 0.5g、吉诺通 300mg、泼尼松 5mg,均 3 次 / 天,开瑞坦 10mg,1 次 / 天;中西医结合组在西医治疗的基础上,口服银翘散加减方(金银花 12g,连翘 12g,薄荷后下 6g,荆芥 6g,石菖蒲 10g,牛蒡子 6g,淡豆豉 3g,淡竹叶 6g,泽泻 10g,茯苓 10g,甘草 3g),日 1 剂,水煎 150ml,早、晚分服。以症状、听力恢复、鼓膜颜色和活动、鼓室积液变化以及电测听气导和声阻抗的改善作为疗效判定标准。结果中西医结合组有效率 95.9%,高于单纯西医组 81.6%($P<0.05$)。表明银翘散加减方能提高西医常规疗法对儿童急性分泌性中耳炎的疗效。

麻黄杏仁甘草石膏汤（《伤寒论》）
（Mahuang Xingren Gancao Shigao Tang）
Ephedra, Apricot, Gypsum and Licorice Decoction

【组成】　麻黄四两,去节(5g)　杏仁五十个,去皮尖(9g)　甘草二两,炙(6g)　石膏半斤,碎,绵裹(18g)

【用法】　以水七升,煮麻黄去上沫,内诸药,煮取二升,去滓,温服一升。

【功效】　辛凉宣泄,清肺平喘。

【主治】　肺热壅盛证。身热不解,有汗或无汗,咳逆气急,甚或鼻扇,口渴,舌苔薄白或黄,脉浮滑而数。

【制方原理】　本方所主由风热袭肺,或风寒郁而化热,热壅于肺所致。表邪未尽,可见身热,恶风或恶寒;肺热外蒸,热迫津泄,故有汗而身热不解。若肺热壅遏,卫气郁闭,可见身热而无汗,甚则鼻扇;肺中热盛,清肃失常,肺气上逆,故喘逆气急;热盛汗出,俱可伤津,故口渴喜饮。表里俱热,正尚未虚,故脉浮滑而数。其病机要点为肺热壅甚不得宣泄,治当宣开肺气,清泄肺热。

方中麻黄宣肺开表以使里热得以外达,是"火郁发之"之义,兼散表邪。但麻黄性温,故伍以辛甘大寒之石膏,清泄肺胃,兼透热生津。此二味相合,温寒相制,且石膏用量大于麻黄,可使宣通肺气而不助里热,清泄肺热而不碍畅表,共成辛凉宣泄之功,合为君药。杏仁降气,佐麻黄宣降肺气以止咳平喘。炙甘草益气和中,与麻黄相配,使宣散肺邪而无耗气之忧;与石膏相合,清热生津而无伤中之弊,兼能调和诸药,为佐使。全方四味,配伍严谨,为清肺平喘之良剂。

制方特点:①开肺透表,使肺热得以宣泄;②温清宣降相伍,清泄肺热而无凉遏之虑,复肺升降而能相得益彰。

本方与麻黄汤在配伍上虽仅一味之差(石膏与桂枝),但立法上辛凉与辛温迥异;两方同治身热而喘,但麻黄汤主治风寒表闭之表寒实喘,本方主治热邪壅肺之里热实喘。

【临床应用】

1. 用方要点　本方为清泄肺热之要方,临证当以身热,喘急,脉数为使用依据。

2. 临证加减　若在表的风寒未尽,无汗恶寒,加荆芥、豆豉;风热不解,微恶风寒,加银花、薄荷。常根据肺热和表郁的轻重偏颇,调整石膏与麻黄的配伍比例,如肺中热甚,汗大出,重用石膏;表郁不畅,汗少或无汗,增麻黄量。肺热气壅,胸满喘急,加桑白皮、葶苈子;邪热灼津成痰,咳痰稠黄,加瓜蒌、贝母;热甚津伤,烦热渴饮,加知母、芦根。

3. 现代运用　主要用于急性气管炎、支气管炎、肺炎、百日咳、风热感冒,还常用于荨麻疹、咽喉炎、痔疮、口疮、鼻窦炎、肺心病等属肺热壅甚者。

4. 使用注意　方中麻黄宜先煎。风寒实喘和虚证喘逆者禁用。

【附方】

越婢汤(《金匮要略》)　麻黄六两(9g)　石膏半斤(18g)　生姜三两(9g)　甘草二两(6g)　大枣十五枚(4枚)　用法:上五味,以水六升,先煮麻黄,去上沫,内诸药,煮取三升,分温三服。功用:发汗利水。主治:风水恶风,一身悉肿,脉浮而渴,续自汗出,无大热者。

按:越婢汤与麻杏甘石汤所治皆有汗,均用麻黄配石膏,清肺泄热。但前方证有“一身悉肿”,是水溢肌表,故增大麻黄用量,并配生姜,意在开玄府以泄肌表之水。不喘,故去杏仁,加大枣以滋脾,伍生姜以调和营卫。二方同能宣肺开表,但有泄水和泄热之侧重。

【现代研究】

1. 实验研究　本方有镇咳、祛痰、平喘、解热、抗炎、增强机体免疫功能、抗变态反应、抗病原微生物等作用。

本方灌胃对氨水刺激所致的小鼠、猪毛刺激豚鼠、电刺激狗气管黏膜引起的咳嗽均有明显抑制作用。其煎剂、醇提液经腹腔注射,使小鼠气管冲洗液中酚红含量明显增加;可使豚鼠药物性引喘潜伏期明显延长,对组胺、乙酰胆碱、5-羟色胺、氯化钡所致的豚鼠离体气管平滑肌痉挛有明显拮抗作用;对伤寒、副伤寒疫苗所致家兔体温升高有明显降温作用。加味麻杏甘石汤腹腔注射对甲醛引起的大鼠足趾肿胀、大鼠棉球肉芽肿增生均有明显抑制作用。水煎醇沉制剂能显著提高小鼠血清溶菌酶含量及腹腔巨噬细胞的吞噬率,增加小鼠脾指数,促进淋巴细胞转化,提高皮肤迟发反应。本方可显著减少腹腔致敏肥大细胞的脱颗粒;对小鼠被动皮肤过敏反应也有明显的抑制作用,对鲜蛋清致敏的豚鼠离体回肠过敏性收缩有较强的抑制作用;体外对金黄色葡萄球菌6个不同菌株,乙型溶血性链球菌、肺炎双球菌、白喉杆菌中的部分菌株及肺炎克雷白杆菌均有不同程度的抑制作用。

2. 临床报道　支气管哮喘(痰热壅肺型)患者60例随机分为对照组与治疗组各30例,对照组给以常规治疗(抗生素、化痰及维持水/电解质平衡;舒利迭吸入剂50~250μg吸入,每日2次),治疗组在常规治疗基础上加用中药加味麻杏甘石汤(麻黄6g,高血压患者改为桑白皮15g,杏仁15g,炙甘草6g,石膏15g,枇杷叶15g,葶苈子15g,丹参15g。浓煎取汁100ml,早晚分服,日1剂)。疗程均为12天。结果治疗组的临床控制率及肺功能的改善均优于对照组($P<0.05$)。表明麻杏甘石汤联合舒利迭能有效改善支气管哮喘患者的肺功能。

柴葛解肌汤(《伤寒六书》)

(Chai Ge Jieji Tang)

Bupleurum and Kudzu Decoction to Release the Muscle

【组成】　柴胡(6g)　干葛(9g)　甘草(3g)　黄芩(6g)　羌活(3g)　白芷(3g)　芍药

(6g) 桔梗(3g)（原方未注分量）

【用法】 水二盅,姜三片,枣二枚,《杀车槌法》加石膏末一钱;煎之热服。本经无汗、恶寒甚者,去黄芩加麻黄;冬月宜加,春月宜少,夏秋去之加苏叶。

【功用】 辛凉解肌,清泄里热。

【主治】 感冒风寒,邪郁化热,太阳阳明合病。恶寒渐轻,身热增重,无汗头痛,目痛鼻干,心烦不眠,眼眶痛,舌苔薄黄,脉浮微洪。

【制方原理】 本方主治太阳风寒表证未解,邪入阳明形成的二阳合病。风寒袭表,卫阳闭郁,本应恶寒发热,苔白脉紧,今恶寒渐轻而身热转盛,且目痛鼻干,心烦不眠,眼眶痛,舌苔薄黄,脉浮微洪,是太阳经风寒未解,郁而化热,渐入阳明之征。阳明属里,但阳明经证亦有表里之分,陶节庵将"目痛鼻干,眼眶痛,不眠头痛,脉来浮洪"称之为"阳明经表之证",以与阳明经里证之白虎汤证区别。本证为太阳阳明二经同病,病机为表寒未解,里又郁热。治疗既不可单解太阳之表,亦不得只清阳明之里,当辛凉解肌发表为主,兼清阳明郁热。

方中葛根为阳明经之要药,既能散邪解肌,又能清里热,为君药。柴胡尤擅散邪透热,羌活善散太阳风寒,白芷善散阳明风邪,合助君药以助散邪解肌透热,兼除头目眼眶诸痛,合为臣药。黄芩、石膏清泄里热;桔梗宣利肺气以助疏散外邪;芍药、甘草酸甘化阴,兼制疏散太过;生姜、大枣调和营卫而助解肌,合为佐药。甘草和中调药,兼为使药。诸药相伍,共奏解肌清热之功。

本方原书各药均未标注用量,陶氏唯于《杀车槌法》中特别注明石膏只加一钱(3g),可知本方侧重在解肌散邪,所主证候虽属太阳阳明同病,但以太阳阳明表证为主。

【临床应用】

1. 用方要点 本方对表邪未解,入里化热未甚者最为适宜,也可用于三阳合病者。临证当以恶寒发热,无汗,头痛,心烦鼻干,脉浮微洪为主要使用依据。

2. 临证加减 若表寒重,无汗恶寒甚者,去石膏、黄芩,酌加麻黄、苏叶;表寒不甚,无恶寒头痛,去羌活、白芷;热盛津伤,口渴舌干,加知母、天花粉。

3. 现代运用 多用于流行性感冒、上呼吸道感染及沙门菌属感染等属于表邪未解,里始郁热者。

4. 使用注意 邪在太阳未入阳明者忌用。

【附方】

柴葛解肌汤(《医学心悟》) 柴胡三钱二分(9g) 葛根一钱五分(9g) 甘草五分(3宫) 芍药一钱(6g) 黄芩一钱五分(6g) 知母一钱(5g) 生地二钱(9g) 丹皮一钱五分(3g) 贝母一钱(6g) 水煎服。心烦加淡竹叶十片,谵语加石膏三钱(15g)。功用:解肌清热。主治:春温夏热之病,发热头痛与正伤寒同,但不恶寒而口渴者。

按:本方较陶氏柴葛解肌汤少羌活、白芷、桔梗,是避用辛温香燥,恐其助热伤津;多知母、贝母、牡丹皮、生地黄,是加强其清气凉血之力。本方重在清里,陶氏方则重在解肌,其同中有异。

【现代研究】

1. 实验研究 给家兔耳静脉注射五联菌苗造成发热模型,口服本方2小时后体温有明显下降;本方对内生性致热源(白细胞致热源)诱发的发热也有显著退热作用。小鼠给予本方灌胃后60~90

笔记

分钟可使热板法痛刺激的痛阈值提高48.4%~74.2%；13.5g/kg剂量给药90分钟后其自主活动明显减少且作用维持两小时以上。结果表明本方具有解热、镇痛、镇静等作用。

2. 临床报道 乙型肝炎患者124例随机分为治疗组(干扰素联合加减柴葛解肌汤)64例和对照组(干扰素)60例。对照组第1月每天注射干扰素一次，每次5MU，皮下或肌内注射，以后隔日一次，疗程3~18月。治疗组在干扰素的基础上，于治疗第二周加用中药加减柴葛解肌汤(柴胡15g、葛根15g、羌活12g、白芍9g、炙甘草6g、黄芩9g、桔梗6g、白芷6g、当归9g、鸡血藤15g、仙鹤草30g)，水煎服，每日1剂，分2次。疗程为2周。同步观察患者使用中药四周前后的症状、体征和血常规的变化。结果柴葛解肌汤加味组在减轻流感样症状，改善WBC、Hb下降，增加食欲及改善睡眠方面均明显优于对照组(P<0.05)。表明柴葛解肌汤加味方有减轻干扰素治疗乙型肝炎的副作用。

升麻葛根汤(《阎氏小儿方论》)
(Shengma Gegen Tang)
Cimicifugae and Pueraria Decoction

【组成】 升麻(3g) 葛根细锉(3g) 芍药(6g) 甘草锉(3g) 各等分

【用法】 原方同为粗末，每服四钱，水一盏半煎至一盏，量大小与之，温服无时。

【功效】 辛凉解肌，解毒透疹。

【主治】 麻疹初起未发，或发而不透，身热恶风，头痛身痛，喷嚏咳嗽，目赤流泪，口渴，舌红苔干，脉浮数。

【制方原理】 本方原治痘疹，后多用于麻疹初起。麻疹由肺胃蕴热，又感时行之气而致。今麻疹初起未发，或发而不透，是邪郁肌表所致；肺胃热毒外发，肺气失宣，故见发热恶风，头痛，喷嚏咳嗽；热邪上攻头面，故见目赤流泪；热毒耗伤津液，故口渴，舌红苔干。本证病机要点为肺胃温毒因邪气郁表，外不能宣透，内则耗伤津液。治疗当开其肌腠，疏其皮毛，助疹外透；同时当清解温毒，兼顾津液。方中升麻甘辛而凉，主入阳明，解肌透疹，清热解毒，为君药。葛根辛凉，内清里热而生津，外开腠理以发汗，尤能解肌透疹，为臣药。此君臣相伍，解肌透疹，解毒清热，相得益彰。芍药和营泄热，为佐药。甘草解毒益气，既助升、葛解毒清热，又与芍药相合，养阴和中，使汗出疹透而不伤气阴，兼为佐使。

制方特点：解毒透疹主用升麻与葛根，专病用专药；蕴含类方的配伍思路：解肌透散、清热解毒及和营护液。

【临床应用】

1. 使用要点 本方宜于麻疹初起，疹尚未发，或虽发不能畅透者。临证当以疹出不畅，舌红，脉数为使用要点。本方具有清热解毒，升阳解肌的作用，还可用于治疗瘟疫、阳明郁热等病证。

2. 临证加减 麻疹初起，宜用辛凉轻宣透发之品，不宜苦寒或温热。疹透不畅，风热郁表者，加薄荷、蝉蜕、牛蒡子、金银花；风寒束表，加荆芥穗、苏叶、防风；热窜血分，疹色深红，方中白芍易赤芍，加牡丹皮、紫草；热毒上攻，咽喉肿痛，加桔梗、马勃、玄参；热毒内甚，身热烦渴，加石膏、知母。

3. 现代运用 多用于麻疹、风疹等儿科出疹性疾病，也常用于疱疹、水痘、感冒、病毒性肺炎、肠炎、痢疾、中心性视网膜炎、银屑病等病属邪郁肌表，肺胃有热者。

4. 使用注意 麻疹已出者禁用；疹毒内陷而见气急喘咳者不宜。

【附方】

1. 宣毒发表汤(《痘疹仁端录》) 升麻(3g) 葛根(3g) 前胡(5g) 杏仁(6g) 桔梗(3g) 枳壳(3g) 荆芥(3g) 防风(3g) 木通(3g) 连翘(5g) 牛蒡子炒(5g) 淡竹叶(2g) 生甘草(2g) 用法:引加芫荽,水煎服。功用:疏风解表,宣毒透疹。主治:麻疹初起,欲出不出,身热无汗,咳嗽咽痛,烦渴尿赤者。

2. 竹叶柳蒡汤(《先醒斋医学广笔记》) 西河柳五钱(6g) 荆芥穗一钱(4.5g) 干葛一钱五分(4.5g) 蝉蜕一钱(3g) 炒牛蒡一钱五分(4.5g) 薄荷一钱(3g) 知母蜜炙,一钱(3g) 玄参二钱(6g) 麦冬去心,三钱(9g) 淡竹叶三十片(5g) 甘草一钱(3g) 甚者加石膏五钱(15g)、冬米一撮。用法:水煎服。功用:解表透疹,清泄肺胃。主治:痧疹透发不出。喘嗽,烦闷躁乱,咽喉肿痛者。

按:宣毒发表汤与升麻葛根汤均以升麻、葛根解肌透疹为主,为麻疹初起透发不畅之常用方,但升麻葛根汤配伍芍药和营泄热,宜于麻疹初起未发,或发而不透,头痛身热而表闭不甚者;宣毒发表汤不用芍药,配伍了多味辛散解肌、理肺清热等品,故宣肺开表、清热解毒之力更强,宜于麻疹初起,表邪较重,疹毒郁闭,欲出不出,身热无汗,咳嗽咽痛,烦渴尿赤者。

竹叶柳蒡汤也为透疹良方,缪希雍认为"痧疹乃肺胃热邪所致",故其组方发表透疹,兼行清热解毒、生津除烦,较升麻葛根汤更为全面,透疹之力亦强,最宜于麻疹初起透发不出而里热较甚者。唯方中西河柳透发之力较强,用量不宜过大,疹点已透者不可再用。

【现代研究】

1. 实验研究 本方具有解热、抗炎,抗病原微生物,解痉、镇痛、镇静、镇咳、祛痰等作用。体外抑菌实验表明,方中升麻、芍药、甘草对结核杆菌、痢疾杆菌、溶血性链球菌、肺炎双球菌、葡萄球菌、伤寒杆菌、大肠杆菌、绿脓杆菌等均有抑制作用。

2. 临床报道 经确诊的丙肝患者 78 例随机分为治疗组 78 例和对照组 60 例。对照组复方丹参注射液 20ml 和 5% 葡萄糖注射液 250ml,每日一次。治疗组在对照组用药的基础上,加用升麻葛根汤(升麻、葛根、白芍、甘草为基本方),每日 1 剂,水煎服。30 日为一疗程。以临床症状和肝功能恢复情况为疗效判断标准。结果治疗组总有效率为 84.6%,明显优于对照组 63.3%($P<0.05$)。表明升麻葛根汤合用复方丹参注射液治疗丙肝有较好的疗效。

第三节 扶 正 解 表

扶正解表剂(formulas that release the exterior by reinforcing healthy qi),适用于体质素虚而外感者。此类方剂常用扶正(益气、助阳、滋阴、养血)与解表药配合组成。配伍少量扶正药意在助正解表使祛邪而不伤正,并非为治虚而设。外邪有寒热之别,虚人常有内证之兼夹,如阳虚生内寒,气虚多痰湿,阴虚生内热,血虚多津少,故当细辨病机,配伍中酌情兼顾。代表方剂如败毒散、再造散、加减葳蕤汤等。

败毒散(《小儿药证直诀》)
(Baidu San)
Powder to Overcome Pathogenic Influences

【组成】 柴胡洗,去芦 前胡 川芎 枳壳 羌活 独活 茯苓 桔梗炒 人参

各一两(30g) 甘草半两(15g)

【用法】 上为末,每服二钱(6g),入生姜、薄荷煎(现代用法:按原方比例酌定用量,作汤剂,水煎服)。

【功效】 益气解表,散风祛湿。

【主治】 气虚之人,外感风寒湿邪证。憎寒壮热,无汗,头项强痛,肢体酸痛,鼻塞声重,咳嗽有痰,胸膈痞满,舌苔白腻,脉浮濡,或浮数而重取无力。

【制方原理】 本方又名人参败毒散,为素体气虚,外感风寒湿邪证而设。风寒湿邪袭表,卫阳郁遏,经脉不利,故憎寒壮热而无汗,头项强痛,肢体酸痛。气虚脾弱,湿痰内生,更加外邪犯肺,肺气不宣,津液不布,痰湿阻滞气机,故鼻塞声重,胸膈痞闷,咳嗽有痰。舌苔白腻,脉浮濡或浮数而重取无力,正是风寒湿邪在表而气虚湿停之征。本证病机为外感风寒湿,邪滞肌表经络;痰湿内阻,肺脾气滞;气虚不能祛邪外出。治宜益气扶正助祛邪,解表祛风除寒湿,兼行健脾化痰,调畅气机。

方中羌活、独活辛温发散,通治一身上下之风寒湿邪,通络止痛,并为君药。柴胡辛散解肌,川芎行血祛风,并为臣药,助君药解表退热、宣痹止痛。枳壳降气,桔梗开肺,前胡祛痰,茯苓渗湿,合以畅脾肺而宽胸膈,除痰湿而止咳嗽,为佐药。更以小量人参益气生津,扶正助汗,使驱邪而不伤正,兼防邪复入,亦为佐药。生姜、薄荷发散外邪;甘草益气和中,调和诸药,皆为佐使。

制方特点:解表佐益气扶正以助散邪;祛风散寒、除湿通络与健脾除湿、化痰理气并行,内外兼调。

本方原为小儿而设。因小儿形气未充,故用小量人参,"培其正气,败其邪毒",故名"败毒散"。后世推广用于年老、产后、大病后尚未复元,以及素体虚弱而感风寒或夹湿者,均有良效。

本方具有发散风寒、疏导经络、行气和血之功,亦可用与风寒湿邪郁于肌腠,发为疮疡,初起而脓未成,外见寒热无汗者。喻昌不仅常用本方治时疫初起,且还用于外邪陷里而成痢疾者,使陷里之邪还从表出而愈,称为"逆流挽舟"之法。但本方究多辛温香燥,若痢疾因暑温、湿热蒸迫肠中所致者,切不可误用。

【临床应用】

1. 用方要点 本方适用于外感风寒湿邪之证。临证用方当以憎寒壮热,头身重痛,无汗,脉浮重取乏力为要点。

2. 临证加减 气不虚者,去人参;内停湿浊,寒热往来、舌苔厚腻,加草果、槟榔以燥湿化浊,行气散滞;内有蕴热,口苦苔黄,加黄芩以清里热。疮毒初起,去人参,加金银花、连翘以清热解毒,散结消肿,名连翘败毒散(《医方集解》);风毒瘾疹,加蝉蜕、苦参以疏风止痒,清热除湿。

3. 现代运用 主要用于感冒、支气管炎、过敏性皮炎、荨麻疹、湿疹、皮肤瘙痒等病。

4. 使用注意 外感邪已入里及阴虚外感者均忌用。

【附方】

1. 荆防败毒散(《摄生众妙方》) 羌活 独活 柴胡 前胡 枳壳 茯苓 荆芥 防风 桔梗 川芎各一钱五分(5g) 甘草五分(3g) 用法:水煎服。功用:发汗解表,消疮止痛。主治:疮肿初起,红肿疼痛,恶寒发热,无汗不渴,舌苔薄白,脉浮数者。

2. 参苏饮(《太平惠民和剂局方》) 人参 苏叶 葛根 前胡 半夏姜汁炒 茯苓各七钱半 陈皮 甘草 桔梗 枳壳麸炒 木香各五钱(15g) 用法:㕮咀,每服四钱(12g),水半盏,姜七片、枣一枚,煎六分,去滓,微温服,不拘时。(近代用法:按原方比例酌减,加姜三片,枣三枚,水煎服)功用:益气解表,祛痰止咳。主治:外感风寒,内有痰饮。恶寒发热,头痛鼻塞,咳嗽痰多,胸膈满闷,苔白脉浮者。

按:荆防败毒散即败毒散减去人参、生姜、薄荷,加荆芥、防风而成,其开肌腠、去风寒之功更强,适宜外感风寒湿而体不虚者,并治疮疡初起而有寒热无汗者。参苏饮有苏叶、葛根、半夏、陈皮、前胡、木香,无羌、独、芎、柴、薄,但姜、枣同用,故本方发散力弱,作用温和,宜于老幼体弱之人外感风寒,内有痰湿之证。

【现代研究】

1. 实验研究 人参败毒散能抑制蛋清所致大鼠足肿胀和二甲苯所致小鼠耳郭肿胀及腹腔毛细血管通透性;能使大鼠血浆中醛固酮和皮质醇含量下降及提高大鼠肾上腺中的胆固醇含量,对维生素 C 含量也有升高趋势。煎服方法的研究显示,将人参败毒散的各药味共同煎煮(合煎)的提取液给酵母致热大鼠灌胃,服药后 3 小时能明显解热;而将方中各药分煎后再予混合,以相同剂量给予动物,则未见明显解热作用。人参败毒散的合煎或分煎均具有明显的镇痛作用,能降低硫代乙酰胺中毒大鼠血清的乳酸脱氢酶、谷草转氨酶、谷丙转氨酶,但以合煎的作用为强。上述研究表明,本方有抗炎、解热、镇痛、护肝等作用。

2. 临床报道 小儿支气管哮喘随机分为对照组与治疗组各 50 例。治疗组口服人参败毒散(党参 6g,炙甘草 15g,茯苓 6g,川芎 3g,羌活 2g,独活 2g,前胡 5g,柴胡 3g,枳壳 10g,桔梗 10g,薄荷 3g,连翘 10g,荆芥 3g,防风 3g,葶苈子 10g)每日 1 剂,依患儿年龄大小分别取汁 50~250ml,分 3 次温服。对照组选用常规剂量的青霉素类药物治疗,过敏者改用其他抗生素,酌情应用激素。两组均以 7~10 天一疗程。以临床症状好转、肺部听诊改善为疗效判断标准。结果治疗组在症状、体征的平均恢复时间及复发率方面均显著优于对照组($P<0.05$)。表明人参败毒散治疗小儿支气管哮喘有较好疗效。

再造散(《伤寒六书》)
(Zaizao San)
Renewal Powder

【组成】 黄芪(6g) 人参(3g) 桂枝(3g) 甘草(1.5g) 熟附子(3g) 细辛(2g) 羌活(3g) 防风(3g) 川芎(3g) 煨生姜(3g) (原书未注用量)

【用法】 水二盅,枣二枚,煎至一盅。《杀车槌法》加炒芍药一撮,煎三沸,温服。

【功效】 助阳益气,散寒解表。

【主治】 阳气虚弱,感冒风寒证。头痛身热恶寒,寒重热轻,无汗肢冷,倦怠嗜卧,面色苍白,语言低微,舌淡苔白,脉沉无力,或浮大无力。

【制方原理】 本方所治为阳气虚甚,外感风寒所致。身热恶寒,无汗头痛,是风寒外束,邪在肌表。倦怠嗜卧,神疲懒言,面色苍白,舌淡苔白,是素体阳虚。阳虚内寒,复受风寒,阳气益馁,故热轻寒重,脉沉弱或浮大无力。本证病机为阳虚内寒,外寒郁表;正气不支,无力祛邪。其治疗若纯用辛温峻烈,则可因阳虚不能作汗而邪难外解,或虽得汗出但有阳随汗脱之虞,陶节庵称此为"无阳证",故治当助阳益气,解表散寒。

方中以熟附子、桂枝、细辛为君,温里助阳,散寒解表;更用黄芪、人参为臣,补元气、固肌表,既助药势以鼓邪外出,又可防阳随汗脱。羌活、川芎、防风为佐,疏风行血,以加强君药解表散寒之力。芍药益阴和营,兼制附、桂、羌、辛之辛散温燥;甘草益气和中缓峻,使汗出不致过猛,邪尽去而正不伤,是佐助而兼佐制之义。生姜温胃,大枣滋脾,合以升腾脾胃气液,调和营卫而助汗出,俱为佐使。诸药合用,扶正而不留邪,发汗而不伤正,有温阳散寒之功。

本方配伍周密,选药尤其精细。虽仿效麻黄细辛附子汤法,却避用发越阳气之麻黄,用桂枝汤加羌、防、川芎,于发汗之中兼和营卫。其生姜煨用,使其专事温胃;芍药炒用,使其和营制燥而不碍汗。此等精细入微,为陶氏用心之处,值得体会。

【临床应用】

1. 用方要点　本方用于阳气素虚之体复感风寒者甚合。临证当以恶寒发热,热轻寒重,无汗肢冷,神疲懒言,舌淡苔白,脉沉无力等为依据。

2. 临证加减　表闭无汗,加苏叶、荆芥;中焦虚寒,腹痛便溏,煨姜易干姜,加白术;内有寒饮,咳嗽痰稀,加半夏、茯苓。

3. 现代运用　主要用于老年人感冒、风湿性关节炎等病属阳气虚弱、外感风寒证者。

4. 使用注意　血虚感寒或湿温初起者,本方忌用。

【附方】

麻黄附子细辛汤(《伤寒论》)　麻黄二两,去节(6g)　附子一枚,炮,去皮,破八片(9g)　细辛二两(3~6g)　三味,以水一斗,先煮麻黄,减二升,去上沫,内诸药,煮取三升,去滓,温服一升,日三服。功用:助阳解表。主治:少阴病始得之,反发热,脉沉者。

按:上方治太少两感于寒,其着眼处在"始得之",即邪入不深,阳气虽虚但不甚,治用麻、附配细辛,助阳发汗,使表里之邪速解。与再造散相比,本方侧重于温阳,益气之力弱,适用于阳虚不甚而感外寒者。

加减葳蕤汤(《通俗伤寒论》)
(Jiajian Weirui Tang)
Modified Fragrant Solomonseal Decoction

【组成】　生葳蕤二钱至三钱(9g)　生葱白二枚至三枚　桔梗一钱至钱半(5g)　东白薇五分至二钱(6g)　豆豉三钱至四钱(9g)　苏薄荷一钱半(5g)　炙甘草五分(1.5g)　红枣二枚

【用法】　水煎,分温再服。

【功用】　滋阴清热,解表散邪。

【主治】　素体阴虚,外感风热证。头痛身热,微恶风寒,无汗或有汗不多,咳嗽心烦,口渴咽干,舌赤脉数。

【制方原理】　本方所主为阴虚之体外感风热者。外感风热,肺卫不畅,故见头痛身热而微恶风寒,咳嗽。阴虚多生内热,感受外邪易从热化,热伤津液,故心烦,口渴咽干,舌赤,脉数。本证病机为阴虚津液不足,风热上袭肺卫,兼有内热。其治疗不宜单纯发汗,恐邪难为汗解,反有劫阴耗液之弊,当以滋阴与表散同用,方能两全。根据本证病机,治从滋阴清热,疏散风热,宣畅肺卫。

方中葳蕤(即玉竹)甘平柔润,滋阴养液以资汗源,兼润肺燥而清热,为君药。葱白、豆豉、薄荷解表疏风散热,合为臣药。白薇苦咸寒,益阴凉血清热;甘草、红枣甘润滋脾生津;此三味共为佐药,以助君滋阴清热润燥;桔梗宣肺止咳利咽,助臣药宣肺畅表,也为佐药。甘草兼调诸药为使。诸药相合,发汗而不伤阴,滋阴而不留邪,为滋阴解表之良剂。本方由《备急千金要方》葳蕤汤加减而成,故名"加减葳蕤汤"。

制方特点:"解表 + 滋阴 + 清热",为阴虚外感证治疗组方的基本思路。

【临床应用】

1. 用方要点　本方适用于素体阴虚而有风热表证者。临证当以头痛身热,微恶风寒,咽干口燥,舌赤脉数为使用依据。

2. 临证加减　表证较重,恶寒无汗,酌加防风、葛根以祛风解表;风热上攻,咽喉肿痛,加牛蒡子、僵蚕以散结消肿;阴虚痰热,咳痰不爽,加瓜蒌皮、浙贝母以润燥化痰;心烦口渴较甚,加竹叶、天花粉以清热生津除烦;肺燥肠枯,大便干结,加杏仁、瓜蒌仁以润肠通便。

3. 现代运用　常用于老年人及产后感冒、急性扁桃体炎、咽炎等属阴虚外感者。

4. 使用注意　外感表证无阴虚者不宜使用。

【附方】

葱白七味饮(《外台秘要》)　葱白连根切,一升(9g)　干葛切,六合(9g)　新豉一合(6g)　生姜切,二合(6g)　生麦门冬去心,六合(9g)　干地黄六合(9g)　劳水八升,以勺扬之一千遍。用法:上药用劳水煎至三分减一,去滓,分温三服。相去行八九里,如觉欲汗,渐渐复之。忌芜荑。功用:养血滋阴,解表散邪。主治:病后阴血亏虚,或失血之后,调摄不慎,感受外邪。头痛身热,微寒无汗。

血虚之体,感受外邪,不汗则邪不能解,汗之又恐无汗,或汗出重伤阴血,变生他证,治宜养血与发表并行,标本兼顾。本方葱白、豆豉、葛根、生姜发汗解表散邪,干地黄、麦门冬养血滋阴而充汗源,更用味甘体轻之劳水以养脾胃,使汗出表解而阴血不伤。注意服法中"相去行八九里,如觉欲汗,渐渐复之",是恐温复过早,汗出过多之意。

知识拓展与案例实训

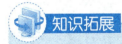
知识拓展

营 卫 不 和

指营卫失去了正常的相对平衡状态而出现的偏盛偏衰,即病理状态下营与卫呈现出的虚实强弱偏颇,包括"营弱卫强"、"营强卫弱"、"营卫俱实"、"营卫俱虚"几种类型。一般表证自汗有两种情况:一是"卫弱营强",因卫外的阳气虚弱,失去外固的能力,汗液自行溢出,临床表现为身不发热而时自汗出;一是"卫强营弱",因阳气郁于肌表,内迫营阴而汗自出,表现为时发热而自汗,不发热则无汗。此二者均可用桂枝汤治疗。"营卫俱实",即营郁卫闭的恶寒无汗证,为伤寒表实证的病机,治宜麻黄汤以宣通营卫。"营卫俱虚",即营卫两伤的汗后恶寒证,为太阳病过汗所致,治宜芍药甘草附子汤以双补营卫。(王永武、李生棣.从《伤寒论》谈营卫不和的实质与证治[C].甘肃省中医药学会2008年学术年会论文集,2008)

病汗与药汗

桂枝汤证本有汗出,其治疗用桂枝汤发汗,则有病汗与药汗之谓。桂枝汤证之病汗本由外邪相加,卫气不固,营阴失守所致。外邪相加,治当以汗,但本证已有汗出,故不宜峻汗。桂枝汤发汗作用温和,散中有效,兼能资助营卫,故用方后虽见微汗,是邪随汗出,营卫得和之象,继之汗当自止。至于病汗与药汗的鉴别,近贤曹颖甫指出"病汗常带凉意,药汗则待热意。病汗虽久,不足以去病,药汗瞬时,而功乃大著,此其分也"。(李飞.中医药学高级丛书·方剂学[M].北京:人民卫生出版社,2005:153)

易老解利法

易老即金代医家张元素,易老解利法指其所创立的解表发汗方(九味羌活汤)。王好古《此事难知》卷上:"有汗不得服麻黄,无汗不得服桂枝,若差服,则其变不可胜数,故立此法,使不犯三阳禁忌,解利神方"。宋以降,一些医家认为伤寒麻、桂之剂在使用上每受时令气候所限,难以常年应用,且有诸多禁忌,不能轻易使用,故宋《太平惠民和剂局方》中已始见用羌活、独活、川芎等味以治伤寒时气,方如败毒散。继而金元易老创立此方,以辛温升散之风药为主而组方,以代替麻、桂诸方,作为四时解表之通用方。(李飞.中医药学高级丛书·方剂学[M].北京:人民卫生出版社,2005:171-172)

辛凉三剂

源自吴鞠通《温病条辨·上焦篇》,即桑菊饮为辛凉轻剂,银翘散为辛凉平剂,白虎汤为辛凉重剂。温病初期,风热外郁卫表,内袭于肺,治疗当以辛凉解表法,但证情有轻重之异,病位有表里之偏,治疗组方用药有所不同。桑菊饮轻清宣散,药量较轻,解表清热作用弱,适宜于风热犯肺之轻证;银翘散辛凉配伍辛温,药量较重,透表清热之力较强,适宜于风温初期风热郁表之较重证;白虎汤重用辛寒之石膏,且配以苦寒之知母,其清热力大,兼能外透肌表,适宜于温病邪热入里,肺(胃)热郁闭之重证。故三方同一辛凉清透中而有轻、中、重之不同。

 案例实训

患者张姬,50余岁,交河县人,寓英租界尚友里。戊辰年冬,应酬劳碌感寒,咳呛呕逆,前医投以桔梗、麦冬、花粉等品,咳呛益甚。刻下头痛项强,无汗恶寒,频咳不息,呕吐痰涎,四肢逆冷,舌苔白滑而腻,脉浮紧而滑。(《全国名医验案类编·张燕杰诊》)

分析要点:①该患者一般信息和治疗经过蕴含有哪些有助于诊断的信息?②根据当前患者的表现应诊为何种病证?③其病机要点和治疗立法?④可以考虑的被选方剂有哪些?⑤确定选方后,可对该方做哪些加减?

写出你对该患者的辨证立法、选方用药及制服要点。

学习小结

解表剂具有发汗透邪、疏达腠理、畅通气血、宣郁散结等作用,主要为治疗外感六淫所致的表证而设,还可用于疹毒透发不畅、风水、疟痢、疮疡初起等兼有表证者。表证有风寒、风热、体虚外感不同类型,解表剂有辛温解表、辛凉解表和扶正解表三类。

1. 辛温解表　适用于风寒表证。根据风寒偏颇、表证轻重,选配不同发汗强度的辛温解表药为其配伍要点。麻黄汤麻、桂并用,发汗力强,并能宣肺平喘,为辛温发汗之峻剂,适用于恶寒发热,无汗咳喘之风寒表实证。大青龙汤倍麻黄而加石膏,发汗之力尤峻,兼可清热除烦,适用于寒重表闭,阳郁化热的表实无汗,兼里热烦躁者。桂枝汤桂、芍并用,散中寓敛,发汗力弱,尤能调和营卫,适用于发热汗出恶风之风寒表虚证及营卫失调之杂病。九味羌活汤主用羌、防等辛温升散药,配伍清里药,其表里兼治,主治外感风寒夹湿兼有里热,无汗发热而身痛,兼见口苦微渴者,为四时感冒风寒湿邪之通剂。香苏散为辛温发汗之缓剂,尤善疏调气机,适用于四时感冒风寒,内有气滞,恶寒发热不甚而胸脘痞闷者。小青龙汤内外合治,发汗解表散风寒,温肺蠲饮止咳喘,适用于素有寒饮,复感风寒,寒热无汗,喘咳痰稀者。香薷散也为表里同治,其主用香薷,兼行气化湿、和中止泻,为夏月伤于寒湿的良方。

2. 辛凉解表　适用于外感风热表证。本类方剂以辛凉疏散、宣畅肺气、清解里热、生津护液为基本配伍结构。桑菊饮与银翘散均为治疗风热表证的常用方剂,桑菊饮重在宣肺而解表力弱,适用于风热袭肺,但咳身热,口微渴者;银翘散主用辛凉,辅以辛温,透表散邪力强,且能清热解毒,适用于温病初起,表郁较甚,身热,咽痛口渴者。麻杏甘石汤中麻黄与石膏并用,辛温复辛寒,宣泄肺热之功尤著,适用于邪热壅闭于肺之身热喘咳证。柴葛解肌汤辛凉解肌,兼清里热,适用于风寒化热,初入阳明,里热未甚之二阳或三阳合病者。升麻葛根汤主用辛凉透疹之专药,解肌散邪,兼能解毒透疹,适用于麻疹初起未发,或发而不透,头痛身热而表闭不甚者。

3. 扶正解表　适用于体虚外感者。扶正有助阳、益气、滋阴、养血之异,解表有辛温与辛凉之别,同时虚人解表尤当避峻猛,常需兼顾内证。败毒散于辛温透散药中稍佐人参,益气扶正解表,适用于气虚而外感风寒湿者,时行感冒而见表寒重证也可使用。再造散主用温补辅佐辛温,助阳益气,发汗解表,适用于阳气虚馁而见表寒证者。加减葳蕤汤滋阴清热,发汗解表,适用于素体阴虚,外感风热所致的表热证。葱白七味饮养血解表,适用于血虚外感风寒所致的表寒轻证。

(谢　鸣)

复习思考题

1. 试述解表剂作用、适应范围及其使用注意事项。

2. 比较麻黄汤与桂枝汤在组成、功效、主治方面的异同。

3. 从方证和配伍的角度,阐述麻黄汤与大青龙汤、麻杏石甘汤间的变化联系。

4. 请结合方证病机,试述九味羌活汤的临证化裁思路。

5. 为什么小青龙汤中配伍酸收的五味子、芍药?

6. 比较桑菊饮与银翘散在组成、功效、主治方面的异同。

7. 什么情况下辛凉解表剂中可以配伍辛温解表药? 配伍中应注意什么?

8. 如何理解有汗、无汗均可使用麻杏石甘汤? 如何变化方中石膏与麻黄的配伍用量?

9. 升麻葛根汤除用于麻疹初起透发不畅证外,临证还可用于哪些病证?

10. 败毒散中配伍人参的意义何在? 如何掌握用量?

11. 请归纳扶正解表方的配伍要点。

第七章

泻 下 剂

📋 **学习目的**
掌握里实证的治疗立法;常见泻下剂的组成、功效及用方要点。

学习要点
泻下剂的概念、分类及使用注意;泻下剂各类代表方的制方原理及临床运用。

泻下剂(formulas that drain downword)是以泻下药为主组成,具有通便、泻热、攻积、逐水等作用,主治里实证的一类方剂。泻下剂体现了八法中的下法。

泻下剂所治之里实证,是指诸如停痰、积饮、瘀血、宿食、燥屎、痈脓、虫积、结石等有形之邪停积体内引起的以腑气阻闭不通为主要病机的一类病证。有形之邪内结成实,应遵循"其下者,引而竭之;中满者,泻之于内……其实者,散而泻之"(《素问·阴阳应象大论》)及"留者攻之"(《素问·至真要大论》)等原则,采用泻下攻逐的方法使体内有形实邪随二便而去,恢复腑气通畅,气血调和。故"下法"包括了攻逐体内停积的各种有形之邪的诸种方法。但本章仅介绍以便秘、水饮为主症的一类里实证的治疗方剂。

由于病邪有寒、热、燥、水不同,人之体质有强弱,病情有轻重缓急,治疗也各有不同。大抵热结在里者宜寒下,冷积寒秘者宜温下,燥结津枯者宜润下,水饮内停者宜逐水,瘀血内结者宜逐瘀。而里实甚而病势急者则当峻下,里实不甚而病势较缓者则宜缓下;正气虚弱而传化无力者,治当攻补兼施。故泻下剂分为寒下、温下、润下、逐水、攻补兼施五类。

现代研究表明,泻下剂有促进肠道运动、改善肠壁血流量,抗炎、抗菌、调节免疫,改善体液分布等多种药理作用;临床常用于感染性及传染性疾病、急腹症、颅内高压等多种急性危重症、手术前肠道清洁及术后并发症的防治、口服药物中毒洗胃后肠道促排等。

泻下剂是为里实证或虚滞证而设,若表证未解,里实不甚,应根据先表后里的原则,先解表邪,待表解里实已成,方可纯用泻下;若表证未除,里实较甚,则宜用表里双解法。里实兼有瘀血、虫积、痰浊等,则宜结合祛瘀、驱虫、祛痰等法。年老体弱、病后津伤、正值经期或新产血亏者,应慎用此类方剂,或选用润下剂或攻补兼施剂。泻下剂易伤胃气,应得效即止,不可久服或过剂。服用泻下剂期间,应注意饮食调护,不宜过早进食油腻或不易消化的食物,以免重伤胃气。孕妇当禁用或慎用泻下剂,以免伤及胎元。

第一节 寒 下

寒下剂（formulas that drain downward in coldness），适用于里热积滞实证，症见大便秘结、腹部胀满或疼痛拒按、潮热谵语、苔黄脉实等。寒下剂常以大黄、芒硝等寒下药为主组成。因积滞内阻，易致气滞不行甚或血瘀，故多配伍枳实、厚朴等以行气导滞，或桃仁、牡丹皮等以活血逐瘀，促使气机通畅。对水热互结之证，则常配伍甘遂、牵牛子等攻逐水饮之品，使水热之邪从二便而泄。代表方如大承气汤。

大承气汤（《伤寒论》）
（Da Chengqi Tang）
Major Decoction for Ordering the Qi

【组成】 大黄四两,酒洗(12g)　厚朴半斤,炙,去皮(24g)　枳实五枚,炙(5g)　芒硝三合(8g)

【用法】 上四味,以水一斗,先煮二物,取五升,去滓,内大黄,更煮取二升,去滓,内芒硝,更上微火一二沸,分温再服。得下,余勿服（现代用法：水煎,大黄后下,芒硝溶服）。

【功效】 峻下热结。

【主治】

1. 阳明腑实证。大便不通,频转矢气,腹满而痛、按之硬,或脘痞,日晡所发潮热,手足濈然汗出,或谵语;舌苔黄燥起刺,或焦黑燥裂,脉沉实。

2. 热结旁流证。下利清水,色纯青,其气臭秽,脐腹疼痛,按之坚硬有块,口舌干燥,脉滑实。

3. 热厥、痉病或发狂之属于里热实证者。

【制方原理】 阳明腑实证,乃由实热与积滞互结于肠胃,腑气不通所致。大便秘结不通、频转矢气、脘痞腹满痛因实热内结,气机阻滞,腑气不通;腹痛按之坚硬为燥屎结聚肠中;矢气频转者,是燥屎内阻胃气下行,尤有可通之机;日晡所发潮热乃因阳明经气旺于申酉之时,与阳明腑热相争,使发热如潮汐之有信;手足濈然汗出则因"四肢皆禀气于胃"（《素问·太阴阳明论》）,今阳明胃热炽盛,郁蒸于外,迫津外泄所致;谵语系里热上扰神明;舌苔黄燥起刺或焦黑燥裂而脉沉实,为热盛津伤,燥屎内结之明征。"热结旁流"系肠中燥屎内结,燥热煎迫津液从旁而下之象;热厥乃因里热闭阻,阳气被遏;痉病抽搐系热盛伤津,筋脉失养;热扰神明甚则神昏发狂。上述诸症皆为实热积滞,内结肠胃,腑气闭阻,热盛津伤。病重势急,治当峻下热结,所谓"釜底抽薪,急下存阴"之法。

方中大黄苦寒通降,泻热通便,荡涤肠胃,为君药;芒硝咸寒润降,泻热通便而又软坚润燥,善除燥坚,助君药荡涤泻下,为臣药;枳实辛微寒,理气消痞,厚朴苦辛温,行气散满,二者相须为用,畅通气机,共为佐使,合助大黄、芒硝推荡积滞下行。制服中先煎枳、朴,去滓后再下大黄,最后冲溶芒硝,是取其"生用气锐而先行,熟者气钝而缓和,盖生者气锐而先行,欲使芒硝先化燥屎,大黄继通地道,而后枳、朴除其痞满也"（《伤寒来苏集·卷三》）。再增峻下之力。本方泻下热结,腑气得通,承顺胃气下行,故名"承气";而其药力峻猛,更加煎煮得法,有峻下热结之功,所谓"无坚不破,无微不入,故曰大也"(《温病条辨》)。

制方要点:①泻实通腑与行气宽肠配伍,泻下力峻;②用法特殊,方中药物煎煮先后次第有序,法中有法。

【临床应用】

1. 用方要点　本方是寒下法的代表方,也是治疗热结里实证的基础方。后世用"痞、满、燥、实"四字来概括其适应证,"痞"指自觉胸脘有闷塞压重感;"满"指脘腹胀满,按之有抵抗感;"燥"指肠中燥屎,既燥且坚,干结不下;"实"指热结里实,正盛邪实,大便不通,腹满而痛。临证须脉证合参,尤以舌苔老黄,甚则黑有芒刺,脉体沉实为用方要点。

2. 临证加减　原方厚朴用量倍于大黄,后世医家亦有用大黄重于厚朴者。一般可根据病机中痞满气滞与燥屎坚结之多寡,调整厚朴、枳实与大黄、芒硝的用量。兼气虚者加人参补气,以防泻下气脱;阴伤较重者加玄参、麦冬、生地黄等,以滋阴润燥。

3. 现代运用　多用于急性单纯性肠梗阻、粘连性肠梗阻早期、蛔虫性肠梗阻、胆囊炎、急性胰腺炎、急性阑尾炎、幽门梗阻、急性菌痢、胃石症以及某些热性病过程中出现高热昏谵、惊厥发狂、便秘及苔黄脉实者。

4. 使用注意　热结不甚、年老体弱及孕妇者不宜用。

【附方】

1. 小承气汤(《伤寒论》)　大黄四两,酒洗(12g)　厚朴二两,去皮,炙(6g)　枳实三枚大者,炙(9g)　上三味,以水四升,煮取一升二合,去滓,分温二服。初服汤,当更衣,不尔者,尽饮之;若更衣者,勿服之。功效:轻下热结。主治:阳明腑实轻证。大便不通,潮热谵语,脘腹痞满,舌苔老黄,脉滑而疾;或热积肠胃之痢疾初起,腹中胀痛,里急后重者。

2. 调胃承气汤(《伤寒论》)　大黄四两,去皮,清酒洗(12g)　甘草二两,炙(6g)　芒硝半升(10g)　以水三升,煮二物至一升,内芒硝,更上微火一二沸,温顿服之,以调胃气。功效:缓下热结。主治:阳明腑实证有燥实而无痞满之症者。大便不通,口渴心烦,或蒸蒸发热,舌苔正黄,脉滑数;或肠胃积热而致发斑、口齿咽喉肿痛等。

3. 复方大承气汤(《中西医结合治疗急腹症》)　川朴　炒莱菔子各五钱至一两(15~30g)　枳壳　赤芍各五钱(15g)　大黄五钱,后下(15g)　桃仁三钱(9g)　芒硝三至五钱,冲服(9~15g)　水煎服。功效:通里攻下,行气活血。主治:适用于早期单纯性肠梗阻,气血郁滞较重者。

按:仲景三承气汤中,大承气汤大黄酒洗生用且后下,取其泻热除实;芒硝溶服,软坚润燥;且加枳、朴行气除痞满,故攻下之力最为峻猛,为峻下剂,主治热结津伤重,"痞、满、燥、实"俱全之阳明腑实证病重势急者。小承气汤不用芒硝,且三味同煎,枳、朴用量亦减,故攻下之力较轻,为轻下剂,主治痞满实为主而燥屎较轻的阳明腑实轻证。调胃承气汤不用枳、朴,仅用硝、黄,芒硝虽后下,但大黄与甘草同煮,且甘草"甘缓"使其攻下之力比前两方缓和,为缓下剂,主治阳明腑实有燥实而无痞满之证。复方大承气汤由大承气汤(以枳壳易枳实)加莱菔子、桃仁、赤芍而成,泻下热结,行气活血作用较强,适用于早期单纯性肠梗阻属于气血瘀滞者。

【现代研究】

实验研究　大承气汤中君药大黄含番泻苷类等结合型二蒽酮类成分,通过局部刺激、增强大肠蠕动而导泻；芒硝所含硫酸钠（Na_2SO_4）不被肠黏膜吸收而成高渗溶液，增加肠道内容，引起机械性刺激而致排稀便；厚朴煎剂在小剂量时能兴奋小鼠离体肠管；枳实所含辛弗林（Synephrine）等生物碱及黄酮苷类，使胃肠运动收缩节律增加而有力。四药合用能产生强大的荡涤肠道，峻下热结的作用。研究表明，100%大承气汤煎液的多种倍比稀释液体外对内毒素均有直接灭活效应。用琼脂稀释法检测到100%大承气汤煎液（离心后）的1∶4稀释液在体外对哈夫尼亚菌、乙型副伤寒杆菌、伤寒杆菌、福氏、志贺菌等多种细菌均呈抑制效应，对沙雷菌无抑制作用。表明大承气汤在体外对常见肠道G^-杆菌具有抑制作用。

通过对汤药和药渣中成分含量的检测比较大承气汤不同煎煮方法的差异。采用传统煎煮方法A即先煎厚朴、枳实，去厚朴、大黄后再下大黄和芒硝，方法B即汤剂煎煮后不去厚朴、枳实。采用HPLC测定2份汤剂及药渣中大黄结合蒽醌、游离蒽醌的含量。结果A汤剂中结合蒽醌及游离蒽醌均较B汤剂含量高，B药渣总蒽醌含量高于A药渣。表明大承气汤古法煎煮中去厚朴、枳实后再下大黄的方式，提高了有效成分的溶出率。

第二节　温　下

温下剂（formulas that drain downward in warmess），适用于里寒积滞实证，症见大便秘结，腹部胀满，腹痛喜温，手足不温，苔白滑，脉沉紧等。治疗时单纯祛寒，积滞难去；仅予通下，沉寒不除，故应以温里散寒与通下并用。本类方剂常用温下药巴豆为主，或以泻下药大黄配伍温里药附子、干姜而成。此类病证的病机多涉寒凝气滞，或兼脾弱气虚，故又常配合厚朴、木香等理气行滞，或人参、白术等健脾补气之品。代表方有大黄附子汤、温脾汤、三物备急丸。

温脾汤（《备急千金要方》）
（Wenpi Tang）
Warming Spleen Decoction

【组成】　大黄四两(12g)　附子大者一枚(8g)　干姜二两(6g)　人参二两(6g)　甘草二两(6g)

【用法】　上五味，㕮咀，以水八升，煮取二升半，分三服。临熟下大黄（现代用法：水煎服，大黄后下）。

【功效】　温补脾阳，攻下冷积。

【主治】　脾阳不足，冷积内停证。便秘，或久利赤白，腹痛，手足不温，脉沉弦。

【制方原理】　本方原为冷积之久利或便秘而设，症虽不同，但均由平素脾阳不足，或过食生冷，损伤中阳所致。脾虚中寒，冷积阻结于肠中，故见腹痛便秘；若寒湿久留，冷积不化，损伤肠络，又可见下利赤白；阳气无力布达于四肢，故四肢不温；脉沉弦为冷积之象。本方证的病机要点为脾阳不足，温化无力，冷积内阻，虚中夹实。治疗若单纯温补脾阳，则积滞不去；单纯通下积滞，又更伤中阳，须温补脾阳与攻下积滞并举。

方中附子辛热，温壮脾阳以散寒凝；大黄苦寒，泻下通便以荡积滞，共为君药。干姜辛热，温中祛寒，助附子温阳散寒，为臣药。人参甘温，补脾益气，合附子、干姜温补阳气以扶脾弱，寓温阳必兼益气之理，为佐药。甘草甘温，既助人参健脾益气，并防大黄泻下伤中，兼可调和诸药，为佐使。诸药合用，使寒邪去，积滞行，脾阳复，则诸症自愈。

制方特点：温里补中与泻下并用，温补脾阳，兼以泻下积滞；辛热配甘温，祛寒扶阳而补气；苦泻配甘缓，泻下力缓而泻实顾虚。

【临床应用】

1. 用方要点　本方适用于脾阳不足，冷积内结之冷积或久利。临床当以久利赤白，或便秘，手足不温，舌淡苔白，脉沉弦为主要依据。

2. 临证加减　寒凝气滞，腹中胀痛，加厚朴、木香以行气止痛；胃逆呕吐，加半夏、砂仁以和胃降逆；脾肾虚寒，腹中冷痛，加肉桂以温中止痛；积滞不化，苔白厚腻，加厚朴、莱菔子以化积下滞；久利赤白，损伤阴血，舌淡脉细，加当归、白芍以补养阴血。

3. 现代运用　可用于消化道溃疡、口腔溃疡、慢性肾功能不全、尿毒症、幽门梗阻、急性肠梗阻等证属寒积内停者。

4. 使用注意　便秘属热结或阴虚者忌用。

【附方】

1. 温脾汤（《备急千金要方》）　大黄五两(15g)　当归　干姜各三两(各9g)　附子　人参　芒硝　甘草各二两(各6g)　上七味，㕮咀，以水七升，煮取三升，分服，日三。功效：攻下寒积，温补脾阳。主治：便秘腹痛，脐下绞结，绕脐不止，手足欠温，苔白不渴，脉沉弦而迟。

本方见于《备急千金要方》卷十三心腹痛门，较正方温脾汤（见于该书卷十五冷痢门）多当归、芒硝，方中硝、黄合用，泻积之力强，兼以养血和血，主治寒积较甚之便秘而脐腹痛者；正方温脾汤只用大黄，并减其用量，而重用附子，意在以温阳为主，泻下之力稍缓，主治虚寒夹积之便秘或久利赤白者。

2. 大黄附子汤（《金匮要略》）　大黄三两(9g)　附子三枚，炮(15g)　细辛二两(6g)　以水五升，煮取二升，分温三服。若强人煮取二升半，分温三服。服后如人行四五里，进一服。功效温里散寒，通便止痛。主治寒积里实证。腹痛便秘，或胁下偏痛，发热，手足不温，舌苔白腻，脉弦紧。

按：温脾汤与大黄附子汤均以苦寒大黄配伍辛热附子，具有温阳散寒，泻下冷积的功用，治疗寒积里实证。但温脾汤尚配有干姜、人参、甘草，故其兼有温补脾阳的功用，主治脾阳不足，冷积阻滞，虚中夹实之便秘或久痢赤白；大黄附子汤配细辛辛温通散，故其温通之力较强，主治寒实积滞较甚而正气未虚之腹痛便秘或胁下偏痛。

【现代研究】

1. 实验研究　观察附子和大黄的不同配比对阳虚便秘(用食醋灌胃加活性炭冰水法建立小鼠、大鼠阳虚便秘动物模型)小鼠及大鼠的排便时间、排便量、小肠推进作用的影响。结果与模型组比较，附子大黄组动物的首粒排便时间显著缩短，3小时内排便粒数显著增加，小肠推进率明显提高，其作用优于附子或大黄单煎剂；血中胃动素(MOT)、促胃液素(Gas)、内皮素(ET)、乙酰胆碱酯酶(AchE)显著升高。表明附子大黄配伍对阳虚便秘有效，其机制可能与其干预胃肠激素及肠神经递质的分泌有关。

2. 临床报道　单纯性动力不全性肠梗阻患者随机分为对照组32例和治疗组26例，对照组给予西医胃肠减压、补液、纠正酸碱平衡失调、抗感染、灌肠等保守治疗，治疗组在此基础上同时加用温脾汤(大黄15g，当归9g，干姜9g，附子6g，人参6g，芒硝6g，甘草6g，煎汤，每日1剂。大便通后，减芒硝)治疗。两组均治疗7天。结果治疗组临床总有效率为96.88%，显著高于对照组34.62%($P<0.01$)。表明温脾汤能提高西医常规疗法对单纯性动力不全性肠梗阻的疗效。

第三节 润 下

润下剂（formulas that moisten the intestines and unblock the bowels），适用于肠燥便秘证，其多因热邪伤津，或素体火盛，肠胃干燥所致，症见大便干燥，艰涩难出，身热口干，舌燥少津等。其治方常用润下药如火麻仁、杏仁等为主，或与寒下药配伍，代表方如麻子仁丸、五仁丸。若因肾阳不足，或病后肾虚，肠失润通所致，症见大便秘结，小便清长，腰膝酸软，舌淡苔白，脉沉迟等，其治方则常以温肾润肠药如肉苁蓉、锁阳、当归等药为主组成，代表方如济川煎。肺与大肠相表里，大肠燥闭，气滞不行，故润下剂中还常配伍行气或开降肺气之品如枳壳、陈皮、杏仁等，使腑气通畅。

麻子仁丸（《伤寒论》）
（Maziren Wan）
Hemp Seed Pills

【组成】 麻子仁二升(48g) 芍药半斤(24g) 枳实半斤,炙(24g) 大黄一斤,去皮(48g) 厚朴一尺(一本作斤),炙,去皮(30g) 杏仁一升,去皮尖,熬,别作脂(24g)

【用法】 上六味,蜜和丸,如梧桐子大,饮服十丸,日三服,渐加,以知为度(现代用法:上药共为细末,炼蜜为丸,每次9g,每日1~2次,温开水送服,亦可改为汤剂煎服)。

【功效】 润肠泻热,行气通便。

【主治】 脾约证。大便干结,小便频数,苔微黄,脉浮涩。

【制方原理】 本方在《伤寒论》中主治脾约证,其临床特征为"大便硬,小便数",由胃肠燥热,津液不足所致。《素问·厥论》:"脾主为胃行其津液者也。"《素问·经脉别论》:"饮入于胃,游溢精气,上输于脾,脾气散精,上归于肺,通调水道,下输膀胱,水精四布,五经并行。"胃中燥热,脾不能为胃家行津液,津液偏渗膀胱,故见小便频数;燥热伤津,胃肠失于濡润,故见大便秘结。方证病机要点:胃肠燥热内结,脾约不能布津,肠失濡润。治当润燥通便,开结泻热,以复脾运。

方中麻子仁味甘性平,质润多脂,入脾胃大肠,益脾胃之阴,尤能润肠通便,重用为君药。杏仁甘平润燥,入肺与大肠,上肃肺气,下润大肠;芍药苦酸微寒,养血敛阴,缓急和里,共为臣药。大黄苦寒泻热通便,枳实破结,厚朴除满,此三味即小承气汤,轻下热结以除胃肠燥热,为佐药。蜂蜜甘润,助麻仁润肠,缓小承气攻下,使下不伤正,为佐使。诸药相合,使热去阴复燥除,大便自调。

制方特点:主用润肠,辅佐以酸甘,小用苦寒;制之以丸,服自小量始,不效渐加,旨在"缓下"。

因本方主治脾约便秘,故又名脾约麻仁丸、脾约丸。

【临床应用】

1. 用方要点 本方适用于胃肠燥热,津液不足的便秘。临床当以大便干结,小便频数,脉细涩为使用依据。

2. 临证加减 热伤血络,肛门出血,加槐角、地榆凉血止血;燥热津伤较重,口干舌燥,加玄参、生地黄以滋阴通便;热结较甚,苔黄脉数,可重用大黄,或加芒硝,以泻热通便。

3. 现代运用 主要用于习惯性便秘、痔疮便秘、老人与产后便秘等证属肠胃燥热者。

4. 使用注意 津亏血少之便秘,不宜久服;孕妇慎用。

【现代研究】

1. 实验研究 慢传输型便秘模型大鼠分别给予自来水(7.5ml/kg)、复方酚酞片(50mg/kg)、麻子仁丸浓缩煎液(7.5ml/kg)灌胃,每日一次,连续一个月。结果麻子仁丸能明显提高实验大鼠结肠慢波振幅,增加结肠的蠕动。

2. 临床报道 180例在硬膜外麻醉下行经尿道前列腺汽化电切术的前列腺增生术后患者,随机分为对照组和治疗组,每组各90例。治疗组再设为低、中、高剂量组,每组各30例。对照组术后行常规护理;治疗组在此基础上口服麻仁丸,治疗组于术后6小时口服麻仁丸6g/次,低、中、高剂量组分别每日服药1、3、3次。连服3日。以术后24小时内肛门排气,48小时内排便等为有效指标。结果治疗组有90%,显著高于对照组有效48%($P<0.001$)。三个剂量组间无明显差异($P>0.05$),其中中剂量组患者未出现腹胀、便秘和腹泻现象。提示该方临床使用剂量以每日2次为宜。

济川煎(《景岳全书》)
(Jichuan Jian)
Benefiting the River Decoction

【组成】 当归三至五钱(9~15g) 牛膝二钱(6g) 肉苁蓉酒洗去咸,二至三钱(6~9g) 泽泻一钱半(5g) 升麻五分至七分或一钱(1.5~3g) 枳壳一钱,虚甚者不必用(3g)

【用法】 水一盅半,煎七八分,食前服。如气虚者,但加人参无碍;如有火,加黄芩;如肾虚,加熟地(现代用法:作汤剂,水煎服)。

【功效】 温肾益精,润肠通便。

【主治】 肾阳虚弱,阴津不足之便秘证。大便秘结,小便清长,腰膝酸软,舌淡苔白,脉沉迟或沉涩。

【制方原理】 本方原为肾虚便秘证而设。便秘虽属大肠传导功能失常,但与脾、胃及肾的关系亦甚为密切。肾主藏精,开窍于二阴而司二便。肾阳虚弱,气化无力,津液不布,故小便清长;肾虚精亏,肠失濡润,传导不利,故大便秘结;腰为肾之府,膝为筋之府,肾虚气弱,精血亏少,故腰膝酸软。舌淡苔白、脉沉迟或涩,也为肾阳不足,精血亏少之征。本方证病机为肾虚精亏,气化无力,肠腑失润。治宜温肾益精,润肠通便。

方中肉苁蓉甘咸温润,入肾与大肠,温肾益精,润燥滑肠,为肾虚便秘之要药,为君药。当归甘辛而温,养血润肠,助君药益精血,润肠燥;牛膝性平而苦降,补肝肾,强筋骨,性善下行,助苁蓉、当归滋补肝肾以强腰膝,共为臣药。枳壳苦降,下气宽肠;泽泻甘淡,渗利肾浊,使补而不滞;更用少量升麻,轻宣升阳,合牛膝、泽泻而有欲降先升,升清降浊之妙,共为佐使。诸药合用,共奏温润通便之功。

本方方名"济川",意在资助河川以行舟车,即补肾滋液而润肠通便。

制方特点:寓通于补,主在温润通便;寓降于升,蕴"欲降先升"之理;温肾益肝,精血并补,重在治本。

【临床应用】

1. 用方要点 本方为治疗肾虚津亏便秘证的常用方。临床当以大便秘结,小便清长,腰膝酸软,舌淡脉弱为使用依据。

2. 临证加减 肾虚精亏重,加熟地黄、枸杞子以填精补肾;津枯肠燥,加火麻仁、杏仁以滋燥润肠;筋骨失充,痿软无力,加杜仲、锁阳以强筋壮骨;脾胃气虚,食少神疲,加人参、白术健脾助运。

3. 现代运用 多用于老人便秘,习惯性便秘等证属肾虚者。

4. 使用注意 热结便秘者不宜。

【附方】

1. 五仁丸(《世医得效方》) 桃仁一两(30g) 杏仁炒,去皮尖,一两(30g) 柏子仁半两(15g) 松子仁一钱二分五厘(5g) 郁李仁炒,一钱(3g) 陈皮四两,另研末(120g) 将五仁别研为膏,入陈皮末研匀,炼蜜为丸,如梧桐子大,每服五十丸(9g),空心米饮送下(现代用法:可改为汤剂,剂量酌定,水煎服)。功效:润肠通便。主治:津枯肠燥证。津枯肠燥证。大便艰难,以及年老和产后血虚便秘,舌燥少津,脉细涩。

2. 润肠丸(《脾胃论》) 大黄去皮 当归梢 羌活 以上各五钱(各15g) 桃仁汤浸去皮尖,一两(30g) 麻仁去皮取仁,一两二钱五分(37.5g) 除麻仁另研如泥外,捣细,如梧桐子大,每服五十丸,空心服,白汤送下。功效:润肠通便,活血散风。主治:风结、血结之大便秘涩证。饮食劳倦,大便秘涩,或干燥不通,全不思食。

按:五仁丸、润肠丸与麻子仁丸均属润下剂,麻子仁丸以润肠药配合小承气汤而成,润下之中兼能泻热导滞,适用于胃肠燥热,津液不足之脾约便秘;五仁丸则由富含油脂的五种果仁配伍大剂陈皮而成,其润下兼能行滞活血,适用于津枯肠燥,气血涩滞之虚秘。润肠丸由润肠药配合养血及活血祛风药而组成,润下中兼能养血疏风,主治风热入侵大肠,伤津耗血,风结血滞之肠燥便秘。

【现代研究】

实验研究 老龄大鼠给予济川煎高、中、低不同剂量(1.6、3.2、4.5g·kg^{-1})灌胃,设青龄和老龄对照组分别给予等量蒸馏水,每天1次,连续30天。小肠碳末法测量小肠总长度和碳末推进长度,计算碳末推进率;测定小肠组织组织胃动素(MTL)、P物质(SP)和生长抑素(SS)SS含量。结果较之于老龄对照组,济川煎中、高剂量组大鼠小肠碳末推进率和小肠组织中 MTL 含量增加、SS 含量下降($P<0.05$ 或 $P<0.01$);低、中剂量组小肠组织中 SP 含量明显增加($P<0.01$)。表明济川煎有增强老龄大鼠胃肠蠕动的作用,其机制可能与促进肠道胃动素、P物质的释放及降低肠道生长抑素水平有关。

小鼠随机分成古代五仁丸(按原方重用陈皮)、现代五仁丸(重用五仁而轻用陈皮)、溴吡斯的明和空白对照组共4组。各组小鼠分别给予相应药物灌胃,每天1次,连续两周,计算小鼠的小肠推进率。结果麻子仁丸古方组和现代方组的小肠推进率均显著高于空白对照组和溴吡斯的明组($P<0.05$),且古方组显著高于现代方组($P<0.05$)。表明五仁丸方具有通便作用,方中重用陈皮具有其合理性。

第四节 逐 水

逐水剂(formulas that drive out excessive water),适用于水饮壅盛于里的实证,症见胸胁引痛,或水肿腹胀,二便不利,形气俱实,脉沉实有力等。此类方剂常用逐水药芫花、甘遂、大戟等为主组成。水停气阻,故此类方常需配伍行气之品如青皮、木香等;峻泻逐水,易伤正气,故又常配伍益气扶正药大枣等。代表方如十枣汤、舟车丸。

笔记

十枣汤（《伤寒论》）
（Shizao Tang）
Ten-jujube Decoction

【组成】 芫花 甘遂 大戟各等分

【用法】 三味等分,各别捣为散,以水一升半,先煮大枣肥者十枚,取八合去滓,内药末。强人服一钱匕,羸人服半钱,温服之,平旦服。若下少病不除者,明日更服,加半钱。得快下利后,糜粥自养(现代用法:三药等分为末,每服 0.5~1g,以大枣十枚煎汤送服,每日一次,清晨空腹服用。得快下利后,糜粥自养)。

【功效】 攻逐水饮。

【主治】

1. 悬饮。咳唾胸胁引痛,心下痞硬,干呕短气,头痛目眩,胸背掣痛不得息,脉沉弦。

2. 实水。水肿重症,一身悉肿,尤以身半以下肿甚,腹胀喘满,二便不利等。

【制方原理】 本方所治悬饮、实水皆与水饮壅盛于里有关。水停胸胁,气机受阻,故胸胁引痛,甚则胸背掣痛不得息;水饮迫肺,宣降失常,故见咳唾短气;水停心下,气结于中,故心下痞硬;水气犯胃,胃失和降,则干呕;水停脘腹,气机不利,故腹胀、二便不利;饮邪阻滞,清阳不升,故头痛目眩;水饮外溢于肌肤,则为水肿。本证病机要点为水饮内停胸胁脘腹,外溢经隧肌肤,气机阻滞;治当攻逐水饮。

方中芫花善消胸胁伏饮痰癖,甘遂善逐经隧水湿,大戟善泄脏腑之水,三味相合,峻下逐水之功甚著。但此三品究为峻猛有毒之品,易伤正气,故又配伍甘温质润的大枣十枚,培土制水,并缓和诸药峻烈及毒性,使下不伤正,并减少药后反应。

制方特点:本方集三味逐水峻品于一方,佐用大枣,制毒缓峻,使攻逐水饮而不伤正。

本方药性峻烈,服法应注意:①大戟、芫花、甘遂等分为末,从小剂量(0.5~1g)开始,以枣煎汤送服。②每日一次,清晨空腹时服用。③服药得快利后,食糜粥以保养脾胃。④水饮未尽去时应视情酌定:体质尚可者可渐加量再服;如服药后精神萎靡,体力不支者宜停服或与补药交替使用。

《丹溪心法》改为丸剂,名"十枣丸",是"治之以峻,行之以缓"之法,可用于本病轻证或体弱病人不耐峻攻者。

【临床应用】

1. 用方要点 本方为攻逐水饮之峻剂,临床使用当以体质壮实,咳唾胸胁引痛,或水肿腹胀,二便不利,脉沉弦为依据。

2. 临证加减 若患者体虚邪实,又非攻下不可者,可用本方与健脾补益剂交替使用。

3. 现代运用 主要用于渗出性胸膜炎、肝硬化腹水、晚期血吸虫病及肾炎水肿等证属水饮内盛,形气俱实者。

4. 使用注意 只宜暂用,不可久服;孕妇忌用;忌与甘草伍用。

【附方】

1. 控涎丹(《三因极一病证方论》) 甘遂去心 大戟去皮 白芥子各等分 三药

为末,煮糊丸如梧子大,晒干,食后临卧,淡姜汤或熟水下五七丸至十丸。如痰猛气实,加数丸不妨。功效:祛痰逐饮。主治:痰涎伏于胸膈证。忽患胸背、手脚、颈项、腰胯隐痛不可忍,连筋骨牵引钓痛,走易不定;或令人头痛不可忍,或神意昏倦多睡,或饮食无味,痰唾稠黏,夜间喉中如锯,多流唾涎,手脚重,腿冷痹等。

2. 舟车丸(《景岳全书》) 黑丑研末,四两(120g) 甘遂面裹 煨芫花 大戟俱醋炒,各一两(各30g) 大黄二两(60g) 青皮 陈皮 木香 槟榔各五钱(各15g) 轻粉一钱(3g) 上为末,水糊丸如小豆大,空心温水下,初服五丸,日三服,以快利为度。功效:行气逐水。主治:水热内壅,气机阻滞证。水肿水胀,口渴,气粗,腹坚,大小便秘,脉沉数有力。

按:上二方均为十枣汤的加减方。控涎丹系十枣汤去芫花、大枣,加善治胸膈间皮里膜外痰涎的白芥子而成,以糊为丸,攻逐力较缓,长于祛痰逐饮,适用于痰涎水饮停于胸膈,或走注经隧之证。舟车丸则由十枣汤去大枣,并加黑丑、大黄、轻粉泻热通便逐水,加青皮、陈皮、木香、槟榔以行气导滞行水,侧重行气逐水,虽以糊为丸,但攻逐之力较峻,适用于水热壅盛之形气俱实者。

【现代研究】

1. 实验研究 观察十枣汤(1g/kg、2g/kg、4g/kg)灌胃对接种瘤细胞株引起的恶性胸腹水小鼠模型的胸腹水消退及生存期的影响。结果与对照组相比,十枣汤各剂量组小鼠的胸腹水减少和生存期延长($P<0.05$ 或 $P<0.01$)。与5-FU组相比,十枣汤各剂量组小鼠生存期均有显著延长($P<0.05$ 或 $P<0.01$);中、高剂量组小鼠的胸腹水呈显著下降($P<0.05$)。表明十枣汤对接种瘤株的小鼠胸腹水具有一定的治疗作用,在减轻胸腹水和延长生存期方面优于5-FU。

2. 临床报道 十枣汤外用治疗30例直径小于0.8cm的尿路结石患者,方法:将"十枣汤"(甘遂、大戟、芫花各等份,大枣10枚)加工成药末,以75%乙醇加蜂蜜适量调成膏,每用3~5g用胶布固定于神阙、中极、肾俞(双)、阴陵泉(双)、三阴交(双)穴位。1次贴敷48小时,取药后停药6小时继续外敷药。5次为1个疗程,连续3个疗程。结果总有效率为76.7%,其中20例排出0.2~0.8cm结石31枚。表明十枣汤穴位贴敷具有镇痛及排石作用。

第五节 攻 补 兼 施

攻补兼施剂(formulas that both attack and tonify),适用于里实积滞而有正虚者。症见热结阳明,腹满便秘,同时兼有气血不足或阴津将竭之象。治当攻补兼施,邪正兼顾。此类方剂常用泻下药大黄、芒硝等与补气血、养阴液之品如人参、当归、生地黄、玄参、麦冬等配伍而成。代表方有黄龙汤、增液承气汤等。

黄龙汤(《伤寒六书》)
(Huanglong Tang)
Yellow Dragon Decoction

【组成】 大黄(9g) 芒硝(9g) 枳实(9g) 厚朴(6g) 甘草(3g) 人参(6g) 当归(9g)(原书未著分量)

【用法】 水二盅,姜三片,枣子二枚,煎之后,再入桔梗一撮,热服为度(现代用法:水煎,芒硝溶服)。

【功效】 泻热通便,益气养血。

【主治】 阳明热结,气血不足证。下利清水,或大便秘结,脘腹胀满,腹痛拒按,身热口渴,神倦少气,甚则循衣撮空,神昏肢厥,舌苔焦黄或焦黑燥裂,脉虚。

【制方原理】 本方为素体气血不足,复因邪热入里而成阳明热结证而设。热结于里,腑气不通,故大便秘结,腹痛拒按;热结旁流,则自利清水;邪热炽盛,热扰心神,正气欲脱,故见神昏谵语,肢厥,循衣撮空等危重之象;素体气血不足或温病误治耗伤气血,故见神倦少气,脉虚等。本证病机为胃肠燥热结实,腑气不通;气血不足,正气不支。治疗单以泻下攻邪恐有正气不支,纯用补正则又有邪气愈盛,治宜泻实扶虚。

方中大黄、芒硝、枳实、厚朴(即大承气汤)泻热通便,荡涤胃肠实热积滞;人参益气,当归补血,扶正以助祛邪,并使攻下而不伤正。桔梗开宣肺气而助通肠腑,有开上通下之妙;生姜醒胃和中布津,大枣、甘草补益脾胃以助扶正,甘草兼调和诸药。诸药合用,既能攻下热结,又能补益气血,共成攻下扶正之剂。

制方特点:泻热通便配益气养血,攻补兼施,寓补于攻;苦寒佐以辛宣升散(桔梗宣肺上行,生姜布散津液),寓升于降,有"欲降先升"之理。

【临床应用】

1. 用方要点 本方主治阳明热结实证兼气血不足。临床应用当以大便秘结,或自利清水,腹痛拒按,身热口渴,体倦少气,舌苔焦黄,脉虚为依据。

2. 临证加减 老年气血虚者,去芒硝,以减缓泻下之力;阴液大伤,舌苔焦黄燥裂,脉细,加玄参、生地黄以滋阴润肠。

3. 现代运用 主要用于流行性脑脊髓膜炎,流行性乙型脑炎,伤寒,副伤寒等证属阳明腑实,兼气血不足者。

4. 使用注意 中病即止;孕妇忌用。

【附方】

1. 新加黄龙汤(《温病条辨》) 细生地五钱(15g) 生甘草二钱(6g) 人参一钱五分(4.5g)另煎 生大黄三钱(9g) 芒硝一钱(3g) 玄参五钱(15g) 麦冬五钱,连心(15g) 当归一钱五分(4.5g) 海参二条,洗(2条) 姜汁六匙(6匙) 以水八杯,煮取三杯。先用一杯,冲参汁五分,姜汁二匙,顿服之。如腹中有响声,或转矢气者,为欲便也,候一二时不便,再如前法服一杯;候二十四刻不便,再服第三杯。如服一杯,即得便,止后服,酌服益胃汤一剂。余参或可加入。功效:滋阴益气,泻热通便。主治:热结里实,气阴不足证。大便秘结,腹胀,神倦少气,口干咽燥,唇裂舌焦,苔焦黄或焦黑燥裂。

2. 增液承气汤(《温病条辨》) 玄参一两(30g) 麦冬八钱,连心(25g) 细生地八钱(25g) 大黄三钱(9g) 芒硝一钱五分(4.5g) 以水八杯,煮取二杯,先取一杯,不知,再服(现代用法:水煎,芒硝溶化,分两次服用)。功效:滋阴增液,泻热通便。主治:热结阴亏证。燥屎不行,下之不通,口干唇燥,舌红苔黄或焦黄而干,脉细数。

3. 承气养营汤(《瘟疫论》) 知母(9g) 当归(6g) 芍药(15g) 生地(12g) 大黄(12g) 枳实(9g) 厚朴(9g)(原书未著用量) 加生姜,水煎服。功效:泻热通便,滋阴润燥。主治:温病数下亡阴,热渴未除,里证仍在者,两目干涩,唇口燥裂,咽干舌枯,身热不解,腹硬满而痛,大便不通。

按:黄龙汤与新加黄龙汤均为攻补兼施之剂,黄龙汤以大承气峻下热结,配伍人参、甘草、当归,兼益气养血,全方以攻下为主,主治热结较甚而兼气血不足者;新加黄龙汤用调胃承气汤缓下热结,除含有参、归、草外,还重用生地黄、玄参、麦冬、海参滋阴增液,故全方以滋阴为主,泻下力缓,主治热结较轻而气阴亏甚者。增液承气汤由大黄、芒硝与元参、生地、麦冬而成,是泻热通便与滋阴增液合法,主治热结阴亏证。承气养营汤由小承气汤合四物汤去川芎加知母而成,是滋养阴血与泻热通腑合法,泻下之力较小,适宜于热实血燥液枯之便秘证。

【现代研究】

临床报道 98 例行鼻饲并出现胃排空障碍的老年患者随机分为 3 组。对照组 A 予鼻饲能全力(整蛋白纤维型肠内营养混悬液),每次 200ml,4 小时 1 次;增液承气汤组 B 在 A 组基础上加用增液承气汤(玄参 30g,麦冬 25g,细生地黄 25g,大黄 9g,芒硝 4.5g 制得 150ml),每次 50ml,3 次 / 日;莫沙必利组 C 在 A 组基础上加莫沙必利片 5mg,3 次 / 日。观察治疗 72 小时后各组患者的胃排空情况,以胃潴留量为疗效判断标准。结果增液承气汤组总有效率达 82.9%,显著高于对照组 25.0%($P<0.01$)和莫沙必利片组 64.5%($P<0.05$)。A、B、C 三组的不良反应发生率分别为 15.6%、8.6%、9.7%。表明增液承气汤有改善老年鼻饲患者胃排空的作用,且不良反应少。

知识拓展与案例实训

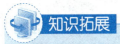 知识拓展

经证和腑证

经证和腑证是对六经辨证中某一经证候的进一步分类。它是后世《伤寒论》注家所立的名称。经脉内联脏腑,当病邪侵扰经脉之气而未聚结于腑时的证候,称为"经证";若入于腑或结于腑的称为"腑证"。但这一概念在临床上一般指三阳经疾病而言,如三阳病经证中有太阳病的恶寒、头痛,发热;阳明病的身壮热、烦渴、自汗;少阳病的寒热往来、胸胁苦满等;三阳病腑证中有太阳腑证的口渴心烦,脉浮,小腹胀,小便不利,水入则吐,是水蓄于膀胱(膀胱为太阳之腑);阳明腑证的潮热或谵语,腹痛,大便秘结,是热结于胃与大肠(胃为阳明之腑);少阳腑证的胸胁满微结,小便不利,往来寒热,心烦,渴而不呕,但头汗出,是热郁于胆(胆为少阳之腑)

新加黄龙汤制方原解

吴瑭:"旧方用大承气加参地当归,姑知正气久耗,而大便不下者,阴阳俱惫,尤重阴液消亡,不得再用枳朴伤气而耗液,故改用调胃承气。取甘草之缓急,合人参补正;微点姜汁,宣通胃气,代枳朴之用,合人参最宣胃气。加麦、地、元参,保津液之难保,而又去血结之积聚;姜汁为宣气分之用,当归为宣血中气分之用;再加海参者,海参咸能化坚,甘能补正,按海参之液,数倍于其身,其能补液可知,且蠕动之物,能走络中血分,病久者必入络,故以之为使也。"(《温病条辨》)

 案例实训

某男,48 岁,2008 年 12 月 6 日初诊。平素畏寒喜温。去年夏秋期间,因饮食不节,出现腹泻,服用黄连素片 3 天后,泄泻渐停。但 2 周后应参加亲友会餐,稍触生冷拼盘,即下痢色白,先后用黄连素和西药抗生素,效果均不显。一年多来,下利时犯,时轻时重。刻下:腹痛,大便滞

下,每日2次,夹有白色黏冻,肛门作坠,窘迫难忍,腹胀拒按,形寒肢凉,舌淡苔白腻,脉象弦紧。(《经方应用》)

　　分析要点:①整理案情,梳理本案的信息要点。②该患者属于何种病证?病机和立法是什么?③患者的表现与所学过的哪一首方剂的主治接近?④选定用方后,可对其做哪些方面的调整?

　　请给予处方并就其配伍用药及制服做出说明。

学习小结

　　泻下剂具有通导大便,排出胃肠积滞,荡涤实热、寒积,攻逐水饮等作用,适用于胃肠实热内结或寒积、燥粪、水饮等有形之邪停留体内的里实证。针对里实证中的热结、寒结、燥结、水结、体虚邪实等类型,本章有寒下、温下、润下、逐水和攻补兼施五类方剂。

　　1. 寒下　适用于里热实证。三承气汤均有泻下热结之功,其中大承气汤硝、黄与枳、朴并用,攻下之力最强,主治痞、满、燥、实四证俱备的阳明腑实重证;小承气汤减其枳、朴用量,不用芒硝,攻下之力较轻,主治痞、满、实而燥证未具的阳明腑实轻证;调胃承气汤虽硝、黄同用,但无枳、朴,且佐用甘草,有缓下热结之功,主治阳明燥实内结而无痞、满之证。

　　2. 温下　适用于里寒实证。大黄附子汤和温脾汤中均以附子配大黄为主体,大黄附子汤中佐以细辛辛温宣通,散寒止痛,主治寒实内结而正气不虚者;温脾汤则配伍干姜、人参、甘草温补脾阳,主治脾阳不足,冷积内阻之便秘或久利赤白。

　　3. 润下　适用于津液不足,阴血虚少,或肾虚所致的肠燥便秘证。麻子仁丸、五仁丸、济川煎均能润肠通便,其中麻子仁丸主以滋液润肠,佐以小承气汤泻热行滞,主治肠胃燥热,脾津不布的大便秘、小便数之脾约证;五仁丸集多脂之果仁为主,佐以陈皮,炼蜜为丸,能润通大便,适宜津枯肠燥之便秘;济川煎温肾益精,润肠通便,主治肾虚精血亏少之便秘。

　　4. 逐水　适用于水饮蓄积或壅盛的实证。十枣汤和舟车丸均能泻下逐水,十枣汤以大枣煎汤送服甘遂、大戟、芫花三味细末,其逐水之中兼有培土扶正作用,主治悬饮及水肿腹胀属实证者;舟车丸于逐水药中配以苦寒泻热及多味行气之品,逐水泻下之力更猛,主治水热内壅,气机阻闭,水肿水胀而以大腹肿满为主症之邪实而正不虚者。

　　5. 攻补兼施　适用于邪实正虚证。黄龙汤由大承气汤配合益气养血药组成,主治阳明腑实兼气血不足者;新加黄龙汤用调胃承气汤配合滋阴增液及益气养血药而成,主治热结较轻而气阴亏甚者。增液承气汤则以大量滋阴增液之品,配伍硝、黄,滋阴增液之中而有泻热通便之功,主治温病热结阴亏,燥屎不行者。承气养营汤以小承气汤合四物汤去川芎加知母而成,功能泻热通便,滋阴润燥,治火盛血燥,液枯便秘之证。

(张均克)

94

复习思考题

1. 简述泻下剂的定义、适用范围、配伍原则及应用注意事项。

2. 联系大黄的性用,叙述其在泻下各类方剂中的选用及配伍要点。

3. 分析三个承气汤在组成、用量、煎服、功效、主治方面的异同。

4. 简述十枣汤中大枣的配伍意义。

5. 简述黄龙汤中煎加桔梗和新加黄龙汤中煎加姜汁的意义。

6. 怎样理解麻子仁丸具有"缓下"的功效?

7. 比较大黄附子汤与温脾汤、麻仁丸与五仁丸、十枣汤与舟车丸、黄龙汤与新加黄龙汤在配伍、功效及主治等方面的异同。

8. 查阅相关文献,归纳寒下、温下、润下方的常见配伍药对。

第八章

和 解 剂

和解剂(formulas that harmonize)是以寒热、补泻、疏敛等药味相互配用,具有调和寒热、疏调气血、扶正祛邪、燮理脏腑等功用,主治"不和"病证的一类方剂。此类不和病证的病机通常较为复杂,多涉及表里、寒热、脏腑、气血、虚实等交互并存,治疗上不宜单用寒、热、攻、补等法,而宜"和解",即缓和调平的方法。和解剂是体现八法中"和法"的一类方剂。

和解剂原为治疗伤寒邪入少阳而设,由于少阳为人体阴阳之枢纽,其经脉位于表里之间,伤寒邪入少阳,病变多为表里寒热虚实夹杂,其治疗"既非发汗之所宜,又非吐下之所对"(《伤寒明理论》),当用和法,即以小柴胡汤和解之。盖少阳涉及胆和三焦,与厥阴相表里;而厥阴少阳与太阴阳明关系甚为密切,肝旺易克脾土,胆热易犯胃腑;而阳明涉及胃肠,其功能又多依附脾胃,脾胃表里相合,升降各司其属,故和解剂除治少阳证外,还治肝脾不调证、肠胃不和证。所以本章方剂分为和解少阳、调和肝脾、调和肠胃三类。

药理研究表明,和解剂具有保肝利胆、保护肠胃黏膜、调节内分泌、调节自主神经、改善微循环、抗炎、抗菌、抗病毒、抗突变、抗放射损伤,以及增强免疫功能等多方面作用,为理解本类方剂和解功效的现代内涵提供了一定依据。现代临床和解剂被广泛用于内、外、妇、儿各科,涉及内分泌、精神神经、消化、呼吸、泌尿、血液、心血管、生殖等多系统疾病。

本类方剂虽然性质平和,但毕竟以祛邪为主,平调中也多有侧重,故纯虚证不宜使用;凡外感疾病邪气在表,未入少阳,或邪已入里,阳明热盛均不宜使用和解剂;具体组方时还应辨病机中表里、虚实、寒热之偏颇。

第一节 和 解 少 阳

和解少阳剂(formulas that harmonize the shaoyang),适用于少阳病证,症见往来寒

热,胸胁苦满,默默不欲饮食,心烦喜呕,口苦,咽干,目眩,脉弦等。此类方剂多以辛散透解与苦寒清热药配伍为主,兼与和胃降逆,或健脾益气等药配伍。代表方有小柴胡汤、蒿芩清胆汤等。

小柴胡汤《伤寒论》
(Xiao Chaihu Tang)
Minor Bupleurum Decoction

【组成】 柴胡半斤(24g) 黄芩三两(9g) 人参三两(9g) 半夏洗,半升(12g) 甘草炙,三两(9g) 生姜切,三两(9g) 大枣擘,十二枚(12枚)

【用法】 上七味,以水一斗二升,煮取六升,去滓,再煎,取三升,温服一升,日三服(现代用法:水煎服)。

【功用】 和解少阳。

【主治】 ①伤寒少阳证。往来寒热,胸胁苦满,默默不语,不欲饮食,心烦,喜呕,口苦,咽干,目眩,苔薄白,脉弦。②热入血室证。妇人伤寒,经水适断,往来寒热,发作有时。③疟疾、黄疸等内伤杂病而见伤寒少阳证者。

【制方原理】 本方原为伤寒少阳病证而设,此证为正气不足,邪犯少阳,枢机不利所致。即《伤寒论》所谓:"血弱气尽,腠理开,邪气因入,与正气相搏,结于胁下,正邪分争……"少阳位于表里之间,邪犯少阳,正邪交争于表里之间,正胜欲拒邪出于表,邪胜欲入里并于阴,故见寒热往来。足少阳经脉起于目锐眦,下耳后,入耳中。其支者,会缺盆,下胸中,贯膈循胁,络肝属胆。邪客少阳,经气不利,而致胸胁苦满,默默不语;少阳郁热,胆火循经上炎,则见心烦,口苦,咽干,目眩。胆热犯胃,胃失和降,故不欲饮食而呕吐。总之,本证病机主要为邪犯少阳,经气不舒;胆热犯胃,胃失和降;邪正交争,邪有内陷之机。治宜清疏少阳,降逆和胃,补益正气。

方中柴胡苦辛平,主入肝胆,既可透散少阳之邪,又能疏畅经气之郁滞,故重用为君药。黄芩苦寒,清泄少阳之热,为臣药。君臣相配,使邪热外透内清。半夏和胃降逆止呕;生姜助半夏和胃,兼制半夏之毒。人参、炙甘草、大枣益气健脾,扶正以助祛邪,并防邪内陷;大枣得生姜有调和脾胃之功。此五味共为佐药。炙甘草调和诸药,兼为使药。诸药相伍,则邪气得解,枢机得利,胃气调和,则诸症自愈。

本方能疏利肝胆,清热和胃,若妇人经期,血海空虚,邪热乘虚而入胞宫,致血热瘀滞,经行失常,见经水不当断而断、寒热发作有时,所谓"热入血室",及杂病的肝胆郁热之疟疾、黄疸等见少阳证者也可用本方治之。

制方特点:辛散配伍苦寒及甘温,外透内清,调和胆胃,祛邪扶正。

【临床应用】

1. 用方要点 本方既是治疗伤寒少阳证的基础方,又是和解少阳法的代表方。临证当以往来寒热,胸胁苦满,口苦,呕恶,脉弦为使用依据。

2. 临证加减 若胸中烦而不呕,为热聚于胸,去半夏、人参,加瓜蒌清热理气宽胸;渴者,是热伤津液,去半夏,加天花粉止渴生津;腹中痛,是肝气乘脾,宜去黄芩,加芍药柔肝缓急止痛;胁下痞硬,是气滞痰郁,去大枣,加牡蛎软坚散结;心下悸,小便不利,是水气凌心,宜去黄芩,加茯苓利水宁心;不渴,外有微热,是表邪仍在,宜去人参,加桂枝解表;咳者,是素有肺寒留饮,宜去人参、大枣、生姜,加五味子、干姜温肺止咳;

热入血室,加牡丹皮、赤芍、桃仁以凉血祛瘀;黄疸加茵陈、山栀以清热利湿退黄;疟疾加草果、常山以燥湿截疟;内伤杂病,正气不虚,去人参、大枣。

3. 现代运用　多用于感冒、疟疾、慢性胆囊炎、慢性肝炎、慢性胃炎、胸膜炎、乳腺炎、睾丸炎、慢性胃炎、胃溃疡、抑郁症等证属少阳证者。

4. 注意事项　①原方要求"去滓再煎",使药性更为醇和,药汤之量减少以避免对胃的刺激。②小柴胡汤为和剂,一般服药后不经汗出而病解,但也有药后得汗而愈者,是正复邪却,胃气调和所致。即《伤寒论》:"上焦得通,津液得下,胃气因和,身濈然汗出而解。"③阴虚血少及脾胃虚寒者慎用。

【附方】

1. 柴胡桂枝干姜汤(《伤寒论》)　柴胡半斤(24g)　桂枝去皮,三两(9g)　干姜二两(6g)　天花粉四两(12g)　黄芩三两(9g)　牡蛎熬,三两(12g)　甘草炙,二两(6g)　上七味,以水一斗二升,煮取六升,去滓。再煎取三升,温服一升,日三服。初服微烦,复服,汗出便愈。功用:和解少阳,温化水饮。主治:伤寒四五日,身热恶风,颈项痛,胸胁满微结,渴而不呕,但头汗出,往来寒热,以及疟疾等。

2. 柴胡枳桔汤(《重订通俗伤寒论》)　川柴胡一钱至钱半(3~4.5g)　枳壳钱半(4.5g)　姜半夏钱半(4.5g)　鲜生姜一钱(3g)　青子芩一钱至钱半(3~4.5g)　桔梗一钱(3g)　新会皮钱半(4.5g)　雨前茶一钱(3g)　水煎服。功效:和解少阳,疏利气机。主治:少阳痰湿郁滞证。往来寒热,两头角痛,耳聋,目眩,胸胁满痛,舌苔滑,脉右弦滑,左弦而浮大。

按:柴胡桂枝干姜汤所治乃少阳兼水饮之证,方中保留了小柴胡汤中的柴胡、黄芩、甘草,和解少阳;又加干姜、桂枝温阳化饮,牡蛎软坚散结,瓜蒌根清热生津;柴胡枳桔汤所治为少阳偏于半表,兼胸膈气郁证,由小柴胡汤去人参、甘草、大枣,加枳壳、桔梗、陈皮以疏畅气机,宽畅胸膈;加雨前茶清热降火。此二方同于和解少阳,而有兼温化痰饮和兼疏利气机之侧重。

【现代研究】

1. 实验研究　本方对肝胆、中枢神经、血液循环、胃肠道等多个系统均有影响,并具有调节内分泌、解热、抗炎、保肝利胆、抗溃疡、抗肿瘤、抗病毒、抗自由基、调节机体免疫力、降血脂、抗惊厥、对抗放射性损害等多种作用。

经腹腔接种亲心肌细胞株的柯萨奇病毒 B3 建立小鼠心肌炎模型,用小柴胡汤灌胃治疗。检测治疗后 5、7、15 和 21 天各组血清中的白细胞介素 2(IL-2)、肿瘤坏死因子 α(INF-α)及血液中的 T 淋巴细胞亚群。结果观察到小柴胡汤组小鼠血清中 TNFα、IL-2 活性和血中 CD4+ 和 CD8+ 均呈逐渐增高。表明小柴胡汤具有调节免疫应答功能,推测其对病毒性心肌炎起到有效治疗作用。高脂血症模型造模一周后分别给予高(18.9mg/kg)、低(9.45mg/kg)不同剂量的小柴胡汤及辛伐他汀(4.67mg/kg)灌胃,连续 2 周。结果与模型组比较,各给药组大鼠的肝脏指数,肝 TG 和 TC,血清 TG、LDL-C、TC 均见不同程度的降低($P<0.05$),肝脂肪变均见明显减轻;小柴胡汤低、高剂量组间无显著性差异。表明小柴胡汤具有一定的降血脂和降肝脂的作用。有研究观察到小柴胡汤煎液和去渣后再煎液均能抑制二甲苯引起小鼠的耳郭肿胀,但去滓再煎液的抑制作用更为明显,结果提示其疗效差异与再煎后的化学成分发生变化相关。

2. 临床报道　经常规护肝治疗(不使用任何抗病毒药物、免疫调节剂和其他抗肝纤维化治疗药物)的 120 例慢性乙型肝炎肝纤维化患者随机分为对照组(A 组)、大黄䗪虫丸组(B 组)和小柴胡汤组(C 组)3 组。A 组仅予以常规护肝治疗,B 和 C 组在常规护肝治疗的基础上分别口服大黄䗪虫丸

(3.0g/ 次,每日 2 次)和小柴胡汤浓缩煎剂(每日 1 剂,分早、晚温服)。治疗 4 个月,检测各组患者治疗前后的肝功能、肝纤维化指标及乙肝病毒标志物等。结果 3 组患者肝功能和血清肝纤维化指标均有明显改善,其中 C 组作用最优,其乙肝病毒标志物和乙肝病毒复制转阴率均显著优于 A 组和 B 组。表明小柴胡汤治疗慢性乙型肝炎肝纤维化有效。

蒿芩清胆汤(《通俗伤寒论》)
(Hao Qin Qingdan Tang)
Artemisia Annua and Scutellaria Decoction to Clear the Gallbladder

【组成】 青蒿脑钱半至二钱(6~9g)　淡竹茹三钱(9g)　仙半夏一钱半(6g)　赤茯苓三钱(9g)　青子芩一钱至三钱(3~9g)　生枳壳一钱半(6g)　陈广皮一钱半(6g)　碧玉散(滑石、甘草、青黛)包,三钱(9g)

【用法】 水煎服。

【功效】 清胆利湿,和胃化痰。

【主治】 少阳湿热证。往来寒热,寒轻热重,胸胁胀痛,胸膈痞闷,口苦,吐酸苦水,或呕黄涎而黏,或干呕呃逆,小便黄赤,舌质红,苔黄腻,脉滑数或弦数。

【制方原理】 本方所治乃少阳湿热痰阻证。足少阳胆与手少阳三焦合为一经,邪犯少阳,胆经不舒而蕴热;三焦不畅而停湿,湿热蕴蒸而生痰浊。邪郁少阳,正邪分争,则往来寒热如疟;少阳之热偏盛,故寒轻热重。胸胁为肝胆经脉所主,湿热壅滞,经气不利,则胸胁胀痛;胆热乘胃,胃浊上逆则呕吐酸苦水,甚至胆汁随胃液上逆而呕吐黄涎;湿热注下,则小便黄赤。舌红苔腻,脉弦数或弦滑,均为湿热痰浊之征。本证病机为少阳胆经热盛,湿热痰浊中阻,三焦气机不利,胃失和降。治宜清胆祛湿,化浊行气,和胃降逆。

方中青蒿脑(即青蒿新发之嫩芽)苦寒芳香,既清透少阳邪热,又化湿辟秽;黄芩苦寒,清泄胆热,且燥湿。两药相合,既内清湿热,又透邪外出,并为君药。竹茹清胆胃之热,化痰止呕;半夏燥湿化痰,降逆止呕;两药相伍,清化痰浊,和胃止呕,并为臣药。枳壳下气宽胸,陈皮理气化痰,二味相合,疏畅气机以利湿化痰消;碧玉散、赤茯苓清热利湿,引湿热下行从小便出;合为佐药。甘草和中调药,兼为使药。诸药合用,使胆热得清,痰浊得化,气机得畅,诸症自解。

制方特点:以清透少阳胆热为中心,兼行清化、清利,即透邪于外,清热于内,化浊于中,利湿于下,即"分消走泄"。

本方与小柴胡汤均有和解少阳作用,主治寒热如疟的少阳病证。但蒿芩清胆汤侧重清泄化浊,适应于少阳湿热,里热偏重,又痰浊中阻,见热重寒轻,呕吐黄涎,小便黄少,舌红苔腻,脉弦滑等症;小柴胡汤清透并用,兼能扶正,适用于伤寒少阳,正气偏虚,邪气进退于表里之间,见寒热往来,不欲饮食,苔薄脉弦等症。

【临床应用】

1. 用方要点　本方为治疗少阳湿热证之常用方。临床当以往来寒热,胸胁胀痛,口苦膈闷,吐酸苦水,小便黄赤,舌红苔黄腻,脉滑或弦数为使用依据。

2. 临证加减　胆热犯胃,呕吐重者,与左金丸合用,以增清胆和胃;湿热发黄,加茵陈、栀子以利湿退黄;经脉郁滞,胁痛明显者,加川楝子、延胡索,以理气止痛;痰热扰心,心烦失眠,加瓜蒌皮、琥珀,以化痰宁心;痰热蕴肺,咳嗽痰多,加冬瓜仁、芦根,以清肺化痰;湿热下注,小便淋涩,加木通、山栀,以利湿通淋;湿热壅滞肠腑,便秘者,加大黄、杏仁以行滞通腑;湿热阻滞经络,肢体酸痛,加苡仁、丝瓜络,以通络舒经。

3. 现代运用　多用于急性胆囊炎、急性黄疸型肝炎、病毒性肝炎、急性胰腺炎、胃炎、疟疾、钩端螺旋体病、肾盂肾炎等证属少阳湿热者。

4. 使用注意　体虚脾弱者慎用本方。

【附方】

达原饮(《温疫论》)　槟榔二钱(6g)　厚朴一钱(3g)　草果仁五分(2g)　知母一钱(3g)　芍药一钱(3g)　黄芩一钱(3g)　甘草五分(2g)　上用水二盅,煎八分,午后温服(现代用法,水煎服)。功用:开达膜原,辟秽化浊。主治:温疫或疟疾。憎寒壮热,发无定时,胸闷呕恶,头痛,烦躁,舌红,苔垢腻或如积粉,脉弦或滑而数。

按:本方与蒿芩清胆汤皆能除湿、清热,然用药配伍不同,所治迥异。本方是为温疫秽浊毒邪伏于膜原而设。故君以槟榔下气破结,疏通壅滞。臣以厚朴燥湿除满,下气化浊;草果辟秽化浊,燥湿止呕。佐以黄芩泻火燥湿;知母清热滋阴,芍药敛阴清热,兼制厚朴、草果温燥伤阴。使膜原畅达,痰湿得化,里热得清,邪去正复。蒿芩清胆汤以青蒿、黄芩清解少阳湿热,竹茹、半夏、陈皮、枳壳行气化痰、降逆止呕,碧玉散、赤茯苓清利湿热,宜于少阳湿热痰浊,寒轻热重之证。

【现代研究】

1. 实验研究　药理研究表明蒿芩清胆汤具有促进肠胃蠕动、抗菌、抗炎、利胆、调节机体免疫功能等作用。

建立小鼠病毒性肺炎湿热证模型后分别予蒿芩清胆汤高、中、低剂量及利巴韦林,连续灌胃4天,观察各组小鼠死亡率和存活小鼠肺组织病理形态学变化,检测 TNF-αmRNA、IL-6mRNA 及肺组织 H1N1mRNA 含量。结果模型组动物死亡率最高,蒿芩清胆汤高剂量组死亡率最低。与模型组比较,各给药组的肺组织病变均见不同程度地减轻($P<0.01$),其中蒿芩清胆汤高剂量组的疗效最为明显;蒿芩清胆汤高剂量和利巴韦林组的肺组织 H1N1mR-NA、TNF-αmRNA、IL-6mRNA 显著性降低($P<0.01$)。表明蒿芩清胆汤对流感病毒感染小鼠具有保护作用。

在异硫氰酸 -1- 萘酯(ANIT)诱导大鼠肝损伤的基础上,结合高脂高糖饮食加湿热环境因素,建立中医阳黄证黄疸动物模型,并予复方蒿芩清胆汤治疗。结果模型动物血 β- 葡萄糖醛酸酶含量升高、尿苷二磷酸葡萄糖醛酸基转移酶活性及 D- 木糖含量下降,肝脏显示淤积黄疸的病理改变。较之于模型组,蒿芩清胆汤组动物血 β- 葡萄糖醛酸酶含量显著降低、UDPGT 活性及 D- 木糖含量显著升高,肝脏病理改变明显减轻。结果表明蒿芩清胆汤有保肝退黄作用,可能与其降低肝细胞 β- 葡萄糖醛酸酶含量、诱导 UDPGT 活性、促进胆红素排泄等有关。

2. 临床报道　支气管哮喘(胆胃郁热,肺气上逆型)58 例,随机分为治疗组和对照组各 29 例。对照组用苏子降气方(紫苏子,厚朴,前胡,甘草,姜半夏,陈皮,沉香,当归),水丸,13 粒重 1g,每次 3~6g,每日 2 次,空腹服;治疗组用蒿芩清胆汤加减方(青蒿 15g,黄芩 15g,竹茹 15g,枳实 15g,茯苓 20g,半夏 10g,陈皮 15g,大青叶 15g,川朴 10g,杏仁 10g,黄连 5g,生甘草 5g),水煎服,每日 1 剂,取汁 300ml,分 2 次温服。以哮喘症状消失、肺部哮鸣音程度及证候积分变化作为疗效评判标准。结果治疗组总有效率为 86.24%,显著高于对照组的 44.82%($P<0.05$)。

第二节　调 和 肝 脾

调和肝脾剂(formulas that regulate the liver and spleen),适用于肝脾不和证,症见胸

闷胁痛,脘腹胀痛,不思饮食,大便泄泻等。此类方剂常以理气疏肝或养血和血药如柴胡、香附、川芎、当归、白芍等,与健脾助运药如白术、甘草、茯苓等配伍而成。肝脾不调证,肝脾虚实轻重不同,选药配伍有所侧重。肝郁易蕴热、血滞,脾虚易停湿、气滞,故此类方剂还常伍清肝、活血和祛湿、畅脾等药。代表方如四逆散、逍遥散、痛泻要方等。

四逆散《伤寒论》
(Sini San)
Frigid Extremities Powder

【组成】 甘草炙(12g) 枳实(12g) 柴胡(12g) 芍药(12g)

【用法】 四味各十分,捣筛,白饮和服方寸匕,日三服(现代用法:作汤剂,水煎服)。

【功效】 透邪解郁,疏肝理脾。

【主治】 ①阳郁厥逆证:手足不温,或身微热,或咳,或悸,或小便不利,或腹中痛,或泄利下重,脉弦。②肝郁脾滞证:胁肋胀闷,脘腹胀痛,脉弦等。

【制方原理】 本方原主伤寒"阳郁四逆"证,系外邪入里,壅遏气机,阳郁不达四肢所致,并以四肢逆冷为主症。"此证虽云四逆,必不甚冷,或指头微温,或脉不沉微,乃阴中涵阳之证,唯气不宣通,是为逆冷"(《医宗金鉴·订正仲景全书》)。因阳郁不达,热郁心胸,可见心胸烦热或咳嗽;肝经郁滞,则胁肋胀闷;脾滞不运,则脘腹胀痛,或泄利下重;下焦不畅则小便不利;脉弦也为肝气不和之征。本方证病机要点为气机郁滞,肝失疏泄,脾滞不运,故治宜透邪解郁,疏肝理脾为法。

方中柴胡主入肝胆,其性轻清升散,既疏肝解郁,又透邪升阳,为君药。肝脏体阴而用阳,阳郁为热易伤阴,故以芍药敛阴泻热,补血柔肝,为臣药。君臣相配,散敛互用,体用兼顾,气血兼调。枳实苦辛性凉,行气降逆,开郁散结而畅脾滞,合柴胡以并调肝脾,升降气机,为佐药。甘草健脾和中,合白芍可缓急止痛,兼调和诸药,为佐使。四味相合,疏肝理脾,升降气机,兼有透邪散热,缓急止痛之功。

制方特点:本方疏畅气机为主,肝脾气血同调,疏柔互用,升降并施。

【临床应用】

1. 用方要点 本方原治阳郁厥逆证,后世多用作疏肝理脾的基础方。临床当以胁肋疼痛,或脘腹胀痛,脉弦为使用依据。

2. 临证加减 阳郁重而见发热四逆者,增柴胡用量以加强疏郁透热之力;气郁甚见胸胁胀痛,加香附、郁金、玄胡以增强解郁止痛;气郁蕴热见心胸烦热,加山栀、豆豉以宣泄郁热;胸阳被遏见心悸,加桂枝辛散温通;肝胆郁热见发黄,加茵陈、山栀以利胆退黄;气虚见神疲气短,加白术、党参以益气健脾;脾寒见腹中痛,加干姜以温中祛寒;下焦气滞见泄利下重,加薤白以通阳行滞;脾虚湿阻见小便不利,加茯苓以健脾利湿。

3. 现代运用 多用于慢性肝炎、胆囊炎、胆石症、胆道蛔虫症、肋间神经痛、胃溃疡、胃炎、胃黏膜异型增生、胃肠神经官能症、附件炎、输卵管阻塞、急性乳腺炎等证属肝脾不和者。

4. 使用注意 阴阳偏盛之寒厥和热厥忌用本方。

【附方】

枳实芍药散《金匮要略》 枳实烧令黑,勿太过 芍药等分 上二味,杵为散,服方寸匕,日三服。功效:行气和血,缓急止痛。主治:产后腹痛,烦满不得卧者,并主痈脓。

按:枳实芍药散所治之产后腹痛、烦满不得卧,是气结血滞,郁而生热所致,治宜行气和血。然产后正虚,破泄不可过猛,故用枳实烧令黑,使破气不致太过;芍药和血,并缓急止痛。如此配伍,可使气散血行,郁解热消,诸症自除。本方行气破滞,兼能和血止痛,故又可用于痈脓。本方较之四逆散,偏重散结和血,但力量较缓。

【现代研究】

1. 实验研究 四逆散具有调节内分泌,抗炎、抗菌、抗病毒、抗心肌缺血、抗心律失常、改善脑血流及抑制血栓形成,增强机体免疫力、抗疲劳、抗自由基,解痉、保护胃黏膜等作用。

四逆散连续灌胃15天,能显著提高电刺激诱导的模型应激大鼠旷场实验中的爬格次数和降低其悬尾实验静止及挣扎时间;显著降低模型大鼠血浆 ACTH 和 CORT 及下丘脑 CRH 的含量及抑制其下丘脑 CRH mRNA 和垂体 ACTH mRNA 的过度表达。采用多导睡眠描记术和电刺激诱导大鼠失眠的方法,观察到四逆散冻干粉连续灌胃7天,能显著延长失眠大鼠的总睡眠时间,表现为延长慢波睡眠第二期(SWS2)和快速眼球运动睡眠(REMS)。结果表明四逆散有调整慢性应激大鼠 HPA 的异常及改善睡眠的作用。

免疫法诱导溃疡性结肠炎大鼠模型,分别灌胃四逆散及其不同配伍的各种药液共3周。结果与模型组比较,各给药组大鼠结肠损伤程度均显著降低($P<0.01$),胸腺指数与脾脏指数显著增加($P<0.05$ 或 $P<0.01$),结肠病理组织学评分和结肠组织核因子 NF-κB 活性呈不同程度的下降;其中四逆散、柴芍枳、柴芍甘、柴芍、柴枳组大鼠结肠病理组织学评分显著下降($P<0.05$),四逆散组肠组织 NF-κB 活性呈显著性下降($P<0.01$)。四逆散还可显著降低该模型大鼠结肠黏膜组织 IL-1β 及升高 IL-4 含量,升高其血清 IL-1β 和 IL-4 含量($P<0.01$)。结果表明,全方的干预作用最佳,其中柴胡、芍药在方中发挥重要作用。四逆散治疗溃疡性结肠炎可能是通过调整免疫系统功能,抑制 NF-κB 的激活来实现的。

2. 临床报道 75例功能性消化不良的肝胃郁热证患者随机分为治疗组38例与对照组37例,对照组服用西药多潘立酮片剂(每日3次,每次10mg)和安慰剂(蔗糖水,150ml,每日1次),治疗组服用加减四逆散(柴胡15g,白芍15g,枳实10g,姜半夏15g,黄连10g,吴茱萸3g)汤剂(每剂浓缩成150ml,每日1次)与安慰剂片剂(淀粉片,每日3次,每次10mg)。治疗4周为一个疗程。结果两组胃排空复常率及胃动力变化无显著差异,但治疗组总疗效与中医证候疗效显著优于对照组。

逍遥散《太平惠民和剂局方》
(Xiaoyao San)
Rambling Powder

【组成】 柴胡去苗 茯苓去皮,白者 白术 当归去苗,锉,微炒 芍药各一两(各30g) 甘草微炙赤,半两(15g)

【用法】 上为粗末,每服二钱(6g),水一大盏,烧生姜一块切破,薄荷少许,同煎至七分,去渣热服,不拘时服(现代用法:水煎服)。

【功效】 疏肝解郁,健脾养血。

【主治】 肝郁脾弱血虚证。两胁胀痛,头痛,头晕目眩,口燥咽干,神疲食少,或月经不调,乳房胀痛,苔薄,脉弦或虚。

【制方原理】 肝为藏血之脏,主疏泄,喜条达而恶抑郁,即所谓“肝体阴而用阳”。

脾主运化,为气血生化之源。若七情郁结,肝失调达,或情志不遂,阴血暗耗,或化源不足,肝体失养,皆可使肝气失调。足厥阴肝经"布胁肋,循喉咙之后,上入颃颡,连目系,上出额,与督脉会于巅",肝经郁滞,则胁痛乳胀;血虚不能滋荣,则目眩,或口燥咽干;木不疏土,脾弱失运,则神疲食少;肝脾不调,统藏无能,则可致妇女月经不调;舌淡、脉弦或虚,皆为肝郁血虚之象。本证病机为肝气郁滞,脾气虚弱,阴血不足。治宜疏肝解郁,健脾养血。

方中柴胡疏肝解郁,以使肝气条达,为君药。白芍滋阴柔肝,当归养血活血,二味相合,养肝体以助肝用,兼制柴胡疏泄太过,为臣药。白术、茯苓、甘草健脾益气,使营血生化有源;烧生姜温胃和中,薄荷少许,助柴胡疏肝而散郁热,共为佐药。甘草调和药性,兼为使药之用。诸药相合,可使肝气得舒,脾运得健,阴血得复,诸症悉除。

制方特点:肝脾同治,气血双调;疏养兼施,虚实兼顾。

【临床应用】

1. 用方要点　本方为治疗肝郁脾弱血虚证之要方,也是妇科调经之常用方。临床应以胁乳胀痛,或兼月经不调,神疲食少,苔薄,脉弦细或虚为使用依据。

2. 临证加减　肝郁气滞较重,加香附、郁金、川芎以疏肝解郁;肝郁化火,加牡丹皮、栀子以清热泻火;肝血瘀滞,加丹参、桃仁活血祛瘀;胁下癥结,加鳖甲、牡蛎软坚散结;脾虚甚者,加党参、山药以健脾益气;脾胃气滞,加陈皮、枳壳以理气畅脾;血虚甚,加何首乌、生地黄以补肾养血;阴虚,加麦冬、沙参以滋阴养液。

3. 现代运用　多用于慢性肝炎、肝硬化、慢性胆囊炎、胃十二指肠溃疡、慢性胃炎、肠易激综合征、月经不调、经前期紧张综合征、乳腺小叶增生症、围绝经期综合征,也可用于胆石症、盆腔炎、子宫肌瘤、精神分裂症、视神经萎缩、视神经炎、老年性白内障、黄褐斑等病属肝郁血虚脾弱者。

4. 使用注意　阴虚阳亢者慎用。

【附方】

1. 加味逍遥散(《内科摘要》)　当归　芍药　茯苓　白术　炒柴胡各一钱(各3g)　牡丹皮　栀子炒　甘草炙,各五分(各2g)　水煎服。功用:疏肝清热,养血健脾。主治:肝郁化火兼脾虚证。烦躁易怒,或自汗,或盗汗,或头痛,目涩,或颊赤口干,或月经不调,少腹作痛,或小腹坠胀,或小便涩痛。

2. 黑逍遥散(《医略六书·女科旨要》)　逍遥散加熟地黄水煎,去滓,微微温服。功效:疏肝健脾,养血调经。主治:肝郁脾弱血亏证。临经腹痛,脉虚或弦者。

3. 当归芍药散(《金匮要略》)　当归三两(9g)　芍药一斤(48g)　川芎半斤(24g)　茯苓四两(12g)　白术四两(12g)　泽泻半斤(24g)　上六味,杵为散,取方寸匕,酒服。日三服。功用:养血调肝,健脾祛湿,缓急止痛。主治:肝血不足,脾虚湿停证。腹中痛,或脘胁胀痛,头目眩晕,食少神疲,或下肢浮肿,小便不利,舌淡苔白,脉濡细,或弦细者。

按:以上三方均用当归、芍药、茯苓、白术,均有养血健脾之功用。加味逍遥散由逍遥散加栀子清热泻火、牡丹皮凉血活血,有清肝凉血之功,主治逍遥散证兼肝郁化火之月经不调;黑逍遥散加熟地黄滋阴补血,有滋水涵木之效,适用于逍遥散证血虚较甚者;当归芍药散易逍遥散中柴胡、薄荷、烧生姜为川芎、泽泻,重在和血利湿,主治肝脾气血不调而兼停湿者。

【现代研究】

1. 实验研究 用束缚法复制大鼠肝郁证候模型,造模 1 周后用逍遥散(10g/kg)连续灌胃 4 周。结果模型大鼠脑内 NE 与 DA 水平下降,NE 与 DA 水平上升。提示该方具有调节脑内单胺类递质的作用。复制慢性多相性应激大鼠模型,分别于造模前后给予逍遥散各 3 周。结果经逍遥散治疗的大鼠脑组织中的 Nissl 体、神经元胞体及神经纤维数量均明显增加,排列整齐,海马突触体内 Ca^{2+} 浓度显著升高。研究表明,逍遥散有抗应激,调整脑内递质和钙例子转运及保护脑内重要部位的神经元结构等作用。

2. 临床报道 多囊卵巢综合征患者分为对照组和治疗组各 30 例,对照组于月经或孕酮撤退出血的第 5 天开始服用克罗米芬,每天 50mg,连服 5 天。治疗组在克罗米芬促排卵的基础上加用逍遥散加减方(柴胡 10g,当归 10g,白芍 15g,茯苓 15g,薄荷 5g,甘草 6g,香附 10g,郁金 10g,素馨花 5g)。随证加减:血虚较甚,加熟地黄,肝郁化火者加牡丹皮、栀子;瘀血较重改白芍为赤芍,并加少量三七。经后开始使用,每日 1 剂,至下次月经来潮为 1 个疗程。如月经未来潮 45 天以上,则用黄体酮撤退性出血 1 次,再续下一周期治疗。两组均连续用药 3 个疗程。综合月经周期恢复、中医证候评分、基础体温及卵巢有优势卵泡形成作为疗效评价标准。结果治疗组总有效率 86.67%,显著高于对照组 56.67%($P<0.05$)。

痛泻要方 (原名白术芍药散)(《丹溪心法》)
(Tongxie Yaofang)
Important Formula to Treat Painful Diarrhea

【组成】 炒白术三两(90g) 炒芍药二两(60g) 炒陈皮一两五钱(45g) 防风一两(30g)

【用法】 上细切,分作八服,水煎或丸服(现代用法:作汤剂,水煎服,用量按原方比例酌减)。

【功效】 补脾泻肝,缓痛止泻。

【主治】 脾弱肝强之痛泻证。腹痛肠鸣,痛则即泻,泻后痛减,舌苔薄白,脉弦缓。

【制方原理】 本方所治为土虚木乘的痛泻证而设。痛泻证的特点是泻必腹痛,泻后痛减,常受情绪影响而反复发作,多伴有食欲不振,脘腹作胀等脾虚湿滞症状。肝主疏泄,脾主运化,肝脾协调,则气机调畅,运化自如。若脾气素虚,肝强太过而乘脾,可致腹痛腹泻。吴崑云:"泻责之脾,痛责之肝;肝责之实,脾责之虚,脾虚肝实,故令痛泻"(《医方考》)。本方证病机要点为土虚木乘,肝脾不和,脾受肝制,升运失常。治宜补脾升阳止泻,泻肝缓急止痛。

方中白术甘苦而温,补气健脾燥湿以扶脾虚,重用而为君药。白芍酸凉,泻肝缓急止痛以抑肝强,兼敛脾阴,与君药合用,扶土抑木,为臣药。陈皮辛苦而温,理气燥湿,醒脾和胃,助白术以加强脾运,为佐药。防风辛香,散肝舒脾,升阳胜湿,既助白术以祛湿止泻,又合白芍使其敛而勿过,疏泄复常,兼为佐使。四味相合,扶脾助运,泻肝缓急,痛泻可愈。

制方特点:补脾泻肝,即"扶土抑木"法;寓升疏于补敛之中,敛而不滞。

【临床应用】

1. 用方要点 本方为治疗脾弱肝强之痛泻的要方。临床当以腹痛肠鸣,痛则即泻,泻后痛减,脉弦缓为使用依据。

2. 临证加减 可根据肝强与脾弱的偏颇,调整白芍与白术配比。水湿下注,泄泻呈水样,加茯苓、车前子,以利湿止泻;脾虚较甚,神疲力乏,加党参、山药以健脾益气;中焦虚寒,脘腹寒痛,加干姜、吴茱萸以温中祛寒;兼有食积,呕吐酸腐,加焦山楂、神曲,以消食和胃;脾胃气滞,脘腹胀满,加厚朴、木香以理气行滞;气虚下陷,久泻不止,加炒升麻、葛根以升阳止泻;湿久郁热,舌苔黄腻者,可加黄连以清热。

3. 现代运用　多用于急慢性肠胃炎、肠易激综合征、慢性结肠炎、慢性肝炎、慢性胰腺炎、神经性腹泻、小儿消化不良等证属脾虚肝乘者。

4. 使用注意　脾肾阳虚者慎用,湿热泻痢忌用。

【现代研究】

实验研究　采用腹腔注射鸡卵清蛋白或直肠刺激(特殊气味和肢体束缚及气囊扩展)法制备大鼠内脏高敏感模型,模型验证后第2日给予痛泻要方,灌胃4周,观测各组大鼠的肠道敏感性和脑、脊髓促肾上腺皮质激素释放因子(CRF)的分布及表达。结果两个模型组大鼠内脏敏感指数,下丘脑、第三脑室下侧及脊髓腰膨大部 CRF 的表达及阳性指数均明显增高($P<0.01$)。与两个模型组比较,痛泻要方组大鼠内脏敏感指数和相关脑部的 CRF 表达和 CRF 阳性指数均明显降低($P<0.01$)。表明痛泻要方有减低内脏敏感性作用,机制可能与下调脑相关区域的 CRF 高表达有关。

第三节　调 和 肠 胃

调和肠胃剂(formulas that regulate the Spleen and Stomach),主治肠胃不和之寒热错杂,升降失常,虚实相兼,症见心下痞满,脘腹胀满,呕吐下利等。此类方剂多以辛温药如半夏、干姜、桂枝等,与苦寒药如黄连、黄芩等配伍为主,兼与人参、大枣、甘草等益气健脾药配伍而成。代表方有半夏泻心汤、黄连汤等。

半夏泻心汤《伤寒论》
(Banxia Xiexin Tang)
Pinellia Decoction to Drain the Epigastium

【组成】　半夏洗,半升(12g)　黄芩　干姜　人参各三两(各9g)　黄连一两(3g)　大枣擘,十二枚(12枚)　甘草炙,三两(9g)

【用法】　上七味,以水一斗,煮取六升,去滓,再煎,取三升,日三服(现代用法:水煎服)。

【功效】　平调寒热,消痞散结。

【主治】　寒热错杂之痞证。心下痞满,但满不痛,呕吐,肠鸣下利,食欲不振,舌淡苔薄黄腻,脉濡或数。

【制方原理】　本方原治小柴胡汤因误下而成的痞证。邪在少阳,应予和解,如误用下药,徒伤中阳,寒从中生,少阳邪热乘虚内陷,以致寒热错杂而成痞证。心下即指胃脘;痞,指气机塞滞,满而不痛,按之软。因中焦虚寒,升降失常,胃气不降则呕吐,脾气不升则下利。本方证病机为脾胃,寒热互结,升降失常。治宜补其不足,调其寒热,开其结滞,复其升降。

方中半夏辛温,善能散结消痞,和胃降逆,为君药。干姜辛热,温中散寒,助半夏温胃消痞;黄连、黄芩苦寒泻热开痞,均为臣药,君臣相合,平调寒热,辛开苦降。人参、大枣、甘草,健脾益气,补虚和中,共为佐药。炙甘草调和诸药,兼为使药。七味相合,使寒热得除,气机得畅,升降复常,痞、呕、利等症自愈。

制方特点:寒热并用以和其阴阳,辛苦合用以复其升降,补泻兼施以调其虚实。

【临床应用】

1. 用方要点 本方为治疗中虚寒热错杂痞证之要方。以心下痞满,呕吐,肠鸣下利,舌淡苔薄黄腻为使用依据。本方有清热除湿化痰,开降气机消痞等多种功用,还可用于湿热或痰热中阻等引起的以痞满呕逆为主症的一类病证。

2. 临证加减 热多寒少以芩、连为主,或加栀子、蒲公英清热泻火;寒多热少重用干姜;中气不虚,舌苔白腻者,去人参、大枣,加厚朴、苍术以行气燥湿;气机结滞较甚,痞满不除,加枳实、生姜以开结散滞;兼有食积,加神曲、焦槟榔以消食化积;脘胀腹痛,加延胡索、川楝子行气活血止痛。

3. 现代运用 多用于急慢性胃炎、胃及十二指肠溃疡、慢性肠炎、神经性呕吐、肠易激综合征、慢性肝炎、慢性胆囊炎、妊娠恶阻、口腔溃疡、幽门螺杆菌阳性等证属寒热错杂、肠胃不和者。

4. 使用注意 脾胃阴虚证者忌用。

【附方】

1. 生姜泻心汤(《伤寒论》) 生姜切,四两(12g) 甘草炙,三两(9g) 人参三两(9g) 干姜一两(3g) 黄芩三两(9g) 半夏洗,半升(12g) 黄连一两(3g) 大枣擘,十二枚(12枚) 上八味,以水一斗,煮六升,去滓。再煮取三升,温服一升,日三服。功用:和胃降逆,散水消痞。主治:水热互结的痞证,心下痞硬,干噫食臭,腹中雷鸣,下利等。

2. 甘草泻心汤(《伤寒论》) 甘草炙,四两(12g) 黄芩三两(9g) 半夏洗,半升(12g) 大枣擘,十二枚(12枚) 黄连一两(3g) 干姜三两(9g) 人参三两(9g) 上七味,以水一斗,煮取六升,去滓。再煎煮三升,温服一升,日三服。功用:益气和胃,消痞止呕。主治:胃气虚弱的痞证,腹中雷鸣,下利日数十行,水谷不化,心下痞硬而满,干呕,心烦不得安,少气乏力。

3. 黄连汤(《伤寒论》) 黄连三两(9g) 甘草炙,三两(9g) 干姜三两(9g) 桂枝去皮,三两(9g) 人参二两(6g) 半夏洗,半升(12g) 大枣擘,十二枚(12枚) 上七味,以水一斗,煮取六升,去滓。温服一升,日三服,夜二服。功用:平调寒热,和胃降逆。主治:胸中有热,胃中有寒,胸中烦闷,欲呕吐,腹中痛,或肠鸣泄泻,苔白或黄,脉弦。

按:生姜泻心汤为半夏泻心汤减干姜二两,加生姜四两而成,旨在温胃止呕而散水气,适用于水气偏重,呕逆突出,并伴干噫食臭者。甘草泻心汤加甘草一两,使补脾益气、甘缓和中之力增加,适用于脾胃受损较重,见下利日数十行,水谷不化,心烦气短等症。黄连汤即半夏泻心汤去黄芩加桂枝,黄连增至三两而成。方中以黄连泻胸中热,干姜、桂枝散胃中寒,主治胸热胃寒的胸中烦闷,腹痛,吐利等症。两方煎服法有所不同,半夏泻心汤去滓再煎,侧重取其味,以调和互结之寒热;黄连汤只煎一次,侧重取其气,宜于胸热胃寒之胸中烦而腹痛。

【现代研究】

1. 实验研究 本方有抗溃疡、保护胃黏膜,止泻、抗炎、抑菌及增强体液免疫等作用。有从分子水平上探查半夏泻心汤防治反流性食管炎的机制。该方按每天 5.7g/kg 给予胃 - 十二指肠混合反流大鼠模型灌胃,连续3周。结果与模型组相比,半夏泻心汤组收缩幅度相对变化率显著增高($P<0.05$),食管平滑肌 calponin mRNA 和 caldesmon mRNA 表达水平显著降低($P<0.05$),平滑肌细胞内钙离子

的荧光值显著增高（$P<0.01$）。表明半夏泻心汤有调节反流性食管炎食管平滑肌收缩的作用，其机制可能与下调调宁蛋白和钙调结合蛋白基因表达有关。

2. 临床报道　胃食管反流病引起的支气管并发症患者分为对照组 34 例和治疗组 37 例。对照组用西沙必利片，每次口服 5mg，每日 3 次，饭前服；治疗组用半夏泻心汤加味方（清半夏 20~15g，炒黄芩 12g，黄连 5g，竹茹 7g，旋覆花 12g，代赭石 30g，枇杷叶 10g，党参 8g，炙甘草 7g，大枣 20g，乌贼骨粉 10g 冲服，白及粉 5g 冲服），每日 1 剂，水煎，分 2 次服用。连续治疗 4 周。结果治疗组临床症状综合积分和胃镜分级疗效均明显优于对照组（P 均 <0.05）。表明本方有明显的抗食管反流作用，对其并发支气管炎及支气哮喘者有较好疗效。

知识拓展与案例实训

知识拓展

辛开苦降法

又称苦辛通降法，是指将辛温（热）与苦寒（凉）两类不同性味的药物配伍，具有调畅气机、调和阴阳、调和寒热的作用，用以治疗寒热错杂、气机逆乱、升降失常病证的一种治法。《伤寒论》半夏泻心汤是辛开苦降组方的代表方。后世成无己、尤在泾、张秉承、叶天士、吴鞠通对辛开苦降法都有阐述与拓展。通常苦辛配伍主要是定位在药物之味的化合方面而不涉药物的气或性，即苦味与辛味配伍，具有开降气机，消痞除满的功效，除了半夏泻心汤中配伍药对外，其他常见配伍有桂枝与黄连、苏叶与黄连、半夏与厚朴、瓜蒌与薤白、枳实与半夏、桔梗与枳壳等。

柔　肝　法

柔肝法是指使用甘缓养血滋阴之品治疗由于肝阴血亏导致肝失调达之证的治法。柔肝法源于《内经》，如《素问·脏气法时论》："肝苦急，急食甘以缓之"提出以甘缓来治肝急。《伤寒杂病论》中芍药甘草汤、四逆散、甘麦大枣汤、当归芍药散等方中都体现了柔肝的配伍药法。王旭高治肝三十法中也有"柔肝"一法，叶天士则将柔肝法分为柔肝解郁法、柔肝通络法、柔肝舒筋法三种。今人则认为，柔肝法因所主的病证如肝血虚、肝阴虚等不同病机而有不同的配伍侧重，体现柔肝药法的常用药味有当归、白芍、地黄、枸杞子、阿胶、枣仁、木瓜、柏子仁、牛膝等。

案例实训

某女，36 岁。初诊：1979 年 10 月 13 日。面部颜色发黑而干燥，耳廓、口唇、齿龈均呈黑色，尤以额部及眼周围为甚，形体消瘦，神情疲惫，气息不足，月经先后不定期。腹部柔软，无压痛，肝脾未扪及。舌淡兼有瘀斑，苔薄白，脉沉缓无力。（《中国现代名中医医案精华》）

分析要点：①根据症状、舌脉判断该患者属于何证？②分析其病机与治法要点；③治疗可选择什么方剂？为什么？④对选方可做哪些方面的变化，为什么？

请写出你对于该患者的辨证立法、选方用药及制服方面的考虑。

学习小结

和解剂按功效分为和解少阳、调和肝脾、调和肠胃三类。

1. 和解少阳　适用于邪在少阳的病证。小柴胡汤是和解少阳的重要方剂,以疏透的柴胡与清泻的黄芩为配伍特征,主治往来寒热,胸胁胀满,呕恶,不欲饮食,脉弦等伤寒少阳证。蒿芩清胆汤是清利少阳的基本方,以清透、清利和化浊为配伍特点,具有清胆利湿,化痰和胃的功效,主治寒热如疟,寒轻热重,胸胁胀痛,吐酸苦水,舌红苔腻,脉弦数等少阳湿热痰浊证。

2. 调和肝脾　适用于肝脾不和病证。四逆散原为阳郁不伸之肢厥证而设,后世作为疏肝理脾的基本方,扩大用于肝郁脾滞之胁腹疼痛、下利后重诸症,该方配伍以疏柔互用,升降并施为特点。逍遥散系四逆散增养血、健脾及疏肝药味变化而成,具有疏肝解郁,养血健脾之功,主治肝郁血虚脾弱之两胁作痛,神疲食少,月经不调,脉弦细等症。痛泻要方以大剂白术配伍白芍,佐以畅脾散肝为特点,与四逆散和逍遥散疏调肝气兼行畅脾或补脾有所不同,本方具有补脾泻肝,缓痛止泻之功,适用于脾虚肝强之痛泻。

3. 调和肠胃　适用于胃肠寒热错杂、升降失调的病证。半夏泻心汤为其代表方,该方以寒热苦辛及补泻同用为配伍特点,具有平调寒热,补中和胃,开结除痞之功,主治脾胃虚弱,寒热错杂,升降失常之心下痞满,吐泻等症。其加减方生姜泻心汤中重用生姜,长于散水消痞,主治水食夹杂而见心下痞满,嗳腐食臭,腹中雷鸣等症;甘草泻心汤重用甘草,长于补虚缓中,主治脾虚较甚而见心下痞满,下利日数十行,心烦少气等症。

（许二平）

复习思考题

1. 和解剂配伍用药有何特点?

2. 结合方证病机阐述小柴胡汤的制方原理。

3. 蒿芩清胆汤主治的少阳湿热证有何特点? 比较其与小柴胡汤在组成、功效、主治之间的异同。

4. 联系方证病机分析四逆散与逍遥散在配伍和功用方面的联系。

5. 痛泻要方中为何配伍酸敛的白芍? 临床上该方能加用柴胡吗?

6. 结合方证病机分析半夏泻心汤的组方配伍特点。

7. 比较半夏泻心汤及其附方之间的异同。

第九章

清 热 剂

 学习目的
掌握里热证的治疗立法;清热剂遣药制方的基本知识。

学习要点
清热剂的概念、分类及使用注意;清热剂各类代表方的制方原理及临床运用。

　　清热剂(formulas that clear heat)是以清热药为主组成,具有清热、泻火、凉血、解毒及滋阴透热等作用,主治里热证的一类方剂。属于八法中清法的范畴。

　　温、热、火同属一性,只是程度不同。温甚为热,热极似火,火热壅盛又可化为毒,故总称为热。里热证的成因分外感与内生两端:外感六淫,入里化热;或五志过极,饮食所伤,劳逸失度,致脏腑气血阴阳失调,均可生热化火,形成里热证。里热证范围甚广,其性质有实热、虚热之异;病变阶段有在气、在营、在血之分;病位有在脏、在腑之别;加之热盛成毒、气血同病等因素,临床证候繁多,治法用方各异。本章方剂分为清气分热、清营凉血、清热解毒、气血两清、清脏腑热和清虚热六类。

　　清热剂现代临床广泛用于以发热为主要症状、以炎症为重要病理特征的多种感染性疾病以及部分非感染性疾病如中暑、糖尿病、甲状腺功能亢进、肿瘤、心血管病、变态反应性疾病等。其药理作用主要有抗病原微生物、抗细菌毒素、解热、抗炎、抑制血小板聚集、抗凝血、增强机体抗感染免疫能力、抑制变态反应,以及降血糖、抗肿瘤等。

　　使用清热剂,首先要注意正确把握适应证,一般应在表证已解,热邪入里,热而未结的情况下使用。若邪热在表,当先解表;里热成实,则宜攻下;表邪未解,热已入里,又当表里双解。其次,要注意辨别热证的阶段、部位、性质、程度,恰当施治。如热在气而治血,会引邪深入;热在血而治气,则血热难平。屡用清热剂而热仍不退,是阴液重伤,水不制火,即王冰所谓"寒之不寒,是无水也",须滋阴壮水,使阴复热退。第三,要注意辨别热证的真假,不可误投于真寒假热证。第四,要注意护胃、保津。寒凉苦燥之品易于伤阳败胃劫津,不宜久服,必要时可酌配醒脾和胃、护阴生津之品。第五,邪热炽盛,服寒凉药入口即吐者,可少佐辛温之品,或寒药热服。第六,应注意病人体质。素体阳虚者,清热不可太过;素体阴虚者,则当清中护阴。

第一节　清气分热

清气分热剂(formulas that clear heat at the qi stage),适用于热在气分证,症见壮热,不恶寒,汗多,渴喜饮冷,舌红苔黄,脉数有力等。常用清热泻火药石膏、知母、竹叶、栀子等为主组方。气分无形热盛易于耗气伤津,故常配伍益气养阴生津之品,如人参、麦冬、粳米、甘草等。热郁胸膈,虚烦不眠,心中懊侬者,可配伍豆豉等以宣透郁热。代表方剂如栀子豉汤、白虎汤、清暑益气汤等。

栀子豉汤《伤寒论》
(Zhizichi Tang)
Cape jasmine Fruit and Prepared Soybean Decoction

【组成】　栀子十四个,擘(9g)　香豉四合,绵裹(9g)

【用法】　以水四升,先煮栀子,得二升半,内豉,煮取一升半,去滓,分为二服,温进一服。得吐者,止后服(现代用法:水煎服)。

【功效】　清宣郁热。

【主治】　热郁胸膈证。虚烦不眠,身热懊侬,反复颠倒,胸中窒塞或结痛,饥不能食,舌红苔微黄,脉数。

【制方原理】　本方证由热扰胸膈,气机壅滞而致。"虚烦"之"虚",不是指正气虚,而是指无形之邪为患,与有形之"实"邪相对而言。无形热邪,郁于胸膈,心神被扰,轻者心烦不得眠,重者身热懊侬,反复颠倒;热郁较甚,气机受阻,则胸中窒塞或结痛;胃热则饥,气滞则不能食,胃热气滞,故饥不能食;舌红,苔微黄,脉数,均为内有郁热之象。本证病机要点为热郁胸膈,治宜清宣胸膈郁热。

方中栀子苦寒,入心、肺、三焦经,清热除烦,导热下行,为君药。豆豉辛凉,入肺、胃经,宣发郁热,和胃畅中,为臣药。两药合用,清中有宣,共成清宣郁热,和胃除烦之效。药后吐者,是药与邪争,病势向上,正气得伸,祛邪外出。吐后邪热外泄,病证自解,故原书方后云:"得吐者,止后服。"

制方特点:清热配伍宣散,清轻宣泄,善解胸膈郁热。

【临床应用】

1. 用方要点　本方为治疗热郁胸膈证的代表方。临床以虚烦不眠,心中懊侬,舌红,苔薄黄为使用依据。

2. 临证加减　兼少气,加炙甘草以益气,名栀子甘草豉汤;兼呕,加生姜以止呕,名栀子生姜豉汤;热壅胸腹,兼有腹满,去豆豉,加厚朴、枳实以泄痞除满,名栀子厚朴汤。若外感热病,表邪未净,可加薄荷、牛蒡子等以疏散风热;里热较盛,见口苦者,可加黄芩、连翘等以增清热之力;夹湿,见呕恶苔腻者,可加藿香、半夏等以和胃化浊。

3. 现代运用　多用于失眠、食管炎、胃炎、胆囊炎、神经衰弱症等证属热郁胸膈者。

4. 使用注意　方中栀子生用服后易作吐,炒用可无此弊。脾胃虚寒者,不宜服用本方。

【现代研究】

实验研究　采用小剂量链脲佐菌素加高脂饲料方法建立大鼠2型糖尿病模型,连续予栀子豉汤灌胃 8 周。结果,栀子豉汤可不同程度地降低大鼠 2 型糖尿病模型空腹血糖、血清胰岛素、糖化血红蛋白,增加胰岛素敏感指数,改善胰岛素抵抗,其作用机制可能与上调胰岛素受体 mRNA 的表达水平、降低肿瘤坏死因子水平有关。

白虎汤《伤寒论》
(Baihu Tang)
White Tiger Decoction

【组成】 石膏一斤,碎(50g) 知母六两(18g) 甘草二两(6g) 粳米六合(9g)

【用法】 上四味,以水一斗,煮米熟汤成,去滓,温服一升,日三服(现代用法:水煎服)。

【功效】 清热泻火,除烦生津。

【主治】 阳明气分热盛证。壮热面赤,烦渴引饮,汗出恶热,脉洪大有力。

【制方原理】 本方证由伤寒化热内传阳明之经,或温病邪热传入气分所致。邪已内传,里热炽盛,故壮热面赤而不恶寒;里热蒸腾,迫津外泄,故大汗出;热灼津伤,兼之汗出耗津,故烦渴引饮;热盛于经,鼓动脉道,故脉洪大有力。本证病机要点为阳明气分热盛外蒸,内灼津液,治当清透邪热,除烦生津。

方中石膏辛甘大寒,入肺胃经,能大清阳明气分之热,且清中有透,甘寒相合又能生津止渴,故重用为君。知母苦寒质润,清热养阴,助石膏清肺胃之热,救已伤之津液,用为臣药。君、臣相须为用,可增清热生津之力。粳米、炙甘草益胃护津,并防君臣药大寒伤中,为佐使药。四药相伍,共成清热生津,除烦止渴之功。

制方特点:清透、滋润、护中并用,是辛寒清气的代表方。

【临床应用】

1. 用方要点 本方适用于阳明气分热盛证。临床以大热、大汗、大渴、脉洪大为使用依据。

2. 临证加减 兼阳明腑实,神昏谵语,大便秘结,小便赤涩者,可加大黄、芒硝以泻热攻积;温病气血两燔,高热烦渴,神昏谵语,抽搐发斑者,可加羚羊角、水牛角、钩藤等以清热凉血,息风止痉;温疟,寒热往来,热多寒少者,可加柴胡以和解少阳;胃热消渴,烦渴引饮者,可加麦冬、天花粉、芦根等以增强清热生津之力。

3. 现代运用 多用于感染性疾病如流感、大叶性肺炎、流行性乙型脑炎、流行性出血热、麻疹,以及牙龈炎、糖尿病等证属气分热盛者。

4. 使用注意 表证未解的无汗发热、血虚发热或气虚发热者,均忌用本方。

【附方】

1. 白虎加人参汤(《伤寒论》) 知母六两(18g) 石膏一斤,碎,绵裹(50g) 甘草二两,炙(6g) 粳米六合(9g) 人参三两(9g) 上五味,以水一斗,煮米熟汤成,去滓,温服一升,日三服。功用:清热,益气,生津。主治:阳明热盛,气津两伤,以及暑病热盛,津气两伤证。高热,心烦,汗出,背微恶寒,大渴欲饮,口舌干燥,脉大无力。

2. 竹叶石膏汤(《伤寒论》) 竹叶二把(6g) 石膏一斤(50g) 半夏半升,洗(9g) 麦门冬一升,去心(20g) 人参二两(6g) 甘草二两,炙(6g) 粳米半升(10g) 上七味,以水一斗,煮取六升,去滓,内粳米,煮米熟汤成,去米,温服一升,日三服。功用:清热生津,益气和胃。主治:热病后期,余热未清,气津两伤证。身热多汗,心胸烦闷,气逆欲呕,口干喜饮,或虚烦不寐,舌红苔少,脉细数。

按:白虎加人参汤和竹叶石膏汤均由白虎汤加减而成,三方皆有清热泻火,除烦生津之功。但白虎汤以石膏、知母相配,清热泻火之力强,主治阳明气分热盛证;白虎加人参汤在白虎汤中加人参益气生津,适用于白虎汤证而气津两伤,及暑热耗伤气津,见汗多口渴,脉大无力者;竹叶石膏汤以竹叶易知母,加人参、麦冬、半夏,以清余热,补气津,和胃气,主治热势已衰,气津两伤之证。

【现代研究】

1. 实验研究　白虎汤对多种发热动物模型均有显著的解热作用。对内毒素所致家兔发热模型,白虎汤全方平均退热 1.3℃,单味知母组退热 0.7℃,石膏组为 0.3℃,石膏 + 知母组为 1.2℃;单味甘草组和石膏甘草粳米组均无退热作用。退热维持时间单味石膏较短,知母较长,两药相合退热效果最佳。对伤寒、副伤寒菌苗致热的仔猪模型,白虎汤和单味石膏煎剂均有退热作用,不含石膏的知母甘草粳米煎剂和去钙的白虎汤等均未见明显的退热效果,故认为石膏是白虎汤退热作用的主要药物,钙离子是石膏退热的主要成分。对干酵母及 2、4- 二硝基酚所致大鼠发热,白虎汤去石膏后作用不明显,但单味石膏以及用煅石膏或 $CaSO_4 \cdot 2H_2O$ 入方的白虎汤均无退热作用,说明石膏退热效果与方中配伍有关。增加方中的石膏用量并不增加石膏的溶出,增加粳米用量可明显增加汤药中的石膏晶体碎粒数,Ca^{2+} 溶出量以全方最高。提示配伍对钙离子溶出的影响与全方退热效应有关。上述研究为本方退热功效及其配伍的合理性提供了一定的药理学依据。

2. 临床报道　对 35 例顽固性肝癌发热患者投予白虎汤加生黄芪(石膏 50g,知母 12g,甘草 6g,黄芪 30g),每日 1 剂,水煎,早晚分服;另设对照组 30 例以吲哚美辛栓剂纳肛治疗。7 天为 1 个疗程。以体温和精神状态及停药后是否复发为疗效标准。结果:治疗组显效 22 例,有效 11 例,无效 2 例,总有效率 94.2%;对照组显效 5 例,有效 15 例,无效 10 例,总有效率 66.6%。治疗组疗效明显优于对照组,且未见明显不良反应。表明白虎汤加生黄芪治疗顽固性肝癌癌性发热有效而安全。

清暑益气汤《温热经纬》

（Qingshu Yiqi Tang）

Decoction for Clearing Summer-heat and Invigorating Qi

【组成】　西洋参(6g)　石斛(15g)　麦冬(9g)　黄连(3g)　竹叶(6g)　荷梗(15g)　知母(6g)　甘草(3g)　粳米(15g)　西瓜翠衣(30g)　(原书未著用量)

【用法】　水煎服。

【功效】　清暑益气,养阴生津。

【主治】　暑热气津两伤证。身热汗多,心烦口渴,体倦少气,精神不振,小便短赤,舌质红,舌苔薄白或薄黄而干,脉虚数。

【制方原理】　本方证由暑热内侵,耗气伤津所致。暑气通于心,暑热伤人,见身热心烦,尿赤脉数;热蒸于外,腠理开泄,故见多汗;暑易伤津耗气,加之汗多,津伤气耗更重,故见口渴喜饮,体倦少气,精神不振,脉虚等。本证病机要点为暑热尚盛,气津两伤,治宜清暑益气与养阴生津合法。

方中西瓜翠衣清热解暑,西洋参益气养阴,清热生津,共为君药。荷梗助西瓜翠衣以清热解暑;石斛、麦冬助西洋参以养阴清热,共为臣药。知母苦寒质润,清热滋阴;竹叶清热除烦;黄连苦寒泻火,以助清热祛暑之力,共为佐药。甘草、粳米益气养胃和中,共为使药。诸药合用,使暑热得清,气复津充,则诸症自除。

制方特点:主以祛暑清心,兼行益气养阴,邪正兼顾,标本同治。

【临床运用】

1. 用方要点　本方主治暑热内侵,气津两伤证。临证以身热汗多,口渴心烦,体倦少气,舌质红,舌苔薄白或薄黄而干,脉虚数为使用依据。

2. 临证加减　若发热较高,可加石膏以清热解暑;方中黄连苦燥,易于伤津,暑热不甚,或津液大伤者,可酌情减去;夹湿邪,舌苔腻者,可减石斛、麦冬、知母等滋腻阴柔之品,酌加藿香、六一散等以祛湿。

3. 现代运用　多用于中暑、小儿夏季热等证属中暑受热,气津两伤者。

4. 注意事项　湿邪较甚者,本方不宜使用。

【附方】

1. 清暑益气汤(《内外伤辨惑论》)　黄芪汗少者,减五分　苍术泔浸,去皮各一钱五分(各4.5g)　升麻一钱(3g)　人参去芦　白术　橘皮　神曲炒　泽泻各五分(各1.5g)　甘草炙　黄柏酒浸　当归身　麦门冬去心　青皮去白　葛根各三分(各1g)　五味子九个(1g)　上㕮咀,作一服,水二盏,煎至一盏,去渣,稍热服,食远。功用:清暑益气,健脾燥湿。主治:平素气虚,又受暑湿。身热气短,口渴自汗,四肢困倦,不思饮食,胸满身重,大便溏薄,苔腻脉虚。

2. 六一散(《伤寒直格》)　滑石六两(180g)　甘草一两(30g)　上为细末,每服三钱(9g),加蜜少许,温水调下,或无蜜亦可,每日三服。或欲冷饮者,新井泉调下亦得。功用:清暑利湿。主治:暑湿证。身热烦渴,小便不利,或泄泻,苔黄腻。

按:以上三方均能祛暑清热,其中两首同名清暑益气汤皆有清暑益气的作用,同治暑病兼气虚之证,但《温热经纬》清暑益气汤性偏凉润,清热养阴生津力强,宜于暑热炽盛,伤津耗气之证;《内外伤辨惑论》清暑益气汤清暑生津之功较逊,重在益气健脾除湿,适用于元气本虚,又伤暑湿者。六一散性偏甘寒滑利,擅长清暑利湿而无益气之功,适宜于暑湿较盛而元气不虚者。

【现代研究】

临床报道　清暑益气汤加减治疗小儿夏季热54例,年龄10个月~10岁。热邪重者加金银花、连翘,湿浊偏重者加白豆蔻、厚朴、藿香、佩兰,阳明热重合白虎汤。结果痊愈42例,有效10例。

第二节　清 营 凉 血

清营凉血剂(formulas that clear heat at the nutritive stage and cool the blood),适用于邪热传营,或热入血分诸症。邪热入营,则见身热夜甚,神烦少寐,时有谵语,或斑疹隐隐,舌绛而干;邪热入血,则见出血发斑,谵语如狂,舌绛起刺等。常用清热凉血药如犀角(水牛角代)、生地黄、玄参等为主组成。入营邪热多由气分传来,故清营方剂常配伍金银花、连翘等轻宣透达之品,促使邪热由营转气而解;热入营血,邪热易与血结而成瘀血,且血热出血又可致瘀,故凉血方中又多配伍牡丹皮、芍药等凉血散瘀之品,促其瘀血消散,并使血止而不留瘀。代表方剂如清营汤、犀角地黄汤等。

清营汤《温病条辨》

（Qingying Tang）

Clearing Heat at the Nutritive Stage Decoction

【组成】 犀角三钱(9g,现用水牛角代,30g) 生地黄五钱(15g) 元参三钱(9g) 竹叶心一钱(3g) 麦冬三钱(9g) 丹参二钱(6g) 黄连一钱五分(5g) 银花三钱(9g) 连翘二钱,连心用(6g)

【用法】 上药,水八杯,煮取三杯,日三服(现代用法:作汤剂,水牛角镑片先煎)。

【功效】 清营解毒,透热养阴。

【主治】 热入营分证。身热夜甚,神烦少寐,时有谵语,口渴或不渴,或斑疹隐隐,舌绛而干,脉细数。

【制方原理】 本方为热入营分证而设。邪热入营,灼伤营阴,故身热夜甚;营气通于心,营热扰乱心神,故神烦少寐,时有谵语;热灼阴伤,但邪热蒸腾营阴上承,故口干不甚渴饮,或反不渴;营分热邪窜及血络,故见斑疹隐隐;舌绛而干,脉细数,均为热入营分,阴液受损之象。本证病机要点为邪热入营,劫伤营阴,扰神窜络,治宜清营解毒,透热养阴,谨遵《素问·至真要大论》"热淫于内,治以咸寒,佐以苦甘"之旨选药组方。

方中犀角咸寒,清灵透发,寒而不遏,清营热而"能解疫毒"(《成方便读》),故为君药。生地黄甘寒,清营热,滋阴液;玄参咸寒,清热解毒,兼能滋阴;麦冬甘寒,养阴生津清热。三味相合,既可助君药清营解毒,又可养阴生津,共为臣药。金银花、连翘清热解毒,轻宣透泄,使营分之热邪转出气分而解,合叶天士"入营犹可透热转气"之理;黄连苦寒,清心解毒;竹叶心长于清心除烦;丹参清心凉血,并能活血,以防热与血结,均为佐药。诸药相伍,共奏清营泄热解毒,透热养阴活血之功。

制方特点:以清营解毒为主,辅以养阴生津、透热转气,兼顾活血,为清营方配伍的基本结构。

【临床应用】

1. 用方要点 本方适用于热入营分证。临床以身热夜甚,神烦少寐,或斑疹隐隐,舌绛而干,脉象细数为使用依据。

2. 临证加减 气分热盛,宜重用金银花、连翘、竹叶等清热解毒药,相应减少水牛角、生地黄、玄参的用量;神昏谵语较重,可加服安宫牛黄丸以清心开窍;高热烦躁抽搐,可加羚羊角、钩藤、地龙,或并服紫雪丹以凉肝息风;寸脉细数,舌干较甚者,可去黄连,以免苦燥伤阴。

3. 现代运用 多用于流行性乙型脑炎、流行性脑脊髓膜炎、败血症、肠伤寒等属热入营分者。

4. 使用注意 舌苔白滑者,忌用本方。

【现代研究】

1. 实验研究 以大肠杆菌内毒素制作发热家兔模型,造模前给予清营汤,连续 5 天。结果:清营汤对模型具有显著的解热作用,明显抑制其血清肿瘤坏死因子(TNF-α)和血浆血栓素(TX)B$_2$ 含量的升高,降低组织纤溶酶原激活物抑制剂(PAI)的活性,提高 6- 酮 - 前列腺素(6-keto-PG)F1α 的含量和组织纤溶酶原激活物(t-PA)的活性。说明清营汤具有解热的作用,其机制涉及对致热性细胞因子释放和血管内皮细胞功能的调节。

114

2. 临床报道 轻型及普通型流行性乙型脑炎(乙脑)患者被随机分为西医组 68 例、中医组 60 例和中西医结合组 48 例。西医组主要给予对症、支持、综合治疗;中医组中的毒蕴肺胃证给予白虎汤和银翘散加减(生石膏、知母、连翘、金银花、板蓝根、栀子、丹参、六一散),毒损脑络证给予清营汤加减(生地黄、牡丹皮、玄参、金银花、连翘、黄连、大青叶、生石膏、知母、紫草、甘草);中西医结合组并用上述西医和中医疗法。治疗 15 天。结果中医组总有效率为 98.30%,西医组为 85.30%,中西医结合组为 93.80%;中医组临床疗效明显优于西医组(P< 0.05),体温、意识障碍、抽搐恢复正常及平均住院的时间均较西医组和中西医结合组缩短。表明该方对轻型普通型乙脑的疗效肯定。

犀角地黄汤 《外台秘要》引《小品方》
(Xijiao Dihuang Tang)
Rhinoceros Horn and Rehmannia Decoction

【组成】 芍药三分(12g) 地黄半斤(24g) 牡丹皮一两(9g) 犀角屑一两(3g,水牛角代,30g)

【用法】 上切,以水一斗,煮取四升,去滓,温服一升,日二三次(现代用法:作汤剂,水牛角镑片先煎)。

【功效】 清热解毒,凉血散瘀。

【主治】 热入血分证。身体灼热,神昏谵语,吐血、衄血、便血、尿血,斑疹密布,斑色紫黑,舌质深绛或起刺,脉细数;或蓄血,喜忘如狂,漱水不欲咽,自觉腹满,大便色黑易解。

【制方原理】 本方证乃热毒深陷血分所致。血分热盛,故身体灼热;心主血藏神,热入血分,扰乱心神,故神昏谵语;热迫血溢,故吐衄、便血,斑疹密布。血热相搏及离经之血可致瘀血,故见斑疹紫黑,舌色深绛;脉象细数,为血热伤阴之征。蓄血系瘀热互结所致,血分瘀热,上扰神明,故喜忘如狂;热居阴分,蒸津上潮,故漱水不欲咽;伤及肠络,故大便色黑;气血瘀滞,故自觉腹满。本证病机要点为热入血分,热迫血溢,血脉瘀滞。遵叶天士"入血就恐耗血动血,直须凉血散血"之旨,治以清热解毒,凉血散瘀为法。

方中犀角咸寒,归心肝二经,清心凉血解毒,为君药。生地黄甘苦性凉,清热凉血,滋阴养液,且有止血之功,为臣药。芍药、牡丹皮清热凉血,活血散瘀,共为佐药。四药合用,而成清热解毒,凉血止血,散瘀活血之剂。

制方特点:凉血止血与散瘀活血并用,兼顾养阴生津。

本方与清营汤均以犀角、生地黄为主,同属清营凉血之剂。但清营汤配伍银花、连翘轻清宣泄,透热转气,适用于热入营分,尚未动血之证;本方配伍芍药、牡丹皮,侧重凉血散瘀,主治邪热深陷血分,耗血动血之证。

【临床应用】

1. 用方要点 本方适用于热入血分证。临床以各种出血,斑色紫黑,神昏谵语,身热烦躁,舌质深绛为使用依据。

2. 临证加减 血热血瘀甚者,方中芍药宜用赤芍,出血阴伤甚者,可用白芍。蓄血喜忘如狂者,可加大黄、黄芩以泻热逐瘀;郁怒而夹肝火,可加柴胡、黄芩、栀子以清泻肝火;心火炽盛,可加黄连、黑栀子以清心泻火;热盛神昏,可加服紫雪或安宫牛黄丸以清热开窍;吐血,可加三七、侧柏叶以清胃止血;衄血,可加黄芩、青蒿以清肺止血;尿血,可加白茅根、小蓟以通淋止血;便血,可加槐花、地榆以清肠止血;发斑,可加紫草、青黛以凉血化斑。

3. 现代运用 多用于重症肝炎、肝昏迷、弥漫性血管内凝血、尿毒症、紫癜病、急性白血病、流行性脑脊髓膜炎、败血症、斑疹伤寒、流行性出血热以及消化性溃疡出血等证属血分热盛者。

【现代研究】

1. 实验研究 以自体血制作大鼠脑出血模型,予犀角地黄汤灌胃治疗。结果显示,犀角地黄汤能降低模型大鼠脑指数和脑组织含水量,改善神经功能缺损症状;能明显升高大鼠脑出血急性期脑组织 Bcl-2,降低半胱氨酰天冬氨酸特异性蛋白酶 -3、肿瘤坏死因子 -α、白细胞介素 -6 表达水平。提示该方通过减少细胞凋亡、抑制炎症,对脑出血后的继发性神经元损伤发挥保护作用。

2. 临床报道 将急性期脑出血患者 60 例随机分为对照组和观察组,每组各 30 例。对照组给予西医常规治疗,观察组在此基础上加用犀角地黄汤。肝阳上亢加天麻、钩藤、石决明,痰热内盛加胆南星、竹茹,积滞内结加大黄、山栀子,痰热闭窍加石菖蒲、郁金。结果观察组总有效率为 86.67%,明显高于对照组的 63.33%(*P* < 0.05),治疗后神经功能缺损评分也明显优于对照组(*P* < 0.05)。表明犀角地黄汤加味对急性脑出血有较好疗效。

第三节 清 热 解 毒

清热解毒剂(formulas that clear heat and relieve toxicity),适用于火毒壅盛之证,见烦热错语,口舌生疮,便秘溲赤,及发斑、痈疽疔毒等。常以黄芩、黄连、黄柏、栀子、连翘等清热泻火解毒药为主组成。如热聚胸膈,可配伍大黄、芒硝等泻下药以导热下行;风热疫毒发于头面,可配用牛蒡子、薄荷、僵蚕等辛凉之品以疏散风热。代表方剂如黄连解毒汤、凉膈散、普济消毒饮。

黄连解毒汤(《肘后备急方》,名见《外台秘要》引崔氏方)
(Huanglian Jiedu Tang)
Coptis Decoction for Relieving Toxicity

【组成】 黄连三两(9g) 黄芩 黄柏各二两(各 6g) 栀子十四枚,擘(9g)

【用法】 上四味切,以水六升,煮取二升,分二服(现代用法:水煎服)。

【功效】 泻火解毒。

【主治】 三焦火毒热盛证。大热烦躁,口燥咽干,错语不眠;或热病吐血、衄血;或热甚发斑;或身热下痢;或湿热黄疸;或外科痈疡疔毒,小便黄赤,舌红苔黄,脉数有力。

【制方原理】 本方证由实热火毒壅盛于三焦,充斥于上下内外所致。热毒炽盛,内扰心神,故大热烦躁,错语不眠;热灼津伤,则口燥咽干;血为热迫,随火上逆,则为吐衄,外发肌肤,则为发斑;热毒下迫大肠,则为下痢;热壅肌肉,则为痈肿疔毒。小便黄赤,舌红苔黄,脉数有力,皆为火毒热盛之象。本证病机要点为热毒炽盛,充斥三焦,治当苦寒直折,清泻三焦火毒。

方中黄连清心解毒,兼泻中焦之火,为君药。黄芩泻上焦之火,为臣药。黄柏泻下焦之火,为佐药。栀子清泻三焦之火,兼能导热下行,为佐使药。四药皆为大苦大寒之品,相须为用,能力挫三焦火毒而使诸症得解。

制方要点:纯用苦寒,直折火毒,三焦兼顾。

【临床应用】

1. 用方要点　本方泻火解毒之力颇强,兼能燥湿,适用于一切实热火毒或湿热俱重之证。临床以大热烦躁,舌红苔黄,脉数有力为使用依据。

2. 临证加减　热结便秘,加大黄以泻热通便;热甚动血,吐衄发斑,加玄参、生地黄、牡丹皮以清热凉血;湿热发黄,加茵陈、大黄以清热祛湿退黄。

3. 现代运用　多用于急性肠炎、急性细菌性痢疾、急性黄疸型肝炎、败血症、脓毒血症、肺炎、急性泌尿系感染、流行性脑脊髓膜炎、流行性乙型脑炎,及其他感染性炎症等属于热毒或湿热俱甚者。

4. 使用注意　本方不可久服;津液受损较重者,不宜使用。

【附方】

泻心汤(《金匮要略》)　大黄二两(10g)　黄连一两(5g)　黄芩一两(5g)　上三味,以水三升,煮取一升,顿服之。功用:泻火解毒,燥湿泄痞。主治:邪火内炽,迫血妄行,吐血、衄血,便秘,溲赤;或湿热内蕴,黄疸,胸痞,烦热,舌苔黄腻;或积热上冲,目赤且肿,口舌生疮;或外科疮疡,心胸烦热,大便干结。

按:本方与黄连解毒汤均用黄连、黄芩,同为苦寒泻火之剂,但本方配伍大黄泻热降火,釜底抽薪,"以泻代清",多用于热迫血溢之出血及黄疸胸痞等;黄连解毒汤配伍黄柏、栀子,重在清泻三焦火毒,主治三焦火毒证。

【现代研究】

1. 实验研究　用伤寒 - 副伤寒甲 - 副伤寒乙三联菌苗致家兔发热模型,给予黄连解毒汤小、中、大(0.94g/kg、1.88g/kg、3.76g/kg)不同剂量灌胃。结果:给药后 0.5 小时,黄连解毒汤大剂量组动物体温显著降低,药后 1、2、3、4、5 小时,三个剂量组家兔各时间点体温均明显降低。该方上述三个剂量给予小鼠连续灌胃 7 天,还可明显降低腹腔注射金黄色葡萄球菌致小鼠死亡率;对二甲苯致小鼠耳肿胀也有明显抑制作用。上述研究表明,黄连解毒汤具有解热、抗菌、抗炎等作用,为其临床治疗感染性疾病提供了实验依据。

2. 临床报道　黄连解毒汤口服治疗老年性痴呆心肝火旺型108 例,另设对照组 102 例口服脑复康片,4 个月为 1 疗程。用简易智力状态检查表(MMSE)、日本长谷川智能检查表(HDSJ)及日常生活能力量表(ADL Barthel Index)测定患者的智力和生活能力,同时测定红细胞超氧化物歧化酶(SOD)活性和血浆脂质过氧化物(LPO)的含量。结果:两组患者治疗前后的智力及生活能力积分均有显著性改善,红细胞 SOD 活性升高、血浆 LPO 含量下降,黄连解毒汤疗效显著优于脑复康片。表明黄连解毒汤对老年性痴呆中医火热证患者具有一定的治疗作用,其作用机制可能与抗氧化损伤有关。

凉膈散(《太平惠民和剂局方》)

(Liangge San)

Powder for Cooling Heat at Diaphragm

【组成】　川大黄　朴硝　甘草熘,各二十两(各600g)　山栀子仁　薄荷去梗　黄芩各十两(各 300g)　连翘二斤半(1200g)

【用法】　上药为粗末,每服二钱(6g),水一盏,入竹叶七片,蜜少许,煎至七分,去滓,食后温服。小儿可服半钱(1.5g),更随岁数加减服之。得利下,住服(现代用法:上药共为粗末,每服 6~12g,加竹叶 3g,蜜少许,水煎服。亦可作汤剂煎服,用量按原方比例酌定)。

【功效】 泻火通便,清上泄下。

【主治】 上中二焦邪热炽盛证。身热口渴,面赤唇焦,胸膈烦热,口舌生疮,或咽痛吐衄,便秘溲赤,或大便不畅,舌红苔黄,脉滑数。

【制方原理】 本方证由火热郁聚胸膈所致。热聚胸膈,郁而不达,灼伤阴津,故胸膈烦热,身热口渴;火热上冲,故面赤唇焦,口舌生疮,咽痛吐衄;火热内结,腑气不畅,故大便秘结;溲赤、舌红苔黄、脉滑数,均为实热之象。本证病机要点为热聚胸膈,火毒内结,治当清泻胸膈郁结之火热。

方中重用连翘清热解毒,善清胸膈郁火,为君药。黄芩清上焦热,山栀通泻三焦、引火下行,共为臣药。佐以薄荷、竹叶轻清宣泄,清热透邪,协君臣药疏散上焦郁火;大黄、芒硝泻火通便,荡热于中,有助上焦之热借肠腑从下而去,即所谓"以泻代清"。白蜜、甘草缓和硝、黄峻泻之力,兼以护胃润燥,为佐使药。诸药配伍,共成泻火通便,清上泄下之功。

制方特点:清上佐以泻下,借下助清;清降与宣散相伍,发越郁热。

【临床应用】

1. 用方要点 本方适用于上中二焦邪热炽盛证。临床以胸膈烦热,面赤唇焦,烦躁口渴,舌红苔黄,脉数为使用依据。

2. 临证加减 燥结重者,硝、黄用量可适当增加;上焦热甚,壮热烦渴,大便不燥者,可去芒硝,加石膏、天花粉以清热生津;心经火盛,口舌生疮,可加黄连以清心泻火;咽喉肿痛溃烂,可加板蓝根、山豆根、桔梗以解毒利咽;吐衄不止,可加鲜茅根、鲜藕节以凉血止血。

3. 现代运用 多用于咽喉炎、口腔炎、急性扁桃体炎、胆道感染、急性黄疸型肝炎、流行性脑脊髓膜炎等证属上中二焦邪热炽盛者。

4. 使用注意 服用本方,得利下后,应当停服;孕妇以及体虚者慎用。

【现代研究】

1. 实验研究 静脉注射内毒素(LPS)制作大鼠急性肺损伤模型,分别给予凉膈散3个不同剂量(7.5g/kg、15g/kg、30g/kg)灌胃。结果给药4小时后,凉膈散各给药组的大鼠肺间质水肿、肺泡腔内炎细胞浸润和血浆蛋白渗出均显著减轻,肺湿干重比、肺系数及肺通透性指数均明显降低,氧分压值均明显升高。表明凉膈散对内毒素导致的急性肺损伤具有保护作用。

2. 临床报道 火热炽盛型口腔炎患者随机分为观察组和对照组,每组各34例。对照组采用西药治疗,观察组在对照组基础上加用凉膈散治疗。疗程均为7天。结果观察组总有效率(97.06%)显著高于对照组(76.47%),平均起效及治愈时间、治疗后症状积分和复发率均显著低于对照组,未见有明显不良反应。表明凉膈散联合西药治疗火热炽盛型口腔炎患者疗效显著。

普济消毒饮(又名普济消毒饮子)(《医方集解》引东垣方)
(Puji Xiaodu Yin)
Universal Benefit Decoction for Eliminating Toxin

【组成】 黄芩酒炒 黄连酒炒各五钱(各15g) 陈皮去白 甘草生用 玄参 柴胡 桔梗各二钱(各6g) 连翘 板蓝根 马勃 牛蒡子 薄荷各一钱(各3g) 僵蚕 升麻各七分(各2g)

【用法】 上为末,汤调,时时服之;或蜜拌为丸,嚼化。一方无薄荷,有人参三钱

118

(现代用法:水煎服)。

【功效】 清热解毒,疏风散邪。

【主治】 大头瘟。恶寒发热,头面红肿焮痛,目不能开,咽喉不利,舌燥口渴,舌红苔黄,脉数有力。

【制方原理】 大头瘟,又名大头天行,乃感受风热疫毒之邪,壅于上焦,发于头面所致。风热疫毒,郁于肌表,故恶寒发热;攻冲于上,则头面红肿焮痛,目不能开,咽喉不利;舌燥口渴,舌红苔黄,脉数有力,皆为热毒壅盛之象。本证病机为风热疫毒,上攻头面,外郁肌表;其病位在上,病势向外。治宜清热解毒,疏风散邪。

方中重用黄芩、黄连清热泻火解毒,以祛上焦热毒,同为君药。连翘、牛蒡子、薄荷、僵蚕疏散头面肌表之风热,兼能散结消肿,皆为臣药。玄参、马勃、板蓝根助君药清上焦热毒,合薄荷、桔梗、甘草清利咽喉,玄参兼防伤阴;陈皮理气疏壅,以利散邪消肿,共为佐药。升麻、柴胡疏散风热,并引诸药上达头面,使风热疫毒之邪得以宣散透发,寓有“火郁发之”之意;甘草兼和诸药,三药合为佐使。诸药相伍,共收清热解毒,疏风散邪之功。

《东垣试效方》普济消毒饮子中无薄荷而有人参,有扶正助祛邪之义。

制方特点:苦寒清降配伍辛凉升散,而能泻火解毒、开壅散结、消肿利咽。

【临床应用】

1. 用方要点 本方为治疗大头瘟的要方。临床以头面红肿焮痛,舌红苔黄,脉数为使用依据。

2. 临证加减 《温病条辨》用本方去升麻、柴胡,加金银花、荆芥,以增强清疏之力。表证明显,可加荆芥、防风、蝉蜕、桑叶以增强疏风散邪之力;大便秘结,可加酒大黄以泻热通便;兼睾丸疼痛,可加川楝子、龙胆、蒲公英以泻肝清热散结;兼气虚,可少佐人参以扶正祛邪。病变局部可外敷如意金黄散等,以增强清热消肿之效。

3. 现代运用 多用于颜面丹毒、流行性腮腺炎、流行性出血热、急性扁桃体炎、上呼吸道感染、急性化脓性中耳炎、急性淋巴结炎、颌下腺炎、带状疱疹等证属风热毒邪者。

【现代研究】

1. 实验研究 普济消毒饮按 2.9g/kg 和 11.6g/kg 给予小鼠连续灌胃 7 天,能增强小鼠脾细胞白细胞介素 2(IL-2)生成和自然杀伤(NK)细胞活性,促进脾淋巴细胞增殖。提示该方具有提高机体免疫功能的作用,为其临床治疗感染性疾病提供了一定的药理学依据。

2. 临床报道 普济消毒饮原方去陈皮(根据年龄适当调整用量)治疗流行性腮腺炎 78 例,病初可频服,每日 1~1.5 剂,体温降至正常后改为常规服。对照组 78 例口服西药阿昔洛韦片。10 天为 1 个疗程。结果治疗组痊愈 82.05%、显效 10.26%、好转 5.12%,对照组的痊愈 75.64%、显效 5.12%、好转 10.26%,两组疗效差异有显著性意义($P < 0.01$)。

第四节 气 血 两 清

气血两清剂(formulas that clear heat at the qi and blood stages),适用于温病气血两燔之证,症见大热烦渴,吐衄发斑,神昏谵语等。多以石膏、知母等清气泻热药和水牛角、生地黄等清热凉血药,配伍黄连、黄芩等清热解毒药组成。代表方剂如清瘟败毒饮。

清瘟败毒饮(《疫疹一得》)
(Qingwen Baidu Yin)
Antipyretic and Antitoxic Decoction

【组成】 生石膏大剂六两至八两(180~240g),中剂二两至四两(60~120g),小剂八钱至一两二钱(24~36g) 小生地大剂六钱至一两(18~30g),中剂三钱至五钱(9~15g),小剂二钱至四钱(6~12g) 乌犀角(水牛角代)大剂六钱至八钱(18~24g),中剂三钱至四钱(9~12g),小剂二钱至四钱(6~12g) 真川连大剂四至六钱(12~18g),中剂二至四钱(6~12g),小剂一钱至一半钱(3~4.5g) 栀子 桔梗 黄芩 知母 赤芍 玄参 连翘 甘草 丹皮 鲜竹叶(以上十味,原书无用量,各6g)

【用法】 疫证初起,恶寒发热,头痛如劈,烦躁谵妄,身热肢冷,舌刺唇焦,上呕下泄,六脉沉细而数,即用大剂;沉而数者,用中剂;浮大而数者,用小剂。(现代用法:作汤剂,先煮石膏,后下诸药)。

【功效】 清热泻火,凉血解毒。

【主治】 温病气血两燔证。大热渴饮,头痛如劈,干呕狂躁,谵语神昏,或发斑,或吐血、衄血,或四肢抽搐,或厥逆,舌绛唇焦,脉沉细而数,或沉数,或浮大而数。

【制方原理】 本方主治瘟疫热毒,充斥内外,气血两燔之证。热毒化火,火盛伤津,故见大热渴饮,舌绛唇焦;热毒上攻清窍,内扰神明,致头痛如劈,干呕狂躁,谵语神昏;热燔营血,故见发斑、吐衄;热深厥深,则发为肢厥。脉沉细而数,或沉数,或浮大而数,分别提示病情之重、中、轻。此系气血两燔之疫毒重症,治当大剂解毒,两清气血。

本方由白虎汤、黄连解毒汤和犀角地黄汤三方加减而成。方中重用石膏配知母、甘草、竹叶,取法白虎汤,大清气分之热而保津;黄连、黄芩、栀子、连翘同用,效仿黄连解毒汤,通泻三焦火毒;犀角、生地黄、赤芍、牡丹皮、玄参相配,即犀角地黄汤加味,旨在清热解毒,凉血散瘀。三方相合,大败热毒,气血两清。桔梗为使,载药上行。余师愚曰:"此皆大寒解毒之剂,故重用石膏,先平甚者,而诸经之火,自无不安矣。"可知本方虽合三方加减而成,但以白虎汤大清气分邪热为主,辅以清热解毒、凉血散瘀,共收清瘟败毒之效。

制方特点:重用辛寒清气,辅以解毒、凉血,为气血两清之良方。

【临床应用】

1. 用方要点 本方为气血两清的代表方,适用于瘟疫热毒,充斥内外,气血两燔之证。临床以大热渴饮,头痛如劈,谵语神昏,吐衄发斑,舌绛唇焦为使用依据。

2. 临证加减 原书云:"如斑一出,即用大青叶,量加升麻四五分引毒外透,此内化外解,浊降清升之法"。头痛殊甚,两目昏花,加菊花、夏枯草以清肝经火热;骨节疼烦,腰如被杖,加黄柏、知母以清肾经火热;热盛动风,四肢抽搐,加羚羊角、钩藤以凉肝息风;热闭心包,神昏谵语,加安宫牛黄丸等以清心开窍;体虚,加西洋参以补益气阴。

3. 现代运用 多用于流行性乙型脑炎、流行性脑脊髓膜炎、流行性出血热、败血症、脓毒血症等证属气血两燔者。

4. 使用注意 方中石膏、生地黄、犀角、黄连的用量应根据热疫之轻重酌情增减。

【附方】

1. 神犀丹(《医效秘传》) 犀尖六两(180g,水牛角代,1800g) 生地一斤(500g)熬膏 香豉八两(240g)熬膏 连翘十两(300g) 黄芩六两(180g) 板蓝根九两(270g) 银花一斤(500g) 金汁十两(300g) 玄参七两(210g) 花粉四两(120g) 石菖蒲六两(180g) 紫草四两(120g) 即用生地、香豉、金汁捣丸,每丸重三钱(9g),开水送下。功用:清热开窍,凉血解毒。主治:温热暑疫,邪入营血,热深毒重,阴液耗伤。高热昏谵,斑疹色紫,口咽糜烂,目赤烦躁,舌质紫绛。

2. 化斑汤(《温病条辨》) 石膏一两(30g) 知母四钱(12g) 生甘草三钱(9g) 玄参三钱(9g) 犀角二钱(6g)(水牛角代,60~90g) 白粳米一合(9g) 水八杯,煮取三杯,日三服。滓再煮一盅,夜一服。功用:清气凉血。主治:温病气血两燔证。发热烦躁,或身热夜甚,外透斑疹,色赤,口渴,或不渴,脉数。

按:清瘟败毒饮、神犀丹和化斑汤同具清热凉血之功,其中清瘟败毒饮用大剂辛寒以清阳明经热,配伍泻火解毒凉血药,清气解毒凉血作用最强,主治热毒充斥,气血两燔之证;神犀丹以清热解毒为主,兼以凉血开窍,主治邪入营血,热深毒重之证;化斑汤由白虎汤加犀角、玄参而成,清气凉血解毒作用较逊,主治温病热入气血,身热发斑,病情较轻者。

【现代研究】

1. 实验研究 比较清瘟败毒饮配用不同剂量生石膏(小剂量为现代常用剂量,大剂量取自原方)对内毒素诱导的兔全身炎症反应综合征(SIRS)模型的作用。结果:给药后 1 小时、2.5 小时的各组兔体温降低,大剂量组优于小剂量组;给药后 1 小时和 2.5 小时的血清 TNF-α 水平分别降低和升高,大剂量组的变化显著。提示清瘟败毒饮对 SIRS 动物具有退热作用,石膏大剂量配伍的效用明显,并可影响不同时限的 TNF-α 水平。该结果为前贤用大剂生石膏方治疗温病提供了实验依据。清瘟败毒饮煎剂对内毒素诱发的家兔温病气血两燔证之发热具有明显的抑制作用,能对抗发热兔白细胞先降后升及血小板降低,改善高黏综合征状态;还能调整模型动物血浆 cAMP/cGMP 的比值,促进巨噬细胞吞噬功能,保护内脏器官,减轻脏器组织病理损害。表明本方具有抗炎、退热、改善血液流变及免疫调节等作用。上述研究为理解本方清热解毒、凉血泻火的功效和其临床治疗感染性疾病提供了药理依据。

2. 临床报道 脓毒症气营两燔证患者随机分为对照组(20 例)和治疗组(18 例),对照组用西医常规疗法,治疗组在西医常规疗法的基础上加用清瘟败毒饮(石膏30g,生地黄15g,黄连10g,水牛角30g,栀子15g,黄芩15g,知母15g,赤芍30g,桔梗15g,玄参30g,牡丹皮10g,连翘15g,竹叶15g,甘草10g。煎汤)口服或鼻饲,每次 100ml,每日 3 次。疗程 7 天。结果两组患者的中医证候积分和APACHEⅡ评分均明显下降,总疗效相近;治疗组临床控制率和对血 IgG、IgA、IgM、C_3、C 反应蛋白、TNF-α 水平的改善优于对照组。表明清瘟败毒饮能提高西医常规疗法对脓毒症的疗效,有抑制或减少早期脓毒症患者过度免疫应答对机体损害的作用。

第五节 清 脏 腑 热

清脏腑热剂(formulas that clear heat from zang-fu organs),适用于邪热偏盛于某一脏腑所产生的火热证。根据病变脏腑的不同,分别选用相应的清热药组成方剂,如用黄连、栀子、莲子心、木通等以泻火清心;龙胆、夏枯草、青黛等以清肝泻火;黄芩、桑白皮、石膏、知母等以清肺泻热;石膏、黄连、升麻等以清胃泻热;白头翁、黄连、黄柏等以清肠解毒。并常结合脏腑的功能特点和相互联系及热证病机侧重,配伍益阴养血、利水通淋、泻热通腑、疏散行滞、凉血活血等药。代表方剂如导赤散、龙胆泻肝汤、泻白散、清胃散、芍药汤等。

导赤散《《小儿药证直诀》》

（Daochi San）

Fire-Inducing Powder

【组成】 生地黄 木通 生甘草梢各等分(各10g)

【用法】 上药为末,每服三钱(9g),水一盏,入竹叶(3g)同煎至五分,食后温服(现代用法:水煎服)。

【功效】 清心养阴,利水通淋。

【主治】 心经热证。心胸烦热,口渴面赤,意欲饮冷,口舌生疮;或心热移于小肠,小溲赤涩刺痛,舌红脉数。

【制方原理】 本方主治心经有热或心热下移小肠之证。心经有热,循经上炎,故心胸烦热,面赤,口舌生疮;火热内灼,阴液受损,故口渴,意欲饮冷;心与小肠相表里,心热移于小肠,故小便赤涩热痛;舌红、脉数为心经有热之征。本证病机要点为心经有热,循经上炎,或下移小肠,水道不利。治宜清心利水为主,兼以养阴。

方中生地黄甘凉而润,清心火,滋阴液,为君药。木通苦寒,上清心经之火,下导小肠之热,利水通淋,为臣药。两药合用,清心利水而不伤阴。竹叶甘淡寒,清心除烦,通利小便,导热下行,为佐药。生甘草梢直达茎中而止淋痛,并能清热解毒,调和诸药,为佐使药。全方清心、利水与养阴并行,重在导心经之火与小肠之热从小便而解。

制方要点:清心利水兼顾养阴,利水而不伤阴,滋阴而不恋邪。

【临床应用】

1. 用方要点 本方适用于心经热证。临床以心胸烦热,口舌生疮,或小便赤涩疼痛,舌红脉数为使用依据。

2. 临证加减 心火较盛,可加黄连以清泻心火;心热移于小肠,小便淋沥不畅,可加车前子、赤茯苓等以增强清热利水之功;小便涩痛较甚,可加萹蓄、瞿麦、滑石等以助利水通淋;血淋涩痛,可加墨旱莲、小蓟、白茅根以凉血止血通淋。

3. 现代运用 多用于口腔炎、小儿鹅口疮、手足口病、小儿夜啼、急性泌尿系统感染等属心经有热者。

【附方】

清心莲子饮(《太平惠民和剂局方》) 黄芩 麦冬去心 地骨皮 车前子 甘草炙,各半两(各15g) 石莲肉去心 白茯苓 黄芪蜜炙 人参各七钱半(各23g) 锉末,每服三钱(9g),水一盏半,煎取八分,去滓,水中沉冷,空心食前服(现代用法:水煎服,用量按原方比例酌减)。功用:清心火,益气阴,止淋浊。主治:心火偏旺,气阴两虚,湿热下注证。遗精淋浊,血崩带下,遇劳则发;或肾阴不足,口舌干燥,烦躁发热。

按:本方与导赤散同具清心养阴利水之功。导赤散以生地黄配木通、竹叶,偏重清心利水,且作用较缓,主治心经热盛,口舌生疮,小便涩痛等症;本方以石莲肉、黄芩、地骨皮、茯苓、车前子,配人参、黄芪、麦冬,补泻兼施,清心利水之力较强,兼有补气养阴之功,主治心火偏旺,气阴两虚,湿热下注之遗精淋浊,或血崩带下等症。

【现代研究】

临床报道 以导赤散为基本方治疗口腔溃疡 60 例。随症加减:心火上炎,重用生地,加金银花、连翘、黄连;心脾实热,在心火上炎处方上加大黄、茯苓;脾胃实热,加生石膏或酒大黄、胡黄连;小肠火盛,重用木通、淡竹叶,加车前草;脾虚湿困,重用淡竹叶,加白术、茯苓、藿香;虚火上浮,加知母、麦冬;反复发作,加玉竹、沙参、黄芪。另设对照组 60 例给予维生素 B 治疗。5 天为 1 疗程,观察 2 疗程。结果:治疗组有效率达 95%,对照组仅为 68.3%,两组总有效率有极为显著的差异(*P*< 0.01)。表明该方辨证加减对反复发作的口腔溃疡者有明显疗效。

龙胆泻肝汤(《医方集解》引《太平惠民和剂局方》)

(Longdan Xiegan Tang)

Gentiana Decoction for Purging the Liver

【组成】 龙胆草酒炒(6g) 黄芩炒(9g) 栀子酒炒(9g) 泽泻(12g) 木通(6g) 车前子(9g) 当归酒洗(3g) 生地黄酒炒(9g) 柴胡(6g) 生甘草(6g)(原书本方无用量)

【用法】 水煎服。亦可用制成丸剂,每服 6~9g,日 2 次,温开水送下。

【功效】 泻肝胆实火,清下焦湿热。

【主治】

1. 肝胆实火上炎证。头痛目赤,胁痛,口苦,耳聋,耳肿,舌红苔黄,脉弦数。

2. 肝经湿热下注证。阴肿,阴痒,筋痿,阴汗,小便淋浊,或妇女带下黄臭,舌红苔黄腻,脉弦或濡数。

【制方原理】 本方证由肝胆实火循经上炎,或肝经湿热下注而致。肝胆实火上炎,则见头痛目赤,耳聋耳肿,口苦;火灼肝经,则为胁痛;足厥阴肝经络于阴器,湿热循经下注,则为阴肿阴痒、筋痿阴汗、小便淋浊,或妇女带下黄臭;舌红苔黄或黄腻,脉弦数或濡数,系肝胆实火或湿热之象。证属肝胆实火上炎、湿热下注为患,治宜清泻肝胆实火,清利肝经湿热。

方中龙胆大苦大寒,上泻肝胆实火,下清下焦湿热,泻火除湿,两擅其功,为君药。黄芩、栀子性皆苦寒,泻火解毒,燥湿清热,助君药清热除湿,为臣药。泽泻、木通、车前子清热利湿,导邪下行;肝为藏血之脏,肝经有热,本易耗伤阴血,方中苦燥渗利之品又会损伤阴液,故用生地黄、当归滋阴养血以顾肝体,使邪祛而不伤正,为佐药;肝性喜条达而恶抑郁,火邪或湿热内郁,则肝气不舒,大剂苦寒降泄,又恐肝胆之气被抑,故用柴胡疏畅气机以顾肝用,兼引诸药归于肝胆;甘草调和诸药,并防苦寒败胃,为佐使药。诸药配伍,共奏泻肝胆实火,清下焦湿热之功。

制方特点:清利并行,佐以滋养,祛邪兼防伤正;苦寒降泄之中寓以疏利,凉而不遏。

【临床应用】

1. 用方要点 本方适用于肝胆实火上炎或肝经湿热下注证。临床以头痛目赤,胁痛口苦,或阴肿阴痒,或小便淋浊,或带下黄臭,舌红苔黄或黄腻,脉弦数有力为使用依据。

2. 临证加减 肝胆实火较盛,可去木通、车前子,加黄连以增强泻火之力;风火上炎,头痛眩晕,目赤易怒,可加菊花、桑叶、夏枯草以清肝疏风;湿盛热轻,可去黄芩、生地黄,加滑石、薏苡仁以增强利湿之功;玉茎生疮,或阴囊红肿痛热,可去柴胡,加大黄、金银花、连翘以泻火解毒消痈。

3. 现代运用　多用于顽固性头痛、头部湿疹、高血压、急性结膜炎、虹膜睫状体炎、外耳道疖肿、鼻窦炎、急性黄疸型肝炎、急性胆囊炎、急性肾盂肾炎、急性膀胱炎、尿道炎、急性盆腔炎、外阴炎、睾丸炎、腹股沟淋巴结炎、带状疱疹等属肝胆实火或肝经湿热所致者。

4. 使用注意　本方不宜多服久服,脾胃虚弱者慎用。

【附方】

1. 泻青丸(《小儿药证直诀》)　当归去芦头,切,焙,秤　龙脑(当为龙胆)焙,秤　川芎　山栀子仁　川大黄湿纸裹煨　羌活　防风去芦头,切,焙,秤各等分　上药为末,炼蜜和丸,如鸡头大,每服半丸至一丸,竹叶煎汤,同砂糖,温开水化下(现代用法:上药研成药粉,用冷开水制小丸,每服6g,日服2次,温开水送服,或竹叶汤送下。小儿酌减。亦可改为汤剂,用量酌情增减)。功用:清肝泻火。主治:肝经郁火证。目赤肿痛,烦躁易怒,不能安卧,尿赤便秘,脉洪实,以及小儿急惊,热盛抽搐等。

2. 当归龙荟丸(《黄帝素问宣明论方》)　当归　龙胆草　栀子　黄连　黄芩　黄柏各一两(各30g)　大黄　芦荟　青黛各半两(各15g)　木香一分(0.3g)　麝香五分(1.5g)　上为末,炼蜜为丸,如小豆大,小儿如麻子大,每服二十丸,生姜汤下(现代用法:为末,水泛为丸,每服6g,日2次,温开水送下)。功用:清泻肝胆实火。主治:肝胆实火证。头晕目眩,神志不宁,谵语发狂,或大便秘结,小便赤涩。

3. 左金丸(《丹溪心法》)　黄连六两(180g)　吴茱萸一两(30g)　上药为末,水丸或蒸饼为丸,白汤下五十丸(现代用法:为末,水泛为丸,每服3g,开水吞服。亦可水煎服,用量按原方比例酌定)。功用:清肝泻火,降逆止呕。主治:肝火犯胃证。胁肋胀痛,嘈杂吞酸,呕吐口苦,脘痞嗳气,舌红苔黄,脉弦数。

按:龙胆泻肝汤、泻青丸、当归龙荟丸和左金丸均可清泻肝火。其不同点是:龙胆泻肝汤泻火之力较强,并能清利湿热,主治肝火上炎,或湿热下注证,为苦寒清利之方;泻青丸泻火之力稍逊,兼可疏散肝胆郁火,宜于肝火内郁证,为"火郁发之"之剂;当归龙荟丸苦寒降火为主,配伍泻下药,使实火从二便分消,适用于肝经实火重证,为苦寒清泻之剂。左金丸重用苦寒少佐辛热,泻火作用缓和,具有降逆止呕、肝胃同治之效,适用于肝火犯胃证,为辛开苦降之剂。

【现代研究】

1. 实验研究　观察龙胆泻肝丸对结扎胆总管法制作的阻塞性黄疸模型大鼠的影响。结果:龙胆泻肝丸能明显抑制模型大鼠血清天冬氨酸转氨酶、丙氨酸转氨酶和直接胆红素含量的升高,改善其肝脏组织病理,对抗肝血流量和肝清除率下降。提示龙胆泻肝丸具有保护肝脏,改善肝清除功能及血流动力学的作用。上述结果对于理解本方功效及其临床用于相关疾病的治疗提供了一定的实验依据。

2. 临床报道　将急性胆囊炎患者70例随机分为两组,对照组35例予抗生素、阿托品等西药常规治疗,实验组35例在西药常规治疗的基础上加用龙胆泻肝汤,2周为1个疗程,治疗2个疗程。结果:①治疗后两组血中白细胞计数和中性粒细胞比例下降,实验组较对照组更为明显;②两组胆囊、胆管壁变薄、光滑,胆汁回流造成的胆囊积液减少,影像学各指标均有改善,实验组优于对照组;③两组患者腹部疼痛、胀满纳呆、心下痞满等症状改善,实验组总有效率为88.57%,对照组为74.28%,实验组优于对照组。表明龙胆泻肝汤是治疗急性胆囊炎的有效药物。

泻白散(又名泻肺散)(《小儿药证直诀》)
(Xiebai San)
White-Purging Powder

【组成】 地骨皮 桑白皮炒,各一两(各30g) 甘草炙,一钱(3g)

【用法】 上药锉散,入粳米一撮,水二小盏,煎七分,食前服(现代用法:水煎服)。

【功效】 清泻肺热,止咳平喘。

【主治】 肺脏伏火之咳喘。咳嗽,甚则气急欲喘,皮肤蒸热,日晡尤甚,舌红苔黄,脉细数。

【制方原理】 本方为肺有伏火郁热之咳喘而设。肺主气,司呼吸,宜清肃润降,伏火内郁于肺,气逆不降,故见咳喘;肺合皮毛,伏火外蒸于肌肤,则皮肤蒸热;肺金旺于酉时,且伏热渐伤阴分,故发热以日晡尤甚;舌红苔黄,脉细数,皆为肺热伤阴之象。病机要点为肺中伏火,郁蒸伤阴,肺失清肃。本方原治小儿咳喘,"小儿脏腑柔弱,不可痛击"(《小儿药证直诀》),且肺为娇脏,不耐寒热,故法以甘寒为主,清泻肺中伏火以平定咳喘。

方中桑白皮甘寒入肺,清肺热,泻肺气,平喘咳,且质润不燥,为君药。地骨皮甘淡而寒,直入阴分,泻肺中伏火,并退虚热,为臣药。君臣相伍,清泻肺火,以复肺气肃降之职。炙甘草、粳米养胃和中,培土生金,兼调诸药,均为佐使。四药合用,共奏清泻肺热,止咳平喘之功。

制方特点:甘寒平和,清肺养胃,尤宜于肺热不太甚,阴液不太伤之小儿咳喘。

【临床应用】

1. 用方要点 本方适用于肺有伏火之咳喘。临床以咳喘气急,皮肤蒸热,舌红苔黄,脉细数为使用依据。

2. 临证加减 肺经热甚,加黄芩、知母以增强清泄肺热之效;燥热咳嗽,加瓜蒌皮、川贝母以润肺止咳;阴虚潮热,加鳖甲、青蒿、银柴胡以滋阴清热;烦热口渴,加天花粉、芦根、麦冬以清热生津;兼有表热,可与银翘散合用。

3. 现代运用 主要用于上呼吸道感染、支气管炎、肺炎、喉源性咳嗽、百日咳、小儿麻疹等证属肺有伏火者。

【现代研究】

1. 实验研究 以卵蛋白致敏造成小鼠哮喘模型,泻白散灌胃给药,2次致敏液雾化激发前各给药1次,第2次雾化激发后连续给药2周,观察该方对哮喘小鼠变应性气道炎症的影响。结果:泻白散可使哮喘小鼠血和肺泡灌洗液(BALF)中的嗜酸性粒细胞(EOS)含量明显降低,肺部病理改变减轻,能显著降低哮喘小鼠BALF中白介素(IL)-6及TNF-α的含量,显著降低哮喘小鼠肺部GATA结合蛋白(GATA)3表达,并能提高哮喘小鼠肺部Th1细胞特异性转录因子(T-bet)蛋白表达。说明泻白散能有效地抗哮喘,其作用机制可能与调节GATA3与T-bet蛋白的表达有关。

2. 临床报道 以泻白散加减治疗喉源性咳嗽肺热证30例。基本方:桑白皮、地骨皮各15g,桔梗、地龙、薄荷、甘草各10g。咽痛,加连翘、牛蒡子;咳嗽有痰,加陈皮、半夏;喉中有痰,吐之不出,加旋覆花、浮海石。每日1剂,水煎,分3次口服。另设对照组28例予抗生素口服。结果:治疗组显效20例,有效8例,总有效率为93.3%;对照组显效14例,有效8例,总有效率为78.5%。治疗组总有效率明显优于对照组。

清胃散(《脾胃论》)
(Qingwei San)
Clearing the Stomach Powder

【组成】 真生地黄　当归身各三分(各6g)　牡丹皮半钱(9g)　黄连六分如黄连不好,更加二分;如夏月倍之。大抵黄连临时增减无定(6g)　升麻一钱(6g)

【用法】 上为细末,都作一服,水一盏半,煎至七分,去渣,放冷服之(现代用法:水煎服)。

【功效】 清胃凉血。

【主治】 胃火上攻证。牙痛牵引头脑,面颊发热,其齿恶热喜冷,或牙宣出血,或牙龈肿痛溃烂,或唇舌颊腮肿痛,口气热臭,口干舌燥,舌红苔黄,脉滑大而数。

【制方原理】 本方证由胃中热盛,火热循阳明经脉上攻而致。足阳明胃经循鼻入上齿,循发际,至额颅;手阳明大肠经上项贯颊入下齿。胃有积热,循经上攻,故见牙痛牵引头脑,面颊发热,甚或牙龈红肿溃烂,或唇舌颊腮肿痛,口气热臭;热伤津液,则口舌干燥;胃为多气多血之腑,胃热伤及血络,故见牙宣出血;舌红苔黄,脉滑大而数,亦为胃中热盛之象。本证病机要点为胃中积火循经上攻,伤及血分。治宜清胃凉血。

方中黄连苦寒,直泻胃中实火,为君药。升麻辛甘微寒,主入阳明,清热解毒,升而能散,可宣达郁遏之火,为臣药。君臣相伍,升降得宜,黄连得升麻则泻火而无凉遏之弊,升麻得黄连则散火而无升焰之虞。生地黄甘寒,凉血止血,滋阴生津;牡丹皮凉血清热;当归养血和血,以助消肿止痛,共为佐药。又升麻引诸药入阳明经,兼为使药。诸药合用,则上炎之火得清,郁遏之火得散,诸症可愈。《医方集解》载本方有石膏,清胃之力更强。

制方要点:清气与凉血兼顾,苦降与升散同施。

【临床应用】

1. 用方要点　本方适用于胃热上攻之牙痛牙宣。临床以牙痛牵引头脑,齿龈肿痛或溃烂,口气热臭,舌红苔黄,脉滑数为使用依据。

2. 临证加减　大便秘结,可加大黄以泻热通便,引火下行;胃热较甚,口渴饮冷,可重用石膏,加玄参、天花粉以清热生津;牙衄,可加牛膝以导热引血下行;口臭甚者,可加茵陈、藿香、白豆蔻以芳香化浊。

3. 现代运用　多用于口腔炎、口腔溃疡、牙周炎、牙髓炎、三叉神经痛等证属胃有积热,循经上攻者。

【附方】

1. 泻黄散(又名泻脾散)(《小儿药证直诀》)　藿香叶七钱(21g)　山栀子仁一钱(3g)　石膏五钱(15g)　甘草三两(90g)　防风去芦,切,焙,四两(120g)　上药锉,同蜜、酒微炒香,为细末。每服一至二钱(3~6g),水一盏,煎至五分,温服清汁,无时。功用:泻脾胃伏火。主治:脾胃伏火证。口疮口臭,烦渴易饥,口燥唇干,舌红脉数,以及脾热弄舌等。

2. 玉女煎(《景岳全书》)　生石膏三至五钱(9~15g)　熟地三至五钱或一两(9~30g)　麦冬二钱(6g)　知母　牛膝各一钱半(各5g)　上药用水一盅半,煎七分,温服或冷服。功用:清胃滋肾。主治:胃热阴虚证。牙痛,或牙齿松动,牙龈出血,头痛,烦热干渴,舌红苔黄而干,脉浮洪滑大,重按无力。亦治消渴,消谷善饥等。

按:玉女煎和清胃散及泻黄散均为清泻胃(脾)热的代表方。其中清胃散以黄连配伍生地黄、牡丹皮、升麻,清泻与凉血合用,兼以升阳散火,重在清胃凉血,主治胃中实火上攻,伤及血分之牙痛、牙宣出血;玉女煎以石膏、知母伍以熟地黄、麦冬、牛膝,清泻与滋阴同用,并能引热下行,重在清胃滋肾,主治胃热有余,肾水不足之牙痛齿松,牙龈出血。泻黄散以大剂防风、藿香配伍石膏、栀子,清泻与升散并用,且升散力较强,重在泻脾胃伏火,主治脾胃伏火之口疮口臭,及脾热弄舌。

【现代研究】

1. 实验研究 清胃散对蛋清所致的大鼠足跖浮肿有明显的抑制作用,对纸片法形成的大鼠肉芽肿也有显著的抑制作用,对金黄色葡萄球菌、绿脓杆菌有一定抑制作用,并能增强小鼠巨噬细胞吞噬功能。

2. 临床报道 清胃散治疗牙周炎 50 例。处方:生地黄 20g,当归 20g,牡丹皮 25g,黄连 20g,升麻 25g。煎汤内服,每日 1 剂。同时用上方研末涂于牙周局部,早晚 2 次,连续 2 周。另设对照组 50 例采用牙周洁治方法。结果:治疗组痊愈 5 例,显效 18 例,有效 25 例,无效 2 例,总有效率 96%;对照组痊愈 4 例,显效 9 例,有效 24 例,无效 13 例,总有效率 74%,两组总有效率差异显著。结论:清胃散组效果优于对照组。

芍药汤(《素问病机气宜保命集》)
(Shaoyao Tang)
Peony Decoction

【组成】 芍药一两(30g) 当归 黄连各半两(各 15g) 槟榔 木香 甘草炙,各二钱(各 6g) 大黄三钱(9g) 黄芩半两(15g) 官桂一钱半(5g)

【用法】 上药㕮咀,每服半两(15g),水二盏,煎至一盏,食后温服(现代用法:水煎服)。

【功效】 清热燥湿,调气和血。

【主治】 湿热痢疾。腹痛,便脓血,赤白相兼,里急后重,肛门灼热,小便短赤,舌苔黄腻,脉滑数。

【制方原理】 本方证由湿热疫毒壅滞肠中,气血不和所致。湿热疫毒下注大肠,积滞不行,气机壅滞,故见腹痛,里急后重;湿热与气血相搏,致气血瘀滞,血败肉腐,酝酿成脓,故下痢赤白;湿热下迫,故小便短赤,肛门灼热;舌苔黄腻,脉滑数,均为湿热之象。本证病机要点为大肠湿热壅滞,气血失调。治宜清热燥湿,调气和血。

方中黄连、黄芩苦寒,清热泻火,解毒燥湿,以除病因,合为君药。芍药苦酸微寒,功擅"止下痢腹痛后重"(《本草纲目》),故重用以调血和营,缓急止痛;当归助芍药行血调血,取"行血则便脓自愈"之意;木香、槟榔行气导滞,寓"调气则后重自除"之理。四药相合,调和气血,共为臣药。大黄苦寒,泻热通便,以除肠中积滞,体现了"通因通用"之法;肉桂辛热,取少量配于方中,可防苦寒伤中及冰伏湿热之邪,皆为佐药。甘草益胃和中,调和诸药,与芍药相伍,缓急止痛,兼为佐使。诸药配伍,使热清湿化,气血调和,积滞得下,诸症自解。

制方特点:清热燥湿与调和气血并行,佐以苦寒泻下、辛热温通。

127

【临床应用】

1. 用方要点　本方适用于湿热痢疾。临床以痢下赤白,腹痛,里急后重,舌苔黄腻为使用依据。

2. 临证加减　热盛伤津,苔黄而干,可去温燥之肉桂;积滞较重,泻痢后重明显,可增大黄用量;兼食滞,可去甘草,加焦山楂以消食导滞;气滞较重,腹胀满,可加枳壳、莱菔子以行气攻积;泻下赤多白少,可加牡丹皮、地榆以清热凉血。

3. 现代运用　常用于细菌性痢疾、阿米巴痢疾、过敏性结肠炎、急性肠炎等属湿热内蕴者。

【附方】

1. 黄芩汤(《伤寒论》)　黄芩三两(9g)　芍药二两(9g)　甘草二两,炙(3g)　大枣十四枚(4枚)　以水一斗,煮取三升,去滓,温服一升,日再服,夜一服。功用:清热止利,和中止痛。主治:肠热下利。身热口苦,腹痛下利,舌红苔黄,脉数。

2. 香连丸(《太平惠民和剂局方》原名大香连丸)　黄连二十两(600g),用茱萸十两(300g)同炒令赤,去茱萸不用　木香四两八钱八分(150g)　上为细末,醋糊为丸,如梧桐子大,每服二十九,饭饮吞下。功用:清热燥湿,行气化滞。主治:湿热痢疾,下痢脓血,腹痛,里急后重;或湿热泄泻,米谷不化,腹胀肠鸣,胸膈痞闷,胁肋胀满。

3. 白头翁汤(《伤寒论》)　白头翁二两(15g)　黄柏三两(12g)　黄连三两(6g)　秦皮三两(12g)　上药四味,以水七升,煮取二升,去滓,温服一升。不愈,再服一升。功用:清热解毒,凉血止痢。主治:热毒痢疾。腹痛,里急后重,肛门灼热,泻下脓血,赤多白少,渴欲饮水,舌红苔黄,脉弦数。

按:芍药汤、白头翁汤、黄芩汤和香连丸均可清热燥湿,治疗痢疾。芍药汤清热燥湿作用较强,并能调气和血,攻下积滞,主治湿热痢疾。白头翁汤纯用苦寒,长于清热解毒凉血,主治热毒血痢。黄芩汤与香连丸药简力薄,作用平和,前者以缓急止痛见长,后者以行气化滞为优,均宜于热泻、热痢之轻证。

【现代研究】

1. 实验研究　观察芍药汤对三硝基苯磺酸造成大鼠溃疡性结肠炎模型的防治作用。实验设为模型对照、芍药汤、柳氮磺吡啶(SASP)及芍药汤+SASP四组。结果:各治疗组的大鼠结肠形态与组织损伤评分均显著下降,其中芍药汤组与SASP组作用相当,芍药汤+SASP组作用最好。芍药汤能显著降低该模型大鼠结肠黏附分子-1和肿瘤坏死因子水平,明显提高白介素-10含量,其作用亦与SASP相当,芍药汤与SASP同用其作用明显加强。表明芍药汤具有抗模型动物结肠病理损伤的作用,其机制可能与免疫调节作用有关,与SASP合用可提高疗效。

2. 临床报道　将68例放射性肠炎患者随机分为治疗组和对照组,全部病例均根据临床症状给予抗炎、止血等对症处理,治疗组加用芍药汤原方保留灌肠,每日睡前1次,14天为1疗程。结果:治疗组36例,临床治愈18例,好转13例,无效5例,总有效率86.1%;对照组32例,临床治愈9例,好转12例,无效11例,总有效率65.6%,两组有效率差异明显。认为芍药汤保留灌肠能使药物直达病灶,具有迅速改善临床症状、改善肠黏膜的病理变化、提高患者生存质量之功效。

第六节　清　虚　热

清虚热剂(formulas that clear away the deficient heat),适用于热病后期,阴虚邪伏所

致的夜热早凉,舌红少苔;或由肝肾阴虚,虚火内扰所致的骨蒸潮热;或阴虚火扰之发热盗汗证。此类方剂常以清虚热药如青蒿、秦艽、银柴胡、地骨皮、胡黄连,与滋阴清热药如鳖甲、知母、生地黄、玄参等组合成方。若兼气虚,配黄芪、山药等以益气;兼血虚,配当归、熟地黄等以补血;阴虚热甚,亦可佐以苦寒泻火药如黄连、黄芩等,以标本并图。代表方剂如青蒿鳖甲汤、当归六黄汤。

青蒿鳖甲汤(《温病条辨》)
(Qinghao Biejia Tang)
Sweet Wormwood and Turtle Shell Decoction

【组成】 青蒿二钱(6g) 鳖甲五钱(15g) 细生地四钱(12g) 知母二钱(6g) 丹皮三钱(9g)

【用法】 上药以水五杯,煮取二杯,日再服(现代用法:水煎服)。

【功效】 透热养阴。

【主治】 温病后期,邪伏阴分证。夜热早凉,热退无汗,舌红少苔,脉细数。

【制方原理】 本方所治乃温病后期,阴液已伤,余热未尽,深伏阴分之证。卫阳之气日行于表,夜行于里。入夜卫阳之气内归阴分而与伏于阴分的余热相搏,故入夜发热;早晨卫阳由里出表,故热退早凉;邪伏阴分,耗伤阴液,无源作汗以驱邪外出,故热退无汗;舌红少苔,脉细数,为热伏阴伤之象。本证病机要点为阴虚伏热,若纯用养阴,则愈恋其邪,纯用苦寒清热,则易化燥伤阴,且邪热深伏,宜透之于外,故治当清热透邪与滋阴养液并进。

方中青蒿苦辛而寒,其气芳香,清热透络,引阴分伏热外达;鳖甲咸寒,滋阴养血,补受损之阴,且入络搜邪,清深伏阴分之热。两药相伍,清热滋阴,内清外透,相得益彰,共为君药。吴瑭自释:"此方有先入后出之妙,青蒿不能直入阴分,有鳖甲领之入也;鳖甲不能独出阳分,有青蒿领之出也"(《温病条辨》)。生地黄甘凉,滋阴清热凉血;知母苦寒而润,滋阴降火,同助君药养阴退热,皆为臣药。牡丹皮辛苦而凉,泻阴中伏火,助青蒿清透阴分伏热,为佐药。诸药合用,共奏透热养阴之功。

制方特点:清中寓透,滋中有清,标本兼顾。

【临床应用】

1. 用方要点 本方适用于温病后期,余热未尽,阴液已伤之虚热证。临床以夜热早凉,热退无汗,舌红少苔,脉细数为使用依据。

2. 临证加减 肺痨骨蒸,阴虚火旺,加北沙参、墨旱莲以养阴清肺;气阴两伤,口渴神倦,加人参、麦冬以益气养阴;小儿夏季热属阴虚有热,加白薇、荷梗等以解暑退热。

3. 现代运用 主要用于原因不明的发热、麻疹后肺炎、慢性肾盂肾炎、肺结核、肾结核、小儿夏季热、妇科手术后低热、癌性发热等证属阴虚发热者。

4. 使用注意 青蒿不耐高温,入汤剂宜后入或以沸药汁泡服。阴虚欲作抽搐者,不宜使用本方。

【附方】

1. 清骨散(《证治准绳》) 银柴胡一钱五分(5g) 胡黄连 秦艽 鳖甲醋炙 地骨皮 青蒿 知母各一钱(各3g) 甘草五分(2g) 水二盅,煎八分,食远服。功用:清虚热,退骨蒸。主治:肝肾阴虚,虚火内扰证。虚劳骨蒸,潮热盗汗,或低热日久不退,唇红颧赤,形体消瘦,或口渴心烦,困倦乏力,舌红少苔,脉细数。

2. 秦艽鳖甲散(《卫生宝鉴》)　地骨皮　柴胡　鳖甲去裙,酥炙,用九肋者,各一两(30g)　秦艽　知母　当归各半两(15g)　上药为粗末,每服五钱(15g),水一盏,青蒿五叶,乌梅一个,煎至七分,去滓温服,空心、临卧各一服。功用:滋阴养血,清热除蒸。主治:风劳病。骨蒸盗汗,肌肉消瘦,唇红颧赤,午后潮热,咳嗽困倦,脉微数。

按:青蒿鳖甲汤、秦艽鳖甲散、清骨散均可清热养阴,治疗阴虚发热证。青蒿鳖甲汤清热透邪与滋阴养液并进,主治温病后期,阴虚邪伏,夜热早凉,热退无汗之证。秦艽鳖甲散与清骨散同治虚劳阴虚发热,秦艽鳖甲散兼有透散风邪之功,主治风劳病见肌骨蒸热及寒热咳嗽等证;清骨散主用大队清虚热药,重在清退骨蒸之热,主治阴虚内热证见骨蒸潮热及颧红心烦等证。

【现代研究】

1. 实验研究　采取急性残留白血病(AML-CR)患者骨髓,体外扩增从中分离CD34$^+$细胞,以高、中、低剂量青蒿鳖甲汤含药血清联合细胞因子诱导为CD34$^+$细胞源树突状细胞(DC),收集第0、6、9天上清液并观察DC形态,ELISA法检测TNF-α含量,流式细胞术检测DC表面抗原表达。结果:高、中、低剂量含药血清均能促进DC的成熟,降低TNF-α含量,使DC较高表达CD83、CD86、CD1a、HLA-DR。表明青蒿鳖甲汤含药血清联合细胞因子可促进AML-CR患者来源的CD34$^+$细胞诱导成为成熟DC,并降低TNF-α含量,提高机体肿瘤免疫力,为该方治疗白血病提供了科学依据。

2. 临床报道　用青蒿鳖甲汤加减治疗癌性发热54例。盗汗较甚,去青蒿,加生牡蛎、浮小麦、麻黄根;阴虚较甚,加沙参、麦冬、玉竹、石斛;失眠,加酸枣仁、远志、夜交藤;气虚,加太子参、麦冬、五味子。7天为1疗程。结果:显效(体温降至正常范围,停药后体温不再上升)30例,有效(体温降至正常范围,但需继续服药控制)16例,无效(体温仍有反复,或未达到正常值标准)8例,有效率为85%。表明本方治疗癌性发热疗效较佳。

当归六黄汤(《兰室秘藏》)
(Danggui Liuhuang Tang)
Chinese Angelica and Six Herb Decoction

【组成】　当归　生地黄　熟地黄　黄芩　黄柏　黄连各等分(各6g)　黄芪加一倍(12g)

【用法】　上为粗末,每服五钱(15g),水二盏,煎至一盏,食前服,小儿减半服之(现代用法:水煎服)。

【功效】　滋阴泻火,固表止汗。

【主治】　阴虚火旺之盗汗证。发热盗汗,面赤心烦,口干唇燥,大便干结,小便黄赤,舌红苔黄,脉数。

【制方原理】　本方证由阴虚火旺所致。阴虚火扰,阴液不能内守,蒸越外出,故见发热盗汗;火旺耗气,表虚不固,则汗出更甚,阴液更伤。肾阴亏虚,不能上济心火,心火上炎,故面赤心烦。阴虚失濡,故口干唇燥,大便干结;小便黄赤,舌红,脉数均为阴虚火旺之象。本证病机要点为阴虚火旺,阴伤气耗,表虚不固。治宜滋阴泻火,固表止汗。

方中当归、生地黄、熟地黄入肝肾,养血滋阴,壮水以制火,为君药。黄芩、黄连、黄柏清心除烦,泻火以坚阴,为臣药。君臣相伍,育阴清热,标本兼顾,使阴固而水能制火,热清则耗阴无由。倍用黄芪益气实卫,固表止汗,与当归、熟地黄相合又可益气养血,为佐药。诸药合用,使阴复热退,气充表固,诸症可愈。

制方特点:滋阴养血,泻火彻热,益气固表,三法同施,标本共图。

【临床应用】

1. 用方要点 本方适用于阴虚火旺之盗汗证。临床以盗汗面赤,心烦溲赤,舌红脉数为使用依据。

2. 临证加减 若阴虚而实火较轻,可去黄芩、黄连,加知母以使泻火而不伤阴;盗汗甚者,可加麻黄根、浮小麦、五味子以收敛止汗;津亏液乏,口干便秘较甚,可加麦冬、玄参以生津养液;阴虚阳亢,潮热咽干较甚,加龟甲、知母以加强滋阴潜阳之力。

3. 现代运用 主要用于结核病、甲状腺功能亢进、干燥综合征、白塞病、围绝经期综合征、糖尿病等属阴虚火旺者。

4. 使用注意 阴虚火不甚或脾虚便溏者,不宜使用。

【现代研究】

临床报道 将老年皮肤瘙痒症患者 80 例根据随机数字表法分为治疗组 40 例和对照组 40 例。治疗组口服当归六黄汤,口干咽燥加麦冬、玄参,失眠加枣仁、首乌藤。对照组给予氯苯那敏。2 组均以 1 个月为 1 疗程。结果:治疗组痊愈 15 例,显效 20 例,有效 4 例,无效 1 例,总有效率 97.5%;对照组痊愈 3 例,显效 5 例,有效 10 例,无效 22 例,总有效率 45.0%。治疗后症状积分治疗组 7.0±2.72,对照组 14.6±4.10。两组总有效率和症状积分的差异显著。表明当归六黄汤加减治疗老年皮肤瘙痒症临床疗效明显优于氯苯那敏。

知识拓展与案例实训

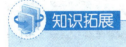 **知识拓展**

白虎汤"四禁"

吴鞠通在《温病条辨》中,根据白虎汤证"四大",提出四条禁忌:"白虎本为达热出表,若其人脉浮弦而细者,不可与也;脉沉者,不可与也;不渴者,不可与也;汗不出者,不可与也。"后人称之为白虎汤"四禁"。对其解读:所谓脉浮弦而细,乃寒邪在表,阴血不足;发热脉沉,若有力为阳明腑实,无力为肾阳衰微,浮阳外越;不渴,邪尚未入里,津液未伤,或热入营血,营阴上潮;汗不出,为寒邪在表,郁遏卫气,或为温病阴液大伤,无源作汗。上述种种,均不宜使用白虎汤。

白虎汤本属慓悍之剂,用之得当能斩关夺隘,用之不当则祸不旋踵。吴氏提出的"四禁"对于避免误用白虎汤有一定意义,但后世异议者亦不少。因"四禁"原文过于简略,单从字面看,几乎每一条均能找出相反的理由,如《伤寒论》350 条:"伤寒,脉滑而厥者,里有热,白虎汤主之。"此处的热厥,系邪热郁伏不得外达之证,未必有大汗出、脉洪大,仍以白虎汤主之,说明"汗不出或脉沉者,不可与之"之禁例并非绝对。一般认为,"四大"只是阳明里热亢盛的典型脉证,不宜将其作为运用白虎汤的唯一标准,临床也不必拘泥,凡辨证属于阳明热盛津伤者,无论外感内伤之患,均可使用。

笔记

火郁发之

一种治疗法则,出自《素问·六元正纪大论》。郁者,抑遏,滞而不通也。火郁证乃火热抑遏不得透发而形成的病变。张景岳:"凡火郁之病,为阳为热之属也……凡火所居,其有结聚敛伏者,不宜蔽遏,故当因其势而解之、散之、升之、扬之"(《类经》)。可见,所谓"火郁发之",就是顺应火的炎上之性,运用具有宣散、升举、轻扬、疏通等作用的药物,因势利导,开通郁闭,使郁结之火热得以透达外泄。盖火热内郁证,单用寒凉清降,则邪气易被凉遏冰伏,难以及时解散;独投辛散,可使热升火炽而成燎原之势。故在清热方剂中常以升麻、柴胡、防风等辛散解表药与黄连、黄芩、栀子、石膏等寒凉清降药相伍,取其协同增效而达到最佳的祛热效果。代表方如普济消毒饮、清胃散、泻黄散等。由于火郁证的成因及病位不同,"火郁发之"在临床具体运用中尚有多种变通,值得注意。

以泻代清

又称以下为清,即运用泻下通便药,使无形之热邪借阳明为出路排出体外以治疗里热证的一种技法。寒下通常为里热结实证而设,但对无形实热亦有"釜底抽薪"之效。此种思路尤为温病学家所重视,如清代医家戴万山:"伤寒下不嫌迟,温病下不嫌早。伤寒在下其燥结,温病在下其郁热……上焦有邪亦可下"(《广瘟疫论》)。代表方如凉膈散,该方中配伍大黄、芒硝泻热通腑以协同增强全方清泄胸膈郁热即是。叶天士亦谓之:"上焦气热烁津,急用凉膈散,散其无形之热,防其就干也。"宋代钱乙治疗小儿热病亦常在方中配伍泻下之品,如主治肝经郁火证的泻青丸,其方中既有龙胆、栀子苦寒清热,又用大黄泻下通腑,以引热从大便去。"以泻代清"的关键点:对于里热炽盛证尚未至肠腑结热(腑实便秘)时,可有泻热通腑之法,目的在于增强其清热泻火之力,即"以泻助清"。如果已有热结成实须用下法,则不涉及此法。

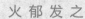 **案例实训**

周某,男,43 岁。2008 年 3 月 18 日就诊。主诉:右侧腰背部疼痛、起疱疹 1 周。近 3 个月工作紧张,很少休息。2 周前发热、周身不适,自服柴胡颗粒后热退。1 周前右侧腰背、胁肋部皮肤紧绷,间有针刺样灼痛,次日发热(37.8℃),局部皮肤出现小红斑,继转为米粒状皮疹水疱,渐多蔓延,疼痛甚剧。西医诊断为"带状疱疹",给以抗病毒和维生素等药,治疗 3 天未效。改用清热解毒类中药,亦未能控制病情。刻下:右侧腰背、胁肋及下腹部大片潮红肿胀,有绿豆大小的红色丘疱疹,疱壁较紧,集簇成群,呈带状排列,部分疱疹糜烂浸淫,灼痛剧烈。痛苦面容,口苦心烦,胸满胁胀,纳呆寐差,小便短黄,大便干结,舌质红,苔黄腻,脉弦数。血常规:白细胞 $7.0×10^9$/L,中性粒细胞 $0.80×10^9$/L,淋巴细胞 $0.18×10^9$/L。(谢鸣,周然.方剂学[M].第 2 版.北京:人民卫生出版社,2012:413)

分析要点:①本案的发病和诊治经过提示什么?②患者就诊时的病证是什么?③治疗应立何法?可选用的方剂有哪些?④对首选方剂可作何加减?⑤用量制服需要注意些什么?

请写出本案的辨证、立法、处方药物与用量、用法以及注意事项。

学习小结

本章方剂为治疗里热证而设,按功效分为清气分热、清营凉血、清热解毒、气血两清、清脏腑热和清虚热六类。

1. 清气分热　适用于热入气分证。本类方剂多以清热泻火药为主,酌情配伍益气养阴生津之品。栀子豉汤以栀子配豆豉,为轻清宣泄之剂,善解胸膈郁热,适用于热郁胸膈,心烦懊憹,不得眠者;白虎汤以石膏配知母,为辛寒清气之剂,清热力强,且能保津,主治阳明气分热盛,壮热、汗出、烦渴、脉洪大之证。清暑益气汤以西瓜翠衣、荷梗配伍西洋参、麦冬、石斛,为清暑益气之剂,长于清热祛暑,益气生津,主治暑热尚甚,气津两伤,身热汗多,心烦口渴,体倦少气,脉象虚数之证。

2. 清营凉血　适用于热入营血分证。本类方剂多以清热凉血药为主,酌配具有养阴生津、活血化瘀等作用的药物组成。清营汤以犀角、生地黄、玄参、麦冬配金银花、连翘等药,有清营养阴之中有透热转气之功,主治邪热传营,身热夜甚,时有谵语,斑疹隐隐,舌质红绛之证;犀角地黄汤以犀角、生地黄配芍药、牡丹皮,长于凉血散血,主治热入血分,吐衄发斑,昏狂谵妄,舌质深绛及蓄血等证。

3. 清热解毒　适用于热毒病证。常以清热解毒药为主,酌配攻下或疏散之品。黄连解毒汤以"三黄"及栀子苦寒直折,泻火解毒,主治三焦火毒热盛,烦热错语、吐衄发斑之证;凉膈散重用连翘,配伍薄荷和大黄、芒硝等,清中有透,以下为清,主治上、中二焦热盛,胸膈烦热,口舌生疮,便秘溲赤等;普济消毒饮以黄连、黄芩配伍升麻、柴胡等,清散并用,具有清热解毒,疏风散邪之功,主治风热疫毒上攻头面的大头瘟。

4. 气血两清　适用于气血两燔证。多以泻火生津、凉血散瘀、清热解毒等品组方。清瘟败毒饮由白虎汤、犀角地黄汤和黄连解毒汤三方加减而成,气血两清,大败火毒,主治瘟疫气血两燔,大热渴饮,神昏吐衄之重证。

5. 清脏腑热　适用于脏腑热邪偏盛之证。本类方剂多根据脏腑病证的特点,结合药物归经,选用不同的清热药,并酌配其他药物。导赤散以生地黄配木通、竹叶,功能清心利水养阴,主治心经热证之心胸烦热,口舌生疮,小便淋痛;龙胆泻肝汤以龙胆、木通等清肝泻火、清利湿热之品配伍养血、疏肝药,功擅泻肝胆实火、清肝经湿热,主治肝胆实火上炎之头痛胁痛,口苦目赤,或肝经湿热下注之小便淋浊,阴肿阴痒等症;泻白散以桑白皮、地骨皮配粳米、甘草,甘寒清肺,培土生金,主治肺中伏火之咳喘。清胃散以黄连配伍生地黄、牡丹皮、升麻,清胃凉血之中寓升散郁火之意,主治胃火循经上攻之牙痛、牙宣;芍药汤以黄连、黄芩配伍芍药、当归、木香、槟榔、大黄,清热燥湿,调气和血,兼以通因通用,主治湿热痢疾。

6. 清虚热　适用于虚热证。多以清热药尤其是清虚热药为主,配伍滋阴养血药,阴虚邪伏者尚须兼顾透邪。青蒿鳖甲汤以青蒿、鳖甲为主,配伍生地黄、牡丹皮等,透热与养阴并重,主治热病后期,热伏阴分之夜热早凉,热退无汗;当归六黄汤以生熟地黄、当归配伍"三黄"与黄芪,育阴养血与苦寒泻火并举,兼以益气固表,主治阴虚火旺之盗汗。

(瞿　融　张丰华)

复习思考题

1. 简述清热剂的分类、代表方剂及其使用注意事项。

2. 请联系白虎汤的组方配伍与功效特点,谈谈你对该方用方要点的理解。

3. 试述清营凉血剂常配活血祛瘀药的机制,并举例说明之。

133

4. 清营汤与犀角地黄汤在组成、功效、主治方面有何异同？

5. 黄连解毒汤、凉膈散和普济消毒饮主治何证？请简述三方的配伍特点。

6. 龙胆泻肝汤为何配伍当归、生地？请结合该方的主治及组成进行分析。

7. 试述芍药汤的配伍意义、功效和主治。

8. 试结合虚热证的病机，总结清虚热方的组方配伍要点。

9. 青蒿鳖甲汤为何以青蒿、鳖甲为君药？请联系主治病证、治法和药物的功效特点进行分析。

第十章

温 里 剂

学习目的
掌握里寒证的治疗立法;温里剂遣药制方的基本知识。
学习要点
温里剂的概念、适应证及使用注意;温里剂各类代表方的制方原理及临床运用。

温里剂(formula for warming the interior)是以温热药为主组成,具有温里祛寒、回阳救逆、温经散寒等作用,用于治疗里寒证的一类方剂。温里剂属于八法中的"温法"。

里寒证的成因,不外乎外感寒邪与寒从内生两个方面。或由外寒入里,侵袭脏腑经络;或由素体阳虚,寒从内生;或因过食生冷、过用寒药,损伤阳气所致。寒邪易伤阳气,阳虚易生内寒,二者常相因为病。因此,里寒证主要以寒盛为主,同时可见到不同程度的阳虚。其临床表现多以但寒不热,畏寒喜暖,口淡不渴,舌淡苔白,脉沉迟为主要特征。根据"寒者热之"、"治寒以热"、"寒淫所胜,平以辛热"、"寒淫于内,治以甘热"(《素问·至真要大论》)的理论,治疗当以温里祛寒立法。由于里寒证病位有脏腑经络之异,病势有虚实缓急之别,其治法方剂亦相应地有所不同,故本章方剂分为温中祛寒、回阳救逆和温经散寒三类。

现代药理研究表明,温里剂具有抗炎、镇痛、增加产热、抗缺氧、抗自由基、增强机体免疫功能等作用,还可通过保护胃黏膜、改善微循环、增强心肌收缩力、调节血压、抗休克、提高中枢神经系统兴奋性、抗抑郁等对消化、循环、神经等多个系统发挥作用。现代临床多用于胃炎、胃及十二指肠溃疡、胃痉挛、结肠炎、冠心病、心肌梗死、心力衰竭、血栓闭塞性脉管炎、糖尿病血管周围神经病变、风湿及类风湿关节炎、雷诺病、女子痛经等多种疾病。

使用温里剂时,第一,应辨清病位,依据寒邪所在脏腑经络之不同,选择适宜的方剂。第二,应注意辨清寒热之真假虚实,真热假寒证当禁用温里剂;素体阴虚或失血伤阴者,虽有寒象,亦当慎用,尤不可过剂,以免重伤阴血。第三,应因人、因时、因地制宜,对素体阳虚较甚,或时值冬令,或久居高寒之地的寒证患者,可适当增加温热药物的用量;反之宜轻,以免助热动火、温燥伤津。第四,酌情使用反佐法,若病重邪甚,患者服热药入口即吐,可于方中少佐寒凉之品,或采用热药冷服的方法。

第一节 温中祛寒

温中祛寒剂（formulas that warm the Middle-Jiao to dispel Cold）适用于中焦虚寒引起的脘腹疼痛或胀满，喜温喜按，食欲不振，呕吐下利，手足不温，口淡不渴，舌苔白滑，脉沉迟或弱等里寒证，常以温中散寒药干姜、吴茱萸、桂枝等为主组成。由于中阳虚弱，生化乏源；或运化不及，升降失常；或脾失温养，肝木乘脾，中焦虚寒证常兼气虚血弱、痰湿内蕴、肝胃气逆、肝脾不调等病机，故本类方剂也常配伍益气养血、健脾燥湿、降逆止呕、缓急止痛等药物。代表方剂有理中丸、吴茱萸汤、小建中汤等。

理中丸《伤寒论》
（Lizhong Wan）
Regulate the Middle Pill

【组成】 人参 干姜 甘草炙 白术各三两（各9g）

【用法】 上四味，捣筛，蜜和为丸，如鸡子黄许大。以沸汤数合，和一丸，研碎，温服之。日三四，夜二服。腹中未热，益至三四丸，然不及汤。汤法：以四物依两数切，用水八升，煮取三升，去滓，温服一升，日三服。服汤后，如食顷，饮热粥一升许，微自温，勿发揭衣被（现代用法：水煎服）。

【功效】 温中祛寒，补气健脾。

【主治】 中焦虚寒证。脘腹冷痛，喜温喜按，呕吐下利，腹满不食，口淡不渴，舌淡苔白，脉沉迟。亦可用于霍乱、胸痹、失血、小儿慢惊、病后喜唾涎沫等。

【制方原理】 中焦虚寒证即脾胃虚寒证，多因脾胃素虚，外寒内侵，或脾阳不足，寒从中生，或过食冷物，过服寒药，伤及中阳等所致。脾胃虚寒，寒性收引，阳气凝滞不通，中焦失于温养，故脘腹冷痛，喜温喜按；脾胃升降失职，则呕吐下利；脾虚失于健运，故腹满不食，口淡不渴；舌淡苔白，脉沉迟，均为阳虚有寒之象。本证病机要点为脾胃虚寒，温煦无力，纳运无能，升降失司。根据"寒者温之"、"虚则补之"之旨，治宜温中祛寒、补气健脾。

方中干姜主入中焦，大辛大热，温中散寒，为君药。人参甘而微温，补气健脾，为臣药。君臣相合，辛热复以甘温，祛寒补中。白术苦温，健脾燥湿，助人参健脾运而复升降，为佐药。炙甘草甘温，益气补中，缓急止痛，兼和诸药，为佐使药。四药相合，共奏温中祛寒、补气健脾之功。

制方特点：温补并行，温中祛寒兼以益气健脾；丸汤互用，以应轻重缓急不同证情。

原书方后注云："服汤后，如食顷，饮热粥一升许"，意在以米谷之精气，益中焦之胃气，助药物温中祛寒之力。服后加衣盖被，亦取保暖以助祛寒之意。本方"实以燮理之功，予中焦之阳也"（《伤寒论条辨》），故名曰"理中"。

临床脾胃虚寒可引起诸多病证。如脾气虚寒，肝旺乘脾，可见手足抽搐无力，发为慢惊；脾不统血，可见吐血、衄血、崩漏等症；病后脾虚，不能摄涎，可见喜唾涎沫；寒伤中阳，清浊不分，升降失常，可见霍乱吐泻；中焦虚寒，浊阴上干，阻于胸中，可见胸痹。以上病情虽各有不同，但病机均涉及中焦虚寒，故可用本方通治。

【临床应用】

1. 用方要点　本方为治疗中焦虚寒证的基础方,临床以脘腹冷痛,喜温喜按,下利不渴,舌淡苔白,脉沉迟为使用依据。

2. 临证加减　根据病情轻缓、急重之不同,可分别选用丸剂或汤剂。寒甚可重用干姜,虚甚可重用人参,虚寒俱甚干姜、人参并重。胃气上逆,见呕吐较重,可加生姜、半夏、砂仁以和胃降逆;湿浊下注,见下利较重,重用白术,或加茯苓、薏苡米以健脾止泻。肝旺乘脾,吊眼肢搐,可加白芍、天麻以柔肝息风;脾不统血,吐衄失血,方中干姜易炮姜,加仙鹤草以止血;病后喜唾,可加乌药、益智仁以温中摄涎;胸痹,可加薤白、桂枝以宽胸通阳。

3. 现代运用　主要用于慢性胃肠炎、胃及十二指肠溃疡、胃扩张、胃下垂、慢性结肠炎、慢性痢疾、肠易激综合征、经行腹泻、婴儿腹泻、慢性支气管炎、慢性咳嗽、功能失调性子宫出血等证属中焦虚寒者。

【附方】

1. 附子理中丸(《太平惠民和剂局方》)　人参去芦　白术剉　干姜炮　甘草炙,剉　黑附子炮,去皮、脐,各一两(30g)　为细末,炼蜜和丸,一两作十丸。每服一丸,水一盏,化开,煎及七分,稍热服,食前。小儿分作三、二服,大小以意加减。功用:温阳祛寒,益气健脾。主治:脾胃虚寒较甚,或脾肾阳虚证。脘腹冷痛,下利清谷,恶心呕吐,畏寒肢冷,或霍乱吐利转筋等。

2. 理中化痰丸(《明医杂著》)　人参　白术炒　干姜　甘草炙　茯苓　半夏姜制,各等份　上为末,水为丸,如梧桐子大。每服40~50丸,白滚汤送下。功用:温阳健脾,燥湿化痰。主治:脾胃虚寒,痰涎内停,呕吐少食;或大便不实,饮食难化,咳唾痰涎。

3. 桂枝人参汤(《伤寒论》)　桂枝四两(12g)　甘草四两(12g)　炙白术三两(9g)　人参三两(9g)　干姜三两(9g)　上五味,以水九升,先煮四味,取五升,内桂,更煮,取三升,去滓,温服一升,日再,夜一服。功用:温阳健脾,解表散寒。主治:脾胃虚寒,复感风寒表证。协热下利,心下痞硬,恶寒头痛,口不渴,舌淡苔白滑,脉浮虚者。

按:附子理中丸、理中化痰丸、桂枝人参汤均是在理中丸的基础上加味而成。其中附子理中丸加用大辛大热之附子,温中散寒之力更强,且能温肾助阳,适用于脾胃虚寒之重证或脾肾虚寒者。理中化痰丸加半夏、茯苓以燥湿化痰、渗湿健脾,适用于脾胃虚寒,兼有痰湿内停者。桂枝人参汤即理中丸改为汤剂(《金匮略》名为人参汤)再加桂枝,具有温阳健脾,兼解表寒,表里同治之效,适用于脾胃虚寒而外兼风寒表证者。

【现代研究】

1. 实验研究　本方可抑制由大黄所致脾虚小鼠小肠的推进运动,对番泻叶引起的腹泻也有明显抑制作用;还可通过增强Cajal间质细胞的有氧代谢,纠正胃肠动力障碍,恢复胃肠功能。同时,对多种实验性胃溃疡具有保护作用,能促进黏膜细胞再生修复,促进溃疡愈合,其作用可能与抑制胃泌素的分泌,降低胃液中游离盐酸浓度,减轻对黏膜侵蚀有关。$10g·kg^{-1}$、$20g·kg^{-1}$、$30g·kg^{-1}$剂量理中丸给药7日,可显著提高小鼠的耐疲劳和耐寒能力;$20~30g·kg^{-1}$剂量可增加小鼠的耐缺氧能力。另有研究显示,附子理中丸可增强脾阳虚大鼠的产热功能,改善切除甲状腺引发的大鼠产热降低,纠正模型大鼠的畏寒状态。上述研究表明,理中丸具有改善胃肠道功能、保护胃黏膜、抗寒、抗疲劳等方面的作用,为理解本方温中祛寒、补气健脾功效提供了一定的药理学依据。

2. 临床报道　将139例腹泻型肠易激综合征(IBS-D)患者随机分为3组,分别为联合治疗组46

例,服用理中丸加西药得舒特;理中丸治疗组 50 例,单纯应用理中丸;得舒特治疗组 43 例,单纯应用得舒特。治疗 4 周后比较 3 组的疗效。结果:联合治疗组有效率 84.8%,理中丸组有效率 62.0%,得舒特组有效率 53.5%。联合治疗组有效率最高,与理中丸组和得舒特组比较差异有统计学意义(*P*<0.05),理中丸组与得舒特组比较,差异无统计学意义。提示理中丸联合得舒特治疗 IBS-D 有很好的临床疗效。

吴茱萸汤 (《伤寒论》)
(Wuzhuyu Tang)
Evodia Decoction

【组成】 吴茱萸一升,汤洗七遍(6g) 人参三两(9g) 大枣十二枚,擘(四枚) 生姜切,六两(18g)

【用法】 上四味,以水七升,煮取二升,去滓。温服七合,日三服(现代用法:水煎服)。

【功效】 温胃暖肝,降逆止呕。

【主治】 胃气虚寒或肝寒犯胃证。食谷欲呕,胸膈满闷,胃脘冷痛,吞酸嘈杂;或巅顶头痛,干呕、吐涎沫,舌淡苔白滑,脉沉迟或沉弦。

【制方原理】 本方原治阳明寒呕、厥阴头痛及少阴吐利三证,其中以阳明寒呕与厥阴头痛为主。中虚胃寒,胃失和降,浊阴上逆,故食谷欲呕,胸膈满闷,胃脘冷痛,吞酸嘈杂。肝脉夹胃上行,上入巅顶,肝胃虚寒,阴寒浊气循经上冲,故巅顶作痛,脉沉弦;肝寒犯胃,胃失和降,则干呕或吐涎沫。舌淡苔白滑,脉沉迟,为虚寒之象。本证病机为中虚胃寒,胃失和降;或肝寒犯胃,浊气上逆。治宜温胃暖肝,降逆止呕。

方中吴茱萸辛苦大热,入肝胃肾经,温胃暖肝,降逆止呕,为君药。生姜辛温,温胃散寒,和中降逆,重用为臣药。君臣相配,散寒降浊之功益著。人参益气健脾养胃,扶中气之虚;大枣益气滋脾,甘缓和中,兼顾气津,既助人参补脾养胃,又制吴茱萸辛热燥烈,且与生姜相配,调和脾胃,为佐药。四药相合,共奏温中补虚、暖肝温胃、降逆止呕之功。

制方特点:肝胃并治,温补兼行;主以温中降逆,佐以益气护津。

本方与理中丸均有温中祛寒之功,皆治中焦虚寒之证,理中丸所主侧重于脾虚失运,证以腹痛下利为主;本方所主侧重于胃寒气逆,证以脘痛呕吐为主。理中丸兼可治脾气虚寒不摄之失血、多涎等症,本方则可治肝寒犯胃所致巅顶头痛等症。

【临床应用】

1. 用方要点 本方主要为胃气虚寒或肝寒犯胃证而设。临床以食谷欲呕,或巅顶疼痛、干呕、吐涎沫,口淡不渴,舌苔白滑,脉沉迟或沉弦为使用依据。

2. 临证加减 胃气不降,呕吐较甚,加半夏、白豆蔻;寒凝气滞,胃脘疼痛较重,加高良姜、香附;吐酸甚者,加煅瓦楞子、海螵蛸;气血失和,头痛甚者,可加川芎、当归;少阴吐利,手足逆冷者,加附子、干姜。

3. 现代运用 常用于慢性胃炎、神经性头痛、三叉神经性头痛、血管痉挛性头痛、梅尼埃病、眩晕症、神经性呕吐、脑中风顽固性呕吐、妊娠呕吐、化疗引起的呕吐、慢性胆囊炎、胃轻瘫、高血压等证属肝胃虚寒者。

4. 使用注意 肝胃郁热之呕吐,本方忌用。

【现代研究】

1. 实验研究 吴茱萸汤具有确切的止吐作用。本方口服给药能对抗硫酸铜诱导的家鸽呕吐,其中以 50% 和 70% 的吴茱萸汤醇洗脱液效果最为显著,其机制可能与拮抗乙酰胆碱、5-羟色胺以及组胺受体有关。本方还可显著抑制胃液的分泌,使胃液总酸度及胃蛋白酶活性下降,并通过增加黏膜血流量,提高机体抗氧化能力,促进 6-keto-PGF1α 的合成与释放,提高胃黏膜防御能力,促进胃黏膜修复,达到抗溃疡形成,促进溃疡修复的作用。上述研究结果,为本方温中止呕等功用提供了一定的药理学依据。此外,6.86~27.44g/kg 剂量连续 7 天灌胃给予吴茱萸汤水煎液,均能显著缩短小鼠悬尾和强迫游泳的不动时间,拮抗利血平所致的体温下降、眼睑下垂和僵直状态,对小鼠自主活动无明显影响,提示吴茱萸汤具有一定的抗抑郁作用,且无明显中枢兴奋作用。

2. 临床报道 以吴茱萸汤加味治疗肝寒犯胃型慢性浅表性胃炎,连续用药 2 周,能使胃脘疼痛、干呕、泛酸等症状明显改善,总有效率达 93.3%;以吴茱萸汤加减治疗神经性呕吐 68 例,呕吐症状明显减轻或消失,显效率达到 89.7%。

小建中汤(《伤寒论》)
(Xiao Jianzhong Tang)
Minor the Middle-Strengthening Decoction

【组成】 桂枝三两,去皮(9g) 甘草二两,炙(6g) 大枣十二枚,擘(四枚) 芍药六两(18g) 生姜三两,切(9g) 胶饴一升(30g)

【用法】 以水七升,煮取三升,去滓,内饴,更上微火消解,温服一升,日三服(现代用法:五味水煎,兑入饴糖,分两次温服)。

【功效】 温中补虚,和里缓急。

【主治】 中焦虚寒之虚劳里急。腹中挛痛,时痛时止,喜温喜按,舌淡苔白,脉细弦而缓。或虚劳心中悸动,虚烦不宁,面色无华;或虚劳发热,四肢酸楚,咽干口燥。

【制方原理】 虚劳泛指多种虚损病证,里急是指腹中拘急不适,或拘挛疼痛之候。本方所治之虚劳里急证由中焦虚寒,化源不足,机体失养所致。中焦虚寒,温煦无能,脘腹失于温养,故见脘腹拘挛疼痛;寒则喜温,虚则喜按,故其痛喜温喜按。中焦虚寒,气血不足,故面色无华,四肢酸楚;心神失养,则心中悸动,虚烦不宁;营血乏源,失于濡润,可见手足烦热,咽干口燥。本证病机为中焦虚寒,失于温养,气血俱弱,阴阳失调。治宜温中补虚,和里缓急,扶助气血,协调阴阳。

方中重用饴糖甘温质润,温中补虚,益阴润燥,缓急止痛,为君药。桂枝辛甘温热,温阳散寒,合饴糖辛甘化阳,复建中焦阳气;白芍倍用,益阴养血,缓急止痛,合饴糖酸甘化阴,扶阴血之虚,共为臣药。生姜温中散寒,助桂枝以温中;大枣滋脾和营,辅白芍以养血;姜、枣相合,鼓舞脾胃生发之气,合为佐药。炙甘草甘温益气,既助饴、桂益气温中,又合饴、芍益脾养肝,缓急止痛,兼能调和诸药,兼为佐使。全方诸药相合,可使中气复健,化源充足,五脏得养,虚劳里急诸症可除。

制方特点:虚劳诸不足取治于中,有立法之巧;主以甘温补中,辅以辛酸,合化阴阳,有配伍之妙。

本方由桂枝汤倍用芍药,加饴糖而成,但理法与桂枝汤迥异。桂枝汤中桂、芍等量,意在解肌发表,调和营卫,使外感之风寒从汗而出,主在肌表受邪。本方芍药用量倍于桂枝,更加饴糖温中补虚,意在温中补虚,缓急止痛,主在中焦虚寒。两方虽仅有一药一量之差,却使桂枝汤由解肌发表之剂转为缓急温补之方,其中变化之妙,值得体会。

【临床应用】

1. 用方要点　本方为治疗中焦虚寒所致虚劳里急、发热、心悸之要方。临床以脘腹挛痛、喜温喜按,或心悸虚烦,或肢楚咽干,伴面色无华,舌淡苔白,脉细弦而缓为使用依据。

2. 临证加减　偏于虚者,加重饴糖、大枣、甘草用量;偏于寒者,重用桂枝、生姜;气虚重者,加黄芪;血虚重者,加当归;心神失养,见心悸不寐者,加酸枣仁、浮小麦。

3. 现代运用　常用于慢性胃炎、胃及十二指肠溃疡、溃疡性结肠炎、肠易激综合征、肠痉挛、痛经、室性早搏、抑郁症等证属中焦虚寒,兼阴血不足者。

4. 使用注意　阴虚发热非本方所宜;脾虚停湿及吐蛔者忌用。

【附方】

1. 黄芪建中汤(《金匮要略》)　即小建中汤加黄芪一两半(9g)　用法同小建中汤。功用:温中补气,和里缓急。主治:脾胃虚寒,中气不足证。虚劳里急,诸不足。

2. 当归建中汤(《千金翼方》)　即小建中汤加当归四两(12g)　用法同小建中汤。功用:温补气血,缓急止痛。主治:中焦虚寒,营血不足证。产后虚羸不足,腹中绞痛不止,吸吸少气,或者小腹拘急,痛引腹背,不能饮食。

3. 大建中汤(《金匮要略》)　蜀椒二合,炒去汗(5g)　干姜四两(15g)　人参二两(10g)　以水四升,煮取二升,去滓,内胶饴一升(180g),微火煮取一升半,分温再服。如一炊顷,可饮粥二升(400ml),后更服,当一日食糜,温覆之。功用:温中散寒,降逆止痛。主治:中阳虚衰,阴寒内盛证。心胸中大寒痛,呕不能食,腹中寒,上冲皮起,见有头足,上下痛而不可触近,舌苔白滑,脉细紧,甚则肢厥脉伏。

按:以上三方均由小建中汤加减而成。黄芪建中汤证于虚劳里急之外,加"诸不足"三字,提示其气虚程度较小建中汤证为甚。方中加黄芪,益气建中之力增强,尤宜于小建中汤证而兼见气虚自汗,时时发热者。当归建中汤主治产后虚羸,以产后百脉空虚,阴血不足为主,故加当归补血和血,适宜于小建中汤证血虚较重者。大建中汤证亦为中焦虚寒,但阳衰与阴寒俱重,故方中以蜀椒、干姜温阳散寒为主,兼用补中缓急之人参、饴糖。纵观四方,小建中汤气血阴阳并补,而以温阳为主;黄芪建中汤长于甘温益气;当归建中汤善于补血和营;大建中汤重在温散止痛。

【现代研究】

1. 实验研究　小建中汤对多种实验性胃溃疡有保护作用:能有效降低血中参与胃肠黏膜保护屏障破坏的主要炎性因子 IL-6 的含量,抑制胃泌素的生成,从而减少胃酸分泌;小建中汤低、中、高剂量($3.50g \cdot kg^{-1}$、$7.00g \cdot kg^{-1}$、$14.00g \cdot kg^{-1}$)连续给药 15 天,可显著提高脾胃虚寒模型胃组织中 SOD 水平,降低 MDA 含量,升高血浆 cAMP 含量,降低 cGMP 含量,升高 A/G 的比值,增强胃黏膜的抗脂质过氧化能力,改善环核苷酸水平,发挥对胃黏膜的保护与治疗作用。在慢性胃炎及消化性溃疡等治疗中,小建中汤对根除幽门螺杆菌感染有效,且存在量-效正相关关系。上述研究为小建中汤温中补虚、缓急止痛的功效提供了一定的药理学依据。

2. 临床报道　对 72 例消化性溃疡患者投以小建中汤加味治疗,连续用药 4~8 周。结果,患者的溃疡面积明显减小,胃脘疼痛缓解或消失,疗效明显优于西药四联疗法(阿莫西林、甲硝唑、奥美拉唑和克拉霉素)。小建中汤加味尚能有效改善中医证候,与常规西药治疗相比,其复发率明显降低。

第二节 回 阳 救 逆

回阳救逆剂(formulas that restore yang to rescue collapse),适用于阴寒内盛,阳气衰微之证,症见四肢厥逆、恶寒蜷卧、呕吐腹痛、下利清谷、神衰欲寐、脉象沉细或脉微欲绝等,以及阴盛格阳或戴阳等危重病证。多以大辛大热之温肾助阳峻品如附子、干姜、肉桂等为主组成,常配伍人参等益气固脱之品,以及敛阴复脉、潜纳浮阳等药。代表方剂为四逆汤、回阳救急汤等。

四逆汤《伤寒论》
(Sini Tang)
Decoction for Resuscitation

【组成】 附子一枚,生用,去皮,破八片(9g) 干姜一两半(4.5g) 甘草炙,二两(6g)

【用法】 以水三升,煮取一升三合,去滓,分温再服。强人可大附子一枚,干姜三两(9g)(现代用法:水煎服。生附子先煎60分钟,再加余药同煎,取汁温服)。

【功效】 回阳救逆。

【主治】 少阴病阳衰阴盛证。四肢厥逆,神疲欲寐,恶寒蜷卧,呕吐不渴,腹痛下利,舌苔白滑,脉沉微细;或太阳病汗多亡阳证。

【制方原理】 本方所治为寒邪深入少阴所致的阴寒内盛,阳气衰微之证,又称阳衰寒厥证。《素问·厥论》曰:"阳气衰于下,则为寒厥。"寒为阴邪,最易伤阳气。阳愈虚则寒愈盛,以致内至脏腑,外至四肢,均不得温养,故见四肢厥逆,恶寒蜷卧等。本证所见之四肢逆冷,过肘过膝,按之凉甚,为四逆之最重者。"阳气者,精则养神"(《素问·生气通天论》),阳气衰微,神气失养,则神疲欲寐。若肾阳虚衰,火不生土,则脾阳亦衰,而见腹痛吐利。阳气虚惫,水液失于温化,湿浊内生,故见舌苔白滑。阳气虚衰,无力鼓动血行,则见脉来沉微。若太阳病发汗太过,阳随汗脱,损及心肾之阳,可致阳气大虚之亡阳证。此证属阳衰阴盛,虚阳有脱散之势,病情危笃,治当以大剂辛热纯阳之品破阴回阳而救逆。

方中生附子大辛大热,走而不守,通行十二经脉,以回阳救逆,破阴逐寒,为君药。干姜味辛性热,守而不走,长于温中散寒,助附子破阴回阳,为臣药。炙甘草甘温,益气守中,既解生附子之毒,兼缓其峻烈之性而持续药力,又合姜、附具辛甘化阳之意,为佐使药。全方用药仅三味,但效专力宏,为回阳救逆之峻剂。

制方特点:主以大辛大热,逐寒回阳;佐以甘温益气,缓峻制毒。

【临床应用】

1. 用方要点 本方是回阳救逆的代表方剂。临证以四肢厥逆,恶寒蜷卧,神疲欲寐,脉沉微细为使用依据。

2. 临证加减 体壮之人,可用适当加大附子用量;若一服未愈而有气虚现象,需再服药者,宜加人参以益气固脱;阳浮脉微者,可加龙骨、牡蛎以镇摄固脱。

3. 现代运用 本方多用于救治心力衰竭、心肌梗死、心动过缓、急性胃肠炎吐泻过度,或因误汗、过汗所致休克等证属阳衰阴盛者。

4. 使用注意 非阴盛阳衰者,不可服用。附子生用有毒,须审慎用量,先煎久煎。

【附方】

1. 四逆加人参汤（《伤寒论》） 四逆汤加人参一两(6g) 用法如四逆汤。功用：回阳救逆，益气固脱。主治：真阳衰微，元气亦虚之证。四肢厥逆，恶寒蜷卧，脉微而复自下利，利虽止而余证仍在者。

2. 白通汤（《伤寒论》） 葱白四茎 干姜一两(5g) 附子一枚，生用，破八片(15g) 上三味，以水三升，煮取一升，去滓，分温再服。功用：通阳破阴。主治：少阴病，下利脉微者。若利不止，厥逆无脉，干呕烦者，加猪胆汁一合，人尿五合，名白通加猪胆汁汤。

3. 通脉四逆汤（《伤寒论》） 甘草二两，炙(6g) 附子大者一枚，生用，去皮，破八片(20g) 干姜三两，强人可四两(9~12g) 上三味，以水三升，煮取一升二合，去滓，分温再服，其脉即出者愈。功用：回阳通脉。主治：少阴病，阴盛格阳证。下利清谷，手足厥逆，脉微欲绝，身反不恶寒，其人面色赤，或腹痛，或干呕，或咽痛，或利止而脉不出者。若吐已下断，汗出而厥，四肢拘急不解，脉微欲绝者，加猪胆汁半合，名"通脉四逆加猪胆汁汤"。分温再服，其脉即来。无猪胆，以羊胆代之。

4. 参附汤（《济生续方》，录自《医方类聚》） 人参半两(15g) 附子炮，去皮、脐，一两(30g) 上㕮咀，分作三服。水二盏，加生姜十片，煎至八分，去滓，食前温服。功用：回阳，益气，固脱。主治：阳气暴脱证。手足厥逆，冷汗淋漓，呼吸微弱，或上气喘急，脉微欲绝等。

按：四逆加人参汤、白通汤及通脉四逆汤均由四逆汤加减变化而来，均可回阳救逆，治疗少阴病阴盛阳衰证。四逆加人参汤主治四逆汤证下利虽止但余症仍在者，因其利止并非阳气来复，而是气津大伤，阴液枯竭，故在四逆汤基础上加人参益气生津固脱，使阳气回复，阴血自生。凡四逆汤证兼见气短、气促者，均可使用。白通汤即四逆汤去甘草，减干姜用量，再加葱白而成，主治下焦阴寒内盛，格阳于上之戴阳证。因下利甚者，阴液必伤，故减干姜之燥热，寓有护阴之意。去甘草之缓，加入辛温通阳之葱白，重在通阳破阴。若服白通汤后下利不止，厥逆无脉，干呕烦者，是下焦寒甚，阳药被阴寒格拒，故加猪胆汁、人尿引阳药入阴，兼滋阴以涵阳，为反佐之用。通脉四逆汤主治阴盛格阳证，除下利清谷，手足厥逆，脉微欲绝外，更有"身反不恶寒，其人面色赤，或腹痛，或咽痛，或利止脉不出"等真寒假热之象，故由四逆汤加重姜、附用量以增回阳复脉之力。若吐泻止，汗出而厥，四肢拘急，是真阴真阳大虚欲脱之危象，故加苦寒之猪胆汁兼以滋阴，并防寒盛拒药。参附汤由附子、人参组成，具有益气回阳固脱之效，主治阳气暴脱之危证。临床见大病虚极欲脱，产后或暴崩失血、或痈疡溃后致血脱亡阳等证，均可用本方救治。

【现代研究】

1. 实验研究

(1) 强心作用：四逆汤能有效提高心肌收缩力，增加心输出量，且其药效与剂量呈现正相关，故对多种原因所致的实验性心力衰竭均有明显的保护和改善作用。拆方研究显示，附子单独使用虽然对造模动物的心功能有一定改善，但其作用不及全方。三药合用能更全面地对心脏功能进行保护，其综合评价优于地高辛；且全方配伍的毒性较单用附子，或附子与干姜配伍明显降低，干姜与甘草合用对附子的毒性具有明显的减毒交互作用。作用机制研究显示，四逆汤能抑制心力衰竭时心肌组织中 SOD 活性及其 mRNA 表达降低，减少线粒体内 MDA 的含量，提高心肌的抗氧化能力，保证心肌供能；并可通过上调抑凋亡因子 Bcl-xl 的表达，下调促凋亡因子 Bcl-xs 和 Bid 的表达，减少心衰诱导的心肌凋亡,保护心肌细胞;对钙调磷酸酶-活化T细胞核因子3(CaN-NFAT3)信号转导通路抑制,可能是四逆汤纠正心力衰竭的关键分子通路。

(2)调节血压:四逆汤对放血、肠系膜动脉栓塞、戊巴比妥等多种造模方法引起的血压下降,均有确切的升压作用,且呈剂量依赖关系。同时,四逆汤对肾性高血压模型大鼠又显示出一定降压作用,升高模型大鼠血中NO、内皮素(ET)、降钙素基因相关肽(CGRP)含量及降低心、肾中血管紧张素Ⅱ(AngⅡ)表达水平,提示其通过多环节产生降压的作用。

(3)抗心肌缺血:四逆汤对急性缺血性心肌梗死具有保护作用,预防性给药4天,可显著减少心肌酶的释放,降低炎性因子TNF-α的含量。

(4)其他:四逆汤还具有升高体温、抗动脉粥样硬化、降低血脂等作用。

上述研究从效、毒的不同角度证明了四逆汤回阳救逆作用及全方配伍减毒增效的科学性,为本方应用于危重急证提供了重要的药理学依据。

2. 临床报道 选择心衰阳虚证患者72例,随机分为治疗组和对照组各36例。对照组单纯给予补充血容量、强心、血管活性药物及西医对症治疗,治疗组在上述西医治疗的基础上,加用四逆汤加半夏方(附子20g,干姜15g,法半夏、甘草各6g),兼阴虚者,再加麦冬、人参、五味子。疗程7天。结果治疗组总有效率91.67%,明显高于对照组72.22%的总有效率,表明四逆汤治疗阳虚之心衰有显著疗效。

回阳救急汤（《伤寒六书》）
（Huiyang Jiuji Tang）
Restore and Revive the Yang Decoction

【组成】 熟附子(9g) 肉桂(6g) 干姜(6g) 人参(6g) 白术(9g) 茯苓(9g) 陈皮(6g) 甘草(5g) 五味子(3g) 半夏制(9g)（原书未著药量）

【用法】 水二盏,姜三片,煎之。临服入麝香三厘(0.1g)调服。中病以手足温和即止,不得多服(现代用法:水煎服)。

【功效】 回阳救急,益气生脉。

【主治】 寒邪直中三阴,真阳衰微证。恶寒蜷卧,四肢厥冷,吐泻腹痛,口淡不渴,神疲欲寐,或身寒战栗,或唇甲青紫,或口吐涎沫,舌淡苔白,脉沉微,甚或无脉。

【制方原理】 本方治证由素体阳虚,外受寒邪,正不御邪,寒邪直中三阴,真阳衰微而致。阴寒内盛,阳气衰微,失于温煦,故恶寒蜷卧,四肢厥冷;脾失温运,故吐泻腹痛,口淡不渴;阳气衰急,神失所养,故神疲欲寐;阳不化水,浊阴上逆,则口吐涎沫;厥阴寒厥,经脉气血不得温行,故身寒战栗,唇甲青紫,脉沉微,甚或无脉。本证病机为寒邪直中三阴,阳衰气微。治当扶阳益气,逐阴祛寒,救急复脉。

本方由四逆汤与六君子汤相合,再加肉桂、五味子、麝香而成。方用熟附子、肉桂、干姜大辛大热,破阴回阳,干姜尤擅温中祛寒;人参、白术、炙甘草大补元气,固守中州;半夏、茯苓、陈皮祛湿化痰,以去浊阴;麝香辛香走窜,走而不守,通行十二经血脉,使药力迅布周身;恐温阳通脉之品辛热走窜太过,以致阳气暴出难续,又配酸温之五味子,收敛气阴,并助人参益气复脉。全方诸药相合,共奏破阴回阳,生脉救急之功。

制方特点:破阴回阳与健脾益气同施,温通辛散与酸敛甘缓并用。

【临床应用】

1. 用方要点 本方为回阳救急之剂,凡阴盛阳衰,脉微欲脱之证,均可使用。临床以四肢厥逆,恶寒蜷卧,神疲欲寐,身寒战栗,脉沉微细,甚则无脉为使用依据。

2. 临证加减 原书注曰:"若呕吐涎沫,或少腹痛,加盐炒吴萸",以温肝暖胃,下气止呕;"无脉,加猪胆汁",是阴盛阳微更甚,故用为反佐,以从阴引阳;"泄泻不止,加升麻、黄芪",是阳虚气陷,故用益气升阳之法,防中气下脱;"呕吐不止,加姜汁",温胃止呕,以防拒药。

3. 现代运用 常用于救治冠心病心绞痛、心源性休克、慢性心力衰竭等证属阴盛阳衰气脱者。

4. 使用注意 麝香不宜入煎,应冲服。本方使用不可过量。

【附方】

回阳救急汤(《重订通俗伤寒论》) 黑附块三钱(9g) 紫瑶桂五分(1.5g) 别直参二钱(6g) 原麦冬三钱(9g),辰砂染 川姜二钱(6g) 姜半夏一钱(3g) 湖广术钱半(5g) 北五味三分(1g) 炒广皮八分(3g) 清炙草八分(3g) 真麝香三厘(0.1g)冲 功用:回阳生脉。主治:少阴病阳微厥逆证。下利脉微,甚则利不止,肢厥无脉,干呕心烦。

按:俞氏回阳救急汤与陶氏回阳救急汤的组成、功效及主治基本相同。陶氏方取茯苓健脾渗湿,俞氏方不用茯苓而加入麦冬(辰砂染)滋阴养液、宁神除烦,助人参、五味子益气敛阴生脉。全方回阳顾阴,益气生脉,是对回阳救逆法的发展。

第三节 温 经 散 寒

温经散寒剂(formulas that warm meridians to expel cold)适用于寒邪凝滞经脉引起的手足不温,肢体疼痛,或肌体麻木不仁等。常以温经散寒药如桂枝、细辛等为主组方。由于寒凝经脉证多因素体血虚、阳气不足,感受寒邪所致,寒凝经脉,则血行不畅,故本类方剂常配伍养血活血、益气温阳之品。代表方剂有当归四逆汤、黄芪桂枝五物汤等。

当归四逆汤(《伤寒论》)
(Danggui Sini Tang)
Chinese Angelica Decoction for Treating cold Limbs

【组成】 当归三两(12g) 桂枝三两,去皮(9g) 芍药三两(9g) 细辛三两(9g) 甘草二两,炙(5g) 通草二两(3g) 大枣二十五枚,擘(9枚)

【用法】 上七味,以水八升,煮取三升,去滓,温服一升,日三服(现代用法:水煎服)。

【功效】 温经散寒,养血通脉。

【主治】 血虚寒凝经脉证。手足厥寒,舌淡苔白,脉细欲绝或沉细者;或寒入经络,腰、股、腿、足疼痛。

【制方原理】 本方所治之证,由营血亏虚,经脉感受寒邪所致。血虚寒滞,四末失于温养,故手足厥寒。"寒气入经而稽迟,泣而不行,客于脉外则血少,客于脉中则气不通"(《素问·举痛论》)。寒主收引,寒邪凝滞经脉,兼之血虚脉道失充,故见脉沉细,甚则脉细欲绝;寒凝经脉,不通则痛,故见腰、股、腿、足疼痛。舌淡苔白,为血虚有寒之象。本证的病机要点是血虚寒凝经脉,治宜温经养血、散寒通脉为法。

方中当归苦辛甘温,既可补营血之虚,又可行血脉之滞;桂枝温经散寒,活血通脉,与当归相配,补虚散寒,温通血脉,共为君药。白芍酸苦微寒,益阴补血,助当归养血和血,以充血脉;细辛辛温,温经散寒,助桂枝驱散寒邪,温经止痛,共为臣药。木通苦寒,善通血脉而利关节,得桂、辛之温,则寒而不滞,为佐药。重用大枣养血和营,炙甘草益气和中,调和药性,两药相合,健脾以资化源,助君臣药补营血、通阳气,共为佐使药。全方诸药相合,使营血充,阳气振,寒凝散,经脉通,则手足自温,诸症得解。

本方由桂枝汤去生姜,倍大枣,加当归、细辛、木通而成,其配伍寓"辛甘和酸甘"合化之理。用当归并重用大枣养血补虚,增细辛、木通以温经散寒、通脉止痛。因病位在经脉不在肌表,故减去散表之生姜,体现了以养血通脉、温经散寒为中心的组方思路。

制方要点:温经、养血、通脉并行,散寒通脉而不伤阴血。

《伤寒论》方以"四逆"命名者,有四逆汤、四逆散、当归四逆汤。三方组成、功效及主治各不相同。《伤寒论三注》云:"四逆汤全在回阳起见,四逆散全在和解表里起见,当归四逆汤全在养血通脉起见。"从症状表现而言,三方所主四逆之程度,四逆汤证最重,冷过膝肘;当归四逆汤证肢冷较轻;四逆散证四逆最轻,仅手足欠温,临证当予辨别。

【临床应用】

1. 用方要点 本方为温经散寒,养血通脉之方,临证以手足厥冷,肢节寒痛,舌淡,脉细涩或迟为使用依据。

2. 临证加减 经脉寒凝较重,腰、股、腿、足冷痛者,可加川乌;寒凝厥阴,妇女经期错后或痛经,可加川芎、乌药、香附;血脉瘀滞,肢端青紫者,可加桃仁、红花。

3. 现代运用 常用于血栓闭塞性脉管炎、雷诺病、多发性神经炎、坐骨神经痛、风湿及类风湿关节炎、痛经等证属血虚寒凝经脉者。

【附方】

当归四逆加吴茱萸生姜汤(《伤寒论》) 即当归四逆汤加吴茱萸二升(6g) 生姜半斤(15g) 以水六升,清酒六升和,煮取五升,去滓,温分五服。功用:温经散寒,养血通脉,和中止呕。主治:中虚寒凝经脉证。手足厥寒,脉细欲绝,其人内有久寒者。

按:当归四逆加吴茱萸生姜汤由当归四逆汤加味而成。因加吴茱萸、生姜,温中散寒之力较强,意在温经暖脏,适宜于当归四逆汤证而兼内有久寒,伴见脘腹冷痛、呕吐等症者。

【现代研究】

1. 实验研究

(1) 镇痛、抗炎作用:对醋酸扭体、电刺激所致疼痛以及巴豆油所致耳肿胀、角叉菜胶所致足肿胀均有显著抑制作用。本方对造模引起的大鼠关节软骨细胞分泌 NO 升高有明显的抑制作用,减少 PGE_2 合成及关节滑膜的炎性反应。此外,本方能抑制大鼠离体子宫的收缩频率、收缩幅度和活动力,强烈对抗缩宫素引起的子宫痉挛的作用。

(2) 改善血流变:血虚寒凝模型家兔给予本方后 40 分钟,动物的全血黏度(高、中、低切)和血浆黏度均明显下降。本方能显著延长小鼠凝血时间、凝血酶时间、血浆复钙时间;降低大鼠全血比黏度,抑制动-静脉旁路血栓形成,降低大鼠血小板聚集性,并促进小鼠自身皮下血肿的吸收。对当归四逆汤的代谢组学研究显示,肉碱、苯丙氨酸、组氨酸和胆固醇为当归四逆汤抗凝过程中潜在代谢标志物,即该方可能通过调节脂质代谢、能量代谢和氨基酸代谢影响血小板聚集功能和组织因子、纤维蛋白酶的表达来发挥抗凝作用。

当归四逆汤具有镇痛、抗炎、改善微循环、抗凝血等作用,为其温经散寒、通脉止痛等功效提供了一定的药理学依据。

2. 临床报道　将 48 例消化道恶性肿瘤患者随机分为治疗组和对照组,每组各 24 例。2 组均给予含奥沙利铂的化疗方案,治疗组同时加用当归四逆汤,各组均以 21 天为 1 个疗程,共治疗 4 个疗程。以临床中医证候疗效及治疗后神经毒性分级情况为指标,评判当归四逆汤防治奥沙利铂神经毒性(表现为手足和口周麻木、疼痛及感觉异常或迟钝,严重时可影响肢体功能)的临床效果。结果治疗组临床中医证候总有效率 70.8% 显著高于对照组 37.5%($P<0.05$),神经毒性总发生率 33.3% 显著低于对照组 62.5%($P<0.05$)。表明当归四逆汤对奥沙利铂导致的神经毒性有明显的防治作用。

黄芪桂枝五物汤(《金匮要略》)
(Huangqi Guizhi Wuwu Tang)
Decoction of five drugs including Astragulus and Cinnamon

【组成】　黄芪三两(15g)　桂枝三两(12g)　芍药三两(12g)　生姜六两(18g)　大枣十二枚(4枚)

【用法】　以水六升,煮取二升,温服七合,日三服(现代用法:水煎服)。

【功效】　益气温经,和营通痹。

【主治】　营卫虚弱之血痹。肌肤麻木不仁,或肢节疼痛,或汗出恶风,舌淡苔白,脉微涩而紧。

【制方原理】　本方所治血痹,多因营卫虚弱,腠理疏松,无力抵御外邪,加之劳汗当风,风寒乘虚侵入经络,经脉闭阻,血行不畅而致。营气虚弱,气血痹阻,肌肤失养,则见麻木不仁,即所谓"营气虚,则不仁"(《素问·痹论》)。卫虚失固,风寒客于经脉,气血运行不畅,故肢节疼痛。营卫俱虚,卫阳不固,营阴失守,则汗出恶风。其脉微涩微紧,为风邪稽留经脉,气血滞涩不畅之象。本证病机是营卫俱弱,邪客经络,气血痹阻;治宜益气助卫,温经散邪,和营通痹。

方中黄芪大补脾肺之气,固表实卫,外可扶正御邪,内可护营止汗,为治肌肤麻木之要药,为君药。桂枝发散风寒,温经通痹,助黄芪以温阳强卫;芍药养血和血,益阴敛营,与桂枝相配,调和营卫,共为臣药。倍用生姜,助桂枝以散外邪;大枣甘润,助芍药以和营阴;姜枣相合,又可调和脾胃,共为佐使。全方相合,使卫阳复振,营卫调和,则风邪得解,气血得行,经脉通利,肌肤得养,诸症悉除。本方由桂枝汤去甘草,倍生姜,加黄芪而成,变解肌发表为温阳通痹之剂。

制方特点:益气温阳、祛风散寒、和营通痹同用,固表实卫而不留邪,祛邪除痹而不伤正。

【临床应用】

1. 用方要点　本方为素体营卫不足,外受风寒之血痹而设。临床以肌肤麻木不仁,或汗出恶风,舌淡,脉微涩为使用依据。

2. 临证加减　本方散邪之力较弱,若风寒重而麻木甚者,可加防风、天麻;血行不畅而见疼痛,加桃仁、红花;邪深入络,痹痛日久不愈者,加地龙、蕲蛇;肝肾不足,见筋骨痿软,加杜仲、牛膝;血虚者加当归、川芎;阳虚畏寒,可加附子、千年健。

3. 现代运用 多用于中风后遗症、神经麻痹、原发性低血压、产后身痛等病，还可用于雷诺病、风湿关节炎、肩周炎、慢性滑膜炎等证属营卫不足、风客血脉者。

【附方】

乌附麻辛桂姜汤(戴云波方，录自《中医治法与方剂》) 制川乌 10~20g 制附子 10~20g 麻黄 6~9g 细辛 6g 桂枝 9~15g 干姜 9~15g 甘草 9~15g 蜂蜜 30~100g 制川乌、制附子先煮 1~4 小时，以不麻口为度，后下诸药再煮半小时，汤成去渣，分 3 次温服。可连服数剂。功用：温经散寒，除湿宣痹。主治：痛痹。肢体关节剧烈疼痛，屈伸更甚，痛有定处，自觉骨节寒冷，得温痛减，舌淡苔白，脉沉紧或弦紧。

按：黄芪桂枝五物汤与乌附麻辛桂姜汤均用桂枝，均可温经通痹。但前者配伍黄芪、芍药、大枣，长于益气和营，温散力弱，主治营卫不足，外受风邪之血痹，其证以肌肤麻木不仁为特征；后者以大队辛热药组方，长于温经逐寒，除湿止痛，主治寒湿痹阻经络之痛痹，其证以肢体关节剧痛、冷痛为特征。

【现代研究】

1. 实验研究 本方具有抗炎、镇痛、抗缺氧、改善心肌缺血等能多种作用。本方的镇痛作用在热板法、醋酸扭体等多种镇痛实验中得到证实。本方可显著抑制由气虚冻伤造模引起的免疫应激，减轻炎症反应；对 NO 等炎症因子均具有明显抑制作用，且全方配伍活性高于方中任何单一药物，其他药物均可增强方中黄芪的药理作用。本方对血液流变学指标也有很好的改善作用。本方还能有效提高小鼠耐减压、耐缺氧能力，提高缺氧脑、心肌组织中的 SOD 活性，减轻氧化损伤，对脑及心肌缺血再灌注损伤具有保护作用；对抗神经垂体素引起的急性心肌缺血的心电图变化，降低血清乳酸脱氢酶(LDH)和 CK 的活性，以及 TBX_2 的含量，改善心肌缺血。

此外，本方对右旋糖酐诱发的小鼠阵发性皮肤瘙痒具有抑制作用，可使瘙痒发作次数、发作持续时间减少，其作用与抑制组胺释放有关。

上述研究结果有助于理解黄芪桂枝五物汤的功效及其配伍的合理性。

2. 临床报道 选择糖尿病周围神经病变(DPN)患者 96 例，按随机分组法分为观察组和对照组各 48 例，对照组采用常规西医治疗(长春西汀注射液联合依帕司他)；观察组在西医治疗基础上加用黄芪桂枝五物汤加鸡血藤方，共治疗 12 周。结果观察组空腹血糖、餐后 2 小时血糖和糖化血红蛋白水平均明显低于对照组；观察组正中神经与腓总神经运动传导速度、感觉传导速度均明显大于对照组；观察组总有效率为 89.6%，明显高于对照组 66.7%，表明黄芪桂枝五物汤与 Epa 合用可以提高其对 DPN 的疗效。

知识拓展与案例实训

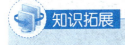 知识拓展

理中汤之君药

关于理中丸方中以何药为君，历代医家有不同看法，主要有以吴崑、蔡陆仙为代表的"干姜为君"和以成无己为代表的"人参为君"说。前者认为，理中方证因寒邪犯脾，损伤阳气，或因阳气虚弱，寒从中生，其以寒邪伤中为核心，多见畏寒肢冷，口不渴，腹痛泻利等症，治当遵"寒者温之"，故以干姜为君。后者认为，寒邪易伤阳气，阳虚易生内寒，该方所主必有阳虚，常见不欲

饮食,倦怠乏力等症,治以甘温益气为主,故以人参为君。诸家均认为理中丸/汤证为虚寒,其争议的焦点在于各自对其病机中的寒与虚、立法中祛寒与补虚不同侧重的理解。导致该方君药之争的另一原因也与其方中各药等分用量有关,因为难以据原方中药味用量来判断君药。考察仲景治疗寒证的立法组方多倾向于温补,此方的立法组方亦然,可能与前人重视阳气的理念有关。从"方证相关"的角度,两种观点均从方证病机和治疗立法来理解方中的君药,各有其理。现代诸版《方剂学》教材多从"干姜为君"说,即倾向于对本证源自寒伤中阳及寒邪较重的认识。临床中焦虚寒证患者可能存在虚或寒的病机偏颇,用方时则可酌情调整方中干姜与人参的用量。

建中药法

虚劳为慢性虚损劳伤类疾病,仲景创立小建中汤主治虚劳病中焦虚寒证,开创了虚劳病取治于中焦脾胃的思路,小建中汤配伍体现了这一独特的"建中药法"。该方所主病证的病机为中焦虚寒,但病程日久,中虚化源不及以致营卫气血俱弱,证中既有阳虚寒凝的腹中寒痛,又有气血不足、心神失养的心悸,营血不足、虚热内扰的咽干口燥,营卫俱弱、营卫不和的发热等症。该证营卫气血俱虚,寒热夹杂,治疗较为棘手,此即《内经》所谓:"阴阳俱不足,补阳则阴竭,泻阴则阳脱,如是者可将以甘药,不可饮以至剂"(《灵枢·终始》)。该方由桂枝汤倍用白芍加饴糖而成,桂枝汤原本就能资助营卫、调和营卫,今倍用芍药,变桂枝解肌散邪为温中祛寒;重用饴糖,其甘润更助酸辛合化营卫气血,有温中焦、化营卫、益气血、和阴阳之功效,适用于中焦虚寒,气血阴阳俱虚之虚劳病。本方在立法上甘温补中以资营卫气血的化生;药法上甘温柔润,温助卫阳无峻烈之忧,滋化营血而无寒滞之弊。

脾胃为营卫气血之源,本方温养脾胃而助营卫气血之化生,在此基础上,加黄芪(《金匮要略》黄芪建中汤),或加当归(《备急千金要方》内补当归建中汤),或加黄芪、当归(《本事方》黄芪建中加当归汤),以调整该方的益气、养血及气血双补的作用,以应临床虚劳病营卫气血受损之偏颇者。不过,虚劳病若属下焦元阴元阳虚惫者,则又非此法此方所宜。

回阳救逆

专为少阴病阳微阴盛证而设立。回阳救逆包括两重涵义:一是峻补元阳,二是逐寒通阳。四逆汤是回阳救逆的代表方,其方证中的"四逆"即四肢逆冷,指四末寒冷,逐渐逆行于上,过腕过踝,过肘肩、膝胯,逆冷随阳衰加重而增加,与脉微欲绝,同为少阴病阴盛阳衰的重要指征,病机为阳衰而无力温煦,寒凝而阳气阻闭,内外阳气难以接续且有断绝之势,病情急危,治疗当以温补元阳与逐寒通脉并行,此即回阳救逆法的实质。四逆汤方中以生附子为君,其大辛大热,禀雄壮之质,有斩关夺门之能,不仅能峻补一身元阳,又能逐寒破阴,通行十二经,追复散失之元阳,充分体现了回阳救逆法的温通特点。四逆汤证不仅阳虚寒凝,且阳气不化,更加阳气不固而吐利交作,阴液大伤,阴伤不能敛阳,又加重虚阳浮越离决。故四逆汤在配伍干姜温中祛寒以助附子辛热温通的基础上,佐以炙甘草,其甘温合君臣辛热以助温补,又能监制君药之毒峻,兼能护液守中,此为回阳救逆的另一药法。顾护气阴,仲景还有四逆汤中增配人参、猪胆汁等,后世则有增麦冬、五味子等甘润酸敛药,此温通中佐以敛阴涵阳,增加回阳复脉之力,为回阳救逆药法之发展。

 案例实训

李某,女,43岁,居民。1982年10月12日初诊。主诉:头痛头昏四月余。头痛以巅顶为甚,前医曾以九味羌活汤治疗罔效,乃转至本院诊治。检查血压偏低,腹部 B 超显示多发性子宫肌瘤,最大者 3.2cm×2.7cm,向宫腔内生长。平素月经过多,经色淡黯,伴小腹冷痛。刻下:巅顶头痛,遇寒痛甚,伴见肢冷喜温,头目眩晕,心悸失眠,神疲乏力,面白唇淡,舌淡苔薄白,脉沉细小紧。

分析要点:①案例中所提供的信息要点有哪些?②该患者当辨别为何证,其病机要点和治疗立法是什么?③可选用的方剂有哪些?依据是什么?④确定选方后,可对该方进行哪些加减?

综合上述分析,请写出你对该患者的辨证立法、选方用药及制服交代。

学习小结

温里剂主要为治疗里寒证而设。根据寒邪所伤部位及程度的不同,温里剂主要分为温中祛寒、回阳救逆、温经散寒三类。

1. 温中祛寒　适用于中焦虚寒证。理中丸干姜、人参并用,温中祛寒,益气健脾并重,既可用丸,亦可用汤,是治疗中焦虚寒,腹痛吐利之主方,兼可治疗阳虚失血、小儿慢惊、病后喜唾涎沫、霍乱、胸痹等属中焦虚寒证者。吴茱萸汤主用吴茱萸温肝暖胃,重用生姜降逆止呕,善治以头痛呕吐为主症的肝胃虚寒,浊阴上逆证。小建中汤以温中补虚,调和阴阳,缓急止痛为功用特点,方中重用饴糖温中补虚、润燥缓急,合桂枝辛甘化阳、合白芍酸甘化阴,体现"五脏皆虚从中治"的立法思路,适用于中焦虚寒,兼阴血不足之虚劳里急腹痛证。

2. 回阳救逆　适用于心肾阳衰,阴寒内盛,阳气将亡的危重证候。四逆汤以生附子配伍干姜回阳逐寒,佐以炙甘草,扶阳守中,为回阳救逆之主方,主治阴寒内盛,阳气衰微之四肢厥逆,恶寒蜷卧,或呕吐下利,脉来沉微等。回阳救急汤由四逆汤加六君子汤及麝香、五味子而成,以回阳救急,益气生脉为功用特点,主治寒邪直中三阴,阴寒极胜,阳微欲脱之证。

3. 温经散寒　适用于寒滞经脉的病证。当归四逆汤为温经散寒,养血通脉之方,主治血虚寒凝经脉之手足厥冷,脉细欲绝等症。黄芪桂枝五物汤益气温经,和营通痹,主治营卫俱虚,风寒客络,以肌肤麻木不仁为主症的血痹证。

(高　琳)

复习思考题

1. 理中丸的适应证及配伍意义如何?临证怎样变化运用?

2. 吴茱萸汤中用量最大药物是什么?请结合其他方剂说明其用法、用量规律。

3. 吴茱萸汤与理中丸均可治疗腹痛吐利等症,其病机有何区别?简述二方的配伍要点。

4. 小建中汤是由何方变化而来?主治何证?如何理解其从调理中焦脾胃论治虚劳?

5. 四逆汤主治何证?方中配伍炙甘草的意义何在?

6. 回阳救急汤由四逆汤演化发展而来,试从组方配伍的角度,阐述其演变思路。

7. 四逆汤、当归四逆汤、四逆散三方均以"四逆"命名,其适应证及病机有何不同?

笔记

第十一章

表里双解剂

学习目的

掌握表里同病的治疗立法;表里双解剂遣药制方的基本知识。

学习要点

表里双解剂的概念、分类及使用注意;表里双解剂各类代表方的制方原理及临床运用。

　　表里双解剂(formulas that release both the exterior and the interior)是由解表药配伍泻下药或清热药、温里药为主组成,具有表里同治,内外分解等作用,主治表里同病的一类方剂。表里双解剂为八法中汗、下、清、温等法的结合运用。

　　表里双解的治法是由对伤寒六经表里传变的"合病并证"表里权宜治疗方法发展而来。伤寒六经辨证有先表后里的原则,即邪在肌表须用解表,邪已入里,当用下、温、清等法。一般表里同病而见表邪重但里邪轻者,治宜先解其表,后治其里,或以解表为主,兼治其里。但若表证未解,又见里证;或原有宿疾,又感新邪,其里证较急或偏重的表里同病之证,此时治疗若单用解表,里邪不去;仅治其里,则外邪不解,需表里同治,内外分解,使病邪得以表里分消。正如汪昂所云:"病在表者,宜汗宜散,病在里者,宜攻宜清,至于表证未除,里证又急者",则当"和表里而兼治之"(《医方集解》)。

　　表里同病因表证与里证的性质不同而类型各异。表证有表寒与表热之异,里证则有里热、里寒、里虚、里实之别,因此表里同病的证候可见到表寒里热、表热里寒、表里俱热、表里俱寒等多种情况。表里同病因表证与里证的不同而类型各异,常见有表证兼里寒、表证兼里热、表证兼里实及表证兼里虚几种类型。因此本章方剂分为解表清里,解表温里,解表攻里三类。至于解表补里之剂,是治疗表邪未解而有正气不足之证,则可参见解表剂的扶正解表方。表里同病的证候病情复杂多变,但一般而言,表里双解剂多适用于表里邪气俱盛,或里邪偏盛的表里同病。

　　药理研究表明,表里双解剂具有解热、抗菌、抗病毒,促进胃肠运动、保护胃黏膜、保肝,改善脂质代谢、降血糖,及抗心律失常、减肥等作用。表里双解剂现代临床常用于治疗消化系统、呼吸系统、内分泌系统及心脑血管等系统的疾病,如急性胰腺炎、急慢性胃肠炎、细菌性痢疾、肠伤寒、胆囊炎及胆石症,肺炎及支气管炎、感冒、流感、肥胖、痛风、高脂血症、月经不调,高血压、偏头痛,及结膜炎、荨麻疹、类风湿关节炎、坐骨神经痛、慢性肾炎等。

　　使用表里双解剂时,首先要辨明证候,对于既有表证又有里证的表里同病者方可应用。其二,要详审其证,辨别表证与里证的寒、热、虚、实,选择适宜的方剂。其三,应权衡表、里病证的轻重缓急及主次,调整解表药与治里药的配伍比例,避免用药太过或不及。

第一节　解表清里

解表清里剂(formulas that release the exterior and clear the interior),适用于表邪未解,里热已炽引起的恶寒发热,烦躁口渴,或热利、气喘、苔黄、脉数等。常用解表药如麻黄、淡豆豉、防风、葛根等配伍清热药如黄芩、黄连、黄柏、栀子、石膏等为主组成。代表方剂有葛根黄芩黄连汤等。

葛根黄芩黄连汤《伤寒论》
(Gegen Huangqin Huanglian Tang)
Kudzu, Scutellaria and Coptis Decoction

【组成】　葛根半斤(24g)　甘草二两,炙(6g)　黄芩三两(9g)　黄连三两(9g)

【用法】　上四味,以水八升,先煮葛根,减二升,内诸药,煮取二升,去滓,分温再服(现代用法:水煎服)。

【功效】　清泄里热,解肌散邪。

【主治】　表证未解,邪热入里证。身热,下利臭秽,胸脘烦热,口干作渴,喘而汗出,舌红苔黄,脉数或促。

【制方原理】　太阳表证,理应解表,但误用下法,则表邪内陷阳明而致"协热下利"。表邪未解,里热已炽,表里俱热,故见身热、胸脘烦热、口渴、舌红、苔黄、脉数;热邪内陷阳明,大肠传化失司,故下利臭秽;肺与大肠相表里,阳明肠热上蒸于肺,肺气不降则喘,外蒸于肌表则汗出。本证如尤怡所述:"邪陷于里者十之七,而留于表者十之三,其病为表里并受之病"。病机为表邪未尽,阳明热盛,蒸肺迫肠。治当外解表邪,内清肠热。

方中重用葛根,以其辛甘而凉,主入阳明经,外解肌表之邪,内清阳明之热,兼升发脾胃清阳而止泻升津,一药三用,使表解里和,为君药。柯琴谓其"气轻质重",原方先煎葛根后纳诸药,则葛根"解肌之力优而清中之气锐"。黄芩、黄连苦寒清热,燥湿止利,为臣药。甘草和中,调和诸药,为佐使药。四药合用,外疏内清,表里同治,使表解里和,身热下利自愈。

制方特点:全方以清里热为主,兼以解表散邪;组方以辛凉配伍苦寒,寓"清热升阳止利"之法。

本方与白头翁汤、芍药汤均可用于治疗热利。然本方表里双解,以清里热为主,主治阳明热利尚未及血见下利,身热口渴,舌红苔黄者;白头翁汤清热解毒,凉血止痢,主治为热毒深陷血分痢疾见下利脓血,赤多白少,身热欲饮,舌红或绛者;芍药汤清热燥湿,调和气血,主治为湿热积滞于肠中,壅遏气分,伤及血络之痢疾见下利脓血,赤白相兼,腹痛而里急后重,舌红苔黄腻者。

【临床应用】

1. 用方要点　本方为治疗阳明热利之要方,临床有无表证均可使用,但以身热下利,苔黄,脉数为使用依据。

2. 临证加减　里热壅遏大肠,腹痛者,加炒白芍以缓急止痛;里急后重者,加木香、槟榔以行气而除后重;兼呕吐者,加半夏、竹茹以降逆止呕;夹食滞者,加焦山楂、焦神曲以消食;表邪较重,恶寒发热者,可加麻黄、防风以解表。

3. 现代运用　主要用于急性肠炎、细菌性痢疾、肠伤寒、胃肠型感冒等病证属表证未解,阳明里热甚者。

4. 使用注意　虚寒下利者禁用本方。

【附方】

石膏汤(《深师方》录自《外台秘要》卷一)　石膏　黄连　黄柏　黄芩各二两(各6g)　香豉一升,绵裹(9g)　栀子十枚,擘(9g)　麻黄三两,去节(9g)　上七味,切。以水一斗,煮取三升,分为三服,一日并服,出汗。初服一剂,小汗;其后更合一剂,分二日服。常令微汗出,拘挛烦愦即差,得数行利,心开令语。毒折也。忌猪肉、冷水。功效:清热解毒,发汗解表。主治:伤寒表证未解,里热已炽证。壮热无汗,身体沉重拘急,鼻干口渴,烦躁不眠,神昏谵语,或发斑,脉滑数。

按:本方为伤寒表证未解,传里化热,三焦热盛之证而设,故用石膏解肌清热,麻黄、豆豉发汗解表,黄连、黄芩、黄柏、栀子泻火解毒。与葛根黄芩黄连汤同属解表清里之剂,但本方所治之表证卫气郁闭较重,所治之里热较甚,涉及三焦,解表清热之力均强;彼方所治为表邪未尽,阳明里热正盛,以身热下利为主要表现,解表清热之力均不及本方。

【现代研究】

1. 实验研究　Wistar 大鼠给予高脂高糖饲料喂养 4 周后,注射链脲佐菌素 7~10 日诱导 2 型糖尿病大鼠模型,造模成功后分别给予二甲双胍和葛根芩连汤(相当于成人用量 10 倍)灌胃,连续 8 周。结果与模型组比较,葛根芩连汤组大鼠空腹血糖值降低($P<0.05$),血清总胆固醇、甘油三酯、低密度脂蛋白均降低,高密度脂蛋白含量升高($P<0.05$)。表明本方具有降糖和调节血脂作用。小鼠腹腔注射葛根芩连汤 100mg/kg 15 分钟后吸入氯仿;大鼠静脉注射该方 5 分钟后注射乌头碱;家兔氯仿麻醉并快速注射肾上腺素后静脉注射本方 100mg/kg,分别观察小鼠室颤发生率、大鼠 20 分钟内心律失常和死亡鼠数及早搏的兔只数。结果:葛根芩连汤治疗组的室颤发生率、心律失常及其死亡率、早搏发生只数均显著降低($P<0.05$ 或 $P<0.01$)。表明本方对多种类型的心律失常均有一定的对抗作用。葛根芩连汤水醇法提取液按 5g/kg 给小鼠腹腔注射,15 分钟后腹腔注射异丙肾上腺素 7.5mg/kg 或氰化钾 10g/kg 或结扎两侧颈总动脉,观察 15 分钟后动物的存活时间。结果:葛根芩连汤组小鼠的存活时间均较各模型组显著延长(P 均 <0.01)。

上述研究表明,葛根芩连汤具有降血糖、调节血脂,抗心律失常、抗缺氧等药理作用,为其临床新的用途提供一定的药理依据。

2. 临床报道　65 例溃疡性结肠炎(轻、中度)患者采用葛根芩连汤(黄芩、黄连、葛根各 20g)煎成浓缩液 200ml,保留灌肠治疗,每晚 1 次,15 日为 1 疗程。以临床症状、结肠黏膜改变及停药后复发情况作为疗效的评定标准。结果经 2 个疗程治疗后,轻度患者中治愈 35 例,有效 7 例;中度患者中治愈 7 例,有效 5 例。表明本方对溃疡性结肠炎具有一定的治疗作用。另有报道,小儿秋季腹泻患者 86 例随机分为对照组和治疗组各 43 例。对照组使用利巴韦林注射液 10~15mg/(kg·d)静脉注射及消旋卡多曲颗粒口服,治疗组在对照组常规治疗基础上加服葛根芩连汤(葛根 15g,黄芩、甘草各 3g,黄连 2g),其中脾虚加炒白术、黄芪;阴虚加麦冬、太子参。每天 1 剂,水煎,分 2 次服。以大便形状、大便镜检及全身症状的改善情况为疗效判定标准。结果治疗组总有效率93.0%,显著高于对照组81.4%(*P*<0.05)。表明葛根芩连汤与西医常规疗法合用能提高秋季腹泻的疗效。

第二节　解表温里

解表温里剂(formulas that release the exterior and warm the interior),适用于表邪未解,又有里寒引起的恶寒发热,心腹冷痛,胸满恶食,苔白脉迟等。常用解表药如麻黄、桂枝、柴胡、白芷等与温里药如干姜、肉桂等配伍为主组成。里寒旧疾,多有停湿生痰,气滞血瘀等兼证,故本类方剂常配伍燥湿、化痰、行气、活血药,如苍术、茯苓、半夏、枳壳、陈皮、厚朴、川芎等,代表方为五积散。

五积散(《仙授理伤续断秘方》)
(Wuji San)
Five-accumulation Powder

【组成】　苍术　桔梗各二十两(各600g)　枳壳　陈皮各六两(各180g)　芍药　白芷　川芎　当归　甘草　肉桂　茯苓　半夏汤泡,各三两(各90g)　厚朴　干姜各四两(各120g)　麻黄去根节,六两(180g)

【用法】　上除枳壳、肉桂两件外,余锉细,用慢火炒令色变,摊冷,次入枳壳、桂令匀。每服三钱(9g),水一盏,加生姜三片,煎至半盏,热服;凡被伤头痛,伤风发寒,每服二钱(6g),加生姜、葱白煎,食后热服(现代用法:水煎服)。

【功效】　发表温里,顺气化痰,活血消积。

【主治】　外感风寒,内伤生冷。身热无汗,头痛身疼,项背拘急,胸满恶食,呕吐腹痛,以及妇女血气不调,心腹疼痛,月经不调等。

【制方原理】　本方为外感风寒,内伤生冷所致的五积之证而设。风寒束表,腠理闭塞,故见发热无汗,头痛身疼,项背拘急等。内伤生冷,或宿有积冷,脾阳受损,运化失常,湿聚成痰,痰阻气滞,所以又有胸满腹胀,食少呕吐;若寒凝气滞,气血不和,可见心腹疼痛,妇女月经不调。本方证为表里俱寒,寒湿痰气血相互结聚,其中寒积为"五积"之始。治疗当以解表温里以除内外之寒,兼行除湿化痰、理气活血。

方中麻黄、白芷辛温发汗,解表散邪;干姜、肉桂大辛大热,温里祛寒,四药合用,可除内外之寒。苍术、厚朴苦温燥湿,健脾助运,以祛湿积;陈皮、半夏、茯苓、甘草、生姜(二陈汤),行气燥湿化痰,以消痰积;当归、川芎、芍药活血止痛,以化血积;桔梗与枳壳配伍,一升一降,宽胸利膈,善行气积,使气行则血行,并可助化痰除湿;炙甘草和中健脾,调和诸药。诸药合用,共奏散寒温里,理气活血、祛痰除湿之功。由是脾健得运,痰消湿化,气机通畅,血脉调和,诸症可得解除。汪昂谓之:"为解表温中除湿之剂,去痰消痞调经之方也。一方统治多病,惟活法者变而通之。"(《医方集解·表里之剂》)

制方特点:本方主以解表温里,兼以燥湿化痰,调气活血,五积并治。

【临床应用】

1. 用方要点　本方主要用于风寒湿痹或寒凝气滞,气血不和的心腹疼痛证。临床以恶寒发热,无汗,胸腹胀满或疼痛,苔白腻,脉沉迟为使用依据。

2. 临证加减　根据表里之轻重,五积之偏颇随症加减。如表寒重,以桂枝易肉桂,加强解表之力;表证轻,减少麻黄、白芷用量以减轻发汗之力;里寒偏盛,加制附片以温里散寒;胃痛,呕吐清水,加吴茱萸以温中散寒,降逆止呕;饮食停积,加山楂、神曲、麦芽以消食导滞;无血瘀,去川芎;痛经,加延胡索、炒艾叶、乌药温经止痛。

3. 现代运用 主要用于急性胃肠炎、类风湿关节炎、胃肠型感冒、痛风、坐骨神经痛、慢性肾炎或妇女月经不调、不孕症、带下等证属风寒湿或寒湿者。

4. 使用注意 阴虚或湿热者禁用本方。

【现代研究】

1. 实验研究 小鼠随机分为三组,分别给予西沙必利(0.05mg/kg)、五积散(50mg/kg)、等量去离子水(等容)灌胃。15 分钟后各组均灌服 2% 葡聚糖蓝 2000 0.4ml,30 分钟后检测胃内色素残留量,计算相对胃内色素残留率,测量自幽门括约肌至色素最前端及至盲肠距离,计算平均小肠推进比。结果五积散组小鼠胃内色素残留率明显降低($P<0.01$),平均小肠推进比明显升高($P<0.01$);与西沙必利组比较无显著性差异。结果表明五积散有促进胃排空及小肠推进功能的作用,提示该方可用于胃肠动力障碍性疾病。

用五积散最大无毒浓度 3.91mg/ml 对倍稀释或含药血清(按每天 8.4g/kg 灌胃小鼠,日 2 次,共 3 天后采取),分别加入轮状病毒(HRV)、柯萨奇病毒(Cox.V)感染的细胞中,测定病毒的细胞半数感染剂量($TCID_{50}$)和治疗指数(TI),并计算细胞存活率和抑毒指数。结果五积散组 Cox.V 与 HRV 的 TCIC50 均为 0mg/ml,TI 分别为 23.12、31.44;与对照组比较,含药血清组 Cox.V 与 HRV 感染细胞后细胞存活率和抑毒指数均升高($P<0.05$),表明该方有抗 Cox.V 与 HRV 的活性,对病毒感染细胞具有保护作用。

2. 临床报道 86 例类风湿关节炎患者随机分为对照组和治疗组各 43 例。治疗组服用五积散(麻黄、苍术、当归、川芎、枳壳、白芷、桂枝、厚朴各 10g,干姜 8g,茯苓、白术、白芍、桔梗、半夏各 12g,陈皮、甘草各 6g),随症加减,寒盛加川乌、附子各 10g;风重加乌梢蛇 10g,蜈蚣 1 条;偏湿热去麻黄、桂枝,加黄柏、知母各 10g;伴肾虚加杜仲 12g,续断 15g,桑寄生 10g;上肢痛加姜黄、桑枝各 10g;下肢痛加牛膝 15g,木瓜 12g。水煎服,每天 1 剂。对照组口服甲氨蝶呤 10mg,每周 1 次。均以 2 周为 1 疗程,以主要症状和体征、血沉及 C 反应蛋白指标的改善为疗效判定标准。结果治疗组总有效率 90.7%,显著高于对照组 72.1%($P<0.05$)。表明五积散是治疗类风湿关节炎活动期的有效方剂。

第三节 解 表 攻 里

解表攻里剂(formulas that release the exterior and attack the interior),适用于外有表邪,里有实积引起的恶寒发热,腹满便秘,舌红苔黄等表证兼里实之证。常用解表药如麻黄、桂枝、荆芥、防风、柴胡、薄荷等配伍泻下药如大黄、芒硝为主组成。里热结实证,可致气机受阻、血瘀内停、热伤阴津,故还常配伍行气、活血、养阴药,如枳实、厚朴、当归、川芎、白芍等,代表方为大柴胡汤。

大柴胡汤《金匮要略》
(Da Chaihu Tang)
Major Bupleurum Decoction

【组成】 柴胡半斤(24g) 黄芩三两(9g) 芍药三两(9g) 半夏半升,洗(9g) 枳实四枚,炙(9g) 大黄二两(6g) 大枣十二枚,擘(5个) 生姜五两,切(15g)

【用法】　上八味,以水一斗二升,煮取六升,去渣再煎。温服一升,日三服(现代用法:水煎服)。

【功效】　和解少阳,内泻热结。

【主治】　少阳阳明合病。往来寒热,胸胁苦满,呕不止,郁郁微烦,心下满痛或心下痞硬,大便秘结或协热下利,舌苔黄,脉弦数有力。

【制方原理】　本方主治少阳证未解,邪入阳明化热成实之证。邪气未离少阳,正邪交争,经气不利,故见往来寒热,胸胁苦满等。邪入阳明,化热成实,腑气不通,见心下满痛或痞硬,大便秘结或协热下利;邪热内扰,胃气上逆,故心烦,呕不止;苔黄、脉弦数有力为正盛邪实之象。本方证病机为邪犯少阳,热结阳明。伤寒少阳证当以和解,本应禁下,但兼阳明腑实,则又当下,故立和解与泻下并行之"双解"法。

本方由和解少阳的小柴胡汤与泻下阳明的小承气汤合方加减而成。方中柴胡专入少阳,疏散透达半表之邪;黄芩味苦性寒,擅清少阳半里之郁热;两味相合,和解少阳,共为君药。大黄入阳明,泻热通腑;枳实行气破结,与大黄配合,可内泻热结,行气消痞,共为臣药。又用芍药缓急止痛,与大黄相配可治腹中实痛,与枳实相伍能调和气血,以除心下满痛;半夏和胃降逆,重用生姜增强和胃止呕之力,并兼制大黄、黄芩苦寒伤中,共为佐药。大枣和中益气,与生姜相配,调和营卫而和诸药,与芍药相伍,生津益阴而缓急,为佐使药。诸药合用,共奏和解少阳,内泻热结之功。本方含小承气汤的药法,但大黄用量减半,并去厚朴,更有芍药、大枣之酸甘配伍,故其泻下之力较缓,全方以和解少阳为主,适宜于少阳邪热初入阳明之证。

制方特点:疏透清解与行气通腑合用,乃和解与泻下两法并用之剂。

本方由小柴胡汤去人参、甘草,加大黄、枳实、芍药而成。两方中柴胡、黄芩、半夏、大枣剂量相同,但大柴胡汤重用生姜,因其所治之呕逆症较重;又因少阳之邪传阳明,已成热结,故不用人参、甘草,而加大黄、枳实以泻热破结,加芍药(合枳实)以调和肝脾,缓急止痛。

【临床应用】

1. 用方要点　本方为主治少阳不解,阳明热结的要方,临床当以往来寒热,胸胁或心下满痛,呕吐,便秘,苔黄,脉弦数为使用依据。

2. 临证加减　根据少阳证与阳明热结证的轻重,调整方中柴胡、黄芩与大黄、枳实的用量比例。如胁脘痛剧,加川楝子、延胡索、郁金等以行气止痛;恶心呕吐剧烈,加姜竹茹、黄连、旋覆花等以降逆止呕;伴黄疸,加茵陈、栀子以清热利湿退黄;胆结石,加金钱草、海金沙以清热利湿排石。

3. 现代运用　多用于胆系急性感染,如胆石症、胆道蛔虫病、急性胰腺炎、胃及十二指肠溃疡等急腹症,还可用于肝炎、急性扁桃体炎、腮腺炎、小儿高热等多种疾病证属少阳阳明合病者。

4. 使用注意　少阳阳明合病结热尚未成实者不宜使用本方。

【附方】

1. 厚朴七物汤(《金匮要略》)　厚朴半斤(24g)　甘草　大黄各三两(各9g)　大枣十枚(4个)　枳实五枚(9g)　桂枝二两(6g)　生姜五两(15g)　上七味,以水一斗,煮取四升,温服八合,日三服。功效:解肌发表,行气通便。主治:外感表证未罢,里实已成。腹满身热,大便不通,脉浮而数。

2. 防风通圣散(《宣明论方》) 防风 川芎 当归 芍药 大黄 薄荷叶 麻黄 连翘 芒硝各半两(各15g) 石膏 黄芩 桔梗各一两(各30g) 滑石三两(90g) 甘草二两(60g) 荆芥 白术 栀子各一分(各3g) 上为末,每服二钱(6g),水一大盏,加生姜三片,煎至六分,温服。功效:疏风解表,泻热通便。主治:风热壅盛,表里俱实证。憎寒壮热,头目昏眩,目赤睛痛,口苦而干,咽喉不利,胸膈痞闷,咳呕喘满,涕唾稠黏,大便秘结,小便赤涩,舌苔黄腻,脉数有力。并治疮疡肿毒,肠风痔漏,丹斑瘾疹等。

按:厚朴七物汤、防风通圣散和大柴胡汤均为和解攻里之方。其中厚朴七物汤与大柴胡汤分别主治太阳阳明合病与少阳阳明合病,防风通圣散主治表里三焦俱实之证。厚朴七物汤由桂枝汤合小承气汤加减而成,方中重用厚朴,配伍枳实、大黄以通腑泻热;轻用桂枝,佐生姜、大枣、甘草以解肌散寒,调和营卫,适宜于治太阳阳明合病而以阳明证为重者;大柴胡汤以小柴胡汤合小承气汤加减而成,方中不用厚朴,但用枳实、大黄泻热通腑;主用柴胡、黄芩,配伍半夏、白芍、大枣,重用生姜以和解少阳,适宜于少阳与阳明合病而以少阳证为主者。防风通圣散以发表、清热、通腑与调和气血药而成,方中麻黄、防风、荆芥、薄荷解表散邪,黄芩、石膏、连翘、桔梗清解里热,栀子、滑石清热利水,大黄、芒硝泻热通便,当归、芍药、川芎养血和血,白术、甘草益气和中,集汗、下、清、利、补法于一方,王泰林谓之"此为表里、气血、三焦通治之剂","汗不伤表,下不伤里,名曰通圣,极言其用之效耳"。

【现代研究】

1. 实验研究 行胆总管三段结扎术复制大鼠肝外胆汁淤积模型,造模1周后给予大柴胡汤(16.7g/100g)灌胃,连续2周。结果与模型组比较,大柴胡汤组大鼠总胆红素、总胆汁酸含量,丙氨酸氨基转移酶、门冬氨酸氨基转移酶、乳酸脱氢酶、碱性磷酸酶、γ-谷氨酰转肽酶活性均显著降低($P<0.01$),表明大柴胡汤对胆总管结扎所诱发肝外胆汁淤积大鼠模型的肝功能具有改善作用。大柴胡汤按高、中、低剂量(6g、4g、2g/100g)给予大鼠灌胃,日1次,连续5天。灌胃结束后用束缚水浸应激法复制大鼠应激性胃溃疡模型,造模结束后立即检测指标。结果与模型组比较,大柴胡汤各剂量组大鼠胃黏膜糜烂面积均减少、炎症反应减轻,溃疡指数和血清TSH含量均显著降低($P<0.01$),中、高剂量组血清GAS含量显著降低($P<0.01$),提示本方对应激性胃溃疡有防治作用。利用高脂饮食制备小鼠高脂血症模型,给予大柴胡汤颗粒(0.9g/kg)喂饲,连续给药4周。结果与高脂饮食组比较,大柴胡汤组小鼠体重和血浆总胆固醇、游离胆固醇含量均显著降低($P<0.05$或$P<0.01$),表明本方对高脂模型小鼠具有一定的降脂作用。

上述研究表明,本方具有保肝、胃黏膜保护、降脂等作用,为临床本方用于肝炎、胆系感染、胆石症、胰腺炎、胃十二指肠溃疡、高脂血症等病提供了一定的实验依据。

2. 临床报道 36例肝郁气滞型急性轻型胰腺炎患者随机分为单纯西药治疗组(A组)、西药加安慰剂组(B组)及西药加大柴胡汤组(C组)三组,每组12例。A组接受西医治疗(静脉滴注奥美拉唑40mg,左氧氟沙星300mg联合甲硝唑1.0g,1次/天;乌司他丁10万U,2次/天)。B组和C组在西医治疗基础上分别加服安慰剂(100ml,1次/天)和大柴胡汤(柴胡15g、黄芩9g、白芍9g、半夏9g、枳实9g、大黄6g、生姜15g、大枣5个,100ml,1次/天),均治疗7天。结果各组血清胰淀粉酶和C反应蛋白水平均较治疗前显著降低($P<0.05$,$P<0.01$)。与A组、B组比较,C组血清胰淀粉酶及C反应蛋白水平显著降低($P<0.05$),腹痛缓解、禁食及住院时间均明显缩短($P<0.05$,$P<0.01$)。表明西医常规治疗加服大柴胡汤能显著缩短急性轻症胰腺炎的病程,并提高临床疗效。

知识拓展与案例实训

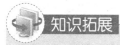 **知识拓展**

协 热 利

病证名。指泄利夹有表热者，源于《伤寒论》，系伤寒误下，表证不解，邪热内陷所致。《伤寒论条辨》卷一："协，互相和同之谓，言误下则致里虚，外热乘里虚入里，里虚遂协同外热变而为利。"因体质有阴阳虚实之别，同因误下之协热利而有桂枝人参汤证与葛根黄芩黄连汤证之别，前者里寒之体而有表证者，误下重伤脾阳而致表寒不解，里寒更甚之下利，宜桂枝人参汤温里解表；后者阳旺之体而有表证者，误用下法，表邪化热入里，但表邪未尽之下利，用葛根黄芩黄连汤解表清里。二方证有表里皆寒和表里皆热之不同。另有不因误治的协热下利证，如《伤寒论》中葛根汤证，后世人参败毒散证，皆涉及太阳阳明并病，其治疗均侧重于解表升阳止利，但病机上有表里虚实之偏，可资参考。

表里双解法

表里同病主要见于：①外感病的发展中，表邪未解，但部分邪气已经入里，同时出现里证；②或素体已有里证，即里证在先，复感外邪，兼现表证。表里同病的治疗宜先表后里或表里同治，但不宜先里后表，以免表邪陷里而难治。至于是否表里同治则应根据里证之轻重缓急而权衡之：若里证轻而缓者，可先解表而后治里（分部治疗）；若里证重而急者，则需表里同治，这是表里双解法设立的意义所在，正如汪昂在《医方集解·表里之剂》中所言："病在表者，宜汗宜散；病在里者，宜攻宜清。至于表证未除，里证又急者，仲景复立大柴胡、葛根、黄芩等法，合表里而兼治之。后人师其意，则有防风通圣、参苏、五积诸剂。"表里双解剂通常以治里为主而兼行解表，其与解表为主兼治里的表里兼顾方如九味羌活汤（解表兼清里热）、小青龙汤（解表兼温化里饮）有所不同。表里同病中的表与里各有寒热虚实之偏颇，故表里双解的内容则又当细辨。

 案例实训

易某，男，56 岁。时犯右上腹痛，西医检查诊为"慢性胆囊炎"。半月前因食油腻腹痛再犯，疼痛剧烈，用解痉、止痛、利胆等西药后疼痛缓解，但右上腹及胸胁仍有不适，遂来诊治，按医嘱服用小柴胡汤颗粒 3 日，症状略有缓解，停药后复发如故。刻下：右上腹痛连及胁下，按之痛甚，辗转不安，心烦，呕吐黄色苦汁，目黄，时寒时热，心下痞硬，大便 4 日未行，尿色深黄。舌红苔黄，脉弦数有力。（《伤寒名医验案精选》）

分析要点：①结合病史、治疗经过及目前表现分析该患者的病情及特点；②该患者当辨为何证、治疗立法如何？③在所学的方剂中可能被选用的方剂有哪些？为什么？④确定选方后，据情可对该方做哪些方面的调整？调整的理由？

请对分析结果进行整理，提出该患者的最终辨证、治疗立法与具体方药。

学习小结

表里双解剂为表里同病而里证偏急偏重证而设立。根据表里同病的常见证候类

157

型,本章分为解表清里、解表温里、解表攻里三类。

1. 解表清里　适用于表证未解,里热已盛证。葛根黄芩黄连汤以辛凉升散之葛根与苦寒清降之黄芩、黄连配伍,具有清热止利,外解表邪之功,主治表证未解,热邪入里的协热下利证。

2. 解表温里　适用于表证未解,里有寒邪证。五积散功能发表温里,顺气化痰,活血消积,主治外感风寒,内伤生冷所致的以寒邪为中心,气郁湿停痰阻血滞之五积证。

3. 解表攻里　适用于表证未解,里有积滞证。大柴胡汤由小柴胡汤和小承气汤加减而成,具有和解少阳,内泻热结之功,主治少阳阳明合病但阳明结热不甚者。

(张　林)

复习思考题

1. 表里双解法的设立意义何在? 其适应的病证是什么? 举出各类的代表方剂。

2. 分析大柴胡汤与小柴胡汤在主治证、功效和药物组成方面的异同。

3. 结合葛根芩连汤的主治阐述其组方意义。

4. 防风通圣散与凉膈散均能治疗里热证,二方在治证、功有何异同?

5. 请叙述五积散主治的"五积证"的病机与表现,如何理解该方"一方统治多病"?

第十二章

补 益 剂

学习目的

掌握虚证的治疗立法；补益剂遣药制方的基本知识。

学习要点

补益剂的概念、分类及使用注意；补益剂各类代表方的制方原理及临床运用。

补益剂（formulas that tonify）是由补益药为主组成，具有补养人体气、血、阴、阳等作用，主治各种虚证。属于八法中的"补法"。

虚证可由先天禀赋不足引起，但主要是因后天失调或疾病耗损造成机体的正气不足或虚弱所致。治疗应遵"虚则补之"（《素问·三部九候论》），"损者益之"、"劳者温之"（《素问·至真要大论》），"因其衰而彰之"，"形不足者，温之以气；精不足者，补之以味"（《素问·阴阳应象大论》）等法则，使耗伤的气、血、精、津液得以恢复，从而维持人体脏腑、经络的生理功能。

虚证所涉及的范围虽然很广，但可归纳为气虚、血虚、阴虚、阳虚四种基本类型。由于人体气、血、阴、阳之间在生理上相互依存、病理上相互影响，气血两虚与阴阳两虚证亦很常见。所以，补益剂相应地分为补气、补血、气血双补、补阴、补阳、阴阳并补六类。

补法及其组方有一定的规律，如根据虚损部位有直接补和间接补的不同，如：①直接补益法：直接补益人体脏腑气、血、阴、阳之不足，即气虚者补气，血虚者补血，阴虚者补阴，阳虚者补阳，《难经·十四难》"损其肺者，益其气；损其心者，调其营卫；损其脾者，调其饮食，适其寒温；损其肝者，缓其中；损其肾者，益其精"。②间接补益法：根据气血、阴阳以及脏腑相生的关系而间接地达到补虚目的。一是根据气血相生理论，血虚者补血时，酌伍补气之品以补气生血，甚至着重补气以生血，如"血虚者，补其气而血自生"（《温病条辨》）。二是根据阴阳互根互用理论，补阳时佐以补阴之品，以使阳有所附，并可借阴药的滋润以制阳药之温燥；补阴时佐以补阳之品，以使阴有所化，并可借阳药的温运以制阴药之凝滞。正如张介宾云："善补阳者，必于阴中求阳，则阳得阴助而生化无穷；善补阴者，必于阳中求阴，则阴得阳升而泉源不竭"（《类经》）。三是子虚补母。根据五行相生理论，采用"虚者补其母"之法，如肺气虚者补脾，即"培土生金"；肝阴虚者补肾，即"滋水涵木"等。四是补益先天和后天。肾为先天之本，五脏六腑阴阳之根；脾为后天之本，气血生化之源。因此，通过补脾或补肾均可达到补虚的效果,具体以补脾或是补肾为主,则当因证而宜。此外,根据虚证病情的轻重缓急又有峻补、缓补及平补之分,大凡病势急迫,如暴脱之证,宜用峻补,以急救危亡;而病势较缓,病程较长的虚弱证,则宜用缓补;虚损较轻兼夹邪气,或虚不受补者,则宜用平补。

现代药理研究表明,补益剂具有调节免疫与内分泌功能,改善物质代谢,促进造血功能,保护胃肠黏膜,提高生殖功能、抗疲劳、抗衰老、抗肿瘤等多方面作用。现代临床此类方剂被广泛运用于多个系统的多种慢性疾病,以及代谢性疾病与老年病。其中最多用于慢性支气管炎、支气管哮喘、冠心病等疾病缓解期,以及免疫功能失调、慢性疲劳综合征、贫血、代谢性疾病、不孕不育症等;还常用于恶性肿瘤患者放化疗后不良反应、围绝经期综合征、功能失调性子宫出血、骨折延迟愈合等疾病。

应用补益剂,首先应辨别证候的虚实真假。张介宾云:"至虚之病,反见盛势,大实之病,反有羸状"(《景岳全书》)。真虚假实,误用攻伐,则虚者更虚;真实假虚,误用补益,则实者更实。其次,补益之剂多滋腻碍胃,对于脾胃素弱,虚不受补者,宜先调理脾胃,或在补益方中佐以健脾和胃理气之品,以助运化。其三,若正气虚损又兼湿阻、痰滞、热扰、食积等实邪者,应视邪实与正虚的主次缓急,酌情采取先攻后补,或先补后攻,或攻补兼施等法,务使祛邪而不伤正,补虚而不碍邪。其四,补益剂入汤剂宜文火久煎,服药时间以空腹或饭前为佳,若急证则不受此限。

第一节　补　气

补气剂(formulas that tonify Qi)适用于气虚证,症见倦怠乏力,少气懒言,语音低微,动则气促,面色萎白,食少便溏,舌淡苔白,脉虚弱等。此类方剂常用人参、党参、黄芪、白术、炙甘草等补气药为主组成。由于补气之品易于碍胃,故常配伍少量行气药以防脾胃气机壅滞。此外,气虚证中,常见脾虚失运,水湿内停;中气不足,脾气下陷;久病不愈,气耗阴伤等证,故又常配伍渗湿健脾、升阳举陷、补血养阴等药。代表方剂为四君子汤、参苓白术散、补中益气汤、生脉散等。

四君子汤(《太平惠民和剂局方》)

(Sijunzi Tang)

Four Gentlemen Decoction

【组成】　人参去芦　白术　茯苓去皮(各9g)　甘草炙(6g)各等分

【用法】　上为细末。每服二钱(15g),水一盏,煎至七分,通口服,不拘时;入盐少许,白汤点亦得(现代用法:水煎服)。

【功效】　益气健脾。

【主治】　脾胃气虚证。面色萎白,语声低微,四肢乏力,食少便溏,舌淡苔白,脉虚弱。

【制方原理】　本方为脾胃气虚证而设。脾主运化,胃主受纳。脾胃气虚,纳化失职,则食少便溏;气血生化不足,脏腑组织失养,故见面色萎白,语声低微,四肢乏力;舌淡,苔白,脉虚弱,均为脾胃气虚之象。《医方考》云:"夫面色萎白,则望之而知其气虚矣;言语轻微,则闻之而知其气虚矣;四肢无力,则问之而知其气虚矣;脉来虚弱,则切之而知其气虚矣"。故治宜补益脾胃之气,以复其运化受纳之功。

方中人参甘温,补益脾胃之气,为君药。白术甘温而兼苦燥之性,甘温补气,苦燥健脾,与人参相伍,益气补脾之力益著,为臣药。茯苓甘淡,健脾渗湿,与白术相伍,前者补中健脾,守而不走,后者渗湿助运,走而不守,二者相辅相成,健脾助运相得益彰,为佐药。炙甘草甘温益气,合人参、白术可加强益气补中之力,又能调和方中诸药,为佐使药。四药相合,共奏益气健脾之功。本方作用冲和平淡,犹如宽厚平和之君子,故有"四君子汤"之名。

本方与理中丸的药物组成中均有人参、白术、炙甘草三味,皆可益气补中,治疗脾虚之证。但四君子汤中配伍茯苓,以人参为君,重在益气健脾,主治脾胃气虚证;理中丸配伍干姜,且以干姜为君,重在温中祛寒,适宜于中焦虚寒证。

【临床应用】

1. 用方要点 本方是治疗脾胃气虚证的常用方,亦是补气的基本方。临床以面色萎白,食少神倦,四肢乏力,舌淡苔白,脉虚弱为使用依据。

2. 临证加减 胃气失和,恶心呕吐,加半夏、陈皮等,以增和胃降逆止呕之功;中虚气滞,胸膈痞满,加枳壳、陈皮等,以行气宽胸;畏寒腹痛,加干姜、附子等,以温里助阳,散寒止痛。

3. 现代运用 主要用于治疗慢性消化不良、慢性胃肠炎、消化性溃疡、乙型肝炎等疾病,还可用于先兆流产、小儿缺铁性贫血、小儿感染后期调理等属脾胃气虚者。

【附方】

1. 异功散(《小儿药证直诀》) 即四君子汤加陈皮锉,各等分(各6g) 上为细末,每服二钱(6g),水一盏,加生姜五片、大枣二个,同煎至七分,食前温服,量多少与之。功用:益气健脾,行气化滞。主治:脾胃气虚兼气滞证。饮食减少,大便溏薄,胸脘痞闷不舒,或呕吐泄泻等。

2. 六君子汤(《太平惠民和剂局方》) 陈皮一钱(3g) 半夏一钱五分(4.5g) 茯苓一钱(3g) 甘草一钱(3g) 人参一钱(3g) 白术一钱五分(4.5g) 上切细,作一服。加大枣二个,生姜三片,新汲水煎服。功用:益气健脾,燥湿化痰。主治:脾胃气虚兼痰湿证。面色萎白,语声低微,气短乏力,食少便溏,咳嗽痰多色白,恶心呕吐,胸脘痞闷,舌淡苔白腻,脉虚。

3. 香砂六君子汤(《古今名医方论》) 人参一钱(3g) 白术二钱(6g) 茯苓二钱(6g) 甘草七分(2g) 陈皮八分(2.5g) 半夏一钱(3g) 砂仁八分(2.5g) 木香七分(2g) 上加生姜二钱(6g),水煎服。功用:益气化痰,行气温中。主治:脾胃气虚,湿阻气滞证。呕吐痞闷,不思饮食,脘腹胀痛,消瘦倦怠,或气虚肿满。

按:上三方均由四君子汤加味而成。其中异功散加陈皮行气化滞,较之四君子汤更增行气和胃之功,适宜于脾胃气虚兼胸脘痞闷等气滞之证;六君子汤在四君子汤基础上重用白术,再加半夏、陈皮以燥湿化痰和胃,适宜于脾胃气虚兼痰湿内阻,肺胃气逆之证;香砂六君子汤乃六君子汤加木香、砂仁而成,长于行气化湿,温中止痛,适宜于脾胃气虚,寒湿气滞,脘腹胀痛之证。

【现代研究】

1. 实验研究 观察四君子汤对大黄煎液制备的小鼠脾虚证模型的影响。小鼠造模成功后开始口服灌胃不同剂量的四君子汤(12.5g/kg、25.0g/kg、37.5g/kg),治疗13天。结果:脾虚小鼠体重增长缓慢、体温降低、消化道内食糜平均滞留时间缩短、胃排空加快、胃泌素降低、胃动素升高、脾脏和胸腺指数降低;与模型组比较,四君子汤各剂量组小鼠以上各指标均有改善,其中以高剂量效果最佳。表明本方对脾虚证小鼠消化功能及免疫功能紊乱具有一定改善作用。为四君子汤益气健脾提供了一定药理学依据。

2. 临床报道　观察加味四君子汤(党参、白术、茯苓、甘草、黄芪、防风)结合西药治疗脾气虚型常年性变应性鼻炎患者的临床疗效。治疗组30例,口服加味四君子汤,每日1剂,早晚2次,同时口服盐酸西替利嗪片,每次10mg,每日1次;对照组30例,口服盐酸西替利嗪片。10天为1个疗程,连续3个疗程。结果发现,中西医结合治疗的总有效率为86.7%,对照组的总有效率为63.3%,两组比较有明显差异($P<0.01$)。在改善血清 IL-4 及 IFN-γ 方面也显著优于对照组($P<0.01$)。

参苓白术散(《太平惠民和剂局方》)
(Shenling Baizhu San)
Ginseng, Poria and Atractylodes Macrocephala Powder

【组成】　莲子肉去皮,一斤(500g)　薏苡仁一斤(500g)　缩砂仁一斤(500g)　桔梗炒令深黄色,一斤(500g)　白扁豆姜汁浸,去皮,微炒,一斤半(750g)　白茯苓二斤(1kg)　人参去芦,二斤(1kg)　甘草炒,二斤(1kg)　白术二斤(1kg)　山药二斤(1kg)

【用法】　上为细末。每服二钱(6g),枣汤调下。小儿量岁数加减(现代还用作水煎剂,用量按原方比例酌情增减)。

【功效】　益气健脾,祛湿理气。

【主治】　脾虚夹湿证。面色萎黄,四肢乏力,形体消瘦,胸脘痞闷,纳差食少,或吐或泻,或咳嗽痰多色白,舌淡苔白腻,脉虚缓。

【制方原理】　本方为脾胃气虚,纳运失司,湿蕴气阻内生之证而设。脾胃虚弱,气血乏源,则见面色萎黄,四肢乏力,形体消瘦,纳差食少;脾虚蕴湿,脾胃升降失调,胃气上逆而为呕吐,脾湿下注则为泄泻;湿聚成痰,上贮于肺,则咳嗽痰多色白;湿遏气机,故胸闷不舒,脘痞失畅。舌淡苔白腻,脉虚缓等皆为脾虚夹湿之象。治宜补益脾胃,兼以祛湿理气。

方中人参健脾补气,山药健脾止泻,共为君药。白术健脾燥湿,茯苓健脾渗湿,莲子肉补脾涩肠,共为臣药。扁豆健脾化湿,薏苡仁健脾利湿,砂仁化湿醒脾,行气和胃;桔梗宣肺理气化痰,兼载诸药上行而成培土生金之功,共为佐药。炙甘草益气和中,调和诸药,为佐使。大枣煎汤调药,亦助补益脾胃之功。诸药配伍,有健脾止泻,祛湿行滞之功。《古今医鉴》收载本方时,多一味陈皮,更增行气和胃之效。

制方特点:补脾与祛湿合用,正邪兼顾;脾肺兼调,主在补脾,寓"培土生金"之义。

本方与四君子汤两方均有补气健脾作用,但四君子汤以补气为主,为治疗脾胃气虚证的基本方;本方由四君子汤加味而成,兼能和胃渗湿及补肺,适宜于脾胃气虚夹湿的泄泻证,兼可用于肺脾气虚夹有痰湿的咳嗽证。

【临床应用】

1. 用方要点　本方药性平和,温而不燥,临床运用除见脾胃气虚症状外,宜以泄泻,或咳嗽咳痰色白,舌苔白腻,脉虚缓为使用依据。

2. 临证加减　兼中焦虚寒而腹痛喜得温按,加干姜、肉桂等以温中祛寒止痛;纳差食少者,加炒麦芽、焦山楂、炒神曲等以消食和胃;咳痰色白量多,加半夏、陈皮等以燥湿化痰。

3. 现代运用　主要用于慢性胃肠炎、慢性支气管炎、肺结核、慢性肾炎、糖尿病泄泻、妇女带下清稀量多等病。

【附方】

1. 七味白术散(《小儿药证直诀》,原名"白术散") 人参二钱五分(7g) 白茯苓五钱(15g) 白术五钱(15g) 藿香叶五钱(15g) 木香二钱(6g) 甘草一钱(3g) 葛根五钱,渴者加至一两(15~30g) 上药为粗末。每服三钱(9g),水煎。功用:健脾止泻。主治:脾胃久虚,呕吐泄泻,频作不止,津液枯竭,口渴烦躁,但欲饮水,乳食不进,羸瘦困劣。

2. 资生丸(《先醒斋医学广笔记》,原名"保胎资生丸") 人参人乳浸,饭上蒸,烘干,三两(9g) 白术三两(9g) 白茯苓为细末,水澄,蒸,晒干,入人乳再蒸,晒干,一两半(4.5g) 广陈皮去白,略蒸,二两(6g) 山楂肉蒸,二两(6g) 甘草去皮,蜜炙,五钱(3g) 怀山药切片,炒,一两五钱(4.5g) 川黄连如法炒七次,三钱(1g) 薏苡仁炒三次,一两半(4.5g) 白扁豆炒,一两半(4.5g) 白豆蔻仁不可见火,三钱五分(1g) 藿香叶不见火,五钱(1.5g) 莲肉去心,炒,一两五钱(4.5g) 泽泻切片,炒,三钱半(1g) 桔梗米泔浸,去芦,蒸,五钱(1.5g) 芡实粉炒黄,一两五钱(4.5g) 麦芽炒,研磨,取净面,一两(3g) 上为细末,炼蜜为丸,如弹子大。每次一丸,重二钱(6g),用白汤或清米汤、橘皮汤、炒砂仁汤嚼化下。功用:益气健脾,和胃渗湿,消食理气。主治:妊娠三月,阳明脉衰,胎元不固。亦治脾胃虚弱,食少便溏,脘腹作胀,恶心呕吐,消瘦乏力等症。

按:七味白术散与参苓白术散均有益气健脾,祛湿止泻的功用,但参苓白术散配伍有山药、扁豆、莲子、薏苡仁等,故补脾祛湿之力较强,兼能涩肠止泻,适宜于脾虚停湿的慢性泄泻及便溏者;七味白术散配伍有藿香、葛根、木香,故偏重醒脾化浊,升阳止泻,适宜于脾虚湿浊中阻的泄泻兼食少呕吐者。

资生丸乃参苓白术散去砂仁,加陈皮、白豆蔻、藿香叶、泽泻理气醒脾、祛湿化浊;山楂、麦芽化滞消食;芡实健脾固肾涩精;小量黄连清热健胃,故其健脾中侧重于醒脾助运,兼能益肾固元,宜于脾胃虚弱的胎元不固者。

【现代研究】

1. 实验研究　60%参苓白术散药液按 10ml/kg 给予小鼠灌胃,给药 45 分钟后,各组均给予阿托品 0.5mg/kg 或多巴胺 0.3mg/kg,20 分钟后给予半固体食糊 0.8ml/ 只;20 分钟后处死动物。结果参苓白术散组小鼠胃内残留量显著减少($P<0.05$),表明该方提高阿托品及多巴胺所致胃轻瘫小鼠的胃排空能力。另本方还能明显减少小鼠给予番泻叶后的腹泻次数及腹泻量($P<0.01$ 或 $P<0.05$)。提示本方具有调节胃肠动力的作用。

2. 临床报道　66 例慢性功能性腹泻患者随机分对照组 30 例和治疗组 36 例,对照组给予丽珠肠乐 2 粒(每粒含青春型双歧杆菌活菌 0.5 亿),每日 2 次,谷维素 30mg,维生素 B₁20mg,每日 3 次;治疗组给予参苓白术散合理中汤加减,每日 2 次。治疗 28 天。结果治疗组临床症状改善有效率为 94.4%,显著高于对照组为 80.0%($P< 0.05$)。表明参苓白术散治疗慢性功能性腹泻有较好的效果。

补中益气汤(《内外伤辨惑论》)
(Buzhong Yiqi Tang)
Tonifying the Middle and Augmenting Qi Decoction

【组成】 黄芪一钱(18g) 甘草炙,五分(9g) 人参去芦 升麻 柴胡 橘皮 当归

身酒洗　白术各三分(6g)

【用法】　上哎咀,都作一服,水三盏,煎至一盏,去渣,早饭后温服。如伤之重者,二服而愈,量轻重治之(现代用法:水煎服)。

【功效】　补中益气,升阳举陷。

【主治】

1. 脾虚不升证。头晕目眩,视物昏瞀,耳鸣耳聋,少气懒言,语声低微,面色萎黄,肢倦体软,纳差便溏,舌淡脉弱。

2. 气虚发热证。身热,自汗,渴喜热饮,气短乏力,舌嫩红,脉大无力。

3. 中气下陷证。脱肛,子宫脱垂,久泻久痢,崩漏等,伴气短乏力,纳差便溏,舌淡,脉虚软。

【制方原理】　本方为脾气虚衰,升举固摄无力之证而设。脾虚不运,生化乏源,脏腑组织失养,则面色萎黄,肢倦体软,纳少便溏,少气懒言,语声低微;中虚不升,水谷精微不能上输,清窍失养,则见头晕目眩,视物昏瞀,耳鸣耳聋;气虚易滞,郁遏不达则发热;气虚不能固表则汗易自出,升举无力则见脱肛、子宫脱垂、胃下垂,或久泻久痢及崩漏等。该证病机要点为脾虚较甚,中气下陷,故治宜益气补脾,升阳举陷。

方中黄芪甘温质轻,入脾肺二经,一则补中益气,升阳举陷,二则补肺实卫,固表止汗,重用为君药。人参、白术健脾益气,增强黄芪的药力,同为臣药。气虚日久,常损及血,故配伍当归养血和营;气虚易滞,故配陈皮理气行滞,兼以补气防壅,俱为佐药。佐使以小量升麻和柴胡,协诸益气之品以升提下陷之气,所谓"胃中清气在下,必加升麻、柴胡以引之,引黄芪、人参、甘草甘温之气味上升"(《内外伤辨惑论》);炙甘草健脾益气,调和诸药;此三味共为佐使。诸药配伍,使气虚得补,清阳得升,发热得除。本方为治疗中虚气陷证的要方,又为甘温除热之良剂。

制方特点:补中益气,兼行和血、行滞;甘温补气升阳而能升陷除热。

本方与四君子汤、参苓白术散三方同属甘温益气健脾之剂,用于治疗脾胃虚弱证。其中四君子汤为益气健脾的基本方,适用于脾胃气虚,运化力弱之证;参苓白术散益气健脾,祛湿止泻,主治脾虚夹湿之泄泻证;补中益气汤健脾补气之力大,且能升阳举陷,适宜于中虚气馁,清阳不升之证。

【临床应用】

1. 用方要点　本方为补气升阳,甘温除热的代表方。临床以体倦乏力,少气懒言,面色萎黄,脉虚软无力为使用依据。

2. 临证加减　兼头痛,加蔓荆子、川芎,以助升阳止痛之力;兼腹痛,加白芍以缓急止痛;兼气滞腹胀,加枳壳、木香、砂仁等,以行气消痞;久泻不愈,加莲子肉、诃子、肉豆蔻等,以涩肠止泻;烦热较甚,加黄柏、生地黄等,以泻下焦阴火。

3. 现代运用　常用于治疗肌弛缓性疾病,如子宫脱垂、胃肝脾肾等内脏下垂、胃黏膜脱垂、脱肛、疝气、膀胱肌麻痹、重症肌无力等;还用于原因不明的低热、慢性结肠炎、乳糜尿、功能失调性子宫出血、习惯性流产、慢性肝炎、原发性低血压等证属中气不足,清阳不升者。

4. 注意事项　阴虚火旺及实证发热者禁用;肾元虚惫者忌用。

【附方】

1. 举元煎(《景岳全书》)　人参　黄芪炙,各三五钱(9~15g)　炙甘草一二钱(3~6g)

升麻炒五七分(2~3g) 白术炒,一二钱(3~6g) 水煎服。功用:益气举陷。主治:气虚下陷,血崩血脱,亡阳垂危等证。

2. 升陷汤(《医学衷中参西录》) 生黄芪六钱(18g) 知母三钱(9g) 柴胡一钱五分(5g) 桔梗一钱五分(4.5g) 升麻一钱(3g) 水煎三次,一日服完。功用:益气升陷。主治:胸中大气下陷,气短不足以息,或努力呼吸,有似乎喘,或气息将停,危在顷刻,脉沉迟微弱,或三五不调。

3. 升阳益胃汤(《内外伤辨惑论》) 黄芪二两(30g) 半夏汤洗 人参去芦 炙甘草各一两(15g) 独活 防风 白芍药 羌活各五钱(9g) 橘皮四钱(6g) 茯苓 柴胡 泽泻 白术各三钱(5g) 黄连一钱(1.5g) 上㕮咀,每服三钱至五钱(15g),加生姜五片,大枣二枚,用水三盏,煎至一盏,去滓,早饭后温服。功用:益气升阳,清热除湿。主治:脾胃虚弱,湿热滞留中焦证。饮食无味,食不消化,脘腹胀满,面色㿠白,畏风恶寒,头眩耳鸣,怠惰嗜卧,肢体重痛,大便不调,小便赤涩,口干舌干。

4. 玉屏风散(《医方类聚》) 防风一两(30g) 黄芪蜜炙 白术各二两(60g) 上㕮咀。每服三钱(9g),水一盏半,加大枣1枚,煎七分,去滓,食后热服。功用:益气固表。主治肺卫气虚证。汗出恶风,面色㿠白,易感风邪,舌淡苔薄白,脉浮虚。

5. 保元汤(《博爱心鉴》) 人参一钱(3g) 黄芪三钱(9g) 甘草一钱(3g) 肉桂五至七分(1.5~2g) 水煎服。功用:益气温阳。主治:虚损劳怯,元气不足。倦怠乏力,少气畏寒,以及小儿痘疮,阳虚顶陷,不能发起灌浆者。

按:上前三方虽然主治证候各异,但均由气虚下陷所致,故组方皆从补中益气法,即重用补气之药,配伍升阳举陷之品。其中举元煎用参、芪、术、草益气补中,辅以升麻升阳举陷,药简力专,适宜于中气下陷,血失统摄之血崩血脱证;升陷汤重用一味黄芪补气升阳,佐以升麻、柴胡、桔梗升举下陷之清气,载药上达胸中,适宜于胸中大气下陷,气短喘促,脉象微弱之证。升阳益胃汤乃补中益气汤以白芍易当归、防风易升麻,再加羌活、独活、茯苓、半夏、泽泻、黄连,故其补气升阳中兼能散风除湿清热,宜于脾胃虚弱,清阳不升,湿郁生热之证。玉屏风散以黄芪、白术补脾助运,补肺实表,配以少量防风以升阳祛风,功专益气固表止汗,兼能祛风,适用于肺卫气虚,易感风邪或自汗之证。保元汤以人参、黄芪、甘草补气,配以少量肉桂温助元阳,故温补阳气之功较著,适用于虚损劳怯、元气不足诸证。

【现代研究】

1. 实验研究 以饮食失节+游泳疲劳+腹腔注射脂多糖(LPS)法复制脾虚发热大鼠模型,于第18天开始,补中益气汤组、补中益气汤去柴升组、补中益气汤大剂柴升组、大剂柴升组分别按剂量(6.83、6.30、8.70、2.52g/kg)灌胃,连续5日,于第22天造模组大鼠腹腔注射脂多糖(LPS)。结果较之于模型组,补中益气汤组大鼠体温显著降低,血 IL-6 和下丘脑 PGE2、cAMP 明显下降($P<0.05$,$P<0.01$);补中益气汤去柴升组和补中益气汤大剂柴升组体温及血 IL-6、PGE2 和 cAMP 均无明显差异;大剂柴升组体温显著降低,下丘脑 PGE2、cAMP 显著降低($P<0.05$)。表明补中益气汤对脾虚发热模型大鼠的退热作用与方中升麻、柴胡及其用量有关,其退热作用可能与抑制内源性致热源及中枢热调节介质的生成有关。此研究为补中益气汤治疗"气虚发热证"宜小剂量选配升麻、柴胡提供了一定药理学依据。

2. 临床报道 100 例气血亏虚型眩晕患者随机分为对照组和治疗组,每组各 50 例,两组分别给予尼莫地平和补中益气汤治疗,连续治疗 30 天。结果:治疗组临床症状改善有效率为 86.0%,显著高于对照组为68.0%(*P*<0.05);其椎动脉、颈总动脉左右侧的平均血流速度和症状改善及功能恢复评分也优于对照组(*P*<0.05)。表明该方辨证用于临床眩晕有较好的疗效,也为其疗效机理及中医补中升阳功效的认识提供了一定的药理学依据。

生脉散《医学启源》
(Shengmai San)
Pulse-Generating Powder

【组成】 人参 麦冬各三钱(9g) 五味子十五粒(6g)

【用法】 水煎服。

【功效】 益气养阴,敛汗生脉。

【主治】 气阴两伤证。肢体倦怠,气短声低,汗多懒言,干咳少痰,口干舌燥,舌干红少苔,脉微细弱或虚大而数。

【制方原理】 本方所主系肺热久羁,或外感暑热而致气阴大伤,甚则元气虚脱证。肺气虚则倦怠乏力,语声低微,气短懒言;累及五脏,脉道失充,则脉来细弱或虚大而数;热灼阴液或汗泄津伤,心肺失养,则见心中悸烦,干咳痰少,口干舌燥,舌干红少苔;暑伤元气,气脱津泄,可出现"气促上喘,汗出而息不续,命在须臾"(《赤水玄珠全集》)等虚脱之象。故治以益气补肺,滋阴生津,敛汗生脉。

方中人参甘温大补元气,益肺生津,固脱止汗,为君药;麦冬甘寒,滋阴润燥,与人参相配,气阴双补,为臣药;五味子酸温,益气生津,敛阴止汗,与参、麦相伍,既可固气津之外泄,又能复气阴之耗损,为佐药。三药合用,使元气充,肺阴复,而脉归于平。本方气阴双补,但以人参补气为主,重在气复津生,汗止阴存,脉得气充,则可复生,故以"生脉"名之。

【临床应用】

1. 用方要点 本方是治疗气阴两虚证的代表方剂。临床以体倦气短,自汗神疲,口燥咽干,舌红脉虚为使用依据。

2. 临证加减 久咳不愈,肺阴重损,可加生熟地黄、玄参等以滋肾润肺;阴虚内热,五心烦热,可加生地黄、知母、鳖甲等以清退虚热;汗出较多,可加山茱萸、麻黄根、煅龙骨、煅牡蛎等以增敛阴止汗之力;元阳虚脱,肢冷脉微,可加制附片、黄芪、龙骨等以回阳固脱。

3. 现代运用 常用于治疗冠心病、心绞痛、急性心肌梗死、心律不齐等心血管系统疾病,肺心病、肺结核、慢性支气管炎等,及各类休克、中暑等属气阴两虚者。

4. 注意事项 兼实邪者不宜使用。

【附方】

1. 人参蛤蚧散(蛤蚧散)(《博济方》) 蛤蚧一对,新好者,用汤洗十遍,慢火内炙令香,研细末 人参 茯苓 知母 贝母去心,煨过,汤洗 桑白皮各二两(60g) 甘草五两,炙(150g) 大杏仁六两,汤洗,去皮、尖,烂煮令香,取出,研(180g) 上为细末,入杏仁拌匀研细。每服半钱(6~9g),加生姜二片,酥少许,水八分,煎沸热服。如以汤点频服亦妙(现代多用作水煎剂,用量按原方比例酌减)。功用:补肺益肾,止咳定喘。主治肺肾气虚,痰热内蕴咳喘证。咳嗽气喘,呼多吸少,声音低怯,痰稠色黄,或咳吐脓血,胸中烦热,身体羸瘦,或遍身浮肿,脉浮虚。

2. 人参胡桃汤(《夷坚·己志》,录自《是斋百一选方》,原名"观音人参胡桃汤")
新罗人参一寸许(9g) 胡桃肉一个(9g)去壳,不剥皮 水煎服。功用:补肺肾,定喘逆。
主治:肺肾两虚,气促痰喘者。

按:两方均有补虚定喘之效,同治虚喘证。但人参蛤蚧散补纳中兼清化痰热及肃
肺降气,主治肺肾虚衰,兼有痰热之咳喘;人参胡桃汤单纯补纳,主治肺肾两虚,气喘
不能平卧者。

【现代研究】

1. 实验研究　用生脉散三个有效组分人参皂苷、麦冬皂苷、五味子木脂素,按7:2:6得
到新组方,采用亚硝酸钠($NaNO_2$)和断头分别制备小鼠缺氧模型,生脉散组分配方分别按50mg/
kg和150mg/kg给予模型小鼠灌胃。结果两个剂量组均能明显延长小鼠断头呼吸时间($P<0.05$ 或
$P<0.01$);高剂量能显著减少模型小鼠脑内丙二醛(MDA)含量和提高超氧化物歧化酶(SOD)活性
($P<0.05$)。表明生脉散有效组分配方对脑缺血缺氧损伤具有保护作用。上述研究为该方益气养阴生
脉的功效提供了一定的现代理解。

2. 临床报道　60例心衰病例随机分为治疗组和对照组,各组30例。对照组采用吲哚美辛片
(10mg,tid)、地高辛片(0.125mg,qd)、培哚普利(4mg,qd)及对症治疗。治疗组在此基础上加用生脉散
袋泡剂,每次2包,每日2次。4周为1疗程,持续3个疗程。结果显示,生脉散对心衰患者的症状、
体征及心脏功能均有明显改善作用,同时对血浆肾素活性、血管紧张素Ⅱ(AngⅡ)、内皮素(ET)、醛固
酮等指标具有调整作用($P<0.05$);在提高生活质量方面明显优于与对照组($P<0.05$)。提示生脉散具
有改善心功能及逆转心室重塑作用。

第二节　补　　血

补血剂(formulas that tonify blood)适用于血虚证,症见面色萎黄,头晕目眩,唇爪
色淡,心悸,失眠,舌淡,脉细,或妇女月经不调,量少色淡,或经闭不行等,常用补血药
如当归、地黄、白芍、阿胶、枸杞子、龙眼肉等为主组成。由于有形之血生于无形之气,
且血少行滞而易成瘀,故本类方剂又常配伍补气与活血之品。代表方剂为四物汤、归
脾汤等。

四物汤(《太平惠民和剂局方》)
(Siwu Tang)
Four-ingredient Decoction

【组成】　白芍药　川当归　熟地黄　川芎各等分

【用法】　每服三钱(9g),水一盏半,煎至七分,空心热服(现代用法:水煎服)。

【功效】　补血和营。

【主治】　营血虚滞证。心悸失眠,头晕目眩,面色无华,形瘦乏力,妇人月经不调,
量少或经闭不行,脐腹作痛,舌淡,脉细弦或细涩。

【制方原理】　本方证原为外伤"重伤肠内有瘀血者"而设,后世多用于血虚血滞
者。营血亏虚,脏腑组织失濡,则见头晕目眩,形瘦乏力,面色无华,唇甲色淡,舌淡;
血不养心,则见心悸怔忡,失眠多梦;血海空虚,脉道涩滞,则见月经量少色淡,不能应
时而至,甚至经闭,或脐腹作痛,脉细弦或细涩。其病机为营血虚滞,脏腑形体失濡所

致,故治宜补血行滞。

方中熟地黄味厚滋腻,为滋阴补血之要药,为君药。当归甘温质润,补血养肝,和血调经,既可助熟地补血之力,又可行脉道之滞,为臣药。白芍酸甘质柔,养血敛阴,与地、归相配则滋阴养血之功益著,并可缓急而止腹痛;川芎辛散温通,上行头目,下行血海,中开郁结,旁通络脉,与当归相伍则畅达血脉之力益彰,二者同为佐药。四药配伍,可使血虚得补,血滞得散。本方补血取治肝肾,兼调冲任,为补血调血之良方。

制方特点:治取肝肾,动静结合,刚柔相济,补而不滞。

【临床应用】

1. 用方要点　本方是补血的常用方,又是调经的基本方,临床运用以头晕心悸,面色无华,舌淡,脉细为使用依据。

2. 临证加减　若兼气虚,加人参、黄芪等以补气生血;瘀滞重,白芍易为赤芍,并加桃仁、红花,以加强活血祛瘀之力;血虚有寒,加肉桂、炮姜、吴茱萸等以温通血脉;血虚有热,加黄芩、牡丹皮,熟地黄易为生地黄,以清热凉血;妊娠胎漏,加阿胶、艾叶等以止血安胎。

3. 现代运用　主要用于月经不调、胎产等病,还可用于荨麻疹、扁平疣等慢性皮肤病,以及骨伤科疾病等属营血虚滞者。

4. 注意事项　湿盛中满,大便溏泄者忌用。

【附方】

1. 胶艾汤(《金匮要略》,又名芎归胶艾汤)　川芎二两(6g)　阿胶二两(9g)　甘草二两(6g)　艾叶三两(9g)　当归三两(9g)　芍药四两(12g)　干地黄六两(15g)　以水五升,清酒三升,合煮,取三升,去滓,内胶令消尽,温服一升,日三服。不瘥更作。功用:养血止血,调经安胎。主治:妇人冲任虚损,崩漏下血,月经过多,淋漓不止;产后或流产损伤冲任,下血不绝;或妊娠胞阻,胎漏下血,腹中疼痛。

2. 桃红四物汤(《医垒元戎》,录自《玉机微义》)　即四物汤加桃仁(9g)　红花(6g)　水煎服。功效:养血活血。主治:妇女经期超前,血多有块,色紫稠黏,腹痛等。

3. 圣愈汤(《脉因症治》)　熟地七钱一分(20g)　白芍酒拌,七钱五分(15g)　川芎七钱五分(9g)　人参七钱五分(15g)　当归酒洗,五钱(12g)　黄芪炙,五钱(12g)　水煎服。功效:益气,补血,摄血。主治:妇女月经先期而至,量多色淡,精神倦怠,四肢乏力。

4. 补肝汤(《医学六要》)　当归　生地　芍药　川芎　酸枣仁　木瓜(各9g)　甘草(3g)　水煎服。功效:养血柔肝,活血调经。主治:肝血不足,头目眩晕,少寐,月经量少,以及血不养筋,肢体麻木,小腿转筋。

5. 养心汤(《古今医统大全》)　当归身　生地黄　熟地黄　茯神各一钱(各3g)　人参　麦门冬各一钱半(各4.5g)　五味子十五粒(4g)　柏子仁　酸枣仁各八分(各3g)　甘草炙,四分(1.5g)　功用:养血滋阴,宁心安神。血虚神失所养,失眠心悸。

按:以上诸方均含有四物汤的药味组成,胶艾汤配伍有阿胶、艾叶、甘草,有止血调经安胎之功,适宜于崩中漏下及胎漏者。圣愈汤加人参、黄芪,有气血双补之功,兼能补气摄血,主治气血两虚证及气虚失统的出血证。桃红四物汤加桃仁、红花,增其活血行血之力,适宜于血瘀兼有血虚之证。补肝汤加木瓜、酸枣仁、甘草,增柔肝舒筋,补血安神之力,适宜于心肝营血不足,头晕少寐,肢体麻木,筋脉拘急证。养心汤中生、熟地同用,合生脉散益气养阴,并加枣仁、柏子仁、茯神等养血安神,以补血养心,益气

笔记

敛阴为主,适宜于阴血不足,心神失养之失眠、心悸证。

【现代研究】

1. 实验研究 大鼠给予四物汤灌胃(按生药 1g/ml、0.5g/ml),连续 6 天后,皮下注射乙酰苯肼(APH)制备血虚大鼠模型,第 16 天进行微循环观察。结果:与模型组比较,高、低剂量四物汤可使血虚大鼠肠系膜血管红润,充盈度提高,渗出反应明显减轻,缩小微静脉管径(DV),明显提高微动脉管径(DA)/DV 之比及微循环动静脉流速(BFVA、BFVV)。表明四物汤有改善微循环流态的作用。上述研究为四物汤补血和血功效提供了一定的现代理解。

2. 临床报道 将 51 例原发性痛经确诊患者,随机分成治疗组 25 例和对照组 26 例,治疗组口服加味四物汤,水煎 150ml,每日 3 次;对照组给予布洛芬缓释胶囊口服 300mg,每日 3 次;均用药 3 个月。分别在治疗 3 个月、6 个月后观察疗效。结果治疗组治疗前后的痛经症状评分及远期疗效均显著优于对照组(P<0.05),表明加味四物汤治疗原发性痛经疗效显著。

归脾汤 (《正体类要》)

(Guipi Tang)

Decoction for Restoring Spleen

【组成】 白术 当归 白茯苓 黄芪炒 龙眼肉 远志 酸枣仁炒,各一钱(3g) 木香五分(1.5g) 甘草炙,各三分(1g) 人参一钱(3g)

【用法】 加生姜、大枣,水煎服。

【功效】 益气补血,健脾养心。

【主治】 1. 心脾气血两虚证 心悸怔忡,健忘失眠,盗汗虚热,体倦食少,面色萎黄,舌淡,苔薄白,脉细弱。

2. 脾不统血证 便血,皮下紫癜,妇女崩漏,月经超前,量多色淡,或淋漓不止,舌淡,脉细弱。

【制方原理】 本方为心脾两虚之证而设。脾虚不运,则见食少;气血生化乏源,心神失养,则见心悸怔忡、健忘失眠;摄血无力,血溢脉外,则见便血、崩漏、皮下紫癜;阴血亏虚,虚阳外浮,可见盗汗虚热。气血不足,四肢百骸失养,则见体倦,面色萎黄,舌淡脉细弱等症。根据本方证病机,治当益气健脾助统运,补血养心以安神。

方中人参"补五脏,安精神,定魂魄"(《神农本草经》),补气生血,养心益脾;龙眼肉补益心脾,养血安神,共为君药。黄芪、白术助人参益气补脾,当归助龙眼肉养血补心,同为臣药。茯神、远志、酸枣仁宁心安神;木香理气醒脾,与补气养血药配伍,使补而不滞,俱为佐药。炙甘草益气补中,调和诸药,为佐使药。煎药时少加生姜、大枣调和脾胃,以资生化。

制方特点:心脾同治,重在补脾;气血并补,重在益气。

本方与补中益气汤均以人参、黄芪、白术、甘草益气补脾,均可治脾气虚弱之证。但本方配伍养血安神药,重在益气健脾,补心宁神,宜于心脾气血两虚证;补中益气汤配伍升举清阳药,重在益气健脾,升阳举陷,宜于脾胃气虚,清阳不升证。

【临床应用】

1. 用方要点 本方是治疗心脾气血不足的常用方,临床运用以心悸失眠,体倦食少,便血及崩漏,舌淡,脉细弱为使用依据。

2. 临证加减 若血虚较甚,面色无华,头晕心悸,可加熟地黄、阿胶等以加强补血之功。若崩漏下血兼少腹冷痛,四肢不温,可加艾叶炭、炮姜炭以温经止血;崩漏下血兼口干舌燥,虚热盗汗,可加生地黄炭、阿胶珠、棕榈炭以清热止血。

3. 现代运用　常用于神经衰弱、冠心病、胃及十二指肠溃疡出血、功能失调性子宫出血、再生障碍性贫血、血小板减少性紫癜等属心脾气血两虚及脾不统血证者。

【附方】

当归补血汤(《内外伤辨惑论》)　黄芪一两(30g)　当归二钱酒洗(6g)　上㕮咀。以水二盏,煎至一盏,去滓,空腹时温服(现代用法:水煎服)。功用:补气生血。主治:血虚发热证。肌热面赤,烦渴欲饮,舌淡,脉洪大而虚,重按无力。亦治妇人经期、产后血虚发热头痛,或疮疡溃后,久不愈合者。

按:本方与归脾汤均以黄芪、当归补益气血,可治气血不足之证。但本方重在补气生血,黄芪用量五倍于当归,取有形之血生于无形之气,使气旺血生之意。主治失血或劳倦内伤,血虚发热证;归脾汤中还有人参、白术、茯神、龙眼肉、远志、酸枣仁、木香、炙甘草诸药,以补气养血,心脾同治为主,主治心脾气血两虚,神失所养及脾不统血证。

【现代研究】

1. 实验研究　采用苦寒泻下、饮食失节加劳倦过度法建立脾虚大鼠模型,给予归脾汤(生药1g/ml)灌胃,每次2ml,每天一次,连续6周。结果水迷宫和跳台实验显示,较之模型组,归脾汤组大鼠的游泳全程时间或潜伏期明显缩短,错误次数较少。表明归脾汤对脾虚大鼠学习记忆能力有一定改善作用。归脾汤(生药2g/100g)灌胃处理慢性不可预见性应激抑郁模型大鼠,每次2ml,每天一次,连续22天,结果较之于模型组,归脾汤组大鼠行为学得分、学习记忆能力及海马CA3区神经元数量均呈显著性增加($P<0.05$)。提示归脾汤可能是通过保护海马CA3区神经元而发挥抗抑郁作用。以上研究为归脾汤益气补血,健脾养心作用提供了一定的现代药理学基础。

2. 临床报道　将107例亚健康失眠心脾两虚型者,随机分成A组52例和B组55例,其中A组在睡眠卫生宣教组基础上加服归脾汤,B组单纯给予归脾汤治疗,每次口服150ml,每天2次,1周为1个疗程,共4个疗程。结果两组治疗前后的匹兹堡睡眠质量指数(PSQI)、医生总体印象(CGI)和WHO生活质量测量表(WHOQOL-BREF)评分均有明显差异($P<0.01$),两组有效率均为80%。表明该方对亚健康失眠有确切疗效。

第三节　气血双补

气血双补剂(formulas that tonify Qi and blood)适用于气血两虚证,症见面色无华,头晕目眩,心悸怔忡,食少倦怠,气短懒言,舌淡,脉虚无力等,常用补气药如人参、黄芪、白术等与补血药如当归、熟地黄、白芍、阿胶等共同组成方剂。代表方剂为八珍汤、炙甘草汤等。

八珍汤(《瑞竹堂经验方》)
(Bazhen Tang)
Eight-treasure Decoction

【组成】　当归去芦　川芎　熟地黄　白芍药　人参　甘草炙　茯苓去皮　白术各一两(30g)

170

【用法】 上㕮咀。每服三钱(9g),水一盏半(300ml),加生姜 5 片,大枣 1 枚,煎至七分(200ml),去滓,不拘时候,通口服。

【功效】 益气补血。

【主治】 气血两虚证。面色苍白或萎黄,头晕目眩,四肢倦怠,气短懒言,心悸怔忡,饮食减少,舌淡苔薄白,脉细弱或虚大无力。

【制方原理】 本方所主多系久病失治或病后失调,或失血过多引起的气血两虚证。方中人参与熟地黄相配,甘温益气补血,共为君药。白术助人参益气补脾,当归助熟地黄补益阴血,同为臣药。白芍养血敛阴,川芎活血行气,使补而不滞,助地、归以补血;茯苓健脾渗湿,炙甘草益气补中,助参、术以益脾,俱为佐药。甘草调和药性,兼作使药。煎加生姜、大枣,资助脾胃而和诸药。数药合用,共收气血双补之功。本方乃四君子汤与四物汤的合方,补气与补血合而为一,兼具二者功效,故以“八珍”名之。

【临床应用】

1. 用方要点 本方是治疗气血两虚证的常用方,临床以气短乏力,心悸失眠,头目眩晕,舌淡,脉细无力为使用依据。

2. 临证加减 心悸失眠,加酸枣仁、柏子仁等以养心安神;胃弱纳差,加砂仁、神曲以消食和胃。

3. 现代运用 主要用于病后虚弱、贫血、迁延性肝炎、神经衰弱等各种慢性病,以及妇女月经不调、胎萎不长、习惯性流产,溃疡久不愈合等证属气血不足者。

【附方】

1. 十全大补汤(《传信适用方》,又名十全散) 人参去芦(6g) 白术 白芍药 白茯苓(各9g) 黄芪(12g) 川芎(6g) 干熟地黄(12g) 当归去芦(9g) 桂去皮 甘草炒(各3g)各等分 上㕮咀。每服三钱(9g),加生姜 3 片,大枣 2 个,擘破,水一盏半,煎至八分,去滓温服,不拘时候。功用:温补气血。主治:气血两虚证。面色萎黄,倦怠食少,头晕目眩,神疲气短,心悸怔忡,自汗盗汗,四肢不温,舌淡,脉细弱,以及妇女崩漏,月经不调,疮疡不敛等。

2. 人参养荣汤(养荣汤)(《三因极一病证方论》) 黄芪 当归 桂心 甘草炙 橘皮 白术 人参各一两(30g) 白芍药三两(90g) 熟地黄 五味子 茯苓各三分(22g) 远志去心,炒,半两(15g) 上锉散。每服四钱(12g),水一盏半(300ml),加生姜 3 片,大枣 2 个,煎至七分(200ml),去滓,空腹服。功用:益气补血,养心安神。主治:心脾气血两虚证。倦怠无力,食少无味,惊悸健忘,夜寐不安,虚热自汗,咽干唇燥,形体消瘦,皮肤干枯,咳嗽气短,动则喘甚,或疮疡溃后气血不足,寒热不退,疮口久不收敛。

3. 泰山磐石散(《古今医统大全》) 人参 黄芪各一钱(3g) 白术 炙甘草各五分(1.5g) 当归一钱(3g) 川芎 白芍药 熟地黄各八分(2.4g) 续断一钱(3g) 糯米一撮 黄芩一钱(3g) 砂仁五分(1.5g) 水一钟半(300ml),煎八分(240ml),食远服。但觉有孕,三五日常用一服,四月之后方无虑也。功用:益气健脾,养血安胎。主治:气血虚弱,胎元不固证。胎动不安,堕胎,滑胎,面色淡白,倦怠乏力,不思饮食,舌淡苔薄白,脉滑无力。

按:以上三方皆由四君子汤合四物汤加减而成,均为气血双补之剂。其中十全大补汤较八珍汤多黄芪、肉桂,温补之力加强,宜于气血虚甚而偏寒之证;人参养荣汤较之十全大补汤少川芎,增五味子、远志、橘皮,且重用白芍,养血之力较强,且兼宁心安神之效,宜于气血两虚伴心神失宁之证者;泰山磐石散系八珍汤去茯苓,加黄芪、续断、砂仁、黄芩、糯米而成,其益气养血之力较强,兼能固冲益任而安胎,多用于气血虚弱,冲任不固之胎动不安及先兆流产者。

炙甘草汤 《伤寒论》
(Zhigancao Tang)
Prepared Licorice Decoction

【组成】 甘草四两,炙(12g) 生姜三两,切(9g) 人参二两(6g) 生地黄一斤(50g) 桂枝三两,去皮(9g) 阿胶二两(6g) 麦门冬半升,去心(10g) 麻仁半升(10g) 大枣三十枚,擘(10枚)

【用法】 上以清酒七升,水八升,先煮八味,取三升,去滓,纳胶烊消尽,温服一升,一日三次(现代用法:水煎服,阿胶烊化,冲服)。

【功效】 滋阴养血,益气通阳。

【主治】

1. 虚劳心悸 脉结代,心动悸,虚羸少气,舌光少苔,或质干而瘦小者。

2. 虚劳肺痿 咳嗽,涎唾多,形瘦短气,虚烦不眠,自汗盗汗,咽干舌燥,大便干结,脉虚数。

【制方原理】 本方原治伤寒脉结代,心动悸,由阴血不足,阳气虚弱所致。阴血不足,血脉无以充盈,加之阳气虚弱,无力鼓动血行,脉气不相接续,则脉来或结或代,至数不齐;气血俱虚,心失其养,则心悸不宁;形体失于充养,则虚羸少气,舌光少苔或质干瘦小。所治肺痿亦与气血阴阳不足有关。肺虚气逆,故咳嗽气短;阳气虚馁,津液失布,故多唾涎沫;肺卫气弱,腠理不密,故自汗不已;阴血不足,形神失养,故虚烦不眠,咽干舌燥,形体消瘦;阴虚热扰,津液被耗,则盗汗便结;脉来虚数,亦为正气虚弱之象。故治宜滋阴养血,益气补肺。

方中重用生地黄滋阴补血,充脉养心,为君药。配伍炙甘草、人参健脾补气、兼能生津;麦冬、阿胶,滋阴养血,助生地黄养阴充脉,共为臣药。大枣、胡麻仁甘润而养血滋阴;桂枝、生姜辛温而温阳通脉,同为佐药。原方煎煮时加入清酒,取其辛热,温通血脉以行药力,为使药。数药相伍,使阴血足而血脉充,阳气复而心脉通,则悸定脉复,故又名"复脉汤"。又本方中炙甘草、人参能培土生金,补益肺气;阿胶、麦冬滋养肺阴;生地黄、胡麻仁长于滋补肾水,与胶、麦相合有"金水相生"之功,故也可用于虚劳肺痿的治疗。

制方特点:气血阴阳并补,心脾肺肾兼调;寓通散于补养之中,补而不滞。

本方与归脾汤均可补益气血,主治气血不足,心神失养之心悸。但本方重用地黄及大枣,滋阴养血之功较著,佐以桂枝、生姜等辛温通散,益气养血而能通阳复脉,适宜于气血阴阳俱弱,脉气不相接续之心动悸,脉结代;归脾汤中参、芪与白术相伍,健脾补气之力较强,又配以大队养心安神药,益气养血兼能补心安神,适宜于心脾气血两虚,神失所养的心悸、失眠、健忘等证。

【临床应用】

1. 用方要点 本方为气(阳)血(阴)并补之剂。临床以脉结代,心动悸,虚羸少气,

笔记

舌红少苔为使用依据。

2. 临证加减 心悸怔忡较甚,加酸枣仁、柏子仁等助养心定悸之效,或加龙齿、磁石以增重镇安神之功;肺痿阴伤肺燥较著,酌减桂枝、生姜、酒,以防温药耗阴劫液之弊。

3. 现代运用 主要用于功能性心律不齐、期外收缩、冠心病、风湿性心脏病、病毒性心肌炎、甲状腺功能亢进,以及老年性慢性支气管炎、肺结核等病属阴阳气血之不足者。

4. 注意事项 阴虚内热者慎用;中虚湿阻者不宜。

【附方】

加减复脉汤(《温病条辨》) 炙甘草六钱(18g) 干地黄六钱(18g) 生白芍六钱(18g) 麦冬不去心,五钱(15g) 阿胶三钱(9g) 麻仁三钱(9g) 上以水八杯,煮取三杯,分三次服。功用:滋阴养血,生津润燥。主治:温热病后期,邪热久羁,阴液亏虚证。身热面赤,口干舌燥,脉虚大,手足心热甚于手足背者。

按:本方由复脉汤(炙甘草汤)加减而成。温病后期,热灼阴伤,故去原方中甘温之人参、大枣及辛温之桂枝、生姜等;加白芍酸寒敛阴,合甘草酸甘化阴,并能和中缓急。本方寓酸敛于甘凉滋养之中,重在滋液敛阴而复脉,故与炙甘草汤同一"复脉"中而有温凉通敛之异。

【现代研究】

1. 实验研究 炙甘草汤按不同剂量(13g/kg、39g/kg、78g/kg)给予氯仿致心律失常小鼠灌胃,或按不同剂量(7g/kg、21g/kg、42g/kg)给与氯化钙、乌头碱及冠状结扎再灌注致心律失常大鼠灌胃,连续5天。结果:炙甘草汤3个剂量均能降低氯仿致小鼠室颤发生率,高剂量组作用更为明显($P<0.05$);3个剂量均能推迟模型大鼠室性早搏、室性心动过速、心室颤动和死亡时间,缩短心律失常持续时间,并能促使氯化钙致大鼠心律失常的心律恢复及对抗大鼠冠脉结扎再灌注所致心律失常的发生率($P<0.05$ 或 $P<0.01$),效应呈剂量依赖性。研究为本方复脉定悸功用的理解提供了一定的药效学依据。

2. 临床报道 心律失常患者分为治疗组106例和对照组88例,治疗组采用炙甘草汤加味(炙甘草汤加桑寄生、苦参)治疗,1剂/天;对照组采用宁心宝胶囊治疗,一次2粒,一日3次。均以1周为1个疗程。结果治疗组心搏量(SV)、心排出量(CO)、心搏指数(SI)、心脏指数(CI)、左心室射血阻抗(VER)等心功能参数均明显得到改善,控制各类早搏的总有效率达85.6%,明显高于对照组的41%($P<0.05$),表明炙甘草汤加味治疗心律失常有显著疗效。

第四节 补 阴

补阴剂(formulas that tonify yin)适用于阴虚证,症见形体消瘦,头晕耳鸣,潮热颧红,五心烦热,盗汗失眠,腰酸遗精,咳嗽咯血,口燥咽干,舌红少苔,脉细数等,常用补阴药如北沙参、天麦冬、石斛、玉竹、山茱萸、生熟地黄、龟甲、鳖甲等为主组成。由于阴生有赖阳化,而且阴虚证中,常因水不制火而生热,或阴虚及血而血虚,或肝体失养而气郁,或金水不生而肺燥等而出现多种兼证,故本类方剂又常配伍温阳助化、清热降火、填精补血、疏肝理气、润燥益肺等药物。代表方剂为六味地黄丸、左归丸、大补阴丸、一贯煎等。

六味地黄丸《小儿药证直诀》

(Liuwei Dihuang Wan)

Six-ingredient Rehmannia Pill

【组成】 熟地黄八钱(24g) 山萸肉 干山药各四钱(12g) 泽泻 牡丹皮 白茯苓去皮,各三钱(9g)

【用法】 上为末,炼蜜为丸,如梧桐子大。每服3丸,空心温水化下。亦可水煎服。

【功效】 滋阴补肾。

【主治】 肾阴虚证。腰膝酸软,头晕目眩,耳鸣耳聋,盗汗,遗精,消渴,骨蒸潮热,手足心热,舌燥咽痛,牙齿动摇,足跟作痛,以及小儿囟门不合,舌红少苔,脉沉细数。

【制方原理】 肾阴不足,精亏髓少,骨失所养,则腰膝酸软无力,牙齿动摇,或生骨迟缓,小儿囟门久不闭合;脑为髓之海,髓海空虚,则头晕目眩;肾开窍于耳,精不上承,则耳鸣耳聋;肾为封藏之本,阴虚内热,火扰精室,则遗精;虚火内灼外蒸,则消渴,骨蒸潮热,盗汗;舌红少苔,脉沉细数也为阴虚内热之象。本证病机为肾虚精亏,虚热内扰所致。治宜滋阴补肾为主,"壮水之主,以制阳光"。

方中重用熟地黄味甘纯阴,主入肾经,长于滋阴补肾,填精益髓,为君药。山茱萸酸温,主入肝经,滋补肝肾,秘涩精气;山药甘平,主入脾经,"健脾补虚,涩精固肾"(《景岳全书》),补后天以充先天,同为臣药。君臣相伍,不仅滋阴益肾之力相得益彰,而且兼具养肝补脾之效。肾为水脏,肾虚每致水浊内停,故又以泽泻利湿泄浊,并防熟地黄之滋腻恋邪;阴虚阳旺,故以牡丹皮清泻相火,并制山茱萸之温;茯苓淡渗脾湿,既助泽泻以泄肾浊,又助山药健脾以充养后天,俱为佐药。六味相合,为平补肾阴之要方。

制方特点:三阴并补,主补少阴;三补三泻,以补为主。

【临床应用】

1. 用方要点 本方是治疗肾阴虚证的基本方。临床以腰膝酸软,头晕目眩,口燥咽干,舌红少苔,脉沉细数为使用依据。

2. 临证加减 阴虚火盛,骨蒸潮热,加知母、黄柏以加强清热降火之功;阴虚血热,崩漏下血,合二至丸以凉血止血;阴虚阳亢,头晕目眩,加石决明、龟甲以平肝潜阳;肾府失养,腰膝酸软,加怀牛膝、桑寄生益肾壮骨;肾虚不摄,遗精滑泄,加覆盆子、芡实、五味子以涩精止遗;阴虚肠燥,大便干结,加玄参、火麻仁以润肠通便;脾虚不运,纳差腹胀,加白术、陈皮等以理气健脾。

3. 现代运用 主要用于慢性肾炎、高血压、糖尿病、肺结核、肾结核、甲状腺功能亢进、视神经炎、中心性视网膜炎以及无排卵功能失调性子宫出血、围绝经期综合征、前列腺炎等证属肾阴不足者。

4. 注意事项 脾虚食少便溏者,不宜使用。

【附方】

1. 知柏地黄丸(《医方考》) 即六味地黄丸加知母盐炒 黄柏盐炒各二钱(6g) 上为细末,炼蜜为丸,如梧桐子大。每服二钱(6g),温开水送下。功用:滋阴降火。主治:阴虚火旺证。骨蒸潮热,虚烦盗汗,腰脊酸痛,遗精等。

2. 杞菊地黄丸(《麻疹全书》) 即六味地黄丸加枸杞子 菊花各三钱(9g) 上为

细末,炼蜜为丸,如梧桐子大。每服三钱(9g),空腹服。功用:滋肾养肝明目。主治:肝肾阴虚证。两目昏花,视物模糊,或眼睛干涩,迎风流泪等。

3. 都气丸(《症因脉治》) 即六味地黄丸加五味子二钱(6g) 用法同上。功用:滋肾纳气。主治:肾虚气喘,或呃逆之证。

4. 麦味地黄丸(《医部全录》) 熟地黄酒蒸 山茱萸酒浸,去核,取净肉,各八钱(24g) 丹皮 泽泻各二钱(6g) 白茯神去皮、木 山药蒸,各四钱(12g) 五味去梗 麦冬去心各五钱(15g) 上为细末,炼蜜为丸。每日 70 丸,空心白汤送下;冬天酒下亦宜。功用:滋补肺肾。主治:肺肾阴虚,或喘或咳者。

5. 耳聋左慈丸(《重订广温热论》) 即六味地黄丸加磁石三两(90g) 石菖蒲一两半(45g) 北五味五钱(15g) 上为细末,炼蜜为丸,每服三钱(9g),淡盐汤送下。功用:滋阴益肾,潜阳通窍。主治:肝肾阴亏,虚阳上扰,头晕目眩,耳鸣耳聋。

按:以上五方均由六味地黄丸加味而成,都有滋阴补肾的功用。其中知柏地黄丸加知母、黄柏有滋阴泻火之功,适宜于肾阴虚火旺,骨蒸潮热,遗精盗汗之证;杞菊地黄丸加枸杞子、菊花有养肝明目之功,适用于肝肾阴虚,两目昏花,视物模糊之证;都气丸加五味子有补肾纳气之功,适用于肾阴亏损,肾不纳气之喘咳气逆;麦味地黄丸加麦冬、五味子而有滋补肺肾,止咳平喘之功,适用于肺肾阴虚之喘嗽;耳聋左慈丸加磁石、五味子、石菖蒲,有滋肾潜阳,通窍聪耳之功,适用于阴亏阳扰之头晕目眩,耳鸣耳聋。

【现代研究】

1. 实验研究 以氢化可的松 20mg/kg 肌内注射造成大鼠早衰(POF)模型,给予不同剂量(2g/kg、4g/kg)六味地黄丸灌胃,连续 2 周。结果六味地黄丸能够显著提高 POF 大鼠 β- 内啡肽含量和雌激素水平,增加其阴道脱落细胞涂片内角化上皮细胞和表层细胞,改善下丘脑 - 垂体 - 性腺轴的功能,促进卵巢功能恢复,作用呈剂量依赖性。另以 D- 半乳糖(D-gal)75mg/kg/d 皮下注射,连续 8 周,复制亚急性衰老大鼠模型,分别给予六味地黄丸(3.24g/kg、1.62g/kg)灌胃,治疗 8 周。结果与模型组相比,六味地黄汤两个剂量组的大鼠潜伏期和搜索路径缩短,诱导次数及诱导百分比减少($P<0.05$,$P<0.01$);跨越平台的次数增加($P<0.05$);脑组织单胺氧化酶(MAO)和乙酰胆碱酯酶(AChE)含量降低。表明本方能够改善 D-gal 引起的衰老大鼠学习记忆障碍。以上研究为本方滋阴补肾的功效提供了一定的现代理解。

2. 临床报道 观察六味地黄丸加减治疗 2 型糖尿病的研究。患者分为对照组 44 例,口服格列本脲,每日 5~10mg;治疗组 44 例(属阴虚燥热型、气阴两虚型、阴阳俱虚型),以六味地黄汤为基础方,结合证型进行加减。水煎服,分 3 次服用,每日 1 剂;服药 4 周。以治疗前后血糖控制及并发症出现情况作为疗效判定标准。结果:治疗组总有效率 100%,显著高于对照组 91%;并发症发生率 4.5%,显著低于对照组 47.7%。

左归丸(《景岳全书》)
(Zuogui Wan)
Left-Restoring Pill

【组成】 大怀熟地八两(240g) 山药炒,四两(120g) 枸杞四两(120g) 山茱萸肉四两(120g) 川牛膝酒洗,蒸熟,三两(120g) 菟丝子制,四两(120g) 鹿胶敲碎,炒珠,四两(120g) 龟胶切碎,炒珠,四两(120g)

【用法】 上先将熟地蒸烂杵膏,炼蜜为丸,如梧桐子大。每服百余丸,食前用滚汤或淡盐汤送下。亦可水煎服,用量按原方比例酌减。

【功效】 滋阴补肾,填精益髓。

【主治】 真阴不足证。腰酸腿软,头晕眼花,耳聋失眠,遗精滑泄,自汗盗汗,口燥舌干,舌红少苔,脉细。

【制方原理】 肾阴亏损,精髓不充,封藏失职,则头目眩晕,腰酸腿软,遗精滑泄;阴虚阳亢,清窍失濡,故自汗盗汗,口燥舌干;舌红少苔,脉细等亦为阴虚有热之象。本方证病机要点在于肾阴亏损较重,故治宜滋补肾阴,封填精髓。

方中重用熟地黄滋阴补肾,填精益髓,为君药。臣以龟甲胶、鹿角胶血肉有情之品,峻补精髓,其中龟甲胶甘咸而寒,善补肝肾,又能潜阳;鹿角胶甘咸微温,益精补血,又能温助肾阳,与诸滋补肾阴之品相伍有"阳中求阴"之效,炒珠服用以缓其滋腻碍胃之弊。山茱萸养肝滋肾,涩精敛汗;山药补脾益阴,滋肾固精;枸杞子补肾益精,养肝明目;菟丝子平补阴阳,固肾涩精;川牛膝益肾补肝,强腰壮骨,俱为佐药。诸药配伍,共奏益肾滋阴,填精补髓之功。

本方乃六味地黄丸减去"三泻"之药,再加龟鹿二胶等滋阴补肾之品而成,变调补之方为填补之剂,开滋补肾阴又一法门。因其"壮水之主,以培左肾之元阴"(《景岳全书》),故以"左归"名之。

制方特点:补阴药中配伍补阳之品,"阳中求阴";纯补无泻,峻补真阴。

【临床应用】

1. 用方要点 本方为真阴不足,精匮髓乏之证的常用方。临床以头目眩晕,腰酸腿软,形体羸瘦,舌瘦质红少苔,脉细为使用依据。

2. 临证加减 若肾失封藏而遗精滑泄,方中川牛膝宜改用怀牛膝,加五味子、沙苑子以固肾涩精;真阴不足,虚火上炎,骨蒸潮热,去菟丝子、鹿角胶,加女贞子、麦冬以养阴清热;肠道失濡,大便燥结,去菟丝子,加肉苁蓉以润肠通便;汗出多,可加黄芪、浮小麦以益气固表。

3. 现代运用 主要用于老年性慢性支气管炎、高血压、老年性痴呆、慢性肾炎、腰肌劳损、不孕症等证属真阴亏损者。

4. 注意事项 脾虚便溏者慎用;长期服用,宜加醒脾助运之品。

【附方】

1. 左归饮(《景岳全书》) 熟地二三钱或加至一二两(9~30g) 山药二钱(6g) 枸杞二钱(6g) 炙甘草一钱(3g) 茯苓一钱半(4.5g) 山茱萸一二钱(3~6g)畏酸者少用之 以水二钟,煎至七分,空腹服。功用:补益肾阴。主治:真阴不足证。腰酸遗泄,盗汗,口燥咽干,口渴欲饮,舌尖红,脉细数。

2. 石斛夜光丸(夜光丸)(《瑞竹堂经验方》) 天门冬去心,焙 麦门冬去心,焙 生地黄怀州道地 熟地黄怀州道地 新罗参去芦 白茯苓去黑皮 干山药各一两(30g) 枸杞子拣净 牛膝酒浸,另捣 金钗石斛酒浸,焙干,另捣 草决明炒 杏仁去皮、尖,炒 甘菊拣净 菟丝子酒浸,焙干,另捣 羚羊角镑,各七钱半(21g) 肉苁蓉酒浸,焙干,另捣 五味子炒 防风去芦 甘草炙赤色,锉 沙苑蒺藜炒 黄连去须 枳壳去瓤,麸炒 川芎 生乌犀镑 青葙子各半两(15g) 上除另捣外,为极细末,炼蜜为丸,如梧桐子大。每服三五十丸(10~15g),空心温酒送下,盐汤亦可(现代用法:如上法和为蜜丸,每丸重10g,早、晚各服1丸,淡盐汤送服)。功效:滋补肝肾,清热明目。主治:肝肾不足,虚火上扰证。瞳神散大,视物昏花,羞明流泪,头晕目眩,以及内障等症。

按:左归丸、左归饮和石斛夜光丸均有滋补肝肾之功,其中左归饮药味较少,补力较缓,适宜于肾阴不足较轻之证,故用汤以急治;左归丸中加配血肉有情之味及助阳之品,补力较峻,适宜于肾阴亏损较重者,故用丸以缓图。石斛夜光丸中以大队滋补肝肾,配伍清热疏风明目之品,寓清散于滋补之中,适宜于肝肾精血不足,虚火上扰之瞳神散大,视物昏花等症。

【现代研究】

1. 实验研究 左归丸按11.34g/kg给予去卵巢致骨质疏松症大鼠灌胃,连续12周。结果左归丸可显著上调大鼠股骨中G蛋白偶联受体(GPR)48和cAMP应答元件结合蛋白(CREB)蛋白表达水平($P<0.01$)纠正其骨代谢异常,提示左归丸对骨质疏松症有一定的防治作用。此研究为本方补肾填精益髓的功用提供了一定的药效学依据。

2. 临床报道 左归丸治疗原发性骨质疏松症2年的应时评价。应时治疗组患者25例,采用立冬至大寒服用左归丸,非应时治疗组21例,于非冬季时段服用左归丸,西药对照组22例,服用福善美(阿仑膦酸钠),连续治疗3个月。结果当年各组治疗后的证候积分均见下降,其中应时治疗组优于非应时治疗组($P<0.05$),与西药对照组比较无显著差异,骨密度改善不及西药对照组($P<0.05$);第2年按照原方案又治疗3个月后,应时治疗组证候积分下降最显著($P<0.05$),平均骨密度与非应时治疗组显著增加($P<0.05$),而与西药对照组无明显差异。表明采用左归丸应时(冬三月)治疗原发性骨质疏松症并维持2年以上,有一定的疗效优势。

大补阴丸(《丹溪心法》)
(Dabuyin Wan)
Great Replenishing Yin Pill

【组成】 黄柏炒褐色 知母酒浸,炒,各四两(120g) 熟地黄酒蒸 龟版酥炙,各六两(180g)

【用法】 上为末,猪脊髓、蜜为丸。每服70丸(6~9g),空心盐白汤送下(现代还用作水煎剂)。

【功效】 滋阴降火。

【主治】 阴虚火旺证。骨蒸潮热,盗汗遗精,咳嗽咯血,心烦易怒,足膝疼热,或消渴易饥,舌红少苔,尺脉数而有力。

【制方原理】 本方证为阴精亏损,阴不制阳之阴虚火旺证。阴亏火盛而内扰外蒸,则见骨蒸潮热,盗汗遗精,足膝疼热,舌红少苔,尺脉数而有力等。肝肾同源,水虚不能涵木,则肝阳偏亢,疏泄失职,则急躁易怒,心烦意乱;虚火上灼,损伤肺络,可见咳嗽咯血。此证以阴虚为本,火旺为标,且阴愈虚而火愈炽,火愈炽而阴愈损,二者互为因果。治当滋阴与降火并行。

方中熟地黄益髓填精;龟甲为血肉有情之品,擅补精血,又可潜阳;二药重用,意在大补真阴,壮水制火以培其本,共为君药。黄柏、知母清热泻火,滋水清金,相须为用,泻火保阴以治其标,并助君药滋润之功,同为臣药。以猪脊髓、蜂蜜为丸,取其血肉甘润,助君药滋补精髓,兼制黄柏之苦燥,用为佐使。诸药合用,共收滋阴填精,清热降火之功。

制方特点:培本清源,标本兼顾,以滋阴培本为主。

本方与六味地黄丸均能滋阴降火,但本方大补真阴,滋阴与降火之力均较强,适宜于阴亏而火甚者;六味地黄丸三阴并补,补阴及清热之力均缓,常用于肾阴虚而内热不著之证。《医宗金鉴》称本方"能骤补真阴,承制相火,较之六味功效尤捷"。

【临床应用】

1. 用方要点　本方为滋阴降火的常用方,临床以骨蒸潮热,舌红少苔,尺脉数而有力为使用依据。

2. 临证加减　骨蒸潮热较著,加地骨皮、银柴胡以退热除蒸;咯血、吐血量多,加仙鹤草、墨旱莲、白茅根以凉血止血;肺中燥热,咳痰不爽,可加麦冬、贝母以润肺化痰;火甚烁津见消渴,加天花粉、黄连以清热生津;足膝疼热,加怀牛膝、桑寄生以补肾强筋壮骨;盗汗甚,加山茱萸、煅龙骨、煅牡蛎以敛汗固表;遗精较甚,加金樱子、芡实、潼蒺藜以固精止遗。

3. 现代运用　主要用于治疗肺结核、肾结核、甲状腺功能亢进、糖尿病等证属阴虚火旺之证。

4. 注意事项　脾胃虚弱,食少便溏者,不宜使用。

【附方】

1. 虎潜丸(《丹溪心法》)　黄柏酒炒,半斤(240g)　龟版酒炙,四两(120g)　知母酒炒,二两(60g)　熟地黄　陈皮　白芍各二两(60g)　锁阳一两半(45g)　虎骨炙,一两(30g)(现临床用狗骨或人工虎骨替代)　干姜半两(15g)(一方加金箔一片,一方用生地黄,一方无干姜)　上为细末,炼蜜为丸,每丸重9g,每次1丸,日服2次,淡盐汤或温开水送下。亦可水煎服,用量按原方比例酌减。功用:滋阴降火,强壮筋骨。主治:肝肾不足,阴虚内热之痿证。腰膝酸软,筋骨痿弱,步履乏力,或眩晕,耳鸣,遗精,遗尿,舌红少苔,脉细弱。

2. 二至丸(女贞丹)(《扶寿精方》)　冬青子去梗叶,酒浸一昼夜,粗布袋擦去皮,晒干为末　旱莲草待出时,采数担捣汁熬浓　二药为丸,如梧桐子大。每夜酒送下100丸(现代用法:女贞子粉碎成细粉,过筛。墨旱莲加水煎煮两次,合并煎液,滤过,滤液浓缩至适量,加炼蜜60g及适量的水,与上述粉末泛丸,干燥,即得。每服9g,温开水送下,一日2次)。功用:补肝益肾,滋阴止血。主治:肝肾阴虚证。眩晕耳鸣,失眠多梦,口苦咽干,腰膝酸痛,下肢痿软,须发早白,月经量多,舌红苔少,脉细或细数。

按:虎潜丸与大补阴丸均用熟地黄、龟甲、黄柏、知母以滋补肝肾,清降虚火,但大补阴丸以猪脊髓、蜂蜜为丸,故滋补清降之功略胜;虎潜丸尚有白芍、锁阳、虎骨、干姜、陈皮,故强筋壮骨之效较佳,兼能理气和中,使补而不滞,为治痿证的专方。

二至丸药少力专,补而不滞,润而不腻,为平补肝肾之方,久服不碍脾胃。方中女贞子和墨旱莲分别于冬至日和夏至日收采为佳,二至之时采撷二药,制成丸剂,故得其名。

【现代研究】

1. 实验研究　给予去卵巢大鼠(OVX)灌胃大补阴丸(3.75g/kg),连续3个月,每天1次,每周连续6d。检测血清FSH、LH及计算体质量和肾上腺指数。结果大补阴丸能显著降低OVX大鼠血清LH、FSH,降低其体质量水平($P<0.05$),明显升高肾上腺指数($P<0.05$)。提示本方具有一定的激素调节作用。

2. 临床报道　女性更年期综合征分为治疗组60例和对照组30例。治疗组口服大补阴丸,每次 6g,每天 3 次。对照组口服更年安片,每次 6 片,每天 3 次。疗程均为 30 天。结果治疗组总有效率 95%,显著高于对照组 83%($P<0.05$)。

一贯煎(《续名医类案》)
（Yiguan Jian）
Linking Decoction

【组成】 北沙参 麦冬 当归各三钱(9g) 生地黄六钱至一两五钱(18~30g) 枸杞子三钱至六钱(9~18g) 川楝子一钱半(4.5g)

【用法】 水煎服。

【功效】 滋阴疏肝。

【主治】 阴虚肝郁证。胸脘胁痛,吞酸吐苦,咽干口燥,舌红少津,脉细弱或虚弦。亦治疝气瘕聚。

【制方原理】 若情志不遂,气火内郁,或肝病久延不愈,每致肝阴日渐耗损。肝阴亏虚,失于条达,气郁而滞,或胸胁隐痛,绵绵不休;或久而结为疝气、瘕聚;或横逆犯胃,致胃气失和,见脘痛及吞酸吐苦。阴虚津少,见咽干口燥,舌红少津;脉来细弱或虚弦,也为肝阴不足之象。此证病机要点为阴液不足,肝气虚滞;治宜滋阴养血以柔肝体,疏畅气机以行肝滞。

方中重用生地黄,益肾养肝,滋水涵木,为君药。枸杞子补肝肾,益精血;当归养血补肝,且养血而能活血,补肝之中寓疏达之力,同为臣药。佐以北沙参、麦冬滋养肺胃,养阴生津,润燥止渴,寓佐金平木,培土抑木之意;川楝子苦寒,疏肝泻热,行气止痛,配入大队甘寒滋养之中,既无苦燥伤阴之弊,又可泄肝火而平横逆,为佐使药。诸药合用,使肝体得养,肝气得疏,则诸痛自除。

制方特点:大队甘凉柔润,少佐苦辛,寓疏于养,滋养而不滞气,疏肝又不耗阴。

本方与逍遥散均能疏肝理气,均可用于肝郁不舒之胁痛。但逍遥散养血健脾与疏肝理气药相伍,宜于血虚肝郁之胁痛,伴有神疲食少,舌淡润等证;本方滋补肝肾与疏肝理气药相伍,宜于阴虚肝郁之胁痛,并伴有咽干口燥,舌红而干等证。

【临床应用】

1. 用方要点 本方为治疗阴虚肝郁而致胁脘疼痛的常用方剂。临床以胁脘疼痛,吞酸吐苦,舌红少津,脉虚弦为使用依据。

2. 临证加减 气滞不舒,胁痛较甚,加合欢花、玫瑰花以助疏肝调气之功;肝强乘脾,脘腹痛甚,加芍药、甘草以缓急止痛;肝郁络滞,胁中积聚,加鳖甲、牡蛎以软坚散结;阴虚肝旺,头目昏晕,加石决明、天麻以平肝潜阳;胃阴亏甚,舌红少苔,加石斛、天花粉以滋阴生津。

3. 现代运用 主要用于治疗慢性肝炎、慢性胃炎、胃及十二指肠溃疡、肋间神经痛、神经衰弱症等疾病,还可用于肺结核、糖尿病、高血压、慢性睾丸炎等属阴虚气滞者。

4. 注意事项 肝郁脾虚停湿者不宜使用。

【现代研究】

1. 实验研究 小鼠用一贯煎(12.6g/kg)灌胃,1 次 / 天,连续 1 周,第 8 天腹腔注射给予肿瘤坏死因子 -α(TNF-α)致肝炎小鼠模型,第 2 天取材测定各项指标。结果:与模型组比较,一贯煎组小鼠血清丙氨酸氨基转移酶（ALT）、门冬氨酸氨基转移酶（AST）显著降低（$P<0.01$）；肝组织病理损伤减轻，肝脏凋亡调控因子 cIAP1 蛋白的表达增强（$P<0.05$）。提示本方具有保肝降酶等作用。

2. 临床报道　无结石慢性胆囊炎分为治疗组和对照组，每组各 40 例。对照组和治疗组分别用广谱抗生素加甲硝唑和中药汤剂一贯煎治疗，10 天为 1 个疗程，连服 3~5 个疗程。以症状改善作为疗效判定标准。结果治疗组总有效率为 95%，显著高于对照组 87.5%（$P<0.05$）。

第五节　补　阳

补阳剂（formulas that tonify yang）适用于肾阳虚证，见面色㿠白，形寒肢冷，腰膝酸痛，下肢软弱无力，小便不利，或小便频数，尿后余沥，少腹拘急，男子阳痿早泄，妇女宫寒不孕，舌淡苔白，脉沉迟等，常以补阳温肾药如附子、肉桂、巴戟天、肉苁蓉、淫羊藿、仙茅、鹿角胶等为主组成。由于阳之生有赖阴之助，而且阳虚证中，常因阳气虚弱，气不化水而致水湿停聚；或阳虚不固而致小便频数、遗精滑泄等，故本类方剂又常配伍补阴、利水、固涩等药。代表方剂为肾气丸、右归丸等。

肾气丸（《金匮要略》）
（Shenqi Wan）
Kidney-qi Pills

【组成】　干地黄八两(240g)　薯蓣四两(120g)　山茱萸四两(120g)　泽泻三两(90g)　茯苓三两(90g)　牡丹皮三两(90g)　桂枝　附子炮,各一两(30g)

【用法】　上为末，炼蜜为丸，如梧桐子大。每服 15 丸(6g)，加至 25 丸(10g)，酒送下，日再服。亦可作汤剂，用量按原方比例酌减。

【功效】　补肾助阳。

【主治】　肾阳不足证。腰痛脚软，身半以下常有冷感，少腹拘急，小便不利，或小便反多，入夜尤甚，阳痿早泄，舌淡而胖，脉虚弱，尺部沉细或沉弱而迟，以及痰饮、水肿、消渴、脚气、转胞等病证。

【制方原理】　本方所主为肾阳不足，气不化水之证。肾阳虚衰，筋骨失养，则腰脊膝胫酸痛乏力；下焦失煦，则身半以下常有冷感；气不化水，津不上承，则口渴不已；水液内停，则小便不利，少腹拘急不舒，甚则发为水肿、脚气；液聚成痰，发为痰饮。肾阳虚馁，膀胱失于约束，则小便反多，入夜阳消阴长，故夜尿尤频。舌质淡而胖，尺脉沉细或沉弱而迟，也为肾阳虚弱之象。治宜补肾助阳，辅以化气行水，所谓"益火之源，以消阴翳"。

方中附子大辛大热，温阳补火；桂枝辛甘而温，温通阳气，二药相合，补肾阳之虚，助气化之复，共为君药。肾主精，为水火之脏，内舍真阴真阳，阳气无阴则不化，所谓"善补阳者，必于阴中求阳，则阳得阴助而生化无穷"（《类经》），故配伍干地黄滋补肾精，山茱萸、山药补益肝脾之精，共为臣药。君臣相使为用，以收蒸精化气，阴生阳长之效。泽泻、茯苓利水渗湿，配桂枝又善温化痰饮；牡丹皮活血散瘀，伍桂枝则可调血分之滞，有助水湿祛除，此三味合为佐药，寓泻于补，俾邪去而补药得力，并制诸滋阴药之滋腻助湿。诸药合用，补精之虚以生气，助阳之弱以化水，使肾阳振奋，气化复常，诸症自除。方中补阳药少而滋阴药多，非峻补元阳，而在温助肾气，即"少火生气"

之义。

制方特点:少量温阳补火药与大队滋阴益精药为伍,旨在阴中求阳,精中求气;主以补虚,兼行通利,有调补之巧。

【临床应用】

1. 用方要点　本方为补肾助阳的常用方剂。临床以腰痛脚软,小便不利或反多,舌淡而胖,尺脉沉弱或沉细而迟为使用依据。

2. 临证加减　若畏寒肢冷较甚,可将桂枝改为肉桂,并加重桂、附之量,以增温补肾阳之力;兼痰饮咳喘,加干姜、细辛、半夏等以温肺化饮;夜尿多,可加巴戟天、益智仁、金樱子、芡实等以助温阳固摄之功;阳痿不举,可加巴戟、锁阳、淫羊藿等以扶阳振痿。

3. 现代运用　主要用于治疗慢性肾炎、糖尿病、醛固酮增多症、甲状腺功能低下、肾上腺皮质功能减退、慢性支气管炎、支气管哮喘、围绝经期综合征、慢性前列腺肥大、营养不良性水肿等证属肾阳不足者。

4. 使用注意　阴虚火旺之遗精滑泄者,忌用本方。

【附方】

1. 加味肾气丸(《严氏济生方》,又名"济生肾气丸")　附子炮二个(15g)　白茯苓　泽泻　山茱萸取肉　山药炒　车前子酒蒸　牡丹皮去木各一两(30g)　官桂不见火　川牛膝去芦,酒浸　熟地黄各半两(15g)　上为细末,炼蜜为丸,如梧桐子大。每服70丸,空心米饮送下。亦可水煎服,用量按原方比例酌减。功用:温补肾阳,利水消肿。主治:肾阳不足,水湿内停证。水肿,小便不利。

2. 十补丸(《严氏济生方》)　附子炮,去皮、脐　五味子各二两(9g)　山茱萸取肉　山药锉,炒　牡丹皮去木(各9g)　鹿茸去毛,酒蒸(3g)　熟地黄洗,酒蒸(9g)　肉桂去皮,不见火(3g)　白茯苓去皮　泽泻各一两(6g)　上为细末,炼蜜为丸,如梧桐子大,每服70丸(9g),空心盐酒、盐汤任下。功用:补肾阳,益精血。主治:肾阳虚损,精血不足证。面色黧黑,足冷足肿,耳鸣耳聋,肢体羸瘦,足膝软弱,小便不利,腰脊疼痛。

按:加味肾气丸与十补丸均由肾气丸加减而成,同有温补肾阳的作用。前方重用附子助阳破阴,并减滋阴药之量,加川牛膝、车前子以导下利水,故专于温阳利水,宜于水湿泛溢,阴盛阳微之证;后方亦重用附子,并将桂枝易为肉桂,温肾壮阳之功更著,且加配鹿茸填精益髓,五味子敛气固精,故温补之力强,适宜于肾阴阳两虚较甚者。

【现代研究】

1. 实验研究　金匮肾气丸按 13.5g/kg 给予腺嘌呤所致不育大鼠灌胃,连续30天。结果:与模型组比较,金匮肾气丸组大鼠精子密度活率及活动度明显增加($P<0.05$);血清睾酮(T)含量升高,雌二醇(E2)、促黄体激素(LH)和促卵泡激素(FSH)含量均降低($P<0.05$);血清尿素氮(BUN)和肌酐(Scr)含量均降低($P<0.05$)。说明金匮肾气丸可提高模型大鼠的精子质量,改善肾功能。上述研究为肾气丸补肾温阳的功用提供了一定的现代理解。

2. 临床报道　将腰椎间盘突出症患者分为治疗组和对照组,每组各50例。其中对照组用单纯手法治疗,治疗组则在手法基础上加用肾气丸,并随症加减。10天为1个疗程,共治疗4个疗程。以腰腿痛症状改善及直腿抬高试验判定疗效。结果:治疗组总有效率92.0%,明显高于对照组76.0%($P<0.05$)。

右归丸（《景岳全书》）

（Yougui Wan）

Right-restoring Pill

【组成】 大怀熟地八两(240g)　山药炒,四两(120g)　山茱萸微炒,三两(90g)　枸杞微炒,四两(120g)　鹿角胶炒珠,四两(120g)　菟丝子制,四两(120g)　杜仲姜汤炒,四两(120g)　当归三两(90g)　肉桂二两,渐可加至四两(60~120g)　制附子二两,渐可加至五六两(60~180g)

【用法】 上先将熟地蒸烂杵膏,加炼蜜为丸,如梧桐子大。每服百余丸,食前用滚汤或淡盐汤送下;或丸如弹子大,每嚼服二三丸,以滚白汤送下。亦可水煎服,用量按原方比例酌减。

【功效】 温补肾阳,填精益髓。

【主治】 肾阳不足,命门火衰证。年老或久病,气衰神疲,畏寒肢冷,腰膝软弱,阳痿遗精,或阳衰无子,或饮食减少,大便不实,或小便自遗,舌淡苔白,脉沉而迟。

【制方原理】 肾阳亏虚,火不生土,则气衰神疲,畏寒肢冷,饮食减少,大便不实;命门火衰,肾府失煦,则腰膝酸冷;精气虚冷,则阳痿无子;封藏失职,则遗精尿频,或小便清长,甚而自遗;舌淡苔白,脉沉而迟亦为肾阳虚衰之象。本证精亏阳衰较甚,治宜温补肾阳,填精益髓。

方中附子、肉桂温壮元阳,补命门之火;鹿角胶补肾温阳,益精养血;三药相辅相成,培补肾中元阳,共为君药。熟地黄、枸杞子滋肾填精,与桂、附、鹿胶相伍有"阴中求阳"之功,同为臣药。菟丝子、杜仲温补肝肾,强壮腰膝;山茱萸、山药养肝补脾;当归养血和血,助鹿角胶以补养精血,以使精血互化,俱为佐药。诸药合用,补肾之中兼顾养肝益脾,使肾精得充而虚损易复;温阳之中参以滋阴填精,则阳得阴助而生化无穷。本方立法在于"益火之原,以培右肾之元阳"(《景岳全书》),故以"右归丸"名之。

制方特点:补阳药中配伍补阴之品,以"阴中求阳";纯补无泻,大补元阳。

右归丸乃肾气丸去"三泻"之品,再加温肾益精之鹿角胶、菟丝子、杜仲、枸杞子、当归而成,由于聚补肾群药,纯补无泻,故益肾壮阳之力颇著,为填精温阳之峻剂,宜于精气俱亏,命门火衰证。肾气丸立意在于"少火生气",且补中寓泻,补力平和,宜于肾阳不足而兼水湿、痰饮内停之证。

【临床应用】

1. 用方要点　本方为治精亏髓乏,命门火衰的常用方。临床以气怯神疲,畏寒肢冷,腰膝酸软,脉沉迟为使用依据。

2. 临证加减　气衰神疲较甚,加人参以大补元气;阳虚精滑或带下,加补骨脂、金樱子、芡实等以补肾固精;阳痿,加巴戟天、肉苁蓉、海狗肾等以暖肾壮阳;腰膝冷痛,加胡芦巴、仙茅、怀牛膝以温肾强筋止痛。

3. 现代运用　主要用于治疗肾病综合征、老年骨质疏松症、精少不育症,以及贫血、白细胞减少症等证属肾阳不足者。

4. 注意事项　证夹湿浊见苔腻者,不宜服用。

【附方】

右归饮(《景岳全书》)　熟地二三钱或加至一二两(9~30g)　山药炒,二钱(6g)　山茱萸一钱(3g)　枸杞二钱(6g)　甘草炙,一二钱(3~6g)　杜仲姜制,二钱(6g)　肉桂一二钱(3~6g)

制附子一至三钱(3~9g)　上以水二钟,煎至七分,空腹温服。功用:温补肾阳,填精补血。主治:肾阳不足证。气怯神疲,腹痛腰酸,手足不温,及阳痿遗精,大便溏薄,小便频多,舌淡苔薄,脉来虚细者,或阴盛格阳,真寒假热之证。

　　按:本方与右归丸均为温补肾阳之方,二方中均有附子、肉桂、杜仲、熟地、山茱萸、枸杞子、山药七味,右归饮尚有甘草,兼能补脾和中,且用汤求急;右归丸增鹿角胶、菟丝子、当归,填精温补之功较著,且取丸图缓;故二方所治肾阳虚衰证当有轻重急缓之别。

【现代研究】

临床报道　观察右归丸及其拆方对老年肾阳虚证患者基因表达的影响。60岁以上肾阳虚证患者8例,分为右归丸组和温肾阳组方(由鹿角胶、菟丝子、杜仲、肉桂、制附子组成),各4例;连续用药8周。另设正常对照组4例,为60岁以下健康人,不服用药物。结果右归丸与温肾阳两组治疗前后的症状总积分均有统计学差异($P<0.01$);右归丸治疗后总积分明显低于温肾阳方($P<0.01$);两方均能使低水平的SYPL1等基因上调,温肾阳方不及右归丸。表明右归丸和温肾阳方对老年肾阳虚患者的基因表达均有一定的调节作用,右归丸作用优于温肾阳方,提示右归组方的合理性。

第六节　阴阳并补

　　阴阳并补剂(formulas that tonify the yin and yang)适用于阴阳两虚证,症见头晕目眩,腰膝酸软,阳痿遗精,畏寒肢冷,自汗盗汗,午后潮热等,常用补阴药如熟地黄、山茱萸、龟甲、何首乌、枸杞子和补阳药如肉苁蓉、巴戟天、附子、肉桂、鹿角胶等共同组成方剂。本类方剂是补阴法与补阳法的结合运用。临床运用时应根据阴阳虚损的程度,分辨轻重主次,调整补阴及补阳两类药物的适宜比例。代表方如地黄饮子、龟鹿二仙胶等。

地黄饮子(《圣济总录》)
(Dihuang Yinzi)
Rehmannia Decoction

【组成】　熟干地黄焙　巴戟天去心　山茱萸炒　肉苁蓉酒浸,切,焙　附子炮裂,去皮、脐　石斛去根　五味子炒　桂去粗皮　白茯苓去黑皮,各一两(30g)　麦门冬去心,焙　远志去心　菖蒲各半两(15g)

【用法】　上锉,如麻豆大。每服三钱匕(9~15g),水一盏,加生姜三片,大枣二枚(擘破),同煎七分,去滓,食前温服。

【功效】　滋肾阴,补肾阳,化痰开窍。

【主治】　瘖痱。舌强不能言,足废不能用,口干不欲饮,足冷面赤,脉沉细弱。

【制方原理】　瘖者,舌强不能言语也;痱者,足废不能行走也。肾主骨,下元虚衰,则筋骨痿软无力,甚至足废不用;足少阴肾脉夹舌本,肾虚精气不能上承,舌本失荣,加之虚阳上浮,痰浊随之上泛,阻塞心之窍道,故舌强不语;口干不欲饮,足冷面赤,为肾阴不足,虚阳浮越之象。本证病机要点为下元虚衰,虚阳上浮,痰浊阻窍。治宜温补下元,兼以化痰开窍。

　　方中熟地黄、山茱萸滋肾填精,肉苁蓉、巴戟天温壮肾阳,四药合用以治下元虚衰之本,共为君药。附子、肉桂助阳益火,协肉苁蓉、巴戟天温暖下元,补肾壮阳,并可摄纳浮阳,引火归原;石斛、麦冬滋阴益胃,补后天以充养先天;五味子酸涩收敛,合山茱萸可固肾涩精,伍肉桂能摄纳浮阳,纳气归肾,五药合用,助君药滋阴温阳补肾之力,同属臣药。石菖蒲、远志、茯苓化痰开窍,以治痰浊阻窍之标,且与诸补肾药相伍,又可交通心肾,俱为佐药。煎药时少加姜、枣以和胃补中,调和药性;薄荷数叶,以疏郁利咽,并增轻清宣窍之力,也为佐使。诸药配伍,乃双补阴阳之方,使下元得以补养,浮阳得以摄纳,水火相济,痰化窍开,则瘖痱可愈。

制方特点:上下兼治,标本并图,尤以治本为主;补中有敛,开中有阖;滋而不腻,温而不燥。

【临床应用】

1. 用方要点　本方为治肾虚瘖痱之要方。临床以舌瘖不语,足废不用及脉沉细弱为使用依据。

2. 临证加减　肾虚痱证,减石菖蒲、远志等宣通开窍之品;瘖痱以阴虚为主,痰火盛者,去桂、附,酌加浙贝母、竹沥、胆南星等以清化痰热;兼气虚神疲倦怠,酌加黄芪、人参益气补虚。

3. 现代运用　主要用于治疗晚期高血压、脑动脉硬化、中风后遗症、脊髓炎、老年性痴呆等疾病属肾阴阳两虚证者。

4. 注意事项　瘖痱属于气火升逆,或肝阳偏亢者,禁用。

【附方】

1. 龟鹿二仙胶(《医便》)　鹿角用新鲜麋鹿杀取角,解的不用,马鹿角不用;去角脑梢骨二寸绝断,劈开,净用,十斤(5000g)　龟版去弦,洗净,捶碎,五斤(2500g)　人参十五两(450g)　枸杞子三十两(900g)　前三味袋盛,放长流水内浸三日,用铅坛一只,如无铅坛,底下放铅一大片亦可,将角并版放入坛内,用水浸,高三五寸,黄蜡三两封口,放大锅内,桑柴火煮七昼夜,煮时坛内一日添热水一次,勿令沸起,锅内一日夜添水五次;候角酥取出,洗,滤净取滓,其滓即鹿角霜、龟版霜也。将清汁另放,外用人参、枸杞子用铜锅以水三十六碗,熬至药面无水,以新布绞取清汁,将滓石臼水捶捣细,用水二十四碗又熬如前;又滤又捣又熬,如此三次,以滓无味为度。将前龟、鹿汁并参、杞汁和入锅内,文火熬至滴水成珠不散,乃成胶也。候至初十日起,日晒夜露至十七日,七日夜满,采日精月华之气,如本月阴雨缺几日,下月补晒如数,放阴凉处风干。每服初起一钱五分,十日加五分,加至三钱止,空心酒化下,常服乃可。功用:滋阴填精,益气壮阳。主治:真元虚损,精血不足证。腰膝酸软,形体瘦削,两目昏花,发脱齿摇,阳痿遗精,久不孕育。

2. 七宝美髯丹(《本草纲目》引《积善堂方》)　赤、白何首乌各一斤(500g),米泔水浸三四日,瓷片刮去皮,用淘净黑豆二升,以砂锅木甑,铺豆及首乌,重重铺盖蒸之,豆熟取出,去豆晒干,换豆再蒸,如此九次,晒干,为末　赤、白茯苓各一斤(500g),去皮,研末,以水淘去筋膜及浮者,取沉者捻块,以人乳十碗浸匀,晒干,研末　牛膝八两去苗,酒浸一日,同何首乌第七次蒸之,至第九次止,晒干　当归八两酒浸,晒　枸杞子八两酒浸,晒　菟丝子八两酒浸生芽,研烂,晒(250g)　补骨脂四两以黑脂麻炒香(120g)　上为末,炼蜜为丸,如弹子大,共150丸。每次1丸(5g),一日三次,清晨温酒送下,午时姜汤送下,卧时盐汤送下。功用:补益肝肾,乌发壮骨。主治:肝肾不足证。须发早白,脱发,齿牙动摇,腰膝酸软,梦遗滑精,肾虚不育等。

按:两方均为阴阳并补,养生防衰之剂。其中七宝美髯丹滋补之力稍逊,但重用何首乌,配伍补血固精及渗利之品,补而不滞,为平补肝肾精血之剂;龟鹿二仙胶重用血肉有情之龟甲胶、鹿角胶,并配人参大补元气,属峻补阴阳精气之剂。

知识拓展与案例实训

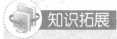 **知识拓展**

甘温除热法

源自李杲《内外伤辨惑论》卷中:"内伤不足之病……惟当以甘温之剂,补其中,升其阳……盖甘温能除大热"。后世对气虚发热病机的认识,历来说法不一,如有"脾胃气虚,心火内炽说"、"气虚卫外不固,外感邪气说"、"气损及阴,阴虚发热说"、"脾虚失运,血虚发热说"及"中气下陷,虚阳外越说"等。结合李氏原文分析,气虚发热之病机主要是由脾胃虚弱,中气不足,清气下陷,阴火上冲引起,其中脾胃气虚是阴火产生的主要原因。故李氏立法补气升阳,甘温除热。他创制的补中益气汤充分体现了甘温除热的学术思想。方中黄芪益气升阳祛其内热;参术草补益脾胃;当归和血;橘皮理气;再入轻清升散之升麻、柴胡"引黄芪、人参、甘草甘温之气味上升"(《内外伤辨惑论》),诸药合用,使脾胃健旺,清阳上升,元气充沛,阴火降敛安于其位。甘温除热法为后世内伤发热的治疗提供了广阔的思路。目前虽有各种不同观点,但结合本方的组方,目前除了东垣的阴火上冲说外,较多接受的观点主要有气郁蕴热、中虚阳浮、气虚血弱、虚体受邪说,提示不同气虚证发热可能会涉及不同的病机偏颇,而对于脾虚发热的治疗则有基于病机辨识的辨证用药,而以补中益气汤为基本方则有不同的增损出入,如基于东垣阴火则有加黄连、黄柏;基于上述相关病机说则可有调整方中柴胡、黄芪、当归、升麻的药量;或加枳壳、香附;或加五味子;或加白芍,或加防风、葛根等。

子虚补母法

源自《难经·六十九难》:"虚则补其母",即基于五行相生规律确定的一种治疗法则,在脏腑虚损证的治疗中,常通过补益母脏来达到补益其子脏的目的,如常见的"滋水涵木"(滋肾养肝)、"培土生金"(健脾补肺)、"补火生土"(补心或温肾健脾)等法,属于间接补法的范畴,涉及治疗策略和方药配伍两个不同层面。此法临床较多用于子母二脏虚损证以提高补益效果,如杞菊地黄丸。也可在子脏虚损时用直接补益法疗效不好,或因病机复杂不宜直接补益子脏的条件下权宜使用,如参苓白术散、泻白散等。

补益肾气与温补肾阳

肾气,即肾精所化之气,由命火蒸化肾精而产生。肾阳又称元阳,与肾阴相对而言,其含括肾气但具有温热之性。肾气主在固涩和气化,如肾气不固,则多见小便频数或失禁、遗精滑泄等;气化失司则多见尿少身肿、口渴多饮等。肾阳主在温煦,肾阳虚衰则多见虚冷之象,如形寒肢冷、腰膝痠冷、阳痿不育、宫寒不孕等。肾气不足和肾阳虚衰分别治宜补益肾气和温补肾阳,落实在配伍组方上虽均以充填肾精为基础,同时配伍辛热补火药,但二者有所不同:前者辛热药的配伍用量小,如金匮肾气丸,桂、附用量仅为他药的1/10,即意在"生肾气"(《医宗金鉴》);后者辛热药的配伍用量较大,如《千金方》、《太平惠民和剂局方》、《奇效良方》中的肾气丸中的桂、附均增至二两,余药用量不变,重在温补肾阳。(王加锋,展照双.肾气丸从"平补肾气"到"温补肾阳"演变之由探析[J].江苏中医药,2012,44(9):62-63)

案例实训

　　患者初因受寒,出现畏寒发热,伴有咳嗽,体温高达 40.1℃。经抗生素治疗 10 天无效,体温在 36.3~39.3℃之间波动,呈间歇热型,系统体检始终未见明显异常。西医诊断为发热待查,转中医门诊治疗。患者间歇性高热 1 月余,身热以午后为著,略有形寒,热退时有汗,口干欲饮,舌淡黯苔薄腻微黄,脉濡数。中医诊断为气分湿热,少阳枢机不利证。治从清化和解立法,先后使用小柴胡汤、蒿芩清胆汤与豉栀汤合方治疗,效果不显。再询病史,得知患者平素容易疲劳,易患感冒,劳累后头晕或头蒙不爽,本次发热持续近 2 月,刻下体倦乏力,汗出后畏恶风寒,口干欲热饮,舌质淡黯,苔薄淡黄微腻,脉濡数。(周仲瑛.补中益气汤临床新用[J].浙江中医药大学学报,2006,30(2):156-157,162)

　　分析要点:①病史及治疗经过中有哪些点值得关注? ②患者当前的证候病机和治疗立法是什么? ③可选用的方剂及其最佳选方与理由? ④如何对最佳被选方剂进行加减? ⑤通过本案治疗你所获得的认识?

　　写出你对该患者的辨证立法、选方用药及服用方法。

学习小结

　　本章方剂为各种虚证而设,分为补气、补血、气血双补、补阴、补阳、阴阳并补六类。

　　1. 补气　四君子汤、参苓白术散、补中益气汤、生脉散均有补气作用,主治气虚诸症。其中四君子汤为益气健脾的基本方;参苓白术散益气健脾,兼有渗湿化痰补肺之功,用治脾虚夹湿之证;补中益气汤长于益气升阳,适用于脾胃气虚,清阳不升之发热或气陷之脱肛,子宫下垂等症;生脉散气阴双补,又可敛汗生脉,凡是气阴两虚之证,无论病情轻重、病势缓急,均可以本方加减治之。

　　2. 补血　四物汤、归脾汤均有补血作用,主治血虚诸症。其中四物汤补血和营活血,既为补血的常用方,也是妇女调经的基本方,最宜于营血虚滞,冲任虚损,月经不调之证;归脾汤以益气补血,健脾养心为主,善治心脾气血两虚之心悸失眠健忘和脾不统血证。

　　3. 气血双补　八珍汤、炙甘草汤均有气血双补作用,主治气血两虚证。其中八珍汤为四君子汤和四物汤的合方,补气与补血并重,是气血双补的代表方,适用于久病失治或病后失调的气血两虚之证;炙甘草汤滋阴养血,益气温阳,善治阴血不足,阳气虚弱,脉气不相接续之心动悸,脉结代,亦可治肺痿之证。

　　4. 补阴　六味地黄丸、左归丸、大补阴丸、一贯煎均有滋阴作用,主治阴虚诸症。其中六味地黄丸为滋阴补肾的代表方,该方寓泻于补,适用于肾阴不足而致的多种疾患;左归丸纯补而无泻,滋补之力强,宜于真阴不足,精髓亏损之证;大补阴丸侧重于滋阴降火,常用于肝肾阴亏,相火亢盛之证;一贯煎长于滋阴润燥,疏肝止痛,适用于肝肾阴虚,肝气不舒之脘胁疼痛,吞酸吐苦之证。

　　5. 补阳　肾气丸和右归丸均有温补肾阳的作用,主治肾阳不足诸症。其中肾气丸寓泻于补,为少火生气之剂,适用于肾阳不足而兼水湿痰饮之证;右归丸纯补无泻,温肾填精,大补元阳,适用于肾阳不足,命门火衰及火不生土等证。

6. 阴阳并补 地黄饮子滋阴补阳,开窍化痰,用于下元阴阳俱虚,痰浊上泛之瘖痱证。

（王 蕾）

复习思考题

1. 使用补益剂应注意哪些?

2. 四君子汤、参苓白术散与补中益气汤均有益气补脾之功,临床如何区别使用?

3. 四物汤、归脾汤、逍遥散均为妇科调经的常用方,它们在功用和主治方面有何不同?

4. 炙甘草汤何以能复脉定悸? 适用于何种心动悸? 临床使用指征是什么?

5. 一贯煎与逍遥散均可治疗肝气郁滞之胁痛,临床如何区别运用?

6. 简述黄芪在补中益气汤和归脾汤中的配伍意义。

7. 比较六味地黄丸与左归丸、肾气丸与右归丸在配伍、功效及主治等方面的异同。

第十三章

固 涩 剂

学习目的

掌握气、血、精、津耗散滑脱证的治疗立法；固涩剂遣药制方的基本知识。

学习要点

固涩剂的概念、适应证及应用注意；固涩剂各类代表方的制方原理及临床运用。

固涩剂（formulas that stabilize and bind）是由收涩药为主组成，具有收敛固涩作用，主治气、血、精、津耗散滑脱证的一类方剂。固涩剂属于"十剂"中"涩可固脱"的范畴。

气、血、精、津液是人体不可缺少的营养物质，"人之血气精神者，所以奉生而周于性命者也"（《灵枢·本藏》）。在正常情况下，气、血、精、津液既不断被消耗，又不断由脏腑所化生，如此盈亏消长，周而复始。一旦脏腑失调，正气亏虚，每致滑脱不禁，散失不收，轻者有碍健康，重者危及生命。此时谨遵"散者收之"之法（《素问·至真要大论》），当以固涩为先，及时制止气、血、精、津液的滑脱散失，体现了"急则治标"的治则。

气、血、精、津液耗散滑脱之证，由于病因和病变部位的不同，临床可表现为自汗盗汗、久咳不已、久泻久痢、遗精滑泄、小便失禁和崩漏带下等不同类型，根据所治病证的不同，本章方剂分为固表止汗、敛肺止咳、涩肠固脱、涩精止遗、固崩止带五类。

药理研究表明，固涩剂多有调节免疫、增强垂体-肾上腺皮质功能、促进组织器官病理损伤的修复等作用，现代临床多用于治疗呼吸系统、消化系统、生殖系统及神经系统等疾病，如慢性支气管炎、支气管哮喘、肺结核、肺气肿、慢性肠炎、溃疡性结肠炎、肠易激综合征、慢性痢疾、糖尿病顽固性腹泻、慢性前列腺炎、精囊炎、神经衰弱、神经性尿频、应力性尿失禁，以及功能失调性子宫出血、阴道炎、宫颈炎等。

固涩剂所治的耗散滑脱之证，多由正气亏虚所致，故应根据气、血、精、津耗伤程度的不同，选配相应的补益药物，以标本兼顾。若病证由实转虚，但外邪未尽者，不宜过早使用，以免"闭门留寇"。对于实邪所致之热病多汗、痰饮咳嗽、湿热或伤食泻痢、火扰精泄、血热或瘀阻崩漏者，均非本类方剂所宜。

第一节　固 表 止 汗

固表止汗剂（formulas that consolidate superficies to arrest perspiration），适用于表虚

卫外不固,腠理疏松,或心阳不潜,阴液不守而致的自汗、盗汗,常用固表止汗药如麻黄根、浮小麦、煅牡蛎等为主组成。由于汗证多因肺脾气虚,卫外不固,或心阳不潜,阴液外泄所致,故本类方剂常配伍益肺补脾、潜阳敛液之品。代表方如牡蛎散等。

牡蛎散《太平惠民和剂局方》
（Muli San）
Oyster Shell Powder

【组成】 黄芪去苗土 麻黄根洗 牡蛎米泔浸,刷去土,火烧通赤各一两(各30g)

【用法】 上三味为粗散,每服三钱(9g),水一盏半,小麦百余粒(30g),同煎至八分,去渣热服,日二服,不拘时候(现代用法:为粗末,每服9g,用小麦30g,水煎温服。亦可按原方比例酌减用量,加小麦30g,水煎服)。

【功效】 敛阴止汗,益气固表。

【主治】 体虚自汗、盗汗证。常自汗出,夜卧尤甚,心悸惊惕,短气烦倦,舌淡红,脉细弱。

【制方原理】 本方为体虚卫外不固,又复阴伤心阳不潜之自汗、盗汗而设。《素问·阴阳应象大论》曰:"阴在内,阳之守也;阳在外,阴之使也。"若气虚卫外不固,阴液外泄则为自汗;汗为心之液,汗出过多,心阴不足,阳不潜藏,故夜卧汗出尤甚,此即盗汗也;汗出久而不止,不但心阴受损,亦使心气耗伤,心神失养,则心悸惊惕,短气烦倦;舌淡红,脉虚弱,也为气阴耗伤之象。本证属气虚卫外不固,阴伤心阳不潜,治当敛阴止汗,益气固表为法。

方中牡蛎咸涩微寒而质重,能敛阴潜阳,镇惊安神;其煅制而用,又善收涩止汗,故为君药。生黄芪益气实卫,固表止汗,与牡蛎相配,益气固表,敛阴潜阳,止汗之力尤著,为臣药。麻黄根功专收敛止汗;小麦味甘性凉,主入心经,养心气,益心阴,退虚热,二药共为佐药。诸药合用,敛阴止汗,益气固表,使气阴得复,汗出可止。

制方特点:敛中寓补,标本兼顾,而以固表收涩止汗为主。

本方与玉屏风散均可治疗卫外虚弱,腠理不固之自汗证。但本方补敛并用而以固涩为主,善治诸虚不足,身常汗出者,凡属卫外不固,又复心阳不潜者,均可用之。玉屏风散则以补气为主,以补为固,且补中寓散,故宜于表虚自汗,或虚人易感风邪之证。

【临床应用】

1. 用方要点 本方适用于气虚卫外不固,阴伤心阳不潜之自汗、盗汗证。临床以汗出,心悸,短气,舌淡,脉细弱为使用依据。

2. 临证加减 若偏于阳虚而见汗出、畏寒肢冷,可加附子、桂枝;气虚甚而见气短神疲、自汗甚,可重用黄芪,酌加人参、白术;兼阴虚而见潮热、舌红少苔,宜加生地黄、白芍、五味子;盗汗甚,可入糯稻根、山萸肉等。

3. 现代运用 多用于病后、术后或产后体虚、自主神经功能失调、肺结核等自汗、盗汗属卫外不固,又复阴伤,心阳不潜者。

4. 使用注意 阴虚火旺之盗汗,不宜使用。亡阳汗出,非本方所宜。

【附方】

牡蛎散《备急千金要方》 牡蛎 防风 白术各三两(各9g) 上三味,研末下筛,酒服方寸匕(3g),日两次。功效:固涩止汗,兼能疏风。主治:自汗、盗汗,以及体虚外感风邪引起的头痛等症。

按:本方与《局方》牡蛎散均有益气固表,敛阴止汗之功,用治体虚之自汗、盗汗。但本方以牡蛎、白术配伍防风,兼能疏风御邪,补涩之中兼以疏散,故亦可用于体虚外感风邪之头痛证;《局方》牡蛎散则以牡蛎、黄芪配伍麻黄根、小麦,收涩止汗之力较强,并能养心阴而潜阳除烦,故适宜于兼有心阳不潜之多汗,夜卧尤甚,日久不愈,心悸烦倦者。

【现代研究】

1. 实验研究 用卵核蛋白(1∶20)作为抗原给正常小鼠腹股沟皮下注射作为基础免疫后,实验组和对照组从当日起每日分别灌服牡蛎散和5%葡萄糖液体,7天后再用卵核蛋白(1∶100)作为抗原进行加强免疫,再7天后检测血清抗体水平,结果显示实验组小鼠的抗体水平较对照组显著性下降($P<0.05$),提示牡蛎散有免疫调节作用。

2. 临床报道 以生脉散合牡蛎散加黄芪为基本方(太子参20g,麦冬20g,五味子20g,浮小麦30g,麻黄根20g,牡蛎20g,黄芪30g)随证加减,治疗晚期恶性肿瘤盗汗患者32例,治疗1周后,84.30%的患者汗出有不同程度地减轻。在常规抗结核治疗的基础上加用牡蛎散加味方(人参6g,麦冬20g,五味子10g,百部15g,黄芩10g,浮小麦18g,百合20g,黄芪30g,麻黄根9g,煅牡蛎先煎30g)治疗104例肺结核盗汗患者,每7天为1个疗程,治疗2个疗程,结果显示该方能明显缩短盗汗发生时间,缓解盗汗症状,减轻患者痛苦。

第二节 敛肺止咳

敛肺止咳剂(formulas that astringe the lung to stop cough),适用于久咳肺虚,气阴耗伤而致的咳嗽,气喘,自汗,脉虚数等。常用敛肺止咳药如五味子、罂粟壳、乌梅等为主组成。由于久咳不已,耗气伤津,或肺失宣降,津聚成痰,或虚火内生,灼伤肺络,故本类方剂常配伍益气生津、宣肺祛痰、滋阴凉血之品,代表方如九仙散等。

九仙散(王子昭方,录自《卫生宝鉴》)

(Jiu xian San)

Nine-immortal Powder

【组成】 人参 款冬花 桑白皮 桔梗 五味子 阿胶 乌梅各一两(各30g)贝母半两(15g) 罂粟壳去顶,蜜炒黄,八两(240g)

【用法】 上为细末,每服三钱(9g),白汤点服,嗽住止后服(现代用法:共研细末,每服9g,温开水送下。亦可水煎服,用量按原方比例酌定)。

【功效】 敛肺止咳,益气养阴。

【主治】 久咳肺虚,气阴两伤证。久咳不已,咳甚则气喘自汗,痰少而黏,脉虚数。

【制方原理】 本方主治久咳伤肺,肺气耗散,肺阴亏损之证。肺为娇脏,主气属卫,以润而用事。久咳不已,每致肺气虚损,肺阴耗伤,见咳嗽不愈,甚则气喘;肺气虚弱,卫表不固,则见自汗;肺阴亏虚,虚热内生,炼液成痰,而见痰少而黏,脉来虚数。本证病机为久咳肺虚,气阴两伤,兼夹痰热,治宜敛肺止咳,益气养阴,辅以降气化痰之法。

方中罂粟壳味酸性涩,善能敛肺止咳,蜜制兼以润肺化痰,故重用为君药。五味子、乌梅亦为酸涩之品,收敛肺气,止咳生津,助君药敛肺止咳,共为臣药。人参益气补肺,阿胶滋阴润肺,合用则两补肺之气阴;更以款冬花、桑白皮化痰止咳,降气平喘;贝母润肺化痰,清热止咳,共为佐药。桔梗宣肺祛痰,兼能载药上行,为佐使药。诸药合用,共奏敛肺止咳,益气养阴之功。

制方特点:收敛固涩与益气养阴合法,重在敛涩;寓升散于敛降之中,以敛降为主。

【临床应用】

1. 用方要点　本方适用于久咳肺虚,气阴两伤之证。临床以久咳不止,喘而自汗,脉虚数为使用依据。

2. 临证加减　肺肾亏虚而见喘甚,呼多吸少者,宜加蛤蚧、胡桃肉;气虚明显而见气短乏力,可加黄芪、西洋参;若阴虚而见口燥咽干,舌红苔干,酌加麦冬、沙参;燥热伤肺而见痰中带血,可加白及、白茅根、仙鹤草。

3. 现代运用　多用于慢性气管炎、支气管哮喘、肺气肿等属久咳肺虚,气阴两亏者。

4. 使用注意　本方不宜久服;久咳兼有表邪者忌用。

【现代研究】

临床报道　用九仙散加减基本方(玄参、款冬、桑白皮、浙贝母、乌梅各15g,五味子12g,荆芥10g)治疗喉源性咳嗽30例,随症加减:干咳无痰,舌红少苔者,浙贝母易为川贝10g,再加百合10g、桑叶6g;喉痒甚者加蝉蜕10g,牛蒡子6g;咽痛明显者加射干10g,薄荷6g;痰黏难咯者加海浮石12g,瓜蒌15g;痰黄稠者去五味子、乌梅,加黄芩、知母各10g,瓜蒌15g。每日1剂,7日为1疗程,服药2个疗程。结果23例症状消失,3例咳嗽次数明显减少。另将118例气阴两虚型咳嗽变异性哮喘患者随机分为2组,治疗组60例采用九仙散加减治疗;对照组58例给予沙美特罗替卡松粉吸入剂(50/250ug),每次1吸,每天2次,药后漱口,治疗14天。结果治疗组总有效率90.0%,显著高于对照组($P<0.05$),表明九仙散加减治疗喉源性咳嗽及其变异性哮喘有较好疗效。将糖尿病合并肺结核患者分为两组,实验组在应用降糖药和抗结核药的基础上使用九仙散,对照组仅应用降糖药和抗结核药,治疗12周。结果实验组空腹血糖、餐后血糖控制及痰菌阴转率均好于对照组($P<0.01$),且未见发生抗结核药物耐药的患者。

第三节　涩 肠 固 脱

涩肠固脱剂(formulas that consolidate the intestines to stop diarrhea),适用于脾肾虚寒所致之泻痢日久,大便滑脱不禁。常以涩肠止泻药如肉豆蔻、诃子、罂粟壳等为主组成。久泻不愈,多因脾胃虚寒,无力腐熟,或肾阳不足,火不暖土而致。且泻痢日久,每致营血亏耗;阳虚寒凝,易致气机失畅。故本类方剂中常配伍温肾健脾,滋阴养血,行气化滞之品。代表方如真人养脏汤、四神丸等。

真人养脏汤《太平惠民和剂局方》
(Zhenren Yangzang Tang)
Trueman's Decoction to Nourish the Organs

【组成】　人参　当归去芦　白术焙,各六钱(各18g)　肉豆蔻面裹,煨,半两(15g)　肉桂去粗皮　甘草炙,各八钱(各24g)　白芍药一两六钱(48g)　木香不见火,一两四钱(42g)　诃子去核,一两二钱(36g)　罂粟壳去蒂萼,蜜炙,三两六钱(108g)

191

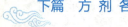

【用法】　上锉为粗末，每服二大钱(6g)，水一盏半，煎至八分，去渣，食前温服(现代用法：共为粗末，每服6g，水煎去渣，饭前温服；亦作汤剂，用量按原方比例酌减)。

【功效】　涩肠固脱，温补脾肾。

【主治】　久泻久痢，脾肾虚寒证。泻痢无度，大便滑脱不禁，甚则脱肛坠下，或便下脓血，下痢赤白，里急后重，脐腹疼痛，喜温喜按，倦怠食少，舌淡苔白，脉迟细。

【制方原理】　本方为久泻久痢，滑脱不禁而设。脾主运化，须赖肾中阳气之温煦。若泻痢日久，损伤脾肾，脾虚中气下陷，肾虚关门不固，故见泻下无度，甚则滑脱不禁，脱肛坠下；脾肾阳虚，阴寒内生，气血不和，则下痢赤白，或便下脓血，脐腹疼痛而喜温喜按；舌淡苔白，脉迟细，皆为脾肾虚寒之象。本方证虽以脾肾虚寒为本，但泻痢滑脱不禁，精微外泄，脏气已虚，当"滑者涩之"，急则治标，故治以涩肠固脱为主，温补脾肾为辅。

方中重用罂粟壳涩肠固脱而止泻，李时珍谓其能"止泄痢，固脱肛"(《本草纲目》)，用为君药。诃子苦酸温涩，功专涩肠止泻；肉豆蔻温中涩肠，并能散寒止痛，合君药则固脱止泻力强，以治标急，共为臣药。肉桂益火壮阳，温肾暖脾，以消阴寒；人参、白术、炙甘草益气健脾；当归、白芍养血和血；木香芳香醒脾，行气止痛，既合归、芍调和气血，又使全方涩补不滞，俱为佐药。甘草调和诸药，且合参、术补中益气，合芍药缓急止痛，用为佐使。诸药相合，共奏涩肠固脱，温补脾肾，调气和血之效。

制方特点：涩补并用，以涩为主；标本同治，重在治标；脾肾兼顾，补脾为主；涩中寓通，补而不滞。

【临床应用】

1. 用方要点　本方适用于久泻久痢，脾肾虚寒证。临床以泻痢滑脱不禁，腹痛喜温喜按，食少神疲，舌淡苔白，脉迟细为使用依据。

2. 临证加减　若中气下陷而兼脱肛，可加黄芪、升麻、柴胡；脾肾虚寒较甚，而见洞泄无度，完谷不化，宜加炮附子、干姜、补骨脂。

3. 现代运用　多用于慢性痢疾、慢性肠炎、溃疡性结肠炎等属脾肾虚寒者。

4. 使用注意　不宜久服；积滞热毒泻痢者，禁用。服用本方期间忌食生冷、油腻、鱼腥之物。

【现代研究】

1. 实验研究　采用2,4,6-三硝基苯磺酸(TNBS)/50%乙醇混合溶液局部灌肠法复制溃疡性结肠炎(UC)大鼠模型，阳性药组给予柳氮磺吡啶(SASP)混悬液灌胃；真人养脏汤低、中、高剂量组分别按生药7.6g/kg、15.2g/kg及30.4g/kg剂量灌胃，连续21天。结果模型组大鼠CMDI和HS评分以及血清IL-17、IFN-γ和TNF-α水平均明显升高($P<0.01$或$P<0.05$)，IL-10含量明显下降($P<0.01$)；与模型组相比，阳性药组和真人养脏汤组两个评分和IL-17、IFN-γ、TNF-α水平明显降低($P<0.01$)，IL-10含量明显升高($P<0.01$)，其中真人养脏汤中剂量组疗效最好。提示真人养脏汤调节炎性细胞因子表达可能是其治疗溃疡性结肠炎的机制之一。

2. 临床报道　采用真人养脏汤合四逆汤治疗40例脾肾阳虚型溃疡性结肠炎患者，对照组给予柳氮磺吡啶肠溶片，治疗4周后治疗组总有效率为85.0%，对照组为70.0%，两组比较差异显著($P<0.05$)，表明真人养脏汤合四逆汤能有效改善脾肾阳虚型溃疡性结肠炎的临床症状。另有用真人养脏汤加减治疗结直肠癌术后腹泻，治疗1周后患者排便功能有明显改善，且疗效优于对照组盐酸洛哌丁胺。

四神丸（《内科摘要》）
（Sishen Wan）
Four-miracle Pills

【组成】 肉豆蔻 五味子各二两（各60g） 补骨脂四两（120g） 吴茱萸浸,炒,一两（30g）

【用法】 上为末,用水一碗,煮生姜四两（120g）,红枣五十枚,水干,取枣肉为丸,如桐子大。每服五七十丸（6~9g）,空心食前服（现代用法:临睡时用淡盐汤或温开水送服。亦作汤剂,用量按原方比例酌减）。

【功效】 温肾暖脾,涩肠止泻。

【主治】 脾肾阳虚之肾泄证。五更泄泻,不思饮食,食不消化,或久泻不愈,或腹痛喜温,腰酸肢冷,神疲乏力,舌淡,苔薄白,脉沉迟无力。

【制方原理】 本方主治之肾泄为命门火衰,火不暖土所致。肾泄,又称五更泄、鸡鸣泄。"鸡鸣至平旦,天之阴,阴中之阳也,故人亦应之。"（《素问·金匮真言论》）肾为阳气之根,能温煦脾土,而五更正是阴气极盛,阳气萌发之际,因命门火衰,脾肾阳虚,阴寒内生,阳气当至而不至,阴气极而下行,故而泄泻;肾阳虚衰,命火不能温煦脾土,脾失健运,故不思饮食,食不消化;脾肾阳虚,阴寒凝聚,则腹痛喜温,腰酸肢冷;若泻久不愈,阳衰不固可致大肠滑脱。舌淡苔薄白,脉沉迟无力,皆为脾肾阳虚之候。本证病机为脾肾阳虚,肠道失固;治宜温肾暖脾,涩肠止泻。

方中重用补骨脂,其辛苦性温,尤善补命门之火以温暖脾土,为治肾虚泄泻之要药,《本草纲目》谓其:"治肾泄,通命门,暖丹田,敛精神",为君药。肉豆蔻辛温性涩,温中涩肠,与补骨脂相伍,既可助温肾暖脾之力,又能涩肠止泻,用为臣药。吴茱萸温脾暖胃以散阴寒;五味子固肾益气而止泻,同为佐药。用法中姜、枣同煮,枣肉为丸,意在温补脾胃,以助运化。诸药合用,"大补下焦元阳,使火旺土强,则能制水而不复妄行矣"（《医方集解》）。

制方特点:温热与酸涩并用,以温补治本为主;脾肾兼顾,重在补火以暖土。

本方由《普济本事方》之二神丸与五味子散组合而成。二神丸（补骨脂、肉豆蔻）能温补脾肾,涩肠止泻;五味子散（五味子、吴茱萸）可温中涩肠。今合二为一,温补固涩之功益佳,故有"四神"之名。

本方与真人养脏汤同为涩肠固脱之剂,但所治各异。本方重用补骨脂为君,以温肾为主,配伍暖脾涩肠之品,主治命门火衰,火不暖土所致的肾泄;真人养脏汤以罂粟壳为君,以固涩为主,兼以温补脾肾、调和气血,主治泻痢日久,脾肾虚寒的滑脱不禁证。

【临床应用】

1. 用方要点 本方适用于脾肾虚寒,火不暖土,肠失固摄之证。临床以五更泄泻,不思饮食,舌淡苔白,脉沉迟无力为使用依据。

2. 临证加减 久泻中气下陷而见脱肛者,可加黄芪、升麻;脾肾阳虚甚而见洞泄无度,畏寒肢冷,酌加肉桂、附子;泻下如水,可加乌梅、诃子。

3. 现代运用 多用于慢性结肠炎、溃疡性结肠炎、过敏性结肠炎、功能性腹泻、肠易激综合征及糖尿病性、肠结核、大肠癌手术后腹泻等属脾肾虚寒者。

【附方】

桃花汤（《伤寒论》） 赤石脂一斤,一半全用,一半筛末（30g） 干姜一两（6g） 粳米一

193

斤(30g) 上三味,以水七升,煮米令熟,去滓,温服七合,内赤石脂末方寸匕(3~5g),日三服。若一服愈,余勿服。功效:温中涩肠止痢。主治:虚寒痢。下痢不止,便脓血,色黯不鲜,日久不愈,腹痛喜温喜按,舌淡苔白,脉迟弱或微细。

按:本方与四神丸均具温涩之性,有涩肠固脱之功,用治虚寒泻痢日久,滑脱不禁之证。但本方重用赤石脂为君,重在温中涩肠,适宜于脾胃虚寒之下痢脓血者;四神丸重用补骨脂为君,温肾为主,补命门以暖脾土,兼以酸涩固肠,适宜于肾阳虚衰,火不暖土之五更泄。

【现代研究】

1. 实验研究 大鼠分为正常对照组、模型组、四神丸组和柳氮磺胺嘧啶(SASP)组,采用TNBS/乙醇溶液灌肠法复制溃疡性结肠炎大鼠模型,造模第2天四神丸组和SASP组分别给予四神丸浸膏剂(5g/kg)和SASP(0.3g/kg)灌胃,1次/日,连续21日,空白组和模型组给予等量生理盐水。结果模型组大鼠结肠组织黏膜层可见炎症和溃疡形成,结肠组织 NF-κB p65 基因和蛋白表达均高于正常对照组($P <0.01$);四神丸组 NF-κB p65 基因和蛋白表达均较模型组降低($P <0.05,P <0.01$)。推测四神丸对溃疡性结肠炎的治疗作用机制可能与激活 NF-κB 信号通路有关。

小鼠自由饮用 4%DSS 连续5日或4次循环饮用 3%DSS 分别制备急性或模型结肠炎模型,急性模型小鼠于 DSS 饮水次日开始灌服四神丸(2.25g/kg,相当于临床人用量的10倍),连续8日;慢性模型于 DSS 饮水第2次循环后开始给药,连续16日。结果显示,四神丸可以显著减轻两种模型小鼠的结肠组织炎症,降低急性/慢性结肠炎肠组织中 MPO/IFN-γ、IL-17A 含量,提高慢性结肠炎小鼠血中的 L-22。按 40mg/kg 给予 1,2-二甲肼(DMH)腹腔注射或20g/L 右旋葡聚糖苷钠(DSS)饮用水诱导小鼠结肠癌模型,分别给予 0.2ml 四神丸浸膏剂(生药浓度 2g/ml)口服或灌肠 21 周。结果显示,四神丸可以明显改善模型小鼠胸腺等组织的改变和恶病质状态,降低成瘤率和肿瘤数量,减少 CD133 蛋白表达量及降低成癌率。上述研究表明,四神丸具有抗氧化损伤、抗炎、免疫调节及抑癌等作用。

2. 临床报道 68 例肾阳虚衰型泄泻患者随机分为治疗组和对照组,治疗组应用四神丸(吴茱萸 6g,补骨脂 10g,肉豆蔻 6g,五味子 10g,生姜 6g,大枣 6g)合中药吴茱萸粉敷脐治疗(自制吴茱萸粉 2g,调盐水制成糊状,敷于脐部,敷贴范围 3~4cm,外用纱布覆盖固定,每日换药一次),对照组应用蒙脱散剂每次 3g,3次/日,双歧杆菌活菌制剂 2 粒/次,2次/日治疗,10天为1疗程,连续治疗 3 个疗程。结果治疗组总有效率 91.7%,明显高于对照组($P<0.05$)。

第四节 涩精止遗

涩精止遗剂(formulas that restrain emission or enuresis),适用于肾虚失藏,精关不固之遗精、滑泄;或肾虚不摄,膀胱失约之遗尿、尿频,常用涩精止遗药如沙苑子、桑螵蛸、芡实等为主组成。盖肾主藏精,为封藏之本;心主神志与肾精摄藏密切相关,故本类方剂常配伍补肾、宁心之品。代表方如金锁固精丸、桑螵蛸散等。

金锁固精丸(《医方集解》)
(Jinsuo Gujing Wan)
Golden Lock Pills to stabilize Essence

【组成】 沙苑蒺藜去皮,炒 芡实蒸 莲须各二两(各60g) 龙骨酥炙 牡蛎盐水煮一日一夜,煅粉,各一两(各30g)

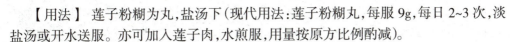

【用法】 莲子粉糊为丸,盐汤下(现代用法:莲子粉糊丸,每服 9g,每日 2~3 次,淡盐汤或开水送服。亦可加入莲子肉,水煎服,用量按原方比例酌减)。

【功效】 涩精补肾。

【主治】 肾虚不固之遗精。遗精滑泄,腰痛耳鸣,四肢酸软,神疲乏力,舌淡苔白,脉细弱。

【制方原理】 本方所治为肾虚精关不固。《素问·六节藏象论》云:"肾者主蛰,封藏之本,精之处也。"肾主藏精,肾虚封藏失司,精关不固,见遗精滑泄;腰为肾之府,耳为肾之窍,肾虚精亏,故腰痛耳鸣;肾虚气弱,则四肢酸软,神疲乏力,舌淡苔白,脉细弱。针对本证肾虚精关不固之病机,治宜补肾涩精。

方中沙苑子甘温,补肾固精,《本经逢原》谓其"为泄精虚劳要药,最能固精",用为君药。莲子、芡实补肾涩精,益脾养心,与君药相须为用,加强固肾涩精之力,同为臣药。龙骨、牡蛎、莲须,均能增涩精止遗,合为佐药。诸药合用,共奏补肾固精,涩精止遗之功。因本方能秘肾气,固精关,效如"金锁",故名"金锁固精丸"。

制方特点:集诸补肾涩精之品于一方,重在固精,兼调补心肾,标本兼顾。

【临床应用】

1. 用方要点 本方适用于肾虚精关不固之证。临床以遗精滑泄,腰痛耳鸣,舌淡苔白,脉细弱为使用依据。

2. 临证加减 若偏于肾阳虚而见腰膝冷痛,酌加菟丝子、补骨脂、附子;偏于肾阴虚而见梦遗腰酸,手足心热者,可加龟甲、女贞子、熟地黄;心肾不交而见不寐梦遗者,酌加酸枣仁、远志、五味子;肾虚精亏而腰痛明显,加杜仲、川续断、桑寄生;遗精滑泄日久不愈者,宜加五味子、山萸肉、金樱子。

3. 现代运用 多用于慢性前列腺炎、乳糜尿、重症肌无力等属肾虚精关不固者。

4. 使用注意 湿热下注,或相火内炽之遗精者,本方均不宜。

【附方】

水陆二仙丹(《洪氏集验方》) 金樱子 鸡头实 各等分(各 12g) 鸡头(即芡实)去外皮取实,连壳杂捣令碎,晒干为末。复取糖樱子,去外刺并其中子,捣碎,入甑中蒸令熟,却用所蒸汤淋三两过,取所淋糖樱汁入银铫,慢火熬成稀膏,用以和鸡头末为丸,如梧桐子大,每服五十丸(6g),盐汤送下。功效:补肾涩精。主治:男子遗精白浊,小便频数,女子带下,纯属肾虚不摄者。

按:芡实、金樱子,一生于水,一生于山,故以"水陆"名之。本方与金锁固精丸均有补肾涩精之功,但本方补涩之力不及金锁固精丸,《医方论》言其"亦能涩精固气,但力量甚薄,尚须加味"。

【现代研究】

1. 实验研究 采用口服腺嘌呤(150g/kg,连续 4 周)诱导的肾虚多尿大鼠模型,分别给予金锁固精丸高、中、低三个不同剂量(1.170g/kg·d,0.585g/kg·d,0.293g/kg·d)灌胃 4 周。结果显示,金锁固精丸高剂量可显著增加模型大鼠的血中 Cort、ALD 含量,上调肾脏 CYP11B2mRNA 的表达,促进 ALD 的合成;增加血中 CRH、ACTH、cAMP 含量。提示金锁固精丸治疗肾虚不固所致多尿、尿频的作用机制可能涉及对 HPA 系统的调节。

2. 临床报道 遗精患者 80 例随机分为观察组和对照组,观察组口服金锁固精丸加味方(沙苑子 15g,芡实 15g,莲须 15g,龙骨煅 30g,牡蛎煅 30g,莲子 15g)联合 654-2 穴位注射(第 1 组:关元,三阴交;第2组:肾俞,命门;每3天穴位注射,1组、2组交替使用,每天0.2ml),对照组给予舒乐安定片(2ml/次,每晚1次)和谷维素片(10mg/次,每日3次)口服,治疗30天。结果观察组总有效率为90.0%显著高于对照组72.5%(*P*<0.05),表明金锁固精丸加味口服联合654-2穴位注射治疗遗精有较好疗效。

<h2 style="text-align:center">桑螵蛸散(《本草衍义》)</h2>
<h3 style="text-align:center">(Sangpiaoxiao San)</h3>
<h3 style="text-align:center">Mantis Egg-case Powder</h3>

【组成】 桑螵蛸 远志 菖蒲 龙骨 人参 茯神 当归 龟甲酥炙,以上各一两(各30g)

【用法】 上为末,夜卧人参汤调下二钱(6g)(现代用法:研末,睡前以党参汤调下6g;亦可白水冲服)。

【功效】 调补心肾,涩精止遗。

【主治】 心肾两虚证。小便频数,或尿如米泔,或遗尿,或遗精,心神恍惚,健忘,舌淡苔白,脉细弱。

【制方原理】 本方证由心肾两虚,水火不交而致。肾藏精,与膀胱相表里,肾虚不摄则膀胱失约,而见小便频数,或尿如米泔,甚至遗尿;肾虚精关不固,则致遗精滑泄。心藏神,心气不足,神失所养,且肾精不足,不能上济于心,故见心神恍惚,健忘;舌淡苔白,脉细弱,均为心肾不足之象。本证病机为肾虚不摄,心气不足,水火失交;治宜调补心肾,涩精止遗。

方中以桑螵蛸补肾助阳,固精缩尿,用以为君药。臣以龙骨镇心安神,收涩固精;龟甲滋阴益肾,补血养心。桑螵蛸得龙骨则固涩止遗之力增,得龟甲则补肾益精之功著。人参大补元气,当归养血补心,二药共益气血;茯神宁心安神,菖蒲宣窍宁心,远志安神定志,且通肾气上达于心,此三味交心肾而调神,俱为佐药。诸药相合,共奏调补心肾,补益气血,涩精止遗之功。

制方特点:涩补并行,心肾同调,标本兼治。

本方含孔圣枕中丹(龟甲、龙骨、菖蒲、远志)与定志丸(菖蒲、远志、茯苓、人参),前方有交通心肾之功,后方有养心定志之效。合而用之,则调补心肾,交通上下之功尤著。

本方与金锁固精丸均为涩精止遗之方,但金锁固精丸纯用补肾涩精之品,专治肾虚精关不固之遗精滑泄;本方则在涩精止遗的基础上配伍调补心肾之药,使心肾相交,神志安宁,主治心肾两虚,水火不交所致的尿频,遗尿,遗精等。

【临床运用】

1. 用方要点 本方适用于肾虚不摄,心气不足,水火不交之证。临床以尿频或遗尿,遗精,心神恍惚,舌淡苔白,脉细弱为使用依据。

2. 临证加减 肾虚膀胱虚冷见小便频数,遗尿甚者,宜配合缩泉丸(益智仁、乌药、山药);肾虚遗滑为主,酌加山茱萸、沙苑蒺藜、五味子;心神不安以心悸失眠为主,可加五味子、酸枣仁等。

3. 现代运用 多用于小儿遗尿、糖尿病、神经衰弱等属心肾两虚,水火不交者。

4. 使用注意 下焦湿热或相火妄动之尿频遗尿、遗精滑泄者忌用。

【附方】

缩泉丸(《校注妇人良方》) 乌药 益智仁各等分(各9g) 上为末,酒煎山药末为糊,丸桐子大,每服七十丸,盐、酒或米饮下。功效:温肾祛寒,缩尿止遗。主治:下元虚寒之小便频数证。小便频数,或遗尿不止,舌淡,脉沉弱。

按:本方与桑螵蛸散皆有固涩止遗之功,用治小便频数或遗尿。本方以益智仁配伍乌药,重在温肾祛寒,适宜于下元虚冷者;桑螵蛸散以桑螵蛸与龟甲、龙骨、茯神等为伍,偏于调补心肾,适用于心肾两虚者。

【现代研究】

临床报道　用桑螵蛸散合六味地黄丸改汤加味(桑螵蛸45g,人参12g,云苓12g,生龙骨30g,生牡蛎30g,龟板24g,菖蒲12g,远志15g,当归12g,熟地36g,山药12g,山萸肉36g,丹皮12g,益智仁24g)治疗90例尿失禁患者,据证加减,同时配合盆骶肌锻炼,连续30天。结果临床治愈(尿失禁消失,咳嗽、奔跑等腹压突然增加时尿失禁亦未再出现,随访半年未复发,病人全身一般情况良好)47.78%,总有效率95.56%,未见有副作用,表明桑螵蛸散合六味地黄丸加味治疗尿失禁有较好疗效。另有用桑螵蛸散与缩泉丸合方,1日1剂,水煎温服;配合针刺止遗穴,根据患儿体质、病情、年龄制定针灸次数、留针时间和刺激强度,治疗小儿遗尿78例,随访半年,总有效率100%。

第五节　固崩止带

固崩止带剂(formulas that relieve metrorrhagia and leukorrhagia),适用于妇女崩中漏下或带下日久不止等症,常用固崩止带药如煅龙骨、煅牡蛎、五倍子等为主组方。崩漏之疾或因脾虚失摄,冲任不固,或由阴虚火扰,迫血妄行,或因瘀阻胞宫,阴血不守,故崩漏治方常配伍益气补脾、滋阴清热、活血化瘀之品。至于带下之疾,多因脾失健运,湿浊下注而致,或湿蕴化热,或木郁乘脾,故治带之方常与补脾祛湿、清热疏肝等药相伍。代表方如固冲汤、完带汤等。

固冲汤《医学衷中参西录》
(Guchong Tang)
Decoction for Strengthening the Thoroughfare Vessel

【组成】　白术炒,一两(30g)　生黄芪六钱(18g)　龙骨煅,捣细,八钱(24g)　牡蛎煅,捣细,八钱(24g)　萸肉去净核,八钱(24g)　生杭芍四钱(12g)　海螵蛸捣细,四钱(12g)　茜草三钱(9g)　棕边炭二钱(6g)　五倍子轧细,药汁送服,五分(1.5g)

【用法】　原方未著用法(现代用法:水煎服)。

【功效】　固冲摄血,补脾益肾。

【主治】　脾肾两虚,冲脉不固证。猝然血崩或月经过多,或漏下不止,色淡质稀,头晕肢冷,心悸气短,神疲乏力,腰膝酸软,舌淡,脉细弱。

【制方原理】　本方是为肾虚不固,脾虚不摄,冲脉滑脱之崩漏而设。肾为先天之本,肾气健固,则封藏有司;脾为后天之本,脾气健旺,则统血有权。若肾虚不固,脾虚失摄,以致冲脉滑脱,遂致血下如崩,或漏下难止;气随血脱,故见头晕肢冷,心悸气短;脾肾亏虚,气血不足,则见腰膝酸软,神疲乏力,舌淡,脉细弱。证属脾肾两虚,冲脉滑脱,当急治其标,以固冲摄血为主,辅以补脾益肾为法。

方中山茱萸甘酸而温,既能收敛固涩,又可补益肝肾,两擅其功,故重用为君药。龙骨味甘而涩,牡蛎咸涩,均为煅用,收涩之力更强,合之能"收敛元气","治女子崩

197

带"(《医学衷中参西录》),共助君药固涩滑脱,均为臣药。白术益气健脾以固冲,黄芪补气之中又善升举,"尤善治流产崩滞"(《医学衷中参西录》),二药合用,令脾气健旺而统摄有权;生白芍味酸收敛,养血敛阴;棕榈炭、五倍子收敛止血;海螵蛸、茜草固涩止血,兼能化瘀,使血止而无留瘀之弊;以上俱为佐药。全方诸味相合,共奏固冲摄血,补脾益肾之功。

制方特点:集众多敛涩之品,辅之补气以固冲,涩补相兼,意在急则治标;寓散瘀于收涩止血之中,使血止而不留瘀。

【临床应用】

1. 用方要点　本方适用于脾肾两虚,冲脉不固之血崩或月经过多。临床以猝然下血不止,量多色淡质稀,头晕肢冷,腰膝酸软,舌淡,脉细弱为使用依据。

2. 临证加减　阳衰欲脱而见肢冷脉微者,可重用黄芪,并加炮附子、高丽参以益气回阳;气虚下陷而致出血不止,体倦乏力甚者,加黄芪、升麻、柴胡以补气升阳。

3. 现代运用　多用于功能失调性子宫出血、产后出血过多等属脾肾两虚,冲脉失固者。

4. 使用注意　血热妄行者忌用。

【附方】

1. 固经丸(《丹溪心法》)　黄芩炒　白芍炒　龟板炙各一两(各30g)　黄柏炒,三钱(9g)　椿根皮七钱半(22.5g)　香附二钱半(7.5g)　上为末,酒糊丸,如梧桐大。每服五十丸(6g),空心温酒或白汤下。功效:滋阴清热,固经止血。主治:阴虚血热之崩漏。经水过期不止,或下血量过多,血色深红或紫黑稠黏,手足心热,腰膝酸软,舌红,脉弦数。

2. 震灵丹(《太平惠民和剂局方》)　禹余粮火煅,醋淬不计遍,以手捻得碎为度　紫石英　赤石脂　丁头代赭石如禹余粮炮制　各四两(各120g)　以上四味,并作小块,入甘锅内,盐泥固济,候干,用炭一十斤煅通红,火尽为度,入地坑埋,出火毒,二宿　滴乳香别研　五灵脂去沙石,研　没药去沙石,研　各二两(各60g)朱砂水飞过,一两(30g)　上为细末,以糯米粉煮糊为圆,如小鸡头大,晒干出光,每服一粒(6g),空心温酒下,冷水亦得。忌猪、羊血,恐减药力。妇人醋汤下,孕妇不可服。功效:固崩止带,暖宫化瘀。主治:冲任虚寒,瘀阻胞宫证。妇人崩漏或白带延久不止,精神恍惚,头昏眼花,少腹疼痛,脉沉细弦。

按:固冲汤、固经丸与震灵丹均有固涩止血作用,可治疗月经过多、崩漏下血之证。固冲汤集大队收敛止血药于一方,涩补并用,以涩为主,兼以补脾益肾,适宜于脾肾两虚,冲脉不固之崩漏,症见血色偏淡,腰酸乏力,舌淡脉弱等症。固经丸清补并用,功善滋阴清热,收敛止血之力较弱,适宜于阴虚火旺,迫血妄行之崩漏,症见血色紫黑,心烦口苦,舌红脉数等症。震灵丹则重用金石药固脱镇怯,配伍少量活血化瘀之品,涩中寓通,以涩为主,适宜于崩漏、带下经久不愈,属下元虚寒,冲任不固,瘀阻胞宫者。

【现代研究】

临床报道　在米非司酮的基础上加用固冲汤加减方治疗围绝经期功能失调性子宫出血,疗程3个月,总有效率89.3%,效果优于单用西药米非司酮治疗。另有对无放环禁忌证的围绝经期功血患者,置左炔诺孕酮宫内缓释系统(曼月乐),于放环后的前3个月的月经期口服固冲汤7天,分别检测治疗前后的不规则出血率、子宫内膜厚度、月经量评分、血红蛋白,6个月后行内膜活检。结果显示,曼月乐配合固冲汤治疗围绝经期功血,能有效减少月经量,控制子宫内膜增生,纠正贫血,减少不规则出血,临床疗效满意。

完带汤(《傅青主女科》)
(Wandai Tang)
Ending Leukorrhea Decoction

【组成】 白术土炒,一两(30g) 山药炒,一两(30g) 人参二钱(6g) 白芍酒炒,五钱(15g) 车前子酒炒,三钱(9g) 苍术制,三钱(9g) 甘草一钱(3g) 陈皮五分(2g) 黑芥穗五分(2g) 柴胡六分(2g)

【用法】 水煎服。

【功效】 补脾疏肝,化湿止带。

【主治】 脾虚肝郁,湿浊带下证。带下色白,清稀无臭,面色㿠白,肢体倦怠,大便溏薄,舌淡苔白,脉缓或濡弱。

【制方原理】 本方所治为脾虚肝郁,带脉失约,湿浊下注之白带。缪希雍曰:“白带多是脾虚,肝气郁则脾受伤,脾伤则湿土之气下陷,是脾精不守,不能输为荣血,而下白滑之物,皆由风木郁于地中使然耳。”脾虚肝郁,湿浊下注,带脉不固,故见带下色白量多,清稀无臭;脾虚失运,化源不足,则面白肢倦;脾虚湿停,清阳不升,见大便溏薄;舌淡苔白,脉缓或濡弱,亦为脾虚湿盛之象。本证病机为脾虚失运,肝气不舒,湿浊下注;治宜补脾疏肝,化湿止带。

方中重用白术、山药补脾益气,白术土炒尤善入脾胃,以增健脾燥湿化浊之功;山药并能补肾固精,使带脉约束有权,带下可止;二味合为君药。臣以人参益气补中,以资君药补脾之力;苍术燥湿运脾,以助君药祛湿化浊之功;白芍柔肝理脾,使肝木条达而脾土自强;车前子利湿清热,令湿浊从小便分利。佐以陈皮理气燥湿,既可使人参、白术补而不滞,又能行气而化湿;柴胡、荆芥穗辛散条达,配白术则升发脾胃清阳,伍白芍则疏肝解郁,芥穗炒黑又可助收涩止带。甘草益气补中,调和诸药,用为佐使药。诸药合用,共奏补脾疏肝,化湿止带之功。

制方特点:寓补于散,寄消于升;扶土畅木,肝脾同治。

【临床应用】

1. 用方要点 本方适用于脾虚肝郁,湿浊下注之白带证。临床以带下清稀色白,舌淡苔白,脉濡缓为使用依据。

2. 临证加减 带下日久,肾气亏虚见腰膝酸痛,宜加菟丝子、杜仲、川续断;肝气郁结见胸胁疼痛,酌加香附、青皮、川芎;肝脉寒凝见少腹疼痛,加小茴香、乌药;肾经虚寒见带下清稀,色白量多者,宜加鹿角霜、巴戟天。另外,可据情选加煅龙骨、煅牡蛎、海螵蛸、芡实等收涩之品,以加强其止带之力。

3. 现代运用 多用于阴道炎、宫颈炎、盆腔炎等属脾虚肝郁,湿浊下注者。

4. 使用注意 湿热带下,非本方所宜。

【附方】

1. 易黄汤(《傅青主女科》) 山药炒,一两(30g) 芡实炒,一两(30g) 黄柏盐水炒,二钱(6g) 车前子酒炒,一钱(3g) 白果碎,十枚(12g) 水煎,连服四剂。功效:补脾益肾,清热祛湿。主治:脾肾两虚,湿热带下证。带下黏稠量多,色黄如浓茶汁,其气腥秽,食

笔记

少体倦,腰膝酸软,舌红,苔黄腻,脉濡滑。

2. 清带汤(《医学衷中参西录》) 生山药一两(30g) 生龙骨捣细,六钱(18g) 生牡蛎捣细,六钱(18g) 海螵蛸去净甲捣,四钱(12g) 茜草三钱(9g) 功效:收涩止带。主治:赤白带下。症见带下赤白,清稀量多,连绵不断,腰酸乏力,舌淡苔白,脉沉细者。

3. 收涩止带汤(《古今名方》) 怀山药、芡实、白鸡冠花各15g 菟丝子、杜仲、续断、白术各12g 椿根白皮30g 水煎服。功效:收涩止带。主治:妇女带下,日久不止。

按:完带汤、易黄汤、清带汤与收涩止带汤均治带下证。完带汤重用白术、山药为君,在大量补脾药物的基础上,配伍少量疏肝之品,补散并用,适宜于脾虚肝郁、湿浊下注之白带。易黄汤重用山药、芡实为君,伍以收涩止带之白果和清热祛湿之黄柏、车前子,重在补涩,辅以清利,主治肾虚湿热下注之黄带。清带汤重用山药,配伍收敛之龙骨、牡蛎与化瘀之海螵蛸、茜草,主治滑脱不禁而兼有瘀滞之赤白带下。收涩止带汤重用椿根白皮,又配以健脾补肾祛湿之山药、白术、芡实和菟丝子、杜仲、续断,补涩并用,适宜于脾肾两虚,日久缠绵之带下。

【现代研究】

临床报道 将70例脾虚肝郁证的炎性慢性盆腔痛患者随机分为两组,对照组给予奥硝唑氯化钠注射液静脉滴注,首次静脉滴注用量为0.5~1g,之后每12小时静滴0.5g。观察组在对照组基础上加用完带汤加减(白术20g,山药20g,当归20g,柴胡15g,白芍15g,川芎15g,桃仁12g,红花12g,车前子9g,苍术9g,黑芥穗9g,人参6g,陈皮6g,甘草6g),每日1剂。连续治疗10天。结果观察组总有效率94.29%,患者疼痛评分和证候体征总积分改善均显著优于对照组($P<0.05$)。表明完带汤联合抗生素治疗炎性盆腔痛具有较好疗效。

将110例肠易激综合征患者随机分为治疗组60例和对照组58例,治疗组采用完带汤加味(白术、山药、党参各30g,白芍15g,防风炭、木香、柴胡各10g,车前子、苍术各9g,陈皮、芥穗炭各6g,甘草3g)水煎服,每日1剂;对照组黄连素0.4g,3次/天,谷维素20mg,3次/天,帕罗西汀20mg,口服,每日1次。4周为1疗程。结果治疗组在腹痛、排便次数、大便性状以及症状积分的改善方面均明显优于对照组($P<0.01$),表明完带汤治疗以腹泻腹痛为主症的肠道易激综合征有明显疗效。

知识拓展与案例实训

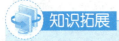

知识拓展

补火暖土

为火不生土证而设立的治法。火与土者,母子相生也。心属火,命门也藏火,脾属土;火不生土,即火衰不能温煦脾土而致脾阳不运证。故火不生土证中有心火(心阳)不足与命火(肾阳)虚衰之不同。何梦瑶:"脾之所以有运化水谷者,气也,气虚则凝滞而不行,得心火而温化之,乃健运而不息,是心火生脾土也。"心火不生脾土,常见心悸气短,面色苍白,形寒肢冷,饮食不化,洞泄肠澼等,治宜温助心阳,健脾助运,方如桂枝人参汤、苓桂术甘汤等。赵献可:"命门为十二经之主。肾无此则无以做强,而技巧不出矣……脾胃无此,则不能蒸腐水谷,而五味不出矣。"命火不生脾土,常见腰膝酸冷,肢冷身肿,完谷不化,五更泄泻等,治宜温壮命火,补肾健脾,方如四神丸、桂附理中丸等。又小肠主泌别清浊,其功能附属于脾之运化。手少阴心经与手太阳小肠经相互络属,脏腑相合。心火(阳)循经下行与小肠之气相合,有助于小肠之泌别清浊。临床心火不足,小肠虚寒,也可见小腹寒痛,泄泻,尿频或尿浊等,也可通过补心火(阳)暖脾土,以助小肠的消化吸收,方可用缩泉丸加白术、干姜等。

治精调神

治疗精病从心神论治的一种思路。心主火藏神,肾主水藏精。人体生理情况下,心火下济于肾,肾水上交于心,心肾相交,保持动态平衡。若肾阴亏虚,阴精不能上承,或心火偏亢,心火不降,或心神浮越,心阳不潜,则心肾不交,水火失调,精神并病,如下见遗精滑泄或遗尿,上见心悸健忘或心神恍惚等,《景岳全书》:"心为君火,肾为相火;心有所动,肾必应之。盖精之藏制虽在肾,而精之主宰则在心,故精之蓄泄无非听命于心。"此时治宜调补心肾,协交水火,精神并治。叶天士又指出:"滑泄、梦遗种种精病,必本于神治,于怔忡惊悸,种种神病,必本于气治,盖补精必安其神,安神必益其气。"高度概括了此类病证治方配伍,即"宁心安神、益气固精"的基本思路。

冲脉不固治从脾肾

张锡纯:"人之血海,其名曰冲。在血室之两旁,与血室相通。上隶于胃阳明经,下连于肾少阴经。有任脉以为之担任,督脉为之督摄,带脉为之约束。""女子血崩,因肾脏气化不固,而冲任滑脱也。"(《医学衷中参西录》)如脾胃健旺,气血生化有源,则冲脉盛,血海盈;肾气健固,封藏有司,则月事以时下。若肾气不固,脾失统摄,冲脉滑脱,则血下如崩,或漏下难止。故冲任隶属阳明,冲脉不固与脾肾密切相关,冲脉不固之失血证多从脾肾论治。张氏固冲汤方在选用固涩药的同时,重用黄芪、白术(健脾益气)与山萸肉、白芍(补益肝肾),充分体现了这一治疗思想。临床若肝肾阴虚,伴烦热口渴,便干舌红,脉细数等,可加生地黄、麦冬、续断;若肾阳不足,伴肢冷畏寒,面浮便溏等,脉沉弱等,则可加制附子、炮姜炭、鹿角霜等。

 案例实训

患者,女,25 岁。1 年前人工流产后,出现自汗恶风,偶尔怕冷,形体逐渐消瘦。刻下周身乏力,纳食尚可,面色萎黄,月经量少,色淡质稀,舌质红,苔薄白略腻,脉沉细。治予处方:煅牡蛎 30、麻黄根 20g、黄芪 30g、防风 9g、白术 9g、丹参 15g、当归 12g、陈皮 9g、浮小麦 30g、炙甘草 3g。水煎温服,每日 1 剂。患者连服 10 剂后诸证皆愈。(仝示雨.悬壶集[M].郑州:河南科学技术出版社,1982,(6):169-171)

分析要点:①对案情进行中医辨证分析;②案中的处方是由哪几首方剂合并而成? 结合病机指出数方相合的理由? ③所涉方剂在组成、功用、主治的异同及其选用要点? ④你对案中的组方用药有何看法?

学习小结

固涩剂为气、血、精、津滑脱散失之证而设。根据耗散滑脱证的常见类型,本章分为固表止汗、敛肺止咳、涩肠固脱、涩精止遗、固崩止带五类。

1. 固表止汗　适用于表虚不固之汗出过多证。牡蛎散敛阴止汗,益气固表,适用于气虚卫外不固,阴伤心阳不潜,日久心气耗伤之自汗、盗汗证。

2. 敛肺止咳 适用于久咳肺虚证。九仙散敛肺止咳力强,配伍益气养阴,化痰止咳之品,善治肺虚气阴两伤之久咳不已,短气自汗证。

3. 涩肠固脱 适用于久泻久痢,滑脱不禁证。真人养脏汤、四神丸均有涩肠固脱之功,用治泻痢日久证。真人养脏汤长于固涩,兼温补脾肾,调和气血,适宜于脾肾阳虚,气血不和的久泻久痢,及脱肛滑泄者;四神丸长于温肾暖脾而固肠止泻,宜于命门火衰,火不暖土之五更泄泻。

4. 涩精止遗 适用于遗精滑泄或尿频失禁证。金锁固精丸、桑螵蛸散皆有涩精止遗之功,主治肾虚遗精、遗尿诸症。金锁固精丸功专涩精补肾,善治肾虚精关不固之遗精、滑泄之证;桑螵蛸散于固精止遗之中,并能调补心肾,用于心肾两虚,水火不交之尿频遗尿、心神恍惚之证。

5. 固崩止带 适用于崩中漏下或带下不止等症。固冲汤重在益气固冲而摄血止血,适宜于脾肾两虚,冲脉不固之崩漏。完带汤重在健脾,兼能调肝、化湿止带,适宜于脾虚肝郁,湿浊下注之白带。

(王 欣)

复习思考题

1. 何谓固涩剂? 为何固涩方中多配伍补益之品?
2. 牡蛎散、玉屏风散均可用于表虚自汗证,临证如何区别应用?
3. 试述真人养脏汤与四神丸在组成、功用、主治等方面的异同。
4. 金锁固精丸、桑螵蛸散同属涩精止遗方剂,两方在功用、主治方面有何异同?
5. 固冲汤与归脾汤均可用治脾不统血之崩漏证,临床如何区别应用?
6. 完带汤治疗何种带下? 方中配伍柴胡、黑芥穗的意义是什么?

第十四章

安　神　剂

学习目的
掌握神志不安病证的治疗立法;安神剂遣药制方的基本知识。
学习要点
安神剂的概念、分类及使用注意;安神剂各类代表方的制方原理及临床应用。

安神剂(formulas that calm the mind)多以安神药为主组成,具有安神定志作用,主治神志不安一类病证的方剂。

心藏神,肝藏魂,肾藏志,故神志不安与心、肝、肾三脏关系密切,多表现为心悸、失眠、多梦、烦躁、惊狂等症。其基本病机在心为阴血不足,心神失养或火热上炎,扰动心神;在肝为藏血不足,血不养心,魂不守舍;在肾为水不济火,虚阳上扰。其变化多虚实夹杂,互为因果,如火盛每致阴伤,阴虚易致阳亢等。若见惊狂善怒,烦躁不安者,多属实证;若见心悸健忘,虚烦失眠者,多属虚证;若见心烦不寐、多梦、遗精者,多属心肾不交,水火失济。治疗实证宜重镇安神,虚证宜补养安神,心肾不交则宜交通心肾。故本章方剂分为重镇安神、补养安神、交通心肾三类。此外,神志不安的病症又有因火、因痰、因瘀等而致者,临证应分别采取泻火、化痰、祛瘀等相应的配伍法,可与有关章节互参。

现代药理研究表明,安神剂主要有镇静、催眠、抗心律失常、抗心脑缺血、抗惊厥、增强记忆功能、抗焦虑、抗抑郁、抗氧化、提高机体免疫力及降血脂等作用。此类方剂现代临床广泛应用于内分泌、心脑血管、精神神经系统疾病,其中多用于围绝经期综合征、甲状腺功能亢进、糖尿病、室性心律失常、心绞痛、心肌梗死后睡眠及情绪障碍、脑出血急性期狂躁精神障碍、癫痫、心脏神经官能症、焦虑症、抑郁症等疾病以心悸失眠为主要表现者。

重镇安神剂多由金石类药物组成,容易损伤胃气,补养安神剂多配伍滋腻补虚之品,有碍脾胃运化,均不宜久服;脾胃虚弱者,应酌配健脾和胃之品。某些安神药,如朱砂等具有一定毒性,久服可能引起慢性中毒,亦予注意。

第一节　重　镇　安　神

重镇安神剂(formulas that calm the mind by settling tranquilizing)常用于治疗心火

偏旺或心肝阳亢所致之神志不安,症见心神烦乱,失眠,惊悸,怔忡等。根据"重可镇怯"的原则,多以金石或介壳类重镇安神、平肝潜阳药为主组成方剂,常用药如朱砂、磁石、龙齿、珍珠母等。心火较甚者,常配伍黄连等清心泻火;火盛阳亢损伤阴血者,则配伍地黄、当归等滋阴养血;痰火扰心者,常配伍贝母、胆南星等清热涤痰。为防金石或介壳类药物伤脾胃,常配伍神曲等药。代表方如朱砂安神丸等。

朱砂安神丸(《内外伤辨惑论》)
(Zhusha Anshen Wan)
Cinnabar Pills to Calm the Mind

【组成】 朱砂另研,水飞为衣五钱(15g) 黄连六钱(18g) 甘草五钱五分(16g) 生地黄一钱五分(5g) 当归二钱五分(8g)

【用法】 上四味为细末,另研朱砂,水飞如尘,阴干,为衣,汤浸蒸饼为丸,如黍米大,每服十五丸,津唾咽之,食后(现代用法:上药为丸,每次服6~9g,睡前开水送下)。

【功效】 镇心安神,泻火养阴。

【主治】 心火偏亢,阴血不足证。心神烦乱,失眠多梦,惊悸怔忡,舌红,脉细数。

【制方原理】 本方所治皆由心火上炎,灼伤阴血而致。心藏神,主血脉。五志过极,化火扰心,心神不宁,则失眠多梦,惊悸怔忡,心神烦乱;心火偏亢,灼伤阴血,则舌红,脉细数。治宜镇心安神,泻火养阴。

方中朱砂质重味甘性寒,入心经,既可镇心定惊,又能清降心火,《药性论》谓其"为清镇少阴君火之上药",为君药。因心火偏亢,扰乱心神,恐朱砂清心之力不足,故配伍苦寒入心之黄连清心泻火除烦,为臣药。君臣相合,镇潜浮阳以安神定悸,清泻心火而除烦宁心。当归、生地黄滋养阴血,以补火热灼伤之阴血,使阴血充而养心神,同为佐药;其中生地黄又能滋肾阴,使肾水上济于心,令心火不亢。甘草健脾和中,调和诸药,既可制黄连苦寒太过之性,又能防朱砂质重碍胃之弊,是使药而兼佐药之用。五药合用,使心火得清,阴血得补,神志得安,则诸症可解,故以"安神"名之。

制方特点:主以镇、清,兼以滋养,相得益彰。

【临床应用】

1. 用方要点 本方适用于心火偏亢,灼伤阴血的神志不安疾病,临床以心神烦乱、失眠、惊悸、舌红、脉细数为使用依据。

2. 临证加减 若心火较重,烦热不寐较甚者,加栀子或莲子心;若神乱而魂魄不宁,兼有惊恐、易惊者,加龙骨、牡蛎、磁石。

3. 现代运用 多用于神经衰弱、抑郁症及心动过速等证属心火偏亢,阴血不足者。

4. 使用注意 朱砂有毒,不宜多服或久服;不宜与碘化物或溴化物同用,以防导致医源性肠炎。

【附方】

1. 生铁落饮(《医学心悟》) 天冬去心 麦冬去心 贝母各三钱(各9g) 胆星 橘红 远志肉 石菖蒲 连翘 茯苓 茯神各一钱(各3g) 玄参 钩藤 丹参各一钱五分(各4.5g) 辰砂三分(1g) 生铁落(30g)煎熬45分钟,以汤代水煎药。功效:镇心安神,清热涤痰。主治:痰火上扰之癫狂证。狂躁不安,喜怒无常,骂詈叫号,不识亲疏,舌红绛,苔黄腻,脉弦数等。

2. 磁朱丸(《备急千金要方》) 磁石二两(60g) 朱砂一两(30g) 神曲四两(120g) 三味末之,炼蜜为丸,如梧子大,饮服三丸(2g),日三服。功效:重镇安神,聪耳明目。主治:心肾不交证。视物昏花,耳鸣耳聋,心悸失眠。亦治癫痫等。

3. 珍珠母丸(《普济本事方》) 珍珠母三分,研如粉(22.5g) 当归 熟地各一两半(各45g) 人参去芦 酸枣仁 柏子仁各一两,研(各30g) 犀角(水牛角代)镑为细末 茯神 沉香 龙齿各半两(15g) 上药研细末,炼蜜为丸,如梧桐子大,辰砂为衣,每服四五十丸,金银薄荷汤下,日午、夜卧服。亦可作汤剂。功效:镇心安神,平肝潜阳,滋阴养血。主治:心肝阳亢,阴血不足,神志不宁证。入夜少寐,时而惊悸,头目眩晕,脉细弦。

按:朱砂安神丸、生铁落饮、磁朱丸、珍珠母丸均具有重镇安神之功,皆治心神不安之证。朱砂安神丸重镇安神药与清心养阴药并投,使心火降,阴血充,主治心火偏亢,阴血不足之惊悸失眠,心神烦乱。生铁落饮为镇心安神药与涤痰清热药配伍,使热清神宁,痰化窍开,主治痰热上扰之癫狂。磁朱丸重镇安神药与平肝聪耳明目药相配,达交通心肾,明目聪耳之用,主治心肾不交之失眠伴视物昏花、耳鸣耳聋等症。珍珠母丸用镇心安神、平肝潜阳药与养血滋阴益气药相配,使阴血充,亢阳潜,神魂宁,主治心肝阳亢,阴血不足所致之夜难成寐,时而惊悸伴头目眩晕等症。

【现代研究】

1. 实验研究 在恒温、恒湿、自动光控及电磁屏蔽条件下,采用电刺激所致大鼠失眠模型和慢性电极埋植技术,描记其自由活动情况下皮层脑电图。实验动物给以不同剂量的朱砂安神丸水煎剂,分析给药前后失眠大鼠脑电图的变化。结果朱砂安神丸中、高剂量组大鼠的觉醒时间明显减少,总睡眠时间延长;中剂量组睡眠周期中的慢波睡眠1期(SWS_1期)和高剂量组的慢波睡眠2期(SWS_2期)明显延长。说明朱砂安神丸水煎剂对失眠大鼠的睡眠有改善作用。拆方研究显示显示,单味朱砂、朱砂安神丸、去除朱砂之安神丸均能不同程度地缩短氯仿一肾上腺素和草乌注射液引起的心律失常持续时间,其中单味朱砂组与朱砂安神丸组的作用相当,但均强于除去朱砂之安神丸组($P<0.05$),表明三组均有一定的有抗心律失常作用,但以朱砂安神丸的作用较强。

上述研究表明,朱砂安神丸具有催眠、抗心律失常作用,为其镇心安神的功效提供了一定的现代药理学依据。

2. 临床报道 朱砂安神丸加减治疗室性心律失常45例。药用:朱砂拌茯神10~15g,生地12g,当归5~10g,炙甘草3~5g,煎汁500ml,每日1剂;黄连3~6g研粉末,装入胶囊,每日两次。四周为一个疗程。结果治疗后较治疗前的室性早搏次数明显减少($P<0.01$),有效率为60%,显效率为40%。表明朱砂安神丸对室性心律失常具有一定的疗效。

第二节 补 养 安 神

补养安神剂(formulas that calm the mind by tonifying)常用于心肝肾阴血不足,虚热内扰之神志不安疾病,症见虚烦少寐,心悸盗汗,梦遗健忘,舌红苔少等。根据“虚则补之”,“损者益之”的原则,常用生地黄、麦冬、当归等滋阴养血药,配伍酸枣仁、柏子仁、小麦等养心安神药为主组方。代表方如天王补心丹、酸枣仁汤等。

天王补心丹（《校注妇人良方》）
（Tianwang Buxin Dan）
Emperor of Heaven's Pills to Tonify the Heart

【组成】 生地黄酒洗,四两(120g) 人参去芦 丹参微炒 玄参微炒 白茯苓去皮 远志去心 五味子 桔梗各五钱(各15g) 当归身酒洗 天门冬去心 麦门冬去心 柏子仁炒 酸枣仁各二两(各60g)

【用法】 上为末,炼蜜为丸,如梧桐子大,用朱砂为衣。每服二三十丸,临卧竹叶煎汤送下。忌胡荽、大蒜、萝卜、鱼腥、烧酒(现代用法:为末,炼蜜为小丸,朱砂为衣,每服9g,温开水送下)。

【功效】 补心安神,滋阴清热。

【主治】 阴亏内热,心神不宁证。虚烦少寐,心悸神疲,梦遗健忘,大便干结,手足心热,口舌生疮,舌红少苔,脉细数。

【制方原理】 心属火藏神,肾主水藏精,精血充足,水火互济,则神志安宁。劳心过度,损及心肾。阴虚内热,心神被扰,故心悸神疲,虚烦不寐;虚火上炎,则舌红及口舌生疮;虚火下扰,封蛰不固,则遗精;津液受灼,则大便干结;肾阴不足,髓海空虚,则神疲健忘。本证病机关键是心肾阴亏为本,虚热内扰为标,神志不宁为其变。故治宜滋阴养血,清热安神。

方中重用生地黄,上养心血,下滋肾水,并清虚火,使心神不为虚火所扰而宁静,精关不为虚火所动而固秘,为君药。天冬、麦冬助生地黄滋阴清热,壮水制火;酸枣仁、柏子仁补血养心,安神定志。此四味合为臣药。玄参滋阴降火,助滋肾清心;远志通心达肾,五味子收敛心气,助安神定志;丹参、当归补血活血以养心神;人参、茯苓补心宁神,使气旺而阴血生;合为佐药。桔梗载药上行,宣畅上焦;朱砂为衣,镇心安神,并为佐使。诸药合用,共达补肾养心,滋阴清热,安神宁志之效。

制方特点:以滋补安神为主,滋中寓清,标本兼顾;心肾两顾,上下兼治。

【临床应用】

1. 用方要点 本方适用于心肾阴血亏耗,虚热内扰的神志不安疾病。临床以心悸失眠,舌红少苔,脉细数为使用依据。

2. 临证加减 虚热不甚,去玄参、天冬、麦冬;失眠较重者,酌加龙齿、夜交藤;精关不固,遗精滑泄较甚,加金樱子、芡实、牡蛎等。

3. 现代运用 多用于神经衰弱、精神分裂症、心脏病、甲状腺功能亢进等证属心肾阴亏,心神不宁者。

4. 使用注意 脾胃虚寒及湿痰留滞者,本方不宜。服药期间忌食辛辣之物。

【附方】

1. 柏子养心丸(《体仁汇编》) 柏子仁四两(12g) 枸杞子三两(9g) 麦门冬 当归 石菖蒲 茯神各一两(各3g) 玄参 熟地黄各二两(各6g) 甘草五钱(2g) 蜜丸,梧桐子大,每服四五十丸(9g)。功效:养心安神,滋阴补肾。主治:阴血亏虚,心肾失调,神志不安证。精神恍惚,惊悸怔忡,夜寐多梦,健忘盗汗,舌红少苔,脉细而数。

2. 孔圣枕中丹(《备急千金要方》) 龟板 龙骨 远志 菖蒲 各等分为末,酒服一方寸匕(3g)日三,常服令人大聪。亦可蜜丸,每服二钱(6g)黄酒送服。功效:补肾宁心,益智安神。主治:心肾不足证。健忘失眠,心神不安。

3. 安神定志丸(《医学心悟》) 茯苓 茯神 人参 远志各一两(各30g) 石菖蒲 龙齿各五钱(各15g) 炼蜜为丸,如梧桐子大,辰砂为衣,每服二钱,开水下。功效:安神定志,益气镇惊。主治:心胆气虚,心神不宁证。精神烦乱,失眠,梦中惊跳,怵惕,心悸胆怯,舌质淡,脉细弱者。亦治癫痫及遗精。

按:上述四方均可养心安神,治疗心神失养之心悸失眠,其中天王补心丹与柏子养心丸均有滋补心肾之功,均治心肾阴血不足之证。但柏子养心丸以滋补心肾为主,清虚火之力不如天王补心丹;孔圣枕中丹主治肾精不足,心肾不交之失眠,是益智宁心之剂;安神定志丸重在益气安神,主治心胆气虚而神志不安之心怯善恐,夜寐不安。

【现代研究】

1. 实验研究 分别用东莨菪碱、亚硝酸钠、乙醇建立小鼠记忆获得障碍、巩固障碍和再现障碍模型,跳台法观察天王补心丹对小鼠记忆障碍的影响。结果天王补心丹对小鼠记忆获得性障碍、巩固障碍、再现障碍均有明显改善作用。表明该方具有提高学习记忆能力的作用。另用新加天王补心口服液(天王补心丹去朱砂,加葛根)按22.5g/kg给予腹腔注射,结果该方能提高正常和脑垂体后叶素心肌缺血模型兔的心肌血流量,还可增加脑缺血模型动物低灌注期的脑组织局部血流量,有效阻止脑组织兴奋性氨基酸(EAA)的释放,降低EAA的兴奋性;增加脑组织中一氧化氮合成酶(NOS)活性和血清中一氧化氮(NO)含量。表明新加天王补心口服液有抗心脑缺血的作用。研究表明,天王补心丹具有提高记忆能力、抗心脑缺血等药理作用,为其临床治疗心悸失眠、神疲健忘提供了实验依据。

2. 临床报道 神经性血循环衰弱症患者分成治疗组218例和对照组30例,治疗组口服天王补心丹为主,每次10~15g,于早、中、晚饭前和临睡前各服1次;对照组30例,口服谷维素每次20mg,每日3次,安定每次2.5~5mg,每日3次,连续服药4~8周。观测两组治疗前后的心电多域频谱分析和症状改善情况。结果治疗组基本控制率明显高于对照组(P<0.01)。另用天王补心丹加减治疗焦虑症52例,每日一剂,7天为1个疗程,治疗2~3个疗程。结果治愈29例,总有效率86.55%。上述观察表明天王补心丹对神经性血循环衰弱症和焦虑症均有良好的疗效。

酸枣仁汤(《金匮要略》)
(Suanzaoren Tang)
Sour Jujube Decoction

【组成】 酸枣仁炒,二升(30g) 茯苓二两(6g) 知母二两(6g) 川芎二两(6g) 甘草一两(3g)

【用法】 上五味,以水八升,煮酸枣仁得六升,内诸药,煮取三升,分温三服。

【功效】 养血安神,清热除烦。

【主治】 肝血不足,虚热扰神证。失眠心悸,虚烦不安,头目眩晕,咽干口燥,舌红,脉弦细。

【制方原理】 本方所治为肝血不足,虚热扰心所致。尤怡云“人寤则魂寓于目,寐则归于肝。”(《金匮要略心典》)若肝血不足,血不养心,魂不守舍,则虚烦不眠,心悸不安;肝阳偏旺,阴伤液乏,则头目眩晕,咽干口燥;舌红,脉细弦也为阴虚内热之象。治宜养血补肝,清热除烦,使肝血足,心神宁,虚烦除,诸症得解。

方中重用酸枣仁性平味甘酸,入心肝之经,能养血补肝,宁心安神,为君药。茯苓宁心安神,知母滋阴清热,二药与酸枣仁配合,助君药安神除烦,共为臣药。川芎疏达肝气,与君药相配,酸收辛散,相反相成,有养血调肝之妙,为佐药。甘草和中缓急,调和药性,为佐使药。五药相伍,共奏养血安神,清热除烦之效。

制方特点:主以酸收,辅佐以辛散、甘缓,为调肝配伍之要法。

本方与天王补心丹均治阴血不足,虚热扰心之心烦失眠。本方重用酸枣仁养血安神,配伍调气疏肝之川芎,酸收辛散并用,有养血调肝之妙,主治心肝血虚,虚烦不眠,伴头目眩晕,脉弦细者;天王补心丹重用生地,并与大队滋阴清热、养血安神药相配,主治心肾阴亏血少,虚火上扰之心烦失眠,手足心热,舌红少苔,脉细数者。

【临床应用】

1. 用方要点　本方为养血调肝安神的代表方剂,临床以虚烦不眠,咽干口燥,舌红,脉弦细为使用依据。

2. 临证加减　阴虚热扰而兼见盗汗者,可加牡蛎、浮小麦、五味子;心胆气虚而心悸易惊甚者,加龙齿、人参;虚火内扰较甚,烦躁不安者,加生地黄、栀子。

3. 现代运用　多用于神经衰弱、心脏神经官能症、围绝经期综合征等证属血虚热扰者。

4. 使用注意　酸枣仁宜捣碎先煎。

【附方】

甘麦大枣汤(《金匮要略》) 甘草三两(9g) 小麦一斤(30g) 大枣十枚(10枚) 上三味,以水六升,煮取三升,温分三服。功效:养心安神,柔肝缓急。主治:心阴受损,肝气失和之脏躁。症见精神恍惚,常悲伤欲哭,不能自主,心中烦乱,睡眠不安,甚则言行失常,哈欠频作,舌淡红苔少,脉细微数等。

按:本方与酸枣仁汤均可安神。但本方所治的脏躁(神情不安)由脏阴不足,心肝失调所致,组方重用甘草、小麦等甘润之品,以滋养脏阴,柔肝缓急;酸枣仁汤所主的失眠为肝血不足,血不养心所致,组方重用枣仁以补血安神,兼行疏郁清热。

【现代研究】

1. 实验研究　酸枣仁汤低、中剂量对失眠大鼠 SWS1 睡眠时相有显著延长作用($P<0.01$),中、高剂量能明显延长失眠大鼠 SWS2($P<0.01$),且有调节失眠大鼠大脑内 c-fos 和 c-jun 的表达。酸枣仁汤还能明显抑制电脉冲强烈刺激引起大鼠应激后的心率加快,减少小鼠自主活动的次数;对中枢神经系统异常兴奋具有类似氯丙嗪样的安定作用,减少老年血亏阴虚失眠大鼠脑内氨基酸毒性作用,下调大脑皮质及海马部位 GABAARα1 和 γ2 亚单位的表达。有研究表明,酸枣仁汤能升高 EPM 焦虑模型大鼠血清 NO 水平,改善探究后大鼠血清 IL-1β、TNF-α 水平的降低;提高十字迷宫焦虑模型焦虑大鼠血浆神经肽 Y 水平和脑组织 $GABA_A$ 受体 mRNA 的表达;降低其海马中去甲肾上腺素(NE)和 5-羟色胺(5-HT)的水平。体外含药血清能减少肾上腺髓质细胞 Ca^{2+}-CaM 复合物的产生和 Caspase-3 的表达,拮抗皮质酮诱导的 PC12 细胞凋亡。酸枣仁汤还可改善抑郁模型大鼠的行为学异常,增加其脑内单胺类神经递质含量,且呈一定的量效关系。上述研究表明酸枣仁汤有催眠、镇静、抗焦虑和抗抑郁等作用,对中枢递质和免疫功能也有一定的调节作用。

2. 临床报道 失眠患者 60 例(肝血亏虚证)设为治疗组,口服加味酸枣仁汤(酸枣仁汤加夜交藤、龙骨、牡蛎);西医对照组 60 例,服用艾司唑仑片。均治疗 2 周。结果中医治疗组睡眠状态自评量表(SRSS)和匹兹堡睡眠指数量表(PSQI)评分低于对照组($P<0.05$),临床综合疗效总有效率(86.67%)高于西医对照组(75.00%);与对照组相比,治疗组患者血清 5- 羟色胺(5-HT)、β- 内啡肽(β-EP)水平明显升高,5- 羟吲哚乙酸(5-HIAA)水平明显降低($P<0.05$ 或 $P<0.01$)。表明加味酸枣仁汤对失眠具有治疗作用,并能调节失眠患者的神经递质水平。

第三节 交 通 心 肾

交通心肾剂(formulas that keep coordination between the heart and kidney)常用于心肾不交,水火不济所致的神志不安,症见心烦失眠,心悸怔忡、多梦、遗精、舌红、脉细数等。常以清心泻火之黄连、黄芩,配伍引火归原之肉桂,或滋补肾水之阿胶、地黄等而成。代表方如交泰丸、阿胶鸡子黄汤等。

交泰丸(《韩氏医通》)
(Jiaotai Wan)
Keeping Communication Pills

【组成】 黄连五钱(15g) 肉桂五分(1.5g)

【用法】 上为末,炼蜜为丸,空心淡盐汤送下(现代用法:研为细末,炼蜜为丸。每服 1 丸,日两次)。

【功效】 交通心肾。

【主治】 水不济火,心火上亢证。怔忡不宁,夜寐不安。

【制方原理】 心为火脏居上,肾为水脏居下,水火既济,则心火不亢。若肾阳虚弱,不能蒸腾,虚阳上浮;或肾水不足,不能上济;或心火偏亢,不能下潜,均可致火不归原,心神不交。本证神志不宁由心火上亢,心神浮越所致。其病机要点为心火独亢,心肾失交,水火不济,治宜降泻心火,交通心肾。

方中黄连大苦大寒,主入心经,擅泻心火以挫热势,十倍于肉桂,意在清心降火除烦,为君药;肉桂辛甘大热,主入肾经,引火归原,用量为黄连的 1/10,既能制约黄连苦寒伤阳,又能引火归原以助心火下潜。二药一清一温,重在清心降火,但寒而不遏,相反相成,可使心肾相交,水火既济,心神得安,不寐自除。本方温助下焦气化而使水津升,清降心火而使心火不亢,犹如自然界地气上升与天气下降,天地交泰之理,故方名为交泰丸。

制方特点:黄连十倍于肉桂,清降心火,温肾启水,协交心肾以安神。

【临床运用】

1. 用方要点 本方适用于心肾不交,心火偏亢之证,临床以心悸怔忡、失眠、脉细数为使用依据。

2. 临证加减 兼心阴不足,口干舌燥,舌红少苔者,加生地黄、麦冬;肾阳不足,腰膝足冷,可加重肉桂用量或加补骨脂、菟丝子等。

3. 现代运用 多用于神经衰弱症、心律失常、围绝经期抑郁症,及多种口腔疾病等证属心肾不交,心火偏亢者。

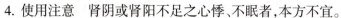

4. 使用注意　肾阴或肾阳不足之心悸、不眠者,本方不宜。

【附方】

黄连阿胶汤(《伤寒论》)　黄连四两(12g)　黄芩二两(6g)　芍药二两(6g)　鸡子黄二枚　阿胶三两(9g)　上五味,以水六升,先煮三物,取二升,去滓,内胶烊尽,小冷,内鸡子黄,搅令相得,温服七合,日三服。功效:滋阴降火,交通心肾,除烦安神。主治:阴虚火旺,心肾不交之失眠证。心烦失眠,口燥咽干,舌尖红,脉细数。

按:本方与黄连阿胶汤二方均有交通心肾安神之功,但本方主降心火兼温肾阳,适用于心火亢盛,肾阳偏弱,心肾不交之失眠伴见下肢不温等证;黄连阿胶汤养阴与降火并重,适用于阴虚火旺,心肾不交之失眠伴见口燥咽干等证。

【现代研究】

1. 实验研究　交泰丸对失眠模型大鼠有镇静催眠作用,可显著增加模型大鼠下丘脑 γ- 氨基丁酸(GABA)含量及 γ- 氨基丁酸受体(GABARa1)表达,调节下丘脑 - 垂体 - 肾上腺(HPA)轴的功能,抑制下丘脑促觉醒神经递质 Orexin A。本方可明显抑制小鼠的自发活动,在黄连与肉桂不同剂量配方中以原方配伍的作用最好。研究发现,方中黄连生物碱含量随肉桂剂量增加而减少,推测该方镇静催眠的成分可能主要是黄连生物碱。此外,酒制黄连组成的交泰丸镇静催眠作用较强,且具有起效快、维持时间短的特点。在小鼠悬尾实验中,交泰丸大、中剂量均能明显缩短抑郁模型小鼠悬尾的不动时间;大剂量能明显缩短模型小鼠强迫游泳中的不动时间;大、中剂量能明显抑制利血平诱导的小鼠体温下降。上述研究表明,交泰丸有镇静、催眠、抗抑郁作用,为其交通心肾的内涵提供了一定的现代依据。

2. 临床报道　观察交泰丸加味治疗女性围绝经期失眠症的临床疗效。60例患者随机分为两组,治疗组予交泰丸加味方治疗,对照组给予枣仁安神液(剂量和疗程)。结果治疗组总有效率90.0%,显著高于对照组63.0%($P<0.01$),表明交泰丸加味方对女性围绝经期失眠的治疗效果优于枣仁安神液。

知识拓展与案例实训

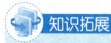

交通心肾法

治法名,主治心肾不交证。心与肾两脏在生理上存在着密切关系。孙思邈:"夫心者,火也;肾者,水也,水火相济"(《备急千金要方》),傅山:"肾无心之火则水寒,心无肾之水则火炽。心必得肾水以滋润,肾必得心火以温暖"(《傅青主女科》)此为"心肾相交",或为"水火既济"。若心与肾水火失调,心火不能下交于肾,肾水不能上交于心,则为"心肾不交"或"水火不济"的病理状态,临床常见心烦不眠、夜寐多梦、心悸健忘、头晕耳鸣、腰膝酸软、遗精滑泄、下肢不温、脉寸尺不调等。陈士铎认为:"人有昼夜不能寐,心甚躁烦,此心肾不交也。盖日不能寐者,乃肾不交于心;夜不能寐者,乃心不交于肾也。今日夜俱不寐,乃心肾两不相交耳。夫心肾之所以不交者,心过于热,而肾过于寒也。心原属火,过于热则火炎于上,而不能下交于肾;肾原属水,过于寒则水沉于下,而不能上交于心矣"(《辨证录·不寐门》)。治疗有滋肾壮水、清降心火、温助肾阳、引火归原等法,临床组方可根据病机选配应用,或选加安神药。

笔记

案例实训

　　某女,48 岁,已婚,干部,1960 年 9 月 24 日初诊。患者素有头晕目眩及汗多。曾经针灸治疗 2 月余,并服用归脾汤加川断、巴戟天、牡蛎、浮小麦、枸杞子、小茴香等,未见显效。1 周前突然昏倒,不省人事,血压 80/20mmHg。经医务所急救旋即苏醒。刻下心慌气短,头晕目眩,嗜睡汗多,尤以夜间汗出明显,食欲尚佳,二便及月经正常。舌质正常无苔,脉左右寸尺沉细有力,两关弦数。(中国中医研究院.蒲辅周医案[M].北京:人民卫生出版社,1972)

　　分析要点:①该案既往病史和治疗经过中蕴含有哪些重要信息? ②当前患者涉及神情异常的症状是什么? 该病证的病机要点和治疗立法? ③可以选用的方剂有哪些? 为什么? ④确定选方后,可以对该方做哪些变化?

　　写出你对该患者的辨证立法、选方用药及制服交代。

学习小结

　　本章方剂为神志不安证而设。按其功用分为重镇安神、补养安神、交通心肾三类。

　　1. 重镇安神　朱砂安神丸具有镇心神、泻心火、养心阴之功,适用于心火亢盛而致阴血不足之惊悸、多梦、不眠等症。

　　2. 补养安神　天王补心丹和酸枣仁汤均具有补心安神之功,适用于虚烦少寐、心悸盗汗、健忘梦遗证。其中天王补心丹侧重于滋心养心、清心安神,适用于阴虚血少,虚火上炎之虚烦不寐、心悸神疲证;酸枣仁汤则长于养血调肝,清热除烦,适用于肝血不足,阴虚内热所致虚烦不寐、头目眩晕等症。

　　3. 交通心肾　交泰丸降火交肾而安神,适用于心火上亢之心悸、夜寐不安证。

(吴建红)

复习思考题

　　1. 重镇安神剂与滋养安神剂有何异同? 临证如何区别使用?

　　2. 试述朱砂安神丸的主治及功效。方中为什么配伍滋阴养血药?

　　3. 天王补心丹、酸枣仁汤的功用、主治有何异同? 两方配伍活血药为临证组方提供什么思路?

　　4. 试述交泰丸交通心肾的作用机制与适应证。

第十五章

开 窍 剂

学习目的

掌握窍闭神昏证的治疗立法,开窍剂遣药制方的基本知识。

学习要点

开窍剂的概念,分类及使用注意事项,开窍剂各类代表方的制方原理及临床运用。

　　开窍剂(formulas that resuscitate)是以芳香开窍药为主组成,具有开窍醒神等作用,主治神昏窍闭证的一类方剂。

　　神昏之证有虚实之分。开窍剂适用于神昏之实证,亦称闭证,主要表现为神志昏迷,牙关紧闭,口噤,两手握固,脉实有力等,多由邪气壅盛,蒙蔽心窍而致。根据闭证之临床表现,可分为热闭证和寒闭证。热闭证由温热毒邪内陷心包,或痰热蒙蔽心窍所致,治宜清热开窍,简称凉开;寒闭证由寒邪或气郁、痰浊蒙蔽心窍所致,治宜温通开窍,简称温开。本章方剂分为凉开和温开两类。

　　开窍剂现代临床主要用于流行性乙型脑炎、流行性脑脊髓膜炎、病毒性脑炎、脑血管意外、肝性脑病、急性肾炎、尿毒症、冠心病心绞痛、癫痫、癔症等疾病;部分方剂外敷可治疗毛囊炎、蜂窝组织炎、急性乳腺炎、急性淋巴结炎以及带状疱疹、流行性腮腺炎、急性睾丸炎等。药理研究表明,开窍剂具有镇静、抗惊厥、保护脑细胞、解热、抗炎等作用。

　　开窍剂的运用应注意以下几点:第一,辨虚实。开窍剂只适用于神昏窍闭之实证,对于神昏窍闭之虚证即脱证,主要表现为汗出肢冷,手撒遗尿,呼吸气微,口开目合等则不宜使用开窍剂。否则耗散元气,危殆立至。第二,辨寒热。正确地选用凉开或温开之剂。第三,对于阳明腑实证而见神昏谵语者,应以寒下为主;若阳明腑实而兼有邪陷心包之证,则应根据病情缓急之需,先予开窍,或先投寒下,或开窍与寒下并用。开窍剂多由辛香走窜之芳香开窍药为主组成,只宜暂用,久服则易伤元气,故临床多用于急救,中病即止,不宜久服。此外,麝香、牛黄等药,有碍胎元,孕妇慎用。开窍剂多制成丸剂、散剂或注射剂,使用丸、散剂时宜温开水化服或鼻饲,不宜煎煮,以免药性挥发,影响疗效。

第一节 凉 开

　　凉开剂(formulas that resuscitate in coolness)适用于温热邪毒内陷心包及痰热蒙蔽

212

心窍之高热、神昏、谵语,甚或痉厥的热闭证,常以芳香开窍药如麝香、牛黄、冰片、安息香、郁金、石菖蒲等为主组成。热毒炽盛是致热闭证的主因;热入心包,扰乱神明,亦致神志不安;邪热内陷,炼液为痰,痰浊蒙蔽,加重神昏;热盛动风致痉厥。故本类方剂又常配伍清热解毒、重镇安神及豁痰息风等药。代表方如安宫牛黄丸、紫雪、至宝丹。其他如中风、痰厥、脑部外伤及感触秽浊之气,猝然昏倒,不省人事等证属热闭者,亦可选用。

安宫牛黄丸(《温病条辨》)
(Angong Niuhuang Wan)
Bezoar Pill to Calm the Palace

【组成】 牛黄一两(100g) 郁金一两(100g) 犀角一两(水牛角浓缩粉代200g) 黄连一两(100g) 黄芩一两(100g) 栀子一两(100g) 朱砂一两(100g) 雄黄一两(100g) 梅片二钱五分(25g) 麝香二钱五分(或人工麝香25g) 珍珠五钱(50g) 金箔衣

【用法】 为极细末,炼老蜜为丸,每丸一钱(3g),金箔为衣,蜡护。脉虚者,人参汤下,脉实者,银花、薄荷汤下,每服一丸。大人病重体实者,日再服,甚至日三服;小儿服半丸,不知,再服半丸(现代用法:口服,1次1丸(3g),1日1次;小儿3岁以内1次1/4丸,4~6岁,1次1/2丸,1日1次,或遵医嘱)。

【功效】 清热开窍,豁痰解毒。

【主治】 温热病,邪热内陷心包证。高热烦躁,神昏谵语,口干舌燥,舌红或绛,脉数。亦治中风神昏,小儿惊厥,属邪热内闭者。

【制方原理】 本方证为温病热毒炽盛,内陷心包所致。热毒炽盛,内陷心包,必扰神明,故高热烦躁,神昏谵语;里热炽盛,灼津炼液为痰,痰热蒙蔽清窍,势必加重神昏;热盛伤津,故见口干舌燥。治宜芳香开窍,清热解毒,配伍安神、豁痰之品,以加强清热开窍,豁痰解毒之功。

方中牛黄味苦而凉,清心解毒,息风定惊,豁痰开窍;麝香辛温,通行十二经,长于开窍醒神;犀角咸寒,清心凉血解毒;三药相配,清心开窍,凉血解毒,共为君药。臣以苦寒之黄连、黄芩、栀子清热泻火解毒,助牛黄、犀角(现用水牛角)清心包之热毒之力;冰片、郁金芳香辟秽,通窍开闭,加强麝香开窍醒神之功。佐以朱砂、珍珠镇心安神;金箔为衣,重镇以除烦躁;雄黄助牛黄豁痰解毒。炼老蜜为丸,和胃调中,为使药。

原书在用法中指出:"脉虚者,人参汤下",为热毒炽盛,正气受损,故取人参补气固正。"脉实者,银花、薄荷汤下",是增强其清热透解之效。

制方特点:清热解毒与芳香开窍相伍,清热开窍醒神,相辅相成,正所谓"使邪火随香一齐俱散也"(《温病条辨》)。

【临床应用】

1. 用方要点 本方为凉开法的代表方,也是治疗热陷心包的常用方。临床当以神昏谵语,高热烦躁,舌红或绛,脉数有力为使用依据。

2. 临证加减 用《温病条辨》清宫汤煎汤(元参心、莲子心、竹叶卷心、连翘心、犀角、连心麦冬)送服本方,可增强清心解毒之力;若邪陷心包,兼有腑实,见大便秘结,饮不解渴者,可以本方2粒化开,调大黄末9g内服,可先服一半,不效再服。

3. 现代运用 主要用于乙型脑炎、流行性脑脊髓膜炎、中毒性痢疾、尿毒症、脑血管意外、肝昏迷、小儿高热惊厥高热神昏等证属热闭心包者。

4. 使用注意 中病即止,不宜过服、久服;寒闭证及脱证禁用;孕妇慎用。

【附方】

牛黄清心丸(《痘疹世医心法》) 牛黄二分五厘(0.75g) 朱砂一钱五分(4.5g) 黄连五钱(15g) 黄芩 栀子各三钱(各9g) 郁金二钱(6g) 共为细末,腊雪调面糊为丸,如粟米大。每服七八丸,灯心汤送下(现代用法:以上六味,将牛黄研细,朱砂水飞或粉碎成极细粉,其余黄连等四味粉碎成细粉,与上述细粉配研,过筛,混匀,加炼蜜适量,制成大蜜丸,每丸重1.5g,每次2丸,一日2~3次,小儿酌减)。功效:清热解毒,开窍醒神。主治:温热之邪内陷心包证。身热烦躁,神昏谵语,及小儿高热惊厥,中风昏迷等属热闭心包证者。

按:牛黄清心丸与安宫牛黄丸同为凉开之剂,可用于热陷心包之神昏谵语或小儿急惊等。但安宫牛黄丸是在牛黄清心丸的基础上加清心解毒的犀角,镇心安神的珍珠,芳香开窍的麝香、冰片,豁痰解毒的雄黄而成的,故其清热解毒及芳香开窍之力大,常用于温热之邪内陷心包及痰热蒙蔽清窍之重证;牛黄清心丸清心开窍之力稍逊,常用于小儿高热惊厥,或热闭神昏之轻证。

【现代研究】

1. 实验研究 以伤寒菌苗致家兔发热、戊巴比妥钠诱导小鼠睡眠、$NaNO_2$诱导小鼠缺氧死亡、硝酸士的宁及戊四唑诱发小鼠惊厥为模型,观察口服安宫牛黄丸的药效学作用。结果安宫牛黄丸有明显的解热作用;与戊巴比妥钠有明显的协同镇静作用;对$NaNO_2$诱导的小鼠缺氧死亡有明显的保护作用;对硝酸士的宁及戊四唑诱发小鼠惊厥无明显的保护作用。提示安宫牛黄丸的效用重点在于其清热、解毒、镇静以及脑组织保护等方面。

2. 临床报道 病毒性脑炎以高热、昏迷、抽搐为主要临床表现的患儿225例,随机分为对照组125例和观察组100例,对照组予以吸氧、降温、镇静、静脉滴注更昔洛韦等抗病毒常规治疗,观察组在对照组处理的基础上加用安宫牛黄丸保留灌肠。结果观察组患儿的发热、抽搐、意识障碍等症状的改善均明显优于对照组($P<0.05$);观察组总体有效率为95.0%,明显高于对照组的87.2%($P<0.05$)。

紫雪(苏恭方,录自《外台秘要》)
(Zixue)
Purple Snow

【组成】 寒水石三斤(144g) 石膏三斤(144g) 滑石三斤(144g) 磁石三斤(144g) 玄参一斤(48g) 升麻一斤(48g) 羚羊角屑五两(4.5g) 犀角屑五两(水牛角浓缩粉代9g) 沉香五两(15g) 青木香五两(15g) 丁香一两(3g) 甘草八两,炙(24g) 芒硝制,十斤(480g) 硝石精制,四升(96g) 麝香五分(3.6g) 朱砂三两(9g) 黄金一百两(300g)(现代配方多不用)

【用法】 以水一斛,先煮五种金石药,得四斗,去滓后,内八物,煮取一斗五升,去滓。取硝石四升,芒硝亦可,用朴硝精者十斤投汁中,微炭火上煮,柳木篦搅,勿住手,有七升,投入木盆中,半日欲凝,内成研朱砂三两,细研麝香五分,内中搅调,寒之二日成霜雪紫色。患者强壮者,一服二分,当利热毒;老弱人或热毒微者,一服一分,以意节之(现代用法:口服。一次1.5~3g,一日2次;周岁小儿一次0.3g,五岁以内小儿每增一岁递增0.3g,一日1次,五岁以上小儿酌情服用,或遵医嘱)。

【功效】 清热开窍,息风止痉。

【主治】 温热病,热邪内陷心包、热盛动风证。高热烦躁,神昏谵语,痉厥,口渴引饮,唇焦齿燥,尿赤便秘,舌红绛,苔干黄,脉弦数有力或弦数;以及小儿热盛惊厥。

【制方原理】 本方证为邪热炽盛,内陷心包,热盛动风所致。邪热炽盛,内陷心包则高热烦躁,神昏谵语;热灼津伤,故口渴引饮,唇焦齿燥,尿赤便秘;热极动风发为痉厥。小儿热盛惊厥,当属急惊风,亦为邪热炽盛,内陷心包,引动肝风所致。本证病机为热闭心包,热盛动风;治宜清热开窍,息风止痉。

方中犀角咸寒,善清心凉血解毒;羚羊角为凉肝息风止痉之要药;麝香芳香开窍醒神;三药合用,清心凉肝,开窍息风,共为君药。生石膏清热泻火,除烦止渴;寒水石、滑石甘寒清热,兼可利窍,引邪热下行;玄参清热泻火而养阴;升麻清热透邪,共为臣药。木香、丁香、沉香行气通窍,可助麝香开窍醒神;朱砂清心解毒,磁石镇潜肝阳,与黄金皆能重镇安神;硝石、芒硝泻热通便,釜底抽薪,使邪热从肠腑下行而解,上八味共为佐药。炙甘草益胃和中,调和诸药,并防寒凉碍胃之弊,为使药。诸药合用,共奏清热解毒,开窍醒神,息风止痉,安神除烦之效。徐大椿说:"邪火毒火,穿经入脏,无药可治,此能消解,其效如神。"

制方特点:以金石重镇、甘咸寒凉与芳香开窍之品配伍,清热开窍,兼能护阴止痉。

紫雪原出《苏恭方》,《外台秘要》转载,《千金翼方》卷十八亦载此方,方中只少滑石一味,余皆相同,主治脚气及解诸石草热药毒等。宋以后,本方逐渐应用于热病神昏,伤寒发斑,小儿惊痫等症。《普济本事方》所载紫雪,较《苏恭方》少黄金、犀角、沉香。《温病条辨》所载方即《普济本事方》去黄金。

【临床应用】

1. 用方要点 本方为清热开窍镇痉的常用方。临床以高热烦躁,神昏痉厥,舌红绛,苔干黄,脉数有力为使用依据。

2. 临证加减 本方为成药,临床常根据主治证的变化配合汤剂使用。如兼见发斑出血,可配合犀角地黄汤;心经热盛见神昏谵语,可配合清宫汤;热盛动风见痉厥,可配合羚角钩藤汤;兼气阴两伤见苔少脉弱,可配合生脉散。

3. 现代运用 主要用于各种发热性感染性疾病,如流行性脑脊髓膜炎,流行性乙型脑炎,重症肺炎,化脓性感染等证属热陷心包,热极生风者。对于肝昏迷以及小儿高热惊厥、小儿麻疹热毒炽盛等以高热神昏抽搐为主症者,亦可用之。

4. 使用注意 中病即止;脱证、虚风、小儿慢惊及孕妇禁用。

【现代研究】

1. 实验研究 紫雪丹给予五联疫苗所致的发热家兔模型后2小时,其解热效果与复方阿司匹林组相当,但4小时的解热效果显著优于复方阿司匹林;紫雪散还能明显对抗戊四氮及硝酸士的宁引起的小鼠惊厥,延长发生惊厥的时间,降低惊厥率和死亡率。结果表明,本方具有解热、抗惊厥等作用。

2. 临床报道 流行性乙型脑炎以高热、痉厥、嗜睡为主症的患者55例采用紫雪、抱龙丸加银花、连翘,或与银翘散、白虎汤合用进行治疗。结果52例发热逐步下降,嗜睡、痉厥缓解,3例无效。82例小儿感染性休克患者随机分为观察组41例和对照组41例。对照组采用退热、吸氧、抗生素等常规治疗,观察组在对照组基础上每天口服紫雪散2次,每次1.5mg,静脉滴注参芪扶正注射液,每天1次。两组均连续治疗7天。结果观察组治疗第3天和第7天的白细胞、呼吸频率、心率及健康状况评分均显著低于对照组（$P<0.05$）。

至宝丹（《灵苑方》引郑感方，录自《苏沈良方》卷5）
（Zhibao Dan）
Supreme Treasure Pellets

【组成】 生乌犀(水牛角代) 朱砂 雄黄 生玳瑁 琥珀各一两(各30g) 牛黄 麝香 龙脑各一分(各0.3g) 安息香一两半(45g)酒浸，重汤煮令化，滤去滓，约取一两净(30g) 金、银箔各五十片

【用法】 上药丸如皂子大，人参汤下一丸，小儿量减(现代用法:研末为丸，每丸重3g。每服1丸，一日1次，小儿减量)。

【功效】 清热开窍，化浊解毒。

【主治】 痰热内闭心包证。神昏谵语，身热烦躁，痰盛气粗，舌红苔黄垢腻，脉滑数。中风、中暑、温病及小儿惊厥属于痰热内闭者。

【制方原理】 本方证为痰热壅盛，内闭心包所致。痰热扰心，蒙蔽神明，则神昏谵语，身热烦躁;痰涎壅盛，阻塞气道，故痰盛气粗，喉中痰鸣;舌红，苔黄垢腻，脉滑数均为痰热之征。至于小儿惊厥，亦为痰热内闭所致。治宜以清热开窍，化浊解毒。

方中犀牛角清心凉血解毒;麝香芳香开窍醒神，两药相配，清热开窍，共为君药。安息香、龙脑(冰片)均可芳香开窍，辟秽化浊，可助麝香开窍醒神;玳瑁息风定惊，牛黄豁痰开窍，且可增强犀角清热解毒凉血之效，四药共为臣药。朱砂、琥珀、金箔、银箔镇心安神定搐;雄黄豁痰解毒，五药共为佐药。诸药合用，共奏清热开窍，化浊解毒之功。

制方特点:重用芳香开窍，辅以清热化浊，佐以重镇安神。

至宝丹为宋代医生郑感所传，首经沈括编入《灵苑方》，后亦见于《苏沈良方》和《幼幼新书》。《苏沈良方》卷5载:"至宝丹，出《灵苑》";《幼幼新书》卷8载:"《灵苑》至宝"。《太平惠民和剂局方》卷1亦载至宝丹，但无出处。《中国药典》，1977年至今，将方中的金箔、银箔去掉，水牛角浓缩粉代替犀角，用量加倍，改为散剂，名为局方至宝散。

安宫牛黄丸、紫雪、至宝丹均为凉开剂的常用代表方，合称"凉开三宝"。此三方均可清热开窍，治疗热闭之证。但安宫牛黄丸长于清热解毒，尤宜于热毒炽盛之高热昏谵者;紫雪长于息风止痉，尤宜于热盛动风之高热痉厥者;至宝丹长于芳香开窍，尤宜痰热内闭之神昏较重，痰盛气粗者。就其寒凉程度而言，以"安宫牛黄丸最凉，紫雪次之，至宝又次之"(《温病条辨》)。

【临床应用】

1. 用方要点 本方适用于痰热内闭心包证。临床当以神昏谵语，身热烦躁，痰盛气粗，舌红苔黄垢腻，脉滑数为依据。

2. 临证加减 原书用人参汤化服，对于正气虚弱者，借人参益气养心之力，合诸药祛邪开窍;又有"生姜、小便化下"一法，意取童尿滋阴降火行瘀，生姜辛散祛痰，以加强凉降开散之力。热重者，可用清宫汤送服。

3. 现代运用 主要用于流行性脑脊髓膜炎、流行性乙型脑炎、脑血管意外、肝昏迷、中毒性痢疾、尿毒症、小儿惊风等证属痰热内闭者。

4. 使用注意 阳盛阴虚者,本方不宜;孕妇慎用。

【附方】

1. 犀珀至宝丹(《重定广温热论》) 白犀角五钱(15g) 羚羊角五钱(15g) 广郁金三钱(9g) 琥珀三钱(9g) 炒川甲二钱(6g) 连翘心三钱(9g) 石菖蒲三钱(9g) 蟾酥五分(1.5g) 飞辰砂五钱(15g) 真玳瑁三钱(9g) 当门子一钱(3g) 血竭三钱(9g) 藏红花五钱(15g) 桂枝尖二钱(6g) 粉丹皮三钱(9g) 上药研细,猪心血为丸,金箔为衣,每丸计重五分(1.5g)。大人每服一丸,小儿每服半丸,婴孩每服半丸之丸。功效:清热解毒,化痰开窍。主治:邪热内陷,毒瘀蒙心之证。温毒时疫,邪深入血,不省人事,昏厥如尸,目瞪口呆,热深厥深,四肢厥冷等。又治妇人热结血室,及产后瘀血攻心,小儿痘疹内陷,急惊暴厥,中风中恶等。

2. 行军散(《霍乱论》) 西牛黄 麝香 珍珠 冰片 硼砂各一钱(各3g) 明雄黄飞净,八钱(24g) 硝石精制,三分(0.9g) 飞金二十页 上各研极细如粉,再合研匀,瓷瓶密收,以蜡封之,每服三分至五分(0.9~1.5g),凉开水调下,或点眼,搐鼻。功效:清热开窍,辟秽解毒。主治:暑秽蒙心之痧胀。吐泻腹痛,烦闷欲绝,头目昏晕,不省人事。或治口疮咽痛。点眼去风热障翳,搐鼻可避时疫之气。

按:犀珀至宝丹、行军散与至宝丹均有清热解毒开窍之功,均治温邪热毒内陷所致的神昏之证。但至宝丹长于豁痰化浊,适宜痰热内闭之证;犀珀至宝丹用犀角、羚羊角、连翘心与郁金、红花、血竭、牡丹皮等药配伍,长于活血化瘀,适宜于热邪深入血分,热结成瘀,蒙蔽心窍之证。行军散长于辟秽化浊,更适宜于暑秽之证,吐泻腹痛,烦闷欲绝等。此外,因方中含有牛黄、冰片、硼砂、珍珠等清热解毒,防腐消翳之品,亦常用于治疗口疮、咽痛、风热障翳等疾病。

第二节 温 开

温开剂(formulas that resuscitate in warmness)适用于寒湿痰浊,或秽浊之邪闭阻机窍之猝然昏倒,不省人事,神昏不语,牙关紧闭,面白唇青,苔白脉迟的寒闭证。常以辛温芳香开窍药如苏合香、麝香、安息香等为主组成。寒邪内阻是寒闭证的主因,又易阻滞气机,故本类方剂又常配伍温里散寒、温通行气药如丁香、荜茇、沉香、木香、檀香、香附等。代表方剂为苏合香丸。其他如中风、中气、中寒、中恶等所致突然昏倒,不省人事属寒闭者,亦可选用。

苏合香丸(《太平惠民和剂局方》)
(Suhexiang Wan)
Liquid Storax Pill

【组成】 苏合香 龙脑(冰片)各一两(各50g) 麝香(人工麝香代75g) 安息香用无灰酒一升熬膏 青木香 香附 白檀香 丁香 沉香 荜拔各二两(各100g) 熏陆香(乳香)制,一两(100g) 白术 诃黎勒(诃子肉)煨 朱砂各二两(各100g) 乌犀屑(水牛角代)二两(200g)

【用法】 上为细末,入研药匀,用安息香膏并炼白蜜和剂,每服旋丸如梧桐子大,取井华水化服(现代用法:口服,1次1丸(3g),1日1~2次,温开水送服,小儿酌减。昏迷者,可鼻饲给药)。

【功效】 行气开窍,温中止痛。

【主治】 寒闭证。突然昏倒,牙关紧闭,不省人事,苔白,脉迟。或心腹猝痛,甚则昏厥。亦治中风、中气及感受时行瘴疠之气,属于寒闭证者。

【制方原理】 本方主治诸证,多因寒痰或秽浊闭阻气机,蒙蔽清窍所致。阴寒秽浊之气,郁阻壅滞,蒙蔽心神,故见突然昏倒,牙关紧闭,不省人事;寒痰秽浊,阻滞胸中,气滞血瘀,则心胸疼痛;甚则闭塞气机,则神昏肢厥;壅滞中焦,气滞不通,故脘腹胀痛难忍。苔白脉迟均属阴寒之象。闭者宜开,滞者宜通,故治宜芳香开窍为主,辅以温里散寒,行气活血及辟秽化浊。

方中苏合香、麝香、冰片、安息香,芳香开窍,辟秽化浊,四味合用,共为君药。木香、香附、丁香、沉香、白檀香、乳香,辛散温通,行气解郁,散寒止痛,兼能活血,合用以开通气机,并助君药开窍之力,共为臣药。"十香"合用,使气机宣通,升降复常,气畅血行,则痰浊化而窍闭开。荜茇辛热,温中散寒,增强"十香"散寒止痛开郁之功;白术补气健脾、燥湿化浊,诃子肉收涩敛气,二药合用,既助脾运以运药力,又防诸香辛散走窜太过,耗散正气;犀角清心解毒,朱砂重镇安神,二药性虽寒,但配伍于大队温热药之中,兼制诸香辛散温热太过,五药俱为佐药。全方诸药合用,行气开窍,温中止痛之功。

制方特点:集诸芳香药于一方,相须为用,辟秽化浊、行气开窍之力强;佐以少量补气、收敛之品,以防辛温香散太过而耗气。

本方原载《外台秘要》引《广济方》,名为吃力伽丸(吃力伽即白术),《苏沈良方》更名为苏合香丸,后被收载于《太平惠民和剂局方》中。原方以白术命名,提示开窍行气之方,不忘补气扶正之意。

【临床应用】

1. 用方要点 本方为温开法的代表方,适用于寒闭证以及心腹猝痛属于寒凝气滞者,临床以突然昏倒,不省人事,牙关紧闭,苔白,脉迟为依据。

2. 临证加减 可根据病情配以不同汤药送服。脉弱体虚者,可用人参汤送服,以扶正防脱;中风痰涎壅盛者,可用姜汁、竹沥送服,以助化痰;癫痫痰迷心窍者,可用菖蒲、郁金煎汤送服,以助开窍。

3. 现代运用 主要用于流行性乙型脑炎、脑血管意外、肝昏迷、冠心病心绞痛、心肌梗死等证属寒闭或寒凝气滞者。

4. 使用注意 中病即止,不宜久服;脱证、热闭证忌用;孕妇慎用。

【附方】

1. 冠心苏合丸(《中国药典》) 苏合香 50g 冰片 105g 乳香(制)105g 檀香 210g 土木香 210g 以上 5 味,除苏合香、冰片外,其余乳香等 3 味粉碎成细粉,过筛;冰片研细,与上述粉末配研,过筛、混匀。另取炼蜜适量,微温后加入苏合香,搅匀,再与上述粉末混匀,制成 1000 丸即得。或冰片研细,与乳香等三味的部分细粉混匀,制成丸心,剩余的细粉用苏合香和适量的炼蜜泛在丸心外层,制成 1000 丸即得。嚼碎服,每次 1 丸,每日 1~3 次;或遵医嘱。功效:理气宽胸止痛。主治:寒凝气滞,心脉不通所致的胸痹,见胸闷、心前区疼痛;冠心病心绞痛见上述证候者。

2. 紫金锭(《万氏秘传片玉心书》) 山慈菇三两(90g) 红大戟一两半(45g) 千金

子霜一两(30g) 五倍子三两(90g) 麝香三钱(9g) 雄黄一两(30g) 朱砂一两(30g) 上为细末,糯米糊作锭子,阴干。口服,每次 0.6~1.5g,每日 2 次,外用醋磨,调敷患处。功效:辟秽解毒,消肿止痛。主治:秽恶痰浊之时疫。脘腹胀闷疼痛,恶心呕吐,泄泻,及小儿痰厥。外敷治疗疮疖肿,虫咬损伤,无名肿毒,以及疔腮,丹毒,喉风等。

按:冠心苏合丸由苏合香丸药味筛选而成,药仅 5 味,功善开窍行气,宽胸止痛,尤适宜于气血涩滞的心绞痛及胸闷憋气者。紫金锭与苏合香丸均有开窍之功,但紫金锭长于化痰开窍,辟秽解毒,消肿止痛,宜用于感触时疫,脘腹胀闷疼痛,呕吐泄泻之证,亦可外敷疗疮痈肿。

【现代研究】

临床报道   216 例急性中风患者,随机分为实验组 108 例(脑出血 64 例,脑梗死 44 例)和对照组 108 例(脑出血 52 例,脑梗死 56 例)。两组均予以西医常规治疗,实验组在对照组的基础上加用苏合香丸。结果实验组总有效率 84.26%,显著高于对照组 59.26%(*P*<0.05)。

知识拓展与案例实训

 知识拓展

安宫牛黄丸的现代剂型

安宫牛黄丸在传统的制剂工艺条件下,丸剂相对于其他剂型携带方便,易于保存,不易变质,适合备于救急。随着制备工艺的发展,急救药物的剂型选择范围更加广泛,安宫牛黄丸出现了多种供临床使用的剂型。①注射剂:避免胃肠道的吸收过程,是给药途径中起效最快、作用最迅速的给药方式,有利于急症的治疗。目前在安宫牛黄丸的基础上研发而成的注射剂包括"清开灵注射液"、"醒脑静注射液"、"牛黄醒脑注射液Ⅰ号"、"牛黄醒脑注射液Ⅱ号"等,临床多用。②散剂:收载于《中国药典》的安宫牛黄散,为安宫牛黄丸原方去金箔,水牛角浓缩粉倍量取代犀角。因散剂比丸剂表面积大,服用后无需在体内崩解而直接溶解和吸收,并易于控制剂量,故为临床常用。③栓剂:经直肠给药后可以被直肠黏膜迅速吸收,从而更直接地发挥药效,对于口服用药十分困难或不宜鼻饲给药的患者疗效确切。药理研究表明,安宫牛黄栓具有明显的解热镇静、抗惊厥、抗炎作用,其退热作用优于传统丸剂。④片剂:采用粉末直接压片技术制成,有助于提高溶解度较小药物的溶出度,药片崩解后,药粉直接从粉末中释放出来,分散度增大,溶出加快,提高了相对生物利用度,如安宫牛黄片。

 案例实训

某男,52 岁,1989 年 1 月 18 日初诊。患乙型肝炎 6 年,常服保肝药物。十几天前,右胁肋及胃脘部刺痛,腹大坚满,全身黄染,神疲乏力,持续加重。B 超与 CT 诊断:肝癌,脾大,肝硬化腹水。2 月 14 日住院,呕血、便血 1200ml,生命体征尚正常,精神萎靡,皮肤黄染,腹部膨隆,双下肢浮肿。15 日患者出现神志不清,躁动,二便失禁,瞳孔对光反射不明显,舌质红绛,苔灰而干,脉弦数。其病情急重,西医先后鼻饲 20% 甘露醇 250ml,静滴精氨酸、新鲜血、止血剂、能量合剂、抗生素等,同时配合中药给药。经过 11 天抢救,26 日上午病人逐渐神志清楚,口渴欲饮,尿量增加。27日可半卧位,进全流食,病情稳定。(王幼奇.安宫牛黄丸为主抢救肝性昏迷一例报告[J].天津中医,1990(2):41)

分析要点:①根据病史和检查报告,该患者属于西医何病?②根据患者当前的中医脉症,当辨为何证?病机要点和治疗立法?③根据立法,可选方剂有哪些?最佳选方是哪首?为什么?④最佳选方在具体运用中应注意哪些方面?

就上述分析,提交总结报告,重点交代辨证立法、选方及其制服要点。

学习小结

开窍剂具有开窍醒神之功,主要针对神昏窍闭(闭证)之证而设。开窍剂分为凉开、温开二类,分别适用于热闭证、寒闭证。

1. 凉开　凉开"三宝"是凉开剂的常用代表方剂,均具有芳香开窍,清热解毒,镇惊安神之功,用于身热烦躁,神昏谵语,舌红苔黄,脉数之热闭证。其中安宫牛黄丸药性最凉,长于清热解毒,镇静安神,宜用于热盛毒重、热陷心包所致的高热烦躁,神昏谵语,舌红苔黄,脉数等;紫雪丹凉性次之,长于清热凉肝,息风止痉,宜于热陷厥阴,热极动风所致的神昏烦躁,抽搐痉厥,口渴唇焦,舌绛,脉弦数等;至宝丹凉性最次,长于芳香开窍,辟秽化浊,宜于痰热内闭之昏迷较重,痰盛气粗,舌苔垢腻,脉滑数等。

2. 温开　苏合香丸为温开剂的常用代表方剂,集诸芳香药于一方,行气开窍,辟秽化浊,并兼温通止痛,既主一切寒闭证,又治寒凝气滞所致的心腹疼痛。

(梁　琦)

复习思考题

1. 试述开窍剂定义、分类、适用病证及临床使用注意事项。

2. 何谓"凉开三宝"?其在功用、主治证等方面有何异同?

3. 试述苏合香丸主治何证?方中为何配伍白术、诃子?

笔记

第十六章

理 气 剂

 学习目的

掌握气滞或气逆病证的治疗立法;理气剂遣药制方的基本知识。

学习要点

理气剂的概念、适应证及应用注意;理气剂各类代表方的制方原理及临床运用。

理气剂(formulas that regulate the Qi)是以理气药为主组成,具有行气或降气作用,主治气滞或气逆病证的一类方剂。属于"八法"中消法范畴。

气为人体一身之主,五脏六腑生理功能的正常皆有赖气机升降出入有序。若情志失常,或寒温失调,或饮食失节,或劳倦太过等,均可使气机升降出入失常,或壅滞不行,或升降失序,以致脏腑功能失调而发生疾病。所以《素问·举痛论》说:"百病生于气也"。理气剂是依据《素问·至真要大论》中"逸者行之"、"结者散之"、"高者抑之"及《素问·六元正纪大论》中"木郁达之"等理论而立法的。气机郁滞为主者,宜行气以调之;气逆上冲为主者,当降气以平之,故理气剂一般分为行气与降气两类。

现代药理研究表明,理气剂主要有抗抑郁、抗应激、解痉、镇痛、保肝利胆、促进胃肠蠕动、抗炎等多种作用,涉及对神经、内分泌、免疫、循环等多个系统的调节。现代临床被广泛用于消化、呼吸、神经、精神、内分泌系统的多种疾病,其中最多用于胃神经官能症、胃及十二指肠溃疡、慢性胃炎、慢性肠炎、胃肠功能紊乱、慢性支气管炎、支气管哮喘、幽门不完全性梗阻、神经性呃逆、膈肌痉挛;还常用于癔症、经前期紧张综合征、痛经、月经不调等病。

使用理气剂应注意以下几个方面:其一,由于气滞与气逆常相兼并见,治疗时要注意辨清其轻重主次,斟酌方中行气药与降气药的配伍比重。其二,导致气滞与气逆的原因比较复杂,使用理气剂时应审证析因,注意标本兼顾,遣药制方才能丝丝入扣。其三,理气药物大多辛温香燥,辛散走窜,易于耗气伤津,助热生火,使用时当适可而止,慎勿过剂;年老体弱、素体气虚阴亏者,或孕妇等,均应慎用。

第一节 行 气

行气剂(formulas that move Qi)适用于气机郁滞的病证。临床气机郁滞以脾胃气滞证和肝气郁滞证为常见。脾胃气滞多见脘腹胀满,嗳气吞酸,呕恶食少,大便不调等症,治疗常选用行气宽中之药如陈皮、厚朴、木香、枳壳、砂仁等为主组方;肝气郁滞多见有胸胁或少腹胀痛,或疝气痛,或月经不调、痛经等症,治疗常选用疏肝理气之药如香附、乌药、川楝子、青皮、郁金等为主组方。由于气机郁滞,常致血行不畅、湿阻痰聚、食停难消;气滞不行,易于化热生火;肝郁日久,往往暗耗阴血;而气滞之成,每因寒凝、痰聚、湿阻、食积为患,故本类方剂又常配伍活血祛瘀、燥湿化痰、消食和胃、清热泻火、滋阴养血、温里散寒等药物。代表方剂为越鞠丸、瓜蒌薤白白酒汤、半夏厚朴汤、厚朴温中汤、天台乌药散等。

越鞠丸《丹溪心法》
（Yueju Wan）
Escape-restraint Pill

【组成】 香附 川芎 苍术 神曲 栀子各等分(各6g)

【用法】 为末,水泛为丸,如绿豆大,每服6~9g(现代用法:共研细末,水丸如绿豆大,亦可用作水煎剂)。

【功效】 行气解郁。

【主治】 六郁证。胸膈痞闷,脘腹胀满或疼痛,嗳腐吞酸,恶心呕吐,饮食不消。

【制方原理】 本方所治为气、血、痰、火、湿、食六郁之证。情志不畅、忧思过度、饮食失节、寒温不适等因素,往往导致肝脾之气郁而不畅,进而变生诸证。气滞影响血行可致血郁,影响津液敷布可致湿郁、痰郁,影响脾胃受纳运化可致食郁,气郁不解又易生热化火而致火郁,故朱震亨说:"气血冲和,万病不生,一有怫郁,诸病生焉。故人生诸病多生于郁"(《丹溪心法》)。六郁既成,故见胸膈痞闷,脘腹胀痛,吞酸呕吐,饮食不消等症。其病机为肝脾气郁血滞化热,停食蕴湿生痰。由于六郁以气郁为先,故治宜行气解郁为主,兼解其他诸郁,使气行则血行,痰、湿、食、火诸郁可消。

方中香附辛微苦甘平,归肝、三焦经,疏肝行气解郁,以治气郁,为君药。川芎辛温,归肝、胆经,乃血中气药,既可活血祛瘀以治血郁,又可助香附以增行气解郁之功;栀子苦寒,归心、肺、胃、三焦经,清热泻火,以治火郁;苍术辛苦温,归脾、胃经,燥湿运脾,以治湿郁;神曲甘辛温,归脾、胃经,消食和胃,以治食郁,合为臣佐药。诸药配伍,使气畅血行,湿祛热清,食消脾健,气、血、湿、火、食五郁得解。至于痰郁,或因气滞湿聚而生,或因饮食积滞而致,或因火邪炼液而成,今五郁得解,则痰郁亦随之而消,故方中未用祛痰药,此亦治病求本之意。

制方特点:五药治六郁,贵在治病求本;行气、活血、清热、燥湿、消食诸法并用,重在理气行滞。

【临床应用】

1. 用方要点　本方是治疗六郁证的代表方。临床以胸膈痞闷,脘腹胀痛,饮食不消为使用依据。

2. 临证加减　气郁偏重,可重用香附;肝郁偏重见胁肋胀痛,加青皮、川楝子以疏肝行气;脾胃气滞见脘腹胀满,加木香、枳壳、厚朴等以宽中行气;血郁而瘀见胁肋刺痛,舌质瘀黯,重用川芎,并酌加红花、赤芍等以助活血祛瘀;湿郁偏重见舌苔白腻,重用苍术,酌加茯苓、泽泻等以助健脾祛湿;食郁偏重见恶心厌食,脘痞嗳腐,重用神曲,酌加山楂、麦芽等以助消食化滞;火郁偏重见心烦口渴,舌红苔黄,重用山栀,酌加黄芩、黄连等以助清热泻火;痰郁偏重见咳嗽吐痰,苔腻脉滑,酌加半夏、陈皮等以燥湿化痰。

3. 现代运用　常用于胃神经官能症、消化性溃疡、慢性胃炎、胆石症、胆囊炎、肝炎、肋间神经痛,以及妇女痛经、月经不调等属气血湿食诸邪郁滞者。

【附方】

柴胡疏肝散(《医学统旨》,录自《证治准绳·类方》)　陈皮醋炒　柴胡各二钱(各6g)　川芎　香附　枳壳麸炒　芍药各一钱半(各5g)　甘草炙,五分(3g)　水二盏,煎八分,食前服。功用:疏肝解郁,行气止痛。主治:肝气郁滞证。胁肋疼痛,胸闷善太息,情志抑郁或易怒,或嗳气,脘腹胀满,脉弦。

按:本方与越鞠丸均具行气解郁之功,但本方长于疏肝行气止痛,适用于肝气郁滞或肝郁脾滞证;越鞠丸主以行气,辅佐以活血、清热、燥湿、消食等,重在调气行滞及分解诸郁,主治气、血、痰、火、湿、食六郁证。

【现代研究】

1. 实验研究　采用小鼠悬尾实验和小鼠强迫游泳试验两种行为绝望抑郁模型,对越鞠丸醇提物和水提物的抗抑郁作用进行比较。连续给药 7 天。结果:越鞠丸醇提物能不同程度地缩短小鼠悬尾不动时间和小鼠强迫游泳不动时间,具有较强的抗抑郁作用,而水提物作用不明显。越鞠丸提取物 YJ-XCC1Z3 可以改善小鼠抑郁状态的行为,通过增加脑内 5- 羟色胺(5-HT)、去甲肾上腺素(NE)含量而发挥抗抑郁作用,无精神运动兴奋作用。上述研究为理解本方"行气解郁"功效可提供一定的药理学依据。

2. 临床报道　中学生精神失调症 72 例以本方治疗,每次口服 6g,每日 2 次,结果治愈 51 例,好转 17 例,无效 4 例,总有效率为 94.4%。

瓜蒌薤白白酒汤(《金匮要略》)
(Gualou Xiebai Baijiu Tang)
Trichosanthes Fruit, Fistular Onion Stalk and White Spirit Decoction

【组成】　瓜蒌实一枚(24g)　薤白半升(12g)　白酒七升(适量)

【用法】　三味同煮,取二升,分温再服(现代用法:水煎服)。

【功效】　通阳散结,行气祛痰。

【主治】　胸阳不振,痰阻气结之胸痹。胸中闷痛,甚至胸痛彻背,喘息咳唾,短气,舌苔白腻,脉沉弦或紧。

【制方原理】　本方所治胸痹乃由胸阳不振,痰阻气结所致。诸阳受气于胸中而转行于背,胸阳不振,阳不化阴,津液不得输布,凝聚为痰,痰阻气机,故胸中闷痛,甚至胸痛彻背;痰浊阻滞,肺失宣降,则见咳唾喘息,短气;舌苔白腻,脉沉弦或紧,皆痰阻气滞之象。本证以胸阳不振为本,痰阻气滞为标。遵"急则治标"之旨,治以通阳散结、行气祛痰为法。

方中瓜蒌甘微苦寒,功擅涤痰散结,理气宽胸,为君药;臣以薤白辛苦温,通阳散结,行气止痛。二药相合,散胸中凝滞之阴寒,化上焦结聚之痰浊,宣胸中阳气以宽胸,为治疗胸痹的要药。佐以白酒辛散温通,行气活血,以增薤白行气通阳之功。本方药仅三味,配伍精当,俾胸阳振,痰浊化,阴寒消,气机畅,则胸痛喘息诸症可除。

制方特点:全方苦辛温通,行气与祛痰并行,宽胸与通阳相协。

223

【临床应用】

1. 用方要点　本方是治疗胸阳不振,气滞痰阻之胸痹的常用方剂,临床以胸中闷痛,喘息短气,舌苔白腻,脉弦紧为依据。

2. 临证加减　阳虚寒阻见畏寒肢厥,酌加干姜、桂枝、附子以助温阳散寒;痰浊较甚见胸闷痛甚,舌苔厚腻,加半夏、菖蒲、厚朴以燥湿化痰;气滞较著见胸满而胀,或兼逆气上冲,加厚朴、枳实、桂枝以下气除满;兼血瘀见舌质黯红或有瘀斑,加丹参、赤芍、川芎以活血祛瘀。

3. 现代运用　常用于冠心病心绞痛、非化脓性肋骨炎、肋间神经痛、陈旧性胸内伤、慢性支气管炎等证属胸阳不振,痰阻气结者。

【附方】

1. 瓜蒌薤白半夏汤(《金匮要略》)　瓜蒌实一枚(24g)　薤白三两(9g)　半夏半升(12g)　白酒一斗(适量)　四味同煮,取四升,温服一升,日三服。功用:通阳散结,祛痰宽胸。主治:痰壅气结之胸痹。胸中满痛彻背,背痛彻胸,不能安卧者。

2. 枳实薤白桂枝汤(《金匮要略》)　枳实四枚(12g)　厚朴四两(12g)　薤白半升(9g)　桂枝一两(6g)　瓜蒌实一枚,捣(24g)　上五味,以上五升,先煎枳实、厚朴,取二升,去渣,内诸药,煮数沸,分温三服。功用:通阳散结,下气祛痰。主治:痰结气逆之胸痹。胸满而痛,甚至胸痛彻背,喘息咳唾,短气,气从胁下上逆抢心,舌苔白腻,脉沉弦或紧。

按:以上三方均有瓜蒌、薤白,皆具通阳散结,行气祛痰作用,同治胸阳不振,痰阻气结之胸痹。但瓜蒌薤白白酒汤是通阳散结,行气祛痰的基本方,适用于胸痹而痰浊气滞较轻者;瓜蒌薤白半夏汤加入半夏,祛痰散结之力较大,适用于胸痹痰浊较盛,胸痛彻背,背痛彻胸,且不能安卧者;枳实薤白桂枝汤不用白酒,复增桂枝、枳实、厚朴三味,善于下气降逆,行气除满,适用于胸痹而痰结气逆较甚,见胸痛痞满,气从胁下上逆抢心者。

【现代研究】

1. 实验研究　瓜蒌薤白汤及其单味药瓜蒌均有明显扩张冠状动脉血管和外周血管的作用;能明显延长正常小鼠和异丙肾上腺素引致心肌缺氧小鼠的常压缺氧生存时间。瓜蒌薤白白酒汤对家兔心肌缺血再灌注损伤的心肌有保护作用,其机制可能与抑制一氧化氮合成酶的活性,减少其过量产生有关。进一步对该复方作用的物质基础进行追踪,结果从活性部位中分离得到 4 个呋甾皂苷类化合物,其中化合物 1 具有较强的抑制血小板聚集活性。

2. 临床报道　将 86 例冠心病合并血脂异常患者随机分为对照组和观察组各 43 例,对照组给予辛伐他汀片常规治疗,观察组在此基础上给予瓜蒌薤白白酒汤加桂枝、丹参、甘草方,治疗 4 周后检测血脂水平、心绞痛发作次数、心电图及胸闷胸痛等症状改变情况。结果两组血脂各项指标均较治疗前有所改善,但观察组改善程度优于对照组;观察组显效 25 例,总有效率为 93.0% 分别高于对照组显效 18 例和总有效率 74.4%($P < 0.05$)。表明冠心病合并血脂异常患者在常规治疗基础上加用瓜蒌薤白白酒汤加味可以提高疗效,改善血脂异常情况。

半夏厚朴汤(《金匮要略》)
(Banxia Houpo Tang)
Pinellia and Magnolia Bark Decoction

【组成】　半夏一升(12g)　厚朴三两(9g)　茯苓四两(12g)　生姜五两(15g)　苏叶二两(6g)

【用法】 以水七升,煮取四升,分温四服,日三夜一服(现代用法:水煎服)。

【功效】 行气散结,降逆化痰。

【主治】 痰气郁结之梅核气。咽中如有物阻,咯吐不出,吞咽不下,胸膈满闷,或咳或呕,舌苔白润或白滑,脉弦滑。

【制方原理】 梅核气多由七情郁结,痰气凝滞而致。肝主疏泄而喜条达,脾胃主运化转输水津,肺主宣降司通调水道。若情志不遂,肝气郁结,肺胃宣降失司,津液不得正常输布,聚而成痰,痰气相搏,阻于咽喉,则咽中如有物阻,吐之不出,吞之不下;气机郁滞,故胸膈满闷;痰气上逆,肺失宣降,则见咳嗽,胃失和降,则见呕吐;苔白润或白滑,脉弦缓或弦滑,均为气滞痰凝之征。本证病机是痰气郁结咽喉,肺胃气逆。治当行气与化痰兼顾,散结与降逆并施。

方中半夏辛温,功擅化痰散结,降逆和胃;厚朴苦辛温,长于行气开郁,下气除满。两者相配,痰气并治,共为君药。茯苓甘淡平,渗湿健脾,俾脾运湿去,痰无由生,以增强半夏化痰之力。苏叶辛温,理肺疏肝,协厚朴开郁散结,同为臣药。生姜辛温,宣散水气,降逆止呕,助半夏化痰散结、和胃止呕,并解半夏之毒,用为佐药。诸药相合,辛可行气散结,苦能燥湿降逆,共成行气散结,降逆化痰之功。

制方特点:行气化痰,痰气并治;辛开苦降,散结降逆。

【临床应用】

1. 用方要点 本方为治疗梅核气的常用方。临床以咽中如有物阻,吞吐不得,苔白腻,脉弦滑为使用依据。

2. 临证加减 气郁较甚者,酌加香附、郁金等以增强行气解郁之功;肝气郁结见胁肋疼痛者,酌加川楝子、延胡索以疏肝散结止痛;肺燥见咽痛者,加玄参、桔梗以润燥利咽;痰气郁结化热,心烦失眠者,加栀子、黄芩、连翘以清热除烦。

3. 现代运用 常用于咽异感症、癔症、焦虑性神经症、抑郁症、顽固性失眠、慢性咽喉炎、慢性支气管炎、慢性胃炎、食管痉挛、胃轻瘫综合征、化疗或放疗所致恶心呕吐,以及反流性食管炎、新生儿幽门痉挛等证属痰气郁结者。

4. 使用注意 阴虚津亏或火旺者,不宜使用。

【现代研究】

1. 实验研究 半夏厚朴汤能有效延长顺铂所致呕吐的潜伏时间($P<0.05$),明显降低呕吐次数和外周血中胃泌素(Gas)的含量($P<0.05$),其高剂量组还能升高外周血中表皮生长因子(EGF)的含量($P<0.01$),促进胃肠排空,对胃肠黏膜有一定的保护作用。半夏厚朴汤全方及半夏与厚朴配伍可以抑制或逆转单味半夏对肝脏 CYP 酶系 Cyp2el 或 Cyp3all 活性和表达增加,提示其能缓减肝脏过氧化和中毒等损伤或弥补药物在肝脏代谢太快的不足;全方配伍还能平衡半夏、厚朴单独使用所引起肾脏有机阴离子转运子 OAT1/3 和有机阳离子转运子 OGT1/2mRNA 或蛋白表达的异常增加。上述研究为半夏厚朴汤增效减毒及组方配伍的合理性提供了一定的药理学依据。

2. 临床报道 胃食管反流性咽异感症患者分为治疗组 60 例和对照组 58 例,治疗组用半夏厚朴汤加陈皮、沉香为主方,随证加减;对照组服用西药西咪替丁与多潘立酮,2 周为 1 疗程,共治 2 个疗程。结果治疗组总有效率为 91.67%,明显高于对照组为 82.76%;烧心、反酸、胸痛、嗳气、胃胀等症状积分也较对照组降低。停药 30 天后治疗组患者咽部异物感与咽后壁淋巴滤泡复发,其余症状不明显,对照组症状复发明显。表明中药加减半夏厚朴汤对胃食管反流性咽异感症较西药(西咪替丁联合多潘立酮)的疗效好。

笔记

厚朴温中汤《内外伤辨惑论》

（Houpo Wenzhong Tang）

Magnolia Bark Decoction to Warm the Middle

【组成】 厚朴姜制 陈皮去白各一两(各30g) 甘草炙 茯苓去皮 草豆蔻仁 木香各五钱(各15g) 干姜七分(2g)

【用法】 合为粗散,每五钱匕(15g),水二盏,生姜三片,煮至一盏,去滓温服,食前。忌一切冷物(现代用法:上药研为粗散,每次10g;或为汤剂,水煎服)。

【功效】 行气除满,温中燥湿。

【主治】 中焦寒湿气滞证。脘腹胀满或疼痛,不思饮食,四肢倦怠,舌苔白腻,脉沉弦。

【制方原理】 脾胃位于中焦,主受纳、腐熟与运化,脾升胃降。若"饮食失常,寒温不适,则脾胃乃伤"(《内外伤辨惑论》)。如寒湿困中,脾胃气滞,则脘腹胀满或疼痛;脾胃受病,纳运失常,故食欲不振;脾主肌肉四肢,湿滞气机,则肢倦无力;舌苔白腻,脉沉弦,皆为脾胃寒湿,气机不畅之象。本证病机为寒湿困阻,脾胃气机壅滞;治宜行气除满为主,辅以温中燥湿。

方中重用厚朴苦辛而温,行气消胀,燥湿除满,《本草汇言》称其"温可以燥湿,辛可以清痰,苦可以下气",故为君药。草豆蔻辛温芳香,温中散寒,燥湿醒脾,为臣药。陈皮苦辛温,理气燥湿,木香辛苦温,行气醒脾,助厚朴行气宽中以消胀满;干姜辛热,温中散寒,生姜辛温,温胃止呕,助草豆蔻温胃暖脾以止疼痛;茯苓甘淡平,渗湿健脾和中,俱为佐药。炙甘草甘温,益气和中,调和药性,为佐使药。诸药合用,共奏行气除满、温中燥湿之功。

制方特点:名为"温中",实以行气为重,兼顾散寒、燥湿。组方主用苦温辛燥,佐以甘淡,开降气机,温中燥湿,醒脾和中。

【临床应用】

1. 用方要点 本方为脾胃寒湿气滞证而设,临床以脘腹胀满或疼痛,舌苔白腻,脉沉弦为使用要点。

2. 临证加减 若湿盛而见身重肢浮,加腹皮、泽泻以增下气利水之效;骤感寒邪而脘腹痛甚,加高良姜、肉桂以加强温中散寒止痛之力;饮食不慎,兼夹食滞见嗳腐苔腻,加神曲、山楂以消食导滞;肝气郁滞见脘腹胀痛连胁,泛酸水,酌加香附、乌贼骨之类以疏肝制酸;胃气上逆见恶心呕吐,加半夏、姜竹茹以和胃降逆。

3. 现代运用 常用于治疗急性胃炎、慢性胃炎、胃潴留、急性胃扩张和胃肠道功能紊乱等证属脾胃寒湿气滞者。

【附方】

1. 良附丸(《良方集腋》) 高良姜酒洗七次,焙,研 香附子醋洗七次,焙,研,各等分(各9g) 上药各焙、各研、各贮,用时以米饮加生姜汁一匙,盐一撮为丸,服之立止。功用:行气疏肝,祛寒止痛。主治:肝胃气滞寒凝证。胃脘冷痛,畏寒喜温,胸胁胀闷,苔白脉弦。亦治妇女痛经等。

2. 匀气散(《太平惠民和剂局方》) 丁香 檀香 木香 白豆蔻仁各二两(各6g) 藿香叶 甘草(炮)各八两(各24g) 缩砂仁四两(12g) 上为末。每服一钱(3g),加盐末一字,用沸汤点服,不拘时候。功用:行气化湿,降气和胃。主治:气滞不匀,胸膈虚痞,宿冷不消,心腹刺痛,胀满噎塞,呕吐恶心。

按:此二方和厚朴温中汤均有行气止痛之功,但厚朴温中汤行气宽中,祛寒温里并化湿浊,适用于脾胃寒湿气滞,脘腹胀满疼痛,舌苔白腻等证;良附丸行气疏肝,温中祛寒,适用于气滞寒凝,胸脘胁痛,畏寒喜温等证;匀气散化湿和胃,理气止痛,适用于湿浊伤中,脾胃气滞之胸膈痞满,呕恶噎塞,心腹刺痛等证。

【现代研究】

临床报道 对 36 例功能性消化不良病人给予厚朴温中汤并随证加减,另设对照组 30 例给予多潘立酮,28 天后比较疗效。以上腹胀满、疼痛、纳呆食少、嗳气、恶心等症状消失为治愈,上述症状均明显减轻为好转,上述症状无明显减轻为无效。结果治疗组治愈 18 例,好转 17 例,无效 1 例,总有效率 97.2%;对照组治愈 18 例,好转 14 例,无效 9 例,有效率 70.0%。两组疗效差异明显。表明厚朴温中汤治疗功能性消化不良有良效。

天台乌药散(原名乌药散)(《圣济总录》)
(Tiantai Wuyao San)
Tiantai Lindera Powder

【组成】 天台乌药(12g) 木香(6g) 茴香微炒(6g) 青橘皮汤浸,去白,焙(6g) 高良姜炒,各半两(9g) 槟榔锉,二个(9g) 川楝子十个(12g) 巴豆七十粒(12g)

【用法】 上八味,先将巴豆微打破,同川楝子用麸炒黑,去巴豆及麸皮不用,合余药共研为末,和匀,每服一钱(3g),温酒送下(现代亦可用作水煎剂)。

【功效】 行气疏肝,散寒止痛。

【主治】 肝经寒凝气滞证。小肠疝气,少腹引控睾丸而痛,偏坠肿胀,苔白,脉弦。亦治妇女痛经,瘕聚等。

【制方原理】 足厥阴肝经抵少腹,绕阴器。若寒客肝脉,气机阻滞,可见少腹疼痛,痛引睾丸,偏坠肿胀,发为小肠疝气,故有"诸疝皆归肝经"(《儒门事亲》)之说。本证病机为寒凝肝脉,气机阻滞;治宜行气疏肝,散寒止痛。

方中乌药辛温,入厥阴肝经,行气疏肝,散寒止痛,《药品化义》云其"气雄性温,故快气宣通,疏散凝滞,甚于香附"。故为君药。青皮疏肝破气,散结消滞,木香理气止痛,小茴香暖肝散寒,理气止痛,高良姜辛热,散寒止痛,四药合用,以加强乌药行气散寒之功,共为臣药。槟榔质重下坠,行气导滞,直达下焦而破坚;川楝子疏肝行气止痛,虽性味苦寒,但与辛热之巴豆同炒后去巴豆而用,则苦寒之性受制而行气散结之力增强,为佐药。诸药配伍,使气滞得疏,寒凝得散,肝脉调和,则疝气、痛经、瘕聚等病证可愈。

制方特点:行气导滞与暖肝散寒配伍,止痛力著。

【临床应用】

1. 用方要点 本方为治疗寒凝气滞之小肠疝气的常用方。临床以少腹痛引睾丸,舌淡苔白,脉沉弦为使用依据。

2. 临证加减 睾丸痛而偏坠肿胀,可酌加荔枝核、橘核等行气散结止痛;寒甚而下身冷痛,可酌加肉桂、吴茱萸等以散寒止痛。

3. 现代运用 常用于腹股沟斜疝和直疝、睾丸炎、附睾炎、胃肠功能紊乱、肠痉挛

笔记

227

和痛经、慢性阑尾炎等证属寒滞肝脉者。

4. 使用注意 疝痛属肝肾阴虚气滞或兼热者,忌用。

【附方】

1. 加味乌药汤(原名加味乌沉汤)(《奇效良方》) 乌药 缩砂 木香 玄胡索各一两(各6g) 香附炒,去毛二两(12g) 甘草一两半(5g) 上锉细,每服七钱(20g),水一盏半,生姜三片,煎至七分,不拘时温服。功用:行气疏肝,调经止痛。主治:肝郁气滞之痛经。经前或月经初行时少腹胀痛,胀甚于痛,或胸胁乳房胀痛,舌淡苔薄白,脉弦紧。

2. 暖肝煎(《景岳全书》) 当归二钱(6g) 枸杞子三钱(9g) 小茴香二钱(6g) 肉桂一钱(3g) 乌药二钱(6g) 沉香一钱(或木香亦可)(3g) 茯苓二钱(6g) 水一盅半,加生姜三五片,煎七分,食远温服。功用:暖肝温肾,行气止痛。主治:肝肾不足,寒滞肝脉证。睾丸冷痛,或小腹疼痛,畏寒喜暖,舌淡苔白,脉弦细。

3. 导气汤(《沈氏尊生书》) 川楝子四钱(12g) 木香三钱(9g) 茴香二钱(6g) 吴茱萸一钱,汤泡(3g) 水煎服。功用:行气疏肝,散寒止痛。主治:寒疝疼痛。

4. 金铃子散(《太平圣惠方》,录自《袖珍方》) 金铃子 玄胡索各一两(各30g)为细末,每服三钱(9g),酒调下(现代用法:上药共研细末,每次9g。亦可用作水煎剂)。功用:疏肝泄热,活血止痛。主治:肝郁化火证。胸腹胁肋诸痛,时发时止,口苦,舌红苔黄,脉弦数。

5. 延胡索散(《济生方》) 当归去芦,浸酒,锉,炒 延胡索炒,去皮 蒲黄炒 赤芍药 肉桂不见火,各半两(各15g) 片子姜黄洗 乳香 没药木香不见火,各三钱(各9g) 甘草炙,二钱半(8g) 上药吹咀,每服四钱(12g),水一盏半,生姜七片,煎至七分去滓,食前温服。功用:行气活血,调经止痛。主治:妇人室女,七情伤感,遂使气与血并,心腹作痛,或连腰胁,或连背膂,上下攻刺,经候不调,一切血气疼痛,并可服之。

按:上述诸方均能行气疏肝止痛,其中天台乌药散与导气汤皆能疏肝行气、散寒止痛,主治寒疝疼痛,但前者作用较强,后者药简力缓。暖肝煎在行气散寒的同时,兼以温补肝肾,适用于肝肾不足,寒滞肝脉之睾丸冷痛,或小腹疼痛,是标本兼顾之方。加味乌药汤行气疏肝,调经止痛,尤宜于肝气郁滞之痛经。金铃子散与延胡索散均可行气活血止痛,但金铃子散药少力单,且性偏凉,兼可泄热,适用于气血郁滞疼痛之属于热证者;延胡索血分药偏多,活血止痛力强,且配肉桂,适用于气滞血瘀作痛属于寒证者。

【现代研究】

临床报道 将慢性阑尾炎患者分为治疗组40例和对照组39例,治疗组以天台乌药散为基本方(其中川楝子6g,巴豆7个,炮制方法同原方。3服后不用巴豆,改为单用麸皮炒川楝子),气虚较甚加白术、减巴豆用量,疼痛较甚加延胡索,积热明显去巴豆、加大黄。二煎混合,顿服。对照组给予抗感染(头孢噻肟钠+阿米卡星+甲硝唑)治疗。以症状体征消失,随访1年无复发者为治愈;症状体征减轻,或症状体征消失,但未满1年又复发者为好转,症状体征无明显改变为无效。结果治疗组治愈34例,好转4例,总有效率95%;对照组治愈11例,好转16例,总有效率69.23%;两组比较差异有显著性意义。表明天台乌药散加减治疗慢性阑尾炎有较好效果。

第二节 降 气

降气剂(formulas that direct rebellious Qi downward),适用于肺气上逆或胃气上逆等

病证。肺气上逆以喘咳为主要见症,常选用降气平喘药物如苏子、厚朴、杏仁、款冬花、紫菀等为主组方;胃气上逆以呃逆、呕吐、嗳气等为主要见症,常选用降逆下气药物如旋覆花、代赭石、半夏、竹茹、丁香、柿蒂等为主组方。气逆诸证有寒热虚实之别,常见不同的兼证,故本类方剂又常配伍清热、温里、补虚、祛痰等药,以标本兼顾。代表方剂有苏子降气汤、定喘汤、旋覆代赭汤、橘皮竹茹汤、四磨汤等。

苏子降气汤《和剂局方》
(Suzi Jiangqi Tang)
Perilla Fruit Decoction to Direct Qi Downward

【组成】 紫苏子 半夏汤洗七次,各二两半(各9g) 川当归去芦,各两半(6g) 甘草炙,二两(6g) 前胡去芦 厚朴去粗皮,姜汁拌炒,各一两(各6g) 肉桂去皮,一两半(3g)

【用法】 上为细末,每服二大钱(6g),水一盏半,入生姜二片,枣子一个,苏叶五片,同煮至八分,去滓热服,不拘时候(现代用法:水煎服)。

【功效】 降气平喘,祛痰止咳。

【主治】 上实下虚之喘咳。喘咳痰多,胸膈满闷,短气,呼多吸少,或腰疼脚软,或肢体浮肿,舌苔白滑或白腻,脉弦滑。

【制方原理】 本证中的"上实"指痰浊壅肺,肺失宣降,症见喘咳痰多,胸膈满闷,舌苔白滑或白腻,脉弦滑;"下虚"指肾阳虚衰于下,或肾不纳气,气短不足以息;或肾不主水,水泛为痰,外溢肢体而见浮肿;或肾不主骨,而见腰疼脚软。其病机为本虚标实,即以痰涎壅肺为标,肾阳虚馁为本;气逆痰盛,标急本缓,遵"急则治标",治以降气祛痰,止咳平喘为法。

方中紫苏子辛温而润,归肺、大肠经,其性主降,降气祛痰,为治疗痰壅气逆喘咳之要药,所谓"除喘定嗽,消痰顺气之良剂"(《本经逢原》),故为君。半夏燥湿化痰降逆,厚朴下气消痰平喘,二者可助君药降气祛痰之力,同为臣药。前胡降气祛痰,兼能辛散宣通,与诸药相伍,既增降逆化痰之效,又使降中寓宣,以复肺气宣降之职;肉桂辛甘大热,温助元阳,纳气平喘;当归养血补虚,既助桂心温补下元以治下虚,又治"咳逆上气"(《神农本草经》),兼制半夏、厚朴之辛燥;略加生姜、苏叶以散寒宣肺,俱为佐药。大枣、甘草和中调药,为佐使药。诸药相合,共奏降气祛痰,温肾补虚之功。

制方特点:降肺祛痰稍佐温肾补虚,标本兼顾,上下兼治;寓辛润于苦温之中,使宣降相宜,温而不燥。

【临床应用】

1. 用方要点 本方是治疗上实下虚喘咳的常用方。临床以咳喘气急,痰多稀白,胸膈满闷,舌苔白滑或白腻,脉弦滑为使用依据。

2. 临证加减 原书方后注:"一方有陈皮去白一两半",其义在于加强燥湿化痰之力。若痰涎壅盛,喘咳气逆难卧者,加葶苈子以增强降气平喘之力;兼有表证者,加麻黄、杏仁等以宣肺平喘,疏散外邪;兼气虚者,加人参以益气补虚;肾阳虚甚见腰冷气短者,可加附子、补骨脂以助温肾纳气。

3. 现代运用 常用于慢性支气管炎、肺气肿、支气管哮喘等辨证属痰壅于肺或兼肾阳不足者。

4. 使用注意　下元虚甚之喘逆者,本方不宜。

【现代研究】

1. 实验研究　苏子降气汤对组胺、乙酰胆碱所致痉挛状态的豚鼠离体气管均有显著的松弛作用,但对正常气管及普萘洛尔所致的气管痉挛无明显影响;苏子降气汤 25g/kg 给大鼠连续灌胃 3 天后,能显著抑制大鼠 I 型被动皮肤过敏反应。原方水煎醇沉液(1g/ml) I 和原方去肉桂、甘草制成的煎液 II,按 40g/kg 分别给大鼠灌胃,结果方 I 能显著降低大鼠肾上腺维生素 C 的含量,方 II 无此作用;方 I 40g/kg 给药能使小鼠胸腺萎缩($P<0.05$),外周血中的碳粒清除速率和淋巴细胞的转化率提高,提示方中配伍肉桂、甘草的必要性。上述研究表明,苏子降气汤有平喘、抗炎、抗敏及免疫调节等作用。

2. 临床报道　将慢性阻塞性肺疾病痰浊型 160 例患者随机分为治疗组和对照组,对照组 72 例给予常规抗感染、化痰、止咳、平喘、吸氧治疗,治疗组 88 例在常规治疗的基础上加用苏子降气汤合三子养亲汤加减(苏子、陈皮、法夏、当归、前胡、肉桂、厚朴、苏叶、甘草、莱菔子、白芥子、补骨脂),2 周为 1 个疗程。结果治疗组治愈(咳嗽、咳痰基本消失,血象正常)42 例,显效(咳嗽、咳痰明显减少) 28 例,有效率 92.05%;对照组治愈 21 例,显效 19 例,有效率 80.56%;治疗组疗效及对呼气峰流速的改善均明显优于对照组。表明苏子降气汤合三子养亲汤对慢性阻塞性肺疾病痰浊型有明显疗效。

定喘汤《摄生众妙方》
(Dingchuan Tang)
Wheezing -arresting Decoction

【组成】　白果去壳,砸碎炒黄,二十一枚(9g)　麻黄三钱(9g)　苏子二钱(6g)　甘草一钱 (3g)　款冬花三钱(9g)　杏仁去皮、尖,一钱五分(9g)　桑白皮蜜炙,三钱(9g)　黄芩微炒,一钱五分(6g)　法制半夏三钱(9g),如无,用甘草汤泡七次,去脐用

【用法】　水三盅,煎二盅,作二服,每服一盅,不用姜,不拘时,徐徐服(现代用法:水煎服)。

【功效】　宣肺降气,清热化痰。

【主治】　风寒外束,痰热内蕴之哮喘。哮喘咳嗽,痰多气急,痰稠色黄,或微恶风寒,舌苔黄腻,脉滑数。

【制方原理】　本方所治哮喘,系由素体痰热内蕴,又复外感风寒,肺气壅闭,不得宣降所致。痰热蕴肺,气道不畅,宣降失常,故哮喘、咳嗽,痰多气急,痰稠色黄;风寒外束,卫阳被遏,故微恶风寒;舌苔黄腻,脉滑数,乃痰热之征。本证病位虽涉表里,但以痰热内蕴,肺失清肃为主要病机,故治当宣肺降气,清热化痰。

方中麻黄辛温,宣肺平喘,疏风散寒;白果甘涩,敛肺定喘,祛痰止咳;二药合用,一散一收,既能增强平喘之功,又可防麻黄辛散太过耗伤肺气,共为君药。桑白皮甘寒,泻肺平喘;黄芩苦寒,清肺泻热;二者合用清肺降逆,同为臣药。苏子降气化痰,止咳平喘;杏仁止咳平喘;半夏燥湿化痰;款冬花下气止咳化痰;四味共助君、臣降气祛痰,平喘止咳,俱为佐药。甘草生用,调和诸药,且能止咳,为佐使药。诸药配伍,能外散风寒,内清痰热,宣降肺气,使喘哮得解。

制方特点:宣降肺气与清热化痰并用;寓宣散于敛降之中,降而不过。

本方与苏子降气汤均为降气平喘之剂。本方以宣肺之麻黄配伍敛肺之白果,更加降气化痰及清肺泻热之味,有宣肺降气,清热化痰之功,主治风寒外束,痰热蕴肺之哮喘;苏子降气汤以苏子降气平喘为主,配以下气祛痰、温肾纳气之品,有降气化痰,

温肾纳气之功,主治痰壅肺实兼下元不足之喘咳痰多证。

本方与小青龙汤均有宣肺解表、祛痰平喘之功,皆可治疗外感风寒、内有痰浊之喘咳。但小青龙汤用麻黄、桂枝配伍干姜、细辛、半夏等,重在解表散寒,温化寒饮,适宜于表寒较重,内有寒饮之证;本方以麻黄、白果与苏子、半夏、黄芩、桑白皮等配伍,虽可解表散寒,但重在宣肺降气,清热化痰,适用于痰热内蕴而表寒不甚之证。

【临床应用】

1. 用方要点　本方主要用于痰热内蕴,肺失宣肃之咳喘。临床以咳喘气急,痰稠色黄,苔黄腻,脉滑数为使用依据。

2. 临证加减　无表证者,麻黄用量可减,或用炙麻黄,取其宣肺定喘之功;痰稠难出,可加全瓜蒌、胆南星等以助清热化痰之力;胸闷较甚,可加枳壳、厚朴以理气宽胸;肺热较甚,宜加石膏、金荞麦、鱼腥草等以增清肺之效。

3. 现代运用　常用于支气管哮喘、慢性支气管炎等证属痰热蕴肺或兼表寒者。

4. 使用注意　新感风寒之咳喘与肺肾不足之虚喘,本方均不宜使用。

【附方】

葶苈大枣泻肺汤(《金匮要略》)　葶苈熬令黄色,捣丸,如弹子大(9g)　大枣十二枚(4枚)　先以水三升,煮枣取二升,去枣,纳葶苈煮取一升,顿服。功效:泻肺平喘,祛痰利水。主治:肺痈。喘不得卧,胸满胀;或一身面目浮肿,鼻塞,清涕出,不闻香臭酸辛;或咳逆上气,喘鸣迫塞;或支饮胸满者。

按:本方和定喘汤均能平喘,但定喘汤宣散外邪,敛降肺气,祛痰清热,主治风寒束表,痰热内蕴之喘哮咳嗽,痰稠色黄等;本方则专取苦辛性寒之葶苈子,泻肺平喘,祛痰利水,适用于痰热壅肺之肺痈喘息不得卧,胸满胀,以及支饮胸满等。

【现代研究】

1. 实验研究　定喘汤能显著抑制 2,4-二硝基氯苯所致小鼠迟发型皮肤超敏反应,提示该方对Ⅳ型变态反应具有抑制作用;当剂量为 30g/kg 时,可显著抑制小鼠脾脏空斑形成细胞数和溶血素生成。定喘汤尚能降低小鼠免疫器官胸腺的重量;对小鼠尾静脉注射碳粒廓清速率和腹腔巨噬细胞吞噬功能无明显影响;对卵蛋白(OVA)致敏的支气管哮喘(哮喘)小鼠模型肺组织中 STAT1、STAT6 的表达具有抑制作用,促进 IFN-γ 生成,减轻哮喘时的气道黏膜炎症。另外,定喘汤雾化吸入有延长支气管哮喘动物模型豚鼠的致喘潜伏期,对其免疫功能及呼吸道微生态菌群有调节作用。

2. 临床报道　采用随机双盲法将 72 例哮喘慢性持续期中度患者(热哮型)分为观察组和对照组,每组各 36 例。对照组采用沙美特罗替卡松粉吸入,观察组在对照组基础上加用定喘汤,共治疗 4 周。结果两组肺功能主要指标 FVC、FEV1 及 PEF 均较治疗前明显改善,观察组的总有效率94.44%,明显高于对照组(77.78%),治疗后的咳嗽、喘息、哮鸣音等症状积分明显低于对照组。表明定喘汤合用西药能提高对哮喘(慢性持续期中度)热哮型的疗效。

旋覆代赭汤(《伤寒论》)
(Xuanfu Daizhe Tang)
Inula and Hematite Decoction

【组成】　旋覆花三两(9g)　人参二两(6g)　生姜五两(15g)　代赭石一两(6g)　甘草炙三两(6g)　半夏洗半升(9g)　大枣十二枚,擘(4枚)

【用法】　以水一斗,煮取六升,去滓,再煮取三升,温服一升,日三服(现代用法:

水煎服)。

【功效】　降逆化痰,益气和胃。

【主治】　中虚痰阻气逆证。心下痞硬,噫气不除,或纳差、呃逆、恶心,甚或呕吐,舌淡苔白腻,脉缓或滑。

【制方原理】　本方原治伤寒发汗后,又误用吐、下,表证虽解,但中气受损,痰浊内生,阻于中焦,胃气上逆之证。痰浊中阻,气机闭塞,故见心下痞硬;脾胃虚弱,痰气交阻,胃气上逆,故噫气频作,或纳差、呃逆、恶心、呕吐。舌淡苔白腻,脉缓或滑,乃中虚痰阻之征。本证病机为中虚痰阻,胃气上逆,本虚标实,以标实——痰阻气逆为主。治宜降逆化痰,兼以益气和胃。

方中旋覆花苦辛咸温,归肺、胃及大肠经,下气化痰,降逆止噫,重用为君药。代赭石苦寒,重坠降逆,长于镇摄肝胃之逆,与君药相配,降逆化痰止呕,为臣药。半夏化痰散结,降逆和胃,生姜温胃化痰,散寒止呕,助君臣降逆化痰除噫;人参、大枣、炙甘草甘温益气,健脾养胃,复中虚气弱之本;俱为佐药。炙甘草调和药性,兼作使药。诸药相合,标本兼顾,共奏降逆化痰,益气和胃之功,使脾健胃和,痰消气降,诸症得除。

制方特点:降逆消痰与益气补虚并行,镇降不伤胃,补虚不助邪。

本方与半夏泻心汤组成中均含有半夏、人参、甘草、大枣等药,可治疗虚实夹杂之痞证。但半夏泻心汤以芩、连之苦寒泻热配伍姜、夏之辛温开结为主,温清苦辛并用,适用于中虚寒热错杂之痞证;本方以旋覆花、代赭石之降逆下气配伍半夏、生姜之化痰和胃为主,适用于中虚痰阻气逆之痞证。

【临床应用】

1. 用方要点　本方为中虚痰阻气逆不降之证而设。临床以心下痞硬,噫气频作或呕呃,苔白腻,脉缓或滑为使用依据。

2. 临证加减　气逆较著,胃虚不甚,可重用方中镇降之品;痰多苔腻,可加茯苓、陈皮等以化痰和胃;腹胀较甚,可加枳实、厚朴以行气除满;脾寒见腹痛喜温,加干姜、吴茱萸以温中祛寒;内有蕴热见舌红苔黄,加黄连、竹茹以清泄胃热。

3. 现代运用　主要用于胃神经官能症、慢性胃炎、胃扩张、胃及十二指肠溃疡、幽门不全梗阻、神经性呃逆及肿瘤放化疗之呕吐等证属中虚痰阻气逆者。

4. 使用注意　中焦虚寒者,代赭石用量不宜大。

【现代研究】

1. 实验研究　给健康家鸽分别以旋覆代赭汤水煎液、胃复安及冷开水灌胃,药后1小时,灌服硫酸铜,记录第一次呕吐时间(呕吐潜伏期)和1小时内呕吐次数(呕吐频率)。结果旋覆代赭汤、甲氧氯普胺均能显著延长硫酸铜所致家鸽的呕吐潜伏期和减少其呕吐次数,两组无显著性差异,表明旋覆代赭汤有较好的止呕作用。本方还能促进正常小鼠胃排空,对芬氟拉明、左旋麻黄碱诱导的小鼠胃排空抑制有明显的拮抗作用,但对吗啡所致者无明显影响,其作用机制可能与5-羟色胺和肾上腺素受体有关。旋覆代赭汤可明显降低混合性反流性食管炎食管黏膜组织细胞周期蛋白D1(Cyclin D1)的表达。拆方研究显示,旋覆代赭汤全方组和咸降药物配伍组均可抑制反流性食管炎(RE)模型大鼠细胞中的环氧合酶-2表达,逆转食管黏膜组织形态学病变,作用优于方中的辛开药组和甘补药组。

2. 临床报道　120例肝胃郁热型反流性食管炎(RE)患者随机分为旋覆代赭汤加味治疗组和奥美拉唑镁肠溶片治疗组,每组各60例,均治疗8周,观察中医证候疗效、胃镜下变化、治疗前后症状积分变化及血清胃动素(MTL)含量。结果两组治疗后症状积分和血清 MTL 水平均分别较治疗前降低或升高($P<0.05$),其中治疗组烧心、胸痛症状积分低于对照组($P<0.05$),血清 MTL 水平高于对照组($P<0.05$),中医证候和胃镜疗效均优于对照组($P<0.05$)。表明旋覆代赭汤加味治疗肝胃郁热型 RE 疗效优于奥美拉唑镁肠溶片。

橘皮竹茹汤(《金匮要略》)
(Jupi Zhuru Tang)
Tangerine Peel and Bamboo Shaving Decoction

【组成】 橘皮二升(15g) 竹茹二升(15g) 生姜半斤(9g) 甘草五两(6g) 人参一两(3g) 大枣三十枚(5枚)

【用法】 上六味,以水一斗,煮取三升,温服一升,日三服(现代用法:水煎服)。

【功效】 降逆止呃,益气清热。

【主治】 胃虚有热之呃逆。呃逆或干呕,虚烦少气,口干,舌红嫩,脉虚数。

【制方原理】 本方所治乃久病或吐利伤中,胃虚有热,气逆不降所致。针对本证胃虚有热,气逆不降的病机,治宜补、清、降合法。

方中橘皮辛苦而温,行气和胃以止呃;竹茹甘寒,清热安胃以止呕,二药相伍,既能降逆止呕,又可清热安胃,且用量俱重,共为君药。生姜辛温,为呕家之圣药,和胃止呕,助君药以降胃逆;人参甘微苦微温,益气补中,与橘皮相合,则行中有补,同为臣药。甘草、大枣甘温入脾胃,益气健脾养胃,合人参补中以复胃气之虚,俱为佐药。甘草调和药性,兼作使药。诸药合用,补胃虚,清胃热,降胃逆,共成降逆止呃,益气清热之功。

制方特点:甘寒配伍辛温,清而不寒;散补兼行,补而不滞;和中安胃而止呕呃。

【临床应用】

1. 用方要点 本方为治胃虚有热,气逆不降之证而设。临床以呃逆或干呕,舌质红嫩,脉虚数为使用依据。

2. 加减运用 胃阴不足较甚,见口干、舌红少苔,加石斛、麦冬等以滋阴养胃,或合麦门冬汤加减;胃热较甚,舌红苔黄,加黄连以清泄胃热;气虚不甚,可去参、草、枣,加枇杷叶、柿蒂以降逆止呃。

3. 现代运用 常用于治疗妊娠、幽门不全梗阻、腹部手术后的呕吐或呃逆不止等证属胃虚有热气逆者。

【附方】

1. 橘皮竹茹汤(《济生方》) 赤茯苓 橘皮去白 枇杷叶拭去毛 麦门冬去心 青竹茹 半夏汤洗七次,各一两(30g) 人参 甘草炙,各半两(15g) 上㕮咀,每服四钱,水一盏半,姜五片,煎至八分,去滓温服,不拘时候。功用:降逆止呕,和胃清热。主治:胃热多渴,呕哕不食。

2. 新制橘皮竹茹汤(《温病条辨》) 橘皮三钱(9g) 竹茹三钱(9g) 柿蒂七枚(9g) 姜汁三茶匙(冲) 水煎服。功用:理气降逆,清热止呃。主治:胃热呃逆,胃气不虚者。

3. 丁香柿蒂汤(《病因脉治》) 丁香(6g) 柿蒂(9g) 人参(3g) 生姜(6g)(原书未著药量) 水煎服。功用:降逆止呃,温中益气。主治:胃气虚寒之呃逆。呃逆不已,胸脘痞闷,舌淡苔白,脉沉迟。

按:《金匮》橘皮竹茹汤与此三方均能理气和胃,降逆止呃,用治胃气上逆之呃逆证。但《金匮》和《济生》橘皮竹茹汤均主治胃中虚热之呃逆者,后方兼能养阴化痰,适宜于胃热呕逆而气阴不足夹痰者;新制橘皮竹茹汤无补虚之功,适宜于胃热呃逆而胃气不虚者。丁香柿蒂汤降逆止呃,温中益气,主治胃虚呃逆偏寒者。

【现代研究】

1. 实验研究 用自制胆汁反流液灌胃法建立胆汁反流性胃炎(BRG)大鼠模型,给予橘皮竹茹汤灌胃,共 3 周。结果:与模型组比较,橘皮竹茹汤高、低剂量组大鼠胃黏膜破损、脱落较轻,炎细胞浸润较少,肠上皮化生和不典型增生较少见,大鼠血清胃泌素(GAS)和胃黏膜前列腺素 E_2(PGE$_2$)含量均明显升高,其高剂量组效果为佳。提示橘皮竹茹汤对胆汁反流性胃炎模型大鼠胃黏膜具有保护作用,其作用机理可能与升高血清 GAS 和胃黏膜 PGE$_2$ 相关。

2. 临床报道 96 例胃虚有热、痰气交杂型反流性食管炎患者随机分为治疗组和对照组,每组各 48 例。治疗组予以橘皮竹茹汤加减治疗,对照组用泮托拉唑胶囊加多潘立酮片口服,疗程 12 周。结果治疗组总有效率为 95.80% 显著高于对照组 79.17%($P<0.05$),胃镜下总有效率为 72.92%,高于对照组 60.41%($P>0.05$)。表明辨证运用橘皮竹茹汤治疗反流性食管炎在改善症状及预防复发方面优于泮托拉唑胶囊加多潘立酮片。

四磨汤(《济生方》)
(Simo Tang)
Four Milled-Herb Decoction

【组成】 人参(6g) 槟榔(9g) 沉香(6g) 天台乌药(6g)

【用法】 四药各浓磨水,和作七分盏,煎三五沸,放温服。或下养正丹尤佳(现代用法:水煎服)。

【功效】 行气降逆,宽胸散结。

【主治】 肝郁气逆证。胸膈胀闷,上气喘急,心下痞满,不思饮食,苔白,脉弦。

【制方原理】 肝主疏泄,喜条达而恶抑郁。若情志不遂,或恼怒伤肝,或突然遭受强烈的精神刺激等,均可导致肝失疏泄,气机不畅,甚而累及他脏。肝气郁结,横逆胸膈之间,则胸膈胀闷;上犯于肺,肺气上逆,则气急而喘;横逆犯胃,胃失和降,则心下痞满,不思饮食。苔白、脉弦均为肝郁之征。本证病机为气郁至甚而致气逆冲上。治宜行气降逆,宽胸散结为法。

方中乌药辛温香窜,疏肝行气散结,为君药。沉香辛苦温,下气降逆,古人谓其"纯阳而升,体重而沉,味辛走散,气雄横行,故有通天彻地之功"(《药品化义》),"与乌药磨服,走散滞气"(《本草衍义》),为臣药。佐以槟榔辛苦降泄,下气降逆,消积导滞,与君臣相伍,则行气之中寓有降气之功,既可疏肝畅中而消痞满,又可下气降逆而平喘急。破气之品易戕伐正气,故又佐人参甘温益气,使理气而不伤正。四药配伍,可使郁畅逆平,则满闷、喘急诸症得解。

制方特点:破气与补气相合,开郁降逆不伤正;磨汁煎沸,味气俱全,效速力峻。

【临床应用】

1. 用方要点 本方为肝气郁结较甚兼有气逆之证而设。临床以胸膈胀闷,上气喘急,脉弦为使用依据。

2. 临证加减　体壮气实而气结较甚,大怒暴厥,心腹胀痛者,可去人参,加木香、枳实以增其行气破结之力;兼大便秘结,腹满或腹痛,脉弦者,可加枳实、大黄以通便导滞。

3. 现代运用　常用于治疗支气管哮喘、肺气肿、功能性消化不良、糖尿病胃轻瘫、肠易激综合征、顽固性呃逆、胃肠道肿瘤术后等证属气滞气逆者。

4. 使用注意　气血不足及肾虚气逆者,本方忌用。

【附方】

五磨饮子(《医便》)　木香　乌角沉香　槟榔　枳实　台乌药各等分　白酒磨服。功用:行气降逆,宽胸散结。主治:七情郁结,脘腹胀痛,或走注攻冲,以及暴怒暴死之气厥证。

按:本方与四磨汤皆能行气降逆,同治气郁气逆之证。本方乃四磨汤去人参,加木香、枳实而成,药专力猛,宜于体壮气实,气结较甚之证;四磨饮子降逆散结中兼以益气扶正,治实防虚,邪正兼顾,适用于肝郁气逆稍轻或兼体弱者。

【现代研究】

1. 实验研究　四磨汤对正常小鼠胃排空和肠推进有促进作用,可不同程度地拮抗阿托品导致的胃肠抑制和新斯的明所致的胃肠亢进。采用饥饱失常、明暗颠倒以及束缚夹尾等多法诱导小鼠模型,分别给予蒸馏水、多潘立酮、四磨汤治疗。结果模型组小鼠胃排空和小肠推进功能降低,脑组织中 NT 和 CGRP 含量升高;四磨汤组胃肠运动功能恢复正常,脑组织中 NT 和 CGRP 含量显著降低。提示调节脑内 NT、CGRP 的表达可能是该方治疗功能性胃肠病的作用机制之一。另有研究显示,四磨汤还能提高慢性应激小鼠的食量及体质量,降低血清瘦素(leptin)及升高胃动素(MTL)水平,其治疗功能性消化不良的机制与调节血中 leptin 和 MTL 的水平有关。

2. 临床报道　糖尿病胃轻瘫患者 51 例予四磨汤口服液治疗,每次 20ml,每天 3 次,餐前 30 分钟服用,另设多潘立酮组 50 例、红霉素组 49 例。三组均连续用药 30 天。结果治疗组治愈(原有症状完全消失,X 线检查示吞钡条 6 小时完全排空)33 例,好转(原有症状减轻,X 线检查示吞钡条 6 小时大部分排空)15 例,无效(原有症状没有改善,X 线检查示吞钡条 6 小时大部分残留)3 例,总有效率 94.1%;多潘立酮组治愈 19 例,好转 11 例,无效 20 例,总有效率 60.0%;红霉素组治愈 33 例,好转 15 例,无效 1 例,总有效率 97.9%。四磨汤组和红霉素组有效率均显著高于多潘立酮组,四磨汤组与红霉素组间无明显差异。表明四磨汤口服液对糖尿病胃轻瘫具有较好疗效。

知识拓展与案例实训

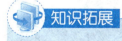
知识拓展

丹溪六郁说

六郁,即气郁、血郁、湿郁、痰郁、火郁、食郁之谓也。六郁,可追溯至《黄帝内经》,《素问·六元正纪大论》载有以运气理论为基础的"五郁"病证及其相应的治疗大法,如:"木郁达之,火郁发之,土郁夺之,金郁泄之,水郁折之"。直至唐宋,多数医家沿袭经旨,少有发挥。元代朱丹溪率先将六郁作为专篇论述,提出气、血、湿、热、痰、食之"六郁"说。受南宋永嘉医派和李东垣脾胃升降观的影响,朱氏认为郁证与气血郁滞不通有关,病主要中焦脾胃,所谓"凡郁皆在中焦"

（《金匮钩玄·六郁》）。之后其入室弟子戴元礼将六郁证归纳为"气郁者,胸胁痛,脉沉涩;湿郁者,周身走痛,或关节痛,遇阴寒则发,脉沉细;痰郁者,动则喘,寸口脉沉滑;热郁者,瞀,小便赤,脉沉数;血郁者,四肢无力,能食,便红,脉沉;食郁者,嗳酸,腹饱,不能食,人迎脉平和,气口脉紧盛者是也"。清代吴谦则补充之:"气郁胸腹胀满,血郁胸膈刺痛,湿郁痰饮,火郁为热,及呕吐恶心,吞酸吐苦,嘈杂嗳气,百病丛生。"多为后世所崇。朱氏针对诸郁的治疗,列出相应药物如"气郁,香附(童便浸)、苍术(米泔浸)、抚芎;湿郁,白芷、苍术、川芎、茯苓;痰郁,海石、香附、南星(姜制)、栝蒌;热郁,山栀(炒)、青黛、香附、苍术、抚芎;血郁,桃仁(去皮)、红花、青黛、川芎、香附;食郁,苍术、香附、山楂、神曲(炒)、针砂(醋炒七次研极细)。春,加芎;夏,加苦参;秋冬,加吴茱萸。"并创制越鞠丸。朱氏治郁注重调理中焦气机,习用苍术、抚芎"总解诸郁",以"开提其气以升之",在斡旋中焦的基础上,随证合药,气郁者开之,血郁者行之,痰郁者消之,湿郁者散之、燥之、利之,热郁者清之,食郁者化之,并随四时不同而有所进退。由于六郁既可单独为病,又可相因致病,故用药既有所侧重,又灵活配伍,诸法并举,诸郁同治。后世医家关于郁证的认识,承袭朱氏又有所发展,如明代张景岳提出"情志之郁",重视情志因素与郁证发病的关系。以后的医家对郁证病机多强调肝气郁滞,治疗以疏肝理气为主。

 案例实训

括苍吴球治一宦者,年七十,少年患虚损,素好服补剂。一日事不遂意,头目眩晕,精神短少,请医调治,遂以前症告之,谓常服人参养荣、补中益气等汤,每贴用人参三五钱,其效甚速,若小可服之,茶汤耳。医者不察,遂以前方,倍以人参、熟地,弗效。都以为年高,气血两虚,当合固本丸,与汤丸并进,可以速效。服之数服,反加以气急,吴诊其脉大力薄,问其病情,因得之曰:先生归休意切,当道欲留,岂无抑郁而致者乎?况公有年,气之所郁,医者不审同病异名、同脉异经之说,概行补药,所以病日加也。(明清中医名著丛刊《名医类案·正续编》)

分析要点:①该患者一般信息和治疗经过含有哪些重要信息?②当前患者的主要表现?应辨为何种病证?③其病机要点和治法是什么?④可以考虑的选用方剂有哪些?⑤确定选方后,可对该方做哪些加减?

写出你对该患者的辨证立法、选方用药及制服交代。

学习小结

理气剂为气滞或气逆病证而设,根据功效特点,主要分为行气与降气两类。

1. 行气 适用于气滞诸证。越鞠丸功专行气解郁,适用于六郁证。瓜蒌薤白白酒汤通阳散结,行气祛痰,适用于胸阳不振,痰阻气滞之胸痹。半夏厚朴汤行气散结,降逆化痰,适用于痰气郁结咽喉之梅核气。厚朴温中汤行气化湿兼温中祛寒,适用于寒湿气滞之脘腹胀满疼痛。天台乌药散行气疏肝,散寒止痛,适用于寒凝气滞之小肠疝气。

2. 降气 适用于气逆诸证。苏子降气汤与定喘汤均有降气祛痰平喘作用,前者兼能温补下元,适用于痰壅肺实而兼肾阳不足之喘咳短气,痰多胸闷等;后者兼能清热宣肺解表,适用于风寒外束、痰热内蕴之哮喘咳嗽,痰稠色黄等。旋覆代赭汤化痰降气并益气补中,适用于胃虚痰阻之心下痞硬、噫气不除等。橘皮竹茹汤和胃清热兼益气补虚,适用于胃虚有热之呃逆、干呕等;四磨汤行气兼有降逆作用,适用于肝气郁滞而兼有肺胃气逆之证。

(方向明)

复习思考题

1. 试述理气剂的适用范围和使用注意。

2. 越鞠丸的主治证是什么? 为何不选化痰药以治痰郁?

3. 厚朴在半夏厚朴汤、厚朴温中汤和苏子降气汤中各有何配伍作用? 试联系其主治证候说明之。

4. 试述小青龙汤、苏子降气汤和定喘汤在组成、主治证与遣药配伍方面的区别。

5. 旋覆代赭汤、橘皮竹茹汤均可降胃气,其用药配伍与适应证有何不同?

6. 旋覆代赭汤中旋覆花与代赭石的配伍作用及其剂量关系如何?

7. 天台乌药散为治疝之剂,其方剂配伍有何特点? 临床如何使用?

第十七章

理 血 剂

学习目的

掌握理血剂的适应证及其立法;理血剂遣药制方的基本知识。

学习要点

理血剂的概念、分类及使用注意;理血剂各类代表方的制方原理及临床应用。

　　理血剂(blood-regulating formulas)是以理血药为主组成,具有活血祛瘀或止血作用,主治瘀血或出血病证的一类方剂。其中活血祛瘀剂属于八法中的"消"法。

　　血行于脉中,流布全身,内以荣润五脏六腑,外以濡养四肢百骸,以维持人体生命活动,如《素问·五脏生成论》所云:"肝受血而能视,足受血而能步,掌受血而能握,指受血而能摄"。血液运行失常主要表现为血行不畅,甚则停滞而成瘀血;血溢脉外,离经妄行而致出血。血瘀证治宜活血祛瘀,即"血实者宜决之"(《素问·阴阳应象大论》);出血证治当止血,即"定其血气,各守其乡"(《素问·阴阳应象大论》),故本章方剂根据治法分为活血祛瘀和止血两类。

　　现代药理研究表明,活血祛瘀剂能扩张外周血管,改善微循环;抑制血小板凝集,对凝血过程中凝血酶原、凝血酶纤维蛋白反应有显著的抑制作用等。现代临床广泛用于冠心病心绞痛、脑梗死、脑血栓形成、脑动脉硬化等多系统疾病。止血剂主要通过收缩血管,增加毛细血管对损伤的抵抗力,降低血管通透性;增加血小板数和凝血酶,缩短凝血时间;或抗纤维蛋白溶解等作用达到止血的目的。临床用于支气管扩张、肺结核、胃及十二指肠溃疡、溃疡性结肠炎、子宫功能性出血、血小板减少性紫癜、外伤出血等所致的各种出血。

　　使用理血剂时,须辨清瘀血和出血的成因,详审其病机,分清标本缓急,依据急则治其标,缓则治其本的原则,随证配伍,以标本兼顾。活血祛瘀剂性多破泻,故孕妇禁用,有出血倾向或月经过多者亦当慎用;逐瘀过猛,易伤正气,故应中病即止,不宜久服。瘀血日久,新血不生,可酌加养血之品,使祛瘀而不伤正。新瘀证急,多用汤剂,取力大效速;久瘀证缓,宜用丸剂,取力小性缓,使瘀消而不伤正。使用止血剂时,应分清出血部位,上部出血忌升提,如升麻、柴胡之属;下部出血忌沉降,如代赭石、牛膝、大黄之列,以免加速出血之势;还应分清出血的虚实性质,实火宜用苦寒以泻火,虚火则宜甘寒以滋阴降火,若为气虚不摄则宜温补。对大失血有虚脱征兆者,又当急速补气固脱,因为有形之血不能速生,无形之气所当急固。临证治疗出血,尤其是瘀血内阻,血不循经所致的出血,可于止血剂中酌加活血祛瘀之品或兼具活血止血功效的药物,以避免血止留瘀之患。

第一节 活 血 祛 瘀

活血祛瘀剂(formulas that promote blood circulation to remove stasis)适用于瘀血所致病证,临床表现为胸胁刺痛而有定处,痛经,闭经,癥积,恶露不行,半身不遂,外伤瘀痛,舌紫黯,或有瘀斑瘀点,脉涩或弦等。常以活血祛瘀药如桃仁、红花、川芎、赤芍、丹参等为主组方。瘀血之成,其因各异,或因于气,血的循行有赖于气的推动,气滞则血滞,气虚推动无力亦可致瘀;或因于寒,血遇寒则凝;或因于热,血热互结成瘀。故本类方剂常配伍行气、补气、温经散寒、清热等药物。代表方剂有桃核承气汤、血府逐瘀汤、补阳还五汤、复元活血汤、温经汤、生化汤、失笑散、大黄䗪虫丸等。

桃核承气汤(《伤寒论》)
(Taohe Chengqi Tang)
Peach Kernel Purgative Decoction

【组成】 桃仁五十个,去皮尖(12g) 大黄四两(12g) 桂枝二两,去皮(6g) 芒硝二两(6g) 甘草二两,炙(6g)

【用法】 上四味,以水七升,煮取二升半,去滓,内芒硝,更上火,微沸,下火,先食,温服五合,日三服,当微利(现代用法:前四味水煎,芒硝溶化服用)。

【功效】 逐瘀泻热。

【主治】 下焦蓄血证。少腹急结,小便自利,其人如狂,甚则烦躁谵语,或妇人闭经、痛经,脉象沉实或涩。

【制方原理】 本方原治下焦蓄血证,为太阳表邪未解,邪由经入腑化热,与血搏结成瘀,瘀热阻于下焦而成。瘀热互结于下焦,故少腹急结;病在下焦血分,膀胱气化功能未受影响,故小便自利;瘀热上扰心神,心神烦乱,则见其人如狂,甚则烦躁谵语。瘀热互结阻于胞宫,则可致痛经、闭经等。本证病机为瘀热互结于下焦;治宜逐瘀泻热。

本方由调胃承气汤减芒硝量,再加桃仁、桂枝组成。方中桃仁苦甘平,破血祛瘀,大黄苦寒,下瘀泻热,二者合用,瘀热并治,共为君药。桂枝辛甘温,归膀胱经,既可通行血脉,助君药以破血祛瘀,又可防寒药凝瘀遏邪,且具引药直达病所之效;芒硝助大黄攻逐瘀热,同为臣药。炙甘草甘缓调中,以防逐瘀伤正,为佐使药。五药相合,共奏逐瘀泻热之功。

制方特点:活血祛瘀与泻热攻下配伍,瘀热同治;寒凉少佐辛温,相反相成。

【临床应用】

1. 用方要点 本方为治疗下焦蓄血证的主方,临证以少腹急结,小便自利,脉象沉实或涩为使用依据。

2. 临证加减 若见瘀热上冲所致头痛头胀,面红目赤,吐衄者,可加牛膝、生地黄、牡丹皮、白茅根等以清热凉血,引血导热下行。

3. 现代运用 多用于急性盆腔炎、胎盘残留、附件炎、宫外孕、子宫肌瘤、肠梗阻、急性坏死性肠炎、精神分裂症、急性脑出血、脑外伤后头痛、骨折后肠麻痹、慢性前列腺炎、前列腺增生等证属瘀热互结者。

4. 使用注意　孕妇忌用,体虚者慎用。

【附方】

1. 抵当汤(《伤寒论》)　水蛭熬　虻虫去翅足,熬,各三十个(各6g)　桃仁二十个,去皮尖(5g)　大黄三两,酒洗(9g)　上四味,以水五升,煮取三升,去滓,温服一升。不下,更服。功效:破血下瘀。主治:下焦蓄血之少腹硬满,小便自利,喜忘,如狂或发狂,大便色黑易解,脉沉实,及妇女经闭少腹硬满拒按者。

2. 抵当丸(《伤寒论》)　水蛭熬　虻虫去翅足,熬,各二十个(4g)　桃仁二十五个,去皮尖(6g)　大黄三两(9g)　上四味,捣分四丸。以水一升,煮一丸,取七合服之。晬时当下血,若不下者,更服。功效:破血下瘀。主治:下焦蓄血之少腹满,小便自利,脉沉结。

3. 下瘀血汤(《金匮要略》)　大黄二两(6g)　桃仁二十枚(5g)　䗪虫熬,去足,二十枚(9g)　三味末之,炼蜜和为四丸,以酒一升,煎一丸,取八合,顿服之。功用:破血下瘀。主治:产妇腹痛,因干血内结,著于脐下者;亦治瘀血经闭。

4. 大黄䗪虫丸(《金匮要略》)　大黄十分,蒸(300g)　䗪虫半升(30g)　水蛭百枚(60g)　虻虫一升(45g)　蛴螬一升(45g)　干漆一两(30g)　桃仁一升(120g)　黄芩二两(60g)　杏仁一升(120g)　干地黄十两(300g)　芍药四两(120g)　甘草三两(90g)　上十二味,末之,炼蜜和丸小豆大,酒饮服五丸,日三服。功效:活血消癥,祛瘀生新。主治:正气虚损,瘀血内停之证。形体羸瘦,腹满不能饮食,肌肤甲错,两目黯黑,或潮热,妇人经闭不行,舌质紫黯,或边有瘀斑,脉象迟涩。

按:抵当汤、抵当丸、下瘀血汤、桃核承气汤、大黄䗪虫丸中均有桃仁、大黄,同有破血下瘀之功,治疗瘀热相结于下焦的病证。其中桃核承气汤主治由太阳经邪传腑化热,与血搏结阻于下焦的下焦蓄血证,其大黄与芒硝配伍以增泻热逐瘀之力,服后微利,意在使瘀热从下而走;抵当汤主治瘀结日久深重之急证,主用破瘀之品,乃逐瘀峻剂;抵当丸减水蛭、虻虫至汤药的1/3,制丸,服1/4,逐瘀作用介于桃核承气汤与抵当汤之间,主治瘀结虽深但病势较缓之证;下瘀血汤加蜂蜜,为丸煎服,破血下瘀中兼有润燥缓急之功,主治干血着于脐下之少腹瘀痛证。大黄䗪虫丸虽伍用䗪虫、虻虫、水蛭等活血之品,但配伍大剂滋阴养血之地黄,且制以丸,是变峻攻为缓消,适宜于五劳虚极,内有干血者。

【现代研究】

实验研究　桃核承气汤能够通过调节血管内皮细胞蛋白C受体表达,影响脓毒症大鼠凝血相关因子血清凝血因子XIV活性及其炎症相关因子血清IL-1、IL-6、TNF-α水平,调控脓毒症的凝血-炎症网络,降低脓毒症的炎症反应;亦可通过抑制慢性非细菌性前列腺炎大鼠血清TNF-α、前列腺组织的iNos等炎性因子的表达而发挥治疗作用。此外,本方对盆腔炎大鼠局部受损的组织结构有一定的修复作用。上述研究为理解桃核承气汤泻热逐瘀的功用提供了一定的药理学依据。

血府逐瘀汤(《医林改错》)

(Xuefu Zhuyu Tang)

Blood House Stasis-Expelling Decoction

【组成】　桃仁四钱(12g)　当归三钱(9g)　红花三钱(9g)　赤芍二钱(6g)　牛膝三钱

(9g) 川芎一钱半(5g) 桔梗一钱半(5g) 柴胡一钱(3g) 枳壳二钱(6g) 生地黄三钱(9g) 甘草一钱(3g)

【用法】 水煎服。

【功效】 活血祛瘀,行气止痛。

【主治】 胸中血瘀证。胸痛,头痛日久,痛如针刺而有定处,或呃逆干呕,或内热烦闷,或心悸失眠,急躁易怒,入暮潮热,唇黯或两目黯黑,舌质黯红或有瘀斑,脉涩或弦紧。

【制方原理】 王清任所言"血府",乃指胸中。胸胁为气机升降出入之所,肝经循行之处。瘀血阻于胸中,气机不通,不通则痛,故胸痛如针刺而有定处。瘀血阻胸,可致清阳不升而见头痛,可致肝气不舒而见急躁易怒。瘀血日久,郁而化热,故内热烦闷,或入暮潮热。瘀热扰及心神,则心悸失眠。瘀血内阻于胸,气机升降失和,胃气上逆,则见呃逆干呕。唇黯或两目黯黑,舌质黯红或有瘀斑,脉涩等,均为内有瘀血之征象。本证病机为胸中血瘀,气机壅滞;治宜活血化瘀,行气止痛。

本方系桃红四物汤(生地黄易熟地黄,赤芍易白芍)与四逆散(枳壳易枳实)合方,再加桔梗、牛膝而成。其中桃仁、红花、生地黄、赤芍、当归、川芎以活血祛瘀;柴胡条畅胸胁气机,桔梗配伍枳壳以疏利胸膈气机,配伍牛膝引瘀血下行以调达气血升降;甘草以调和药性。诸药配伍,通调气血,使瘀血消除,气机畅通,诸症自愈。

制方特点:活血配伍理气,令气畅而血行;祛瘀配伍养血,使活血而不伤血;舒利气机配伍引血下行,以通调胸胁气血。

【临床应用】

1. 用方要点 本方为治疗胸中血瘀证之要方。临证以胸痛,痛有定处,舌黯红或有瘀斑,脉涩或弦紧为使用依据。

2. 临证加减 胸中瘀痛甚,可加乳香、没药活血止痛;兼青紫肿甚,可加青皮、香附行气止痛;兼气滞胸闷,加瓜蒌、薤白以理气宽胸;血瘀经闭、痛经,可去桔梗,加香附、益母草、泽兰以活血调经止痛;胁下有血瘀痞块,可加郁金、丹参以活血消癥化积;肿硬较甚,加三棱、莪术或水蛭、虻虫以破血消癥;瘀热甚者,可重用生地黄、赤芍,加牡丹皮以凉血退热。

3. 现代运用 主要用于冠心病心绞痛、风湿性心脏病等见胸中血瘀证者。加减后还可用于肋软骨炎、胸部软组织挫伤、肝硬化、脑震荡后遗症、颈椎病、偏头痛、神经衰弱症、子宫内膜异位症、慢性盆腔炎等证属瘀血为患者。

【附方】

1. 通窍活血汤(《医林改错》) 赤芍一钱(3g) 川芎一钱(3g) 桃仁二钱,研泥(6g) 红花三钱(9g) 老葱三根,切碎(6g) 鲜姜三钱,切碎(9g) 红枣七个,去核(5g) 麝香五厘(0.15g),绢包 黄酒半斤 将前七味煎一盅,去滓,将麝香入酒内再煎二沸,临卧服。大人一连三晚,吃三付,隔一日再吃三付;若七八岁小儿,两晚吃一付;三二岁小儿,三晚吃一付。麝香可煎三次,再换新的(现代用法:水煎服,麝香冲服)。功效:活血通窍。主治:头面瘀阻证。头痛昏晕,或耳聋年久,或头发脱落,或酒渣鼻,或白癜风,以及妇女干血痨,小儿疳积而见肌肉消瘦,腹大青筋,皮毛憔悴,舌黯,或有瘀斑、瘀点。

2. 膈下逐瘀汤(《医林改错》) 五灵脂炒,二钱(6g) 当归三钱(9g) 川芎二钱(6g) 桃仁研泥,三钱(9g) 丹皮二钱(6g) 赤芍二钱(6g) 乌药二钱(6g) 延胡索一钱(3g)

甘草三钱(9g) 香附一钱半(5g) 红花三钱(9g) 枳壳一钱半(5g) 水煎服。功效:活血祛瘀,行气止痛。主治:膈下瘀血证。肚腹积块,痛处不移,或卧则腹坠,或小儿痞块,肚大青筋,舌黯红或有瘀斑,脉弦。

3. 少腹逐瘀汤(《医林改错》) 小茴香七粒,炒(1.5g) 干姜二分,炒(0.6g) 延胡索一钱(3g) 没药一钱(3g) 当归三钱(9g) 川芎一钱(3g) 官桂一钱(3g) 赤芍二钱(6g) 蒲黄三钱(9g) 五灵脂二钱,炒(6g) 水煎服。功效:活血祛瘀,温经止痛。主治:少腹寒凝血瘀证。少腹积块疼痛或不痛,或疼痛而无积块,或少腹胀满,或经行腰酸少腹胀,或经血一月三、五次,色或紫、或黑、或有块、或崩漏兼少腹疼痛,或久不受孕。舌黯苔白,脉沉弦而涩。

4. 身痛逐瘀汤(《医林改错》) 秦艽一钱(3g) 川芎二钱(6g) 桃仁三钱(9g) 红花三钱(9g) 甘草二钱(6g) 羌活一钱(3g) 没药二钱(6g) 当归三钱(9g) 五灵脂二钱,炒(6g) 香附一钱(3g) 牛膝三钱(9g) 地龙二钱,去土(6g) 水煎服。功效:活血行气,祛瘀通络,通痹止痛。主治:瘀阻经络痹证。肩痛、臂痛、腰痛、腿痛、或周身疼痛,痛如针刺,经久不愈。

5. 丹参饮(《时方歌括》) 丹参一两(30g) 檀香 砂仁各一钱(各3g) 以水一杯半,煎至七分服。功效:活血祛瘀,行气止痛。主治:血瘀气滞之心胃诸痛。

按:上述诸方均有活血祛瘀止痛作用,主治瘀血病证。其中血府逐瘀汤、通窍活血汤、膈下逐瘀汤、少腹逐瘀汤、身痛逐瘀汤,并称为王氏五逐瘀汤,均含川芎、桃仁、红花、当归、赤芍药味。其中血府逐瘀汤擅长宣通胸胁气滞,主治胸中血瘀证;通窍活血汤偏于辛香通窍,主治瘀阻头面证;膈下逐瘀汤善于行气止痛,主治瘀阻膈下及肝郁血滞证;少腹逐瘀汤长于温经止痛,主治少腹寒凝血瘀证;身痛逐瘀汤长于宣痹通络止痛,主治瘀阻经络的身痛证。丹参饮药味简少,气血并治,适宜于瘀血兼有气滞的心胃痛胀者。

【现代研究】

实验研究 血府逐瘀汤能够降低血瘀证大鼠纤维蛋白原含量,能促进蛋白 C 对凝血因子的灭活,发挥抗凝作用;降低血浆中血栓素 B2 与 6-酮-前列腺素 F1α 的比值,有抗动脉血栓形成的作用。血府逐瘀汤还能够通过抑制心脏间质成纤维细胞及细胞外基质胶原蛋白、透明质酸、Ⅲ型前胶原及纤维连接蛋白的合成,改善血管紧张素Ⅱ诱导的大鼠心肌纤维化;减轻肝脏炎症,抑制肝星状细胞活化,减少胶原合成;改善刀豆蛋白 A 诱导的小鼠肝纤维化。上述研究表明,血府逐瘀汤具有抗凝、抗血栓形成及抗纤维化等作用,为该方活血祛瘀功用的理解提供了一定的药理学依据。

补阳还五汤(《医林改错》)
(Buyang Huanwu Tang)
Yang-Tonifying Five-Returning Decoction

【组成】 黄芪生,四两(120g) 归尾二钱(6g) 赤芍一钱半(5g) 川芎一钱(3g) 红花一钱(3g) 桃仁一钱(3g) 地龙一钱,去土(3g)

【用法】 水煎服。

【功效】 补气活血通络。

【主治】 气虚血瘀之中风。半身不遂,口眼㖞斜,语言謇涩,口角流涎,小便频数或遗尿不禁,舌黯淡,苔白,脉缓。

【制方原理】 本方所治中风,乃正气亏虚,脉络瘀阻所致。由于正气亏虚,脉络瘀阻,致使气血不能荣养肌肉筋脉,则半身不遂,口眼㖞斜。气虚血瘀,舌本失养,约束无力,故语言謇涩,口角流涎。气虚不摄,则小便频数,甚或遗尿不禁。舌黯淡,苔白,脉缓为气虚血瘀之征。本证病机为气虚血瘀,以气虚为本,血瘀为标。治宜补气活血通络。

方中重用生黄芪以补气,取其量大力宏,可使气旺则血行,瘀消而不伤正,为君药。当归尾功擅活血散瘀,且有化瘀不伤血之妙,为臣药。川芎、赤芍、桃仁、红花助当归尾活血祛瘀;地龙长于行散走窜,通经活络,均为佐药。合而成方,使气旺血行,瘀去络通,则筋肉得养,痿废可愈。

制方特点:大剂补气药配伍小量活血祛瘀药,标本兼顾,使气旺而血行,祛瘀而不伤正。

【临床应用】

1. 用方要点 本方是治疗气虚血瘀之中风的常用方。临床以半身不遂,口眼㖞斜,或单瘫、截瘫,舌黯淡苔白,脉缓或虚弱为使用依据。

2. 临证加减 若初得半身不遂,可加防风、秦艽以祛风通络;脾胃虚弱而见乏力食少,可加党参、白术补气健脾;痰多,可加制半夏、天竺黄化痰;舌窍阻滞而见语言不利,可加石菖蒲、郁金、远志以开窍化痰。

3. 现代运用 主要用于脑梗死、脑血栓形成、脑动脉硬化症等见气虚血瘀证者。加减后还可用于血管神经性头痛、血管性痴呆、坐骨神经痛、椎动脉型颈椎病、腰椎间盘突出症、外伤性不全性截瘫、慢性肾衰竭、冠心病等病。

4. 使用注意 阴虚血热者忌用。治疗中风后遗症常需久服,方可显效。

【现代研究】

1. 实验研究 补阳还五汤可不同程度地调节 AD 模型大鼠血液和脑组织免疫炎性细胞因子 IL-1β、IL-6 和 TNF-α 水平及 AD 大鼠海马区 NF-Bp65mRNA 的基因表达,改善脑梗死部位的功能;降低模型动物的全血黏度、红细胞变形,改变血液流变学,对特异性血小板活化受体活性有一定抑制作用;具有抑制脑组织细胞凋亡,改善沙鼠前脑缺血时脑组织血流量,缓解脑血管痉挛,调整血管的新生过程等作用。上述研究表明,补阳还五汤能够通过多途径、多环节、多靶点对脑血管发挥作用,为其治疗脑栓塞和脑动脉硬化症等疾病提供了现代药理学依据。

2. 临床报道 观察补阳还五汤的不同剂型对中风恢复期的临床疗效。60 例患者随机分成治疗组和对照组,每组各 30 例,其中治疗组给予补阳还五汤超微颗粒制剂,对照组给予补阳还五汤传统汤剂。治疗 30 天后,观察各组治疗前后的临床症状、中医证候和神经功能积分的变化。结果本方超微颗粒组显著进步率 56.7% 和显效率 63.3% 均显著高于传统汤剂组的 33.3% 和 30%($P<0.05$);超微颗粒组的中医证候积分也较补阳还五汤传统汤剂组明显减降低($P<0.05$)。两组患者三大常规,肝、肾功能,心电图均未见明显异常。说明补阳还五汤超微颗粒治疗中风恢复期气虚血瘀证安全有效,作用优于其传统汤剂。

复元活血汤《医学发明》

（Fuyuan Huoxue Tang）

Decoction for Recovery and Activating Blood

【组成】 大黄酒浸,一两(30g) 柴胡半两(15g) 桃仁酒浸,去皮尖,研如泥,五十个

(12g) 当归 瓜蒌根各三钱(各9g) 红花 甘草 穿山甲炮,各二钱(各6g)

【用法】 除桃仁外,剉如麻豆大,每服一两(30g),水一盏半,酒半盏,同煎至七分,去滓,大温服之,食前。以利为度,得利痛减,不尽服(现代用法:水3/4,黄酒1/4同煎,饭前温服)。

【功效】 活血祛瘀,疏肝通络。

【主治】 跌打损伤,胁下瘀血证。胁肋瘀肿,痛不可忍。

【制方原理】 本方所治乃跌仆损伤,脉络受损,血离经脉,瘀留胁下所致。胁肋为肝经循行部位,瘀血内留,肝气郁滞,故胁肋瘀肿疼痛,甚则痛不可忍。本方证病机为血瘀气滞。治宜活血祛瘀,行气疏肝。

方中重用酒制大黄活血祛瘀,以荡涤留瘀败血;柴胡入肝经疏肝行气,并引药直达病所,两药配合,疏通气血,共为君药。桃仁、红花活血祛瘀止痛;穿山甲性擅走窜,破瘀通络,散结消肿,共为臣药。当归养血和血,使祛瘀而不伤血;瓜蒌根消瘀血,"续绝伤"(《神农本草经》),共为佐药。甘草调和诸药,并能缓急止痛,为佐使药。加酒煎服,借其行散之力,以增强活血逐瘀之功。诸药配合,重在攻瘀,佐以行气,使瘀去新生,痛自舒而元自复,故名"复元活血汤"。

制方特点:破瘀中兼行疏肝、通络,功擅祛瘀散结而疗伤痛。

【临床应用】

1. 用方要点 本方适用于跌打损伤,瘀留胁下之证。临证以胁肋瘀肿,疼痛较甚为使用依据。

2. 临证加减 若气滞肿甚,加青皮、苏木、香附以助行气消肿止痛;瘀痛重,配服三七粉,或云南白药,或七厘散,或百宝丹同用,或酌加乳香、没药以助化瘀止痛;瘀阻化热,大便干结,可加芒硝以通便泻热;热扰心神,夜寝不安,可加夜交藤、丹参以宁心安神。

3. 现代运用 主要用于胸胁软组织挫伤、肋软骨炎、肋间神经痛、乳腺增生、肋骨骨折等证属瘀血停滞者。

4. 使用注意 得利痛减,不必尽剂。孕妇忌用。

【附方】

1. 七厘散(《同寿录》) 上朱砂一钱二分,水飞净(4g) 真麝香一分二厘(0.4g) 梅花冰片一分二厘(0.4g) 净乳香一钱五分(5g) 红花一钱五分(5g) 明没药一钱五分(5g) 瓜儿血竭一两(30g) 粉口儿茶二钱四分(7.5g) 上为极细末,瓷瓶收贮,黄蜡封口,贮久更妙。治外伤,先以药七厘,烧酒冲服,复用药以烧酒调敷伤处。如金刃伤重,或食嗓割断,不须鸡皮包扎,急用此药干糁(现代用法:共研极细末,密闭贮存备用。每服0.22~1.5g,黄酒或温开水送服;外用适量,以酒调敷伤处)。功效:活血散瘀,定痛止血。主治:跌打损伤,筋断骨折之瘀血肿痛,或刀伤出血。一切无名肿毒之疮肿瘀痛,烧伤烫伤等。

2. 活络效灵丹(《医学衷中参西录》) 当归五钱(15g) 丹参五钱(15g) 生明乳香五钱(15g) 生明没药五钱(15g) 上四味作汤服。若为散,一剂分作四次服,温酒送下。功效:活血祛瘀,通络止痛。主治:气血凝滞证。心腹疼痛,或腿臂疼痛,或跌打瘀肿,或内外疮疡,以及癥瘕积聚等。

3. 小活络丹(《太平惠民和剂局方》) 川乌炮,去皮脐草乌炮,去皮、脐 地龙去土 天南星炮 各六两(各180g) 乳香研 没药研各二两二钱(各60g) 上为细末,入研药合匀,酒面糊为丸,如梧桐子大,每服二十丸,空心日午冷酒送下,荆芥茶下亦得。亦可作汤剂。功效:祛风除湿,化痰通络,活血止痛。主治:风寒湿痹。肢体筋脉疼痛,麻木拘挛,关节屈伸不利,疼痛游走不定。亦治中风,手足不仁,日久不愈,经络中湿痰瘀血,而见腰腿沉重,或腿臂间作痛。

按:复元活血汤、七厘散和活络效灵丹三方均可活血止痛,治疗跌打损伤,瘀肿疼痛。但复元活血汤功兼疏肝通络,善治瘀血留于胁下之证,以胁痛不可忍为主要表现;七厘散长于止血定痛,善治外伤筋断骨折,瘀血肿痛,或刀伤出血,烧伤烫伤,内服外敷均可。活络效灵丹兼可养血通络,消肿生肌,常用于瘀血所致的心腹疼痛,腿臂疼痛,癥瘕积聚,或内外疮疡等。小活络丹偏于祛风除湿,并可通络活血,适宜于风寒湿痹,亦治中风日久不愈者。

【现代研究】

1. 实验研究　研究表明,TGF-β_1 的基因表达在软骨形成和软骨内成骨阶段水平较高,是骨折愈合过程重要的调节因子,复元活血汤通过刺激骨折 SD 大鼠骨折不同阶段骨痂组织的 TGF-β1 基因及蛋白表达,从而促进骨折的愈合。复元活血汤还能促进新生大鼠成骨细胞的增殖与分化,促进成骨细胞分泌碱性磷酸酶,其作用随时间延长而增强;能增加早期实验性骨折动物模型骨折断端的骨痂厚度,上调断端局部 VEGF、BMP-2 表达。上述研究表明该方具有促进骨折愈合的作用,为其治疗骨伤类疾病提供了药理学依据。

2. 临床报道　复元活血汤治疗胸肋部软组织挫伤疗效显著。将 200 例胸肋部软组织挫伤的患者随机分为两组,其中治疗组 100 例,口服复元活血汤;对照组 100 例,用盘龙七片口服治。治疗 1 周后评定疗效。结果:两组治疗后的疼痛、肿胀及压痛积分均见明显减少或降低($P<0.05$);治疗组疗效明显优于对照组($P<0.05$)。

温经汤《金匮要略》
（Wenjing Tang）
Decoction for Warming Meridian

【组成】　吴茱萸三两(9g)　桂枝二两(6g)　当归二两(6g)　芍药二两(6g)　阿胶二两(6g)　麦冬去心,一升(9g)　川芎二两(6g)　牡丹皮二两,去心(6g)　人参二两(6g)　半夏半升(6g)　生姜二两(6g)　甘草二两(6g)

【用法】　上十二味,以水一斗,煮取三升,分温三服(现代用法:水煎,阿胶烊化冲服)。

【功效】　温经散寒,养血祛瘀。

【主治】　冲任虚寒,瘀血阻滞证。漏下日久,月经或前或后,或一月数行,或逾期不止,或经停不至,或痛经,小腹冷痛,唇口干燥,傍晚发热,手心烦热。亦治女子久不受孕。舌黯红,脉细涩。

【制方原理】　冲为血海,任主胞胎,二脉皆起于小腹。寒主凝滞收引,血遇寒则凝,冲任虚寒,血凝气滞,瘀阻胞宫,故小腹冷痛,或月经后期,或闭经,或痛经。冲脉虚寒,胞宫失养,则宫寒不孕。瘀血内阻,血不循经,则漏下不止,或月经提前,或一月数行。瘀血不去,新血不生,阴血亏虚,则唇口干燥,手心烦热,傍晚发热。舌黯红,脉细涩,乃寒凝血瘀之征象。本方证病机为冲任虚寒,瘀血阻滞,兼有虚热,以寒凝血瘀为主。治宜温经散寒,养血祛瘀。

方中吴茱萸辛苦而热,入肝经,温肝散寒,疏肝止痛;桂枝辛甘而温,温通血脉。二药配伍以加强温经散寒,温通血脉之力,共为君药。当归、川芎为血中之气药,疏通气血以止痛;白芍养血柔肝,缓急止痛;阿胶养血止血;牡丹皮散瘀血,退瘀热;麦冬养阴以清虚热,共为臣药。冲任与足阳明胃经于气街相合,半夏通降胃气而散结,以助冲任之气血运行,有助于祛瘀调经,生姜既助半夏通降胃气以散结,又制约半夏之毒;人参、甘草益气健脾,以资气血生化之源,脾气旺则能生血、摄血,俱为佐药。甘草调和药性,兼作使药。诸药合用,使瘀血去,新血生,寒凝散,虚热清,经脉畅。

制方特点:温经祛瘀兼行补虚、清热,为温养化瘀之剂。

【临床应用】

1. 用方要点　本方为妇科调经的常用方。临证以月经不调,经来有块,色紫而淡,小腹冷痛,舌黯红,脉细涩或女子不孕为使用依据。

2. 临证加减　若小腹冷痛甚者,去牡丹皮,重用桂枝、当归,加小茴香以助温经散寒;漏下不止较甚者,宜重用当归、阿胶,加熟地黄、大枣以助养血滋阴;若闭经而见瘀血较甚者,宜重用当归、川芎,或加蒲黄、乳香、没药以化瘀止痛;若久不受孕,加艾叶、鹿角霜、淫羊藿以暖宫调任。

3. 现代运用　主要用于功能失调性子宫出血、围绝经期综合征、痛经、不孕症、月经不调等证属冲任虚寒,瘀血阻滞者;加减后还可用于慢性盆腔炎、子宫肌瘤等。

【附方】

1. 温经汤(《妇人大全良方》)　当归　川芎　肉桂　莪术醋炒　牡丹皮各五分(3g)　人参　牛膝　甘草各七分(各5g)　水煎服。功效:温经补虚,化瘀止痛。主治:血海虚寒,血气凝滞之月经不调,脐腹作痛,其脉沉紧。

2. 艾附暖宫丸(《仁斋直指附遗》)　艾叶大叶者,去枝梗,三两(9g)　香附去毛,六两(18g)　俱要合时采者,用醋五升,以瓦罐煮一昼夜,捣烂为饼,慢火焙干吴茱萸去枝梗,三两(9g)　大川芎雀脑者　白芍药用酒炒　黄芪取黄色、白色软者,各二两(6g)　续断去芦,一两五钱(5g)　生地黄生用,一两,酒洗焙干(6g)　官桂五钱(3g)　川椒酒洗,三两(9g)　为细末,上好米醋打糊为丸,如梧桐子大,每服五七十丸(6g),淡醋汤食远送下。功效:暖宫温经,养血活血。主治:妇人子宫虚寒。带下白淫,面色萎黄,四肢疼痛,倦怠无力,饮食减少,经脉不调,肚腹时痛,久无子息。

按:《金匮》温经汤、《良方》温经汤、艾附暖宫丸三方均有温经补血,活血化瘀功效,同治冲任虚寒、瘀血内阻之证。其中艾附暖宫丸组方中有吴茱萸、官桂、川椒、艾叶、香附等大队温散药,故温经祛寒效力最强,宜于寒凝程度较重者;《金匮》温经汤配伍人参、甘草、阿胶、麦冬等补养药,故以养血补虚见长,宜于阴血虚损较重者;《良方》温经汤温经散寒、补养扶正虽不及上两方,但配伍莪术、牛膝,长于活血祛瘀,宜于瘀阻较重者。

【现代研究】

实验研究　温经汤能提高寒凝血瘀模型大鼠血浆碳氧血红蛋白活性(CO Hb),增强卵巢血红蛋白氧合酶1(HO-1)、血红蛋白氧合酶2(HO-2)的基因及蛋白表达,具有解除寒凝血瘀时血管收缩和痉挛状态,改善卵巢局部的血液供应,恢复卵巢功能等作用。本方还能显著降低急性寒凝血瘀证模型大鼠全血黏度、血浆黏度以及红细胞聚集力和血细胞比容,提高红细胞变形性能力。此外,本方能下调子宫内膜异位症模型大鼠在位和异位内膜中血管内皮生长因子和富含半胱氨酸的酸性分泌蛋白的表达,影响异位内膜周围新生血管的形成,抑制异位内膜的生长而使其萎缩。上述研究表明,温经汤具有改善卵巢的血液供应改善血液流变性,抑制子宫内膜异位形成等作用,为理解其温经散寒,养血祛瘀的功用提供了一定的药理学依据。

生化汤《《傅青主女科》》
(Shenghua Tang)
Generation and Transformation Decoction

【组成】 当归八钱(24g) 川芎三钱(9g) 桃仁十四粒,去皮尖,研(6g) 黑姜五分(2g) 炙甘草五分(2g)

【用法】 黄酒、童便各半煎服(现代用法:水煎服,或加黄酒适量同煎)。

【功效】 化瘀生新,温经止痛。

【主治】 产后瘀血腹痛。恶露不行,小腹冷痛,脉迟细或弦。

【制方原理】 妇人产后,营血亏虚,寒邪乘虚而入,而致寒凝胞宫,瘀血内阻,败血不下,故恶露不行,小腹冷痛。脉迟细为血亏寒凝之象。本证病机为血虚受寒,瘀血内阻;治宜化瘀生新,温经止痛。

方中全当归辛甘而温,养血活血,化瘀生新,重用为君药。川芎活血行气,桃仁活血祛瘀,二药协助君药以活血祛瘀止痛,共为臣药。炮姜入血分,温经散寒止痛,为佐药。炙甘草调和药性,并能缓急止痛,为使药。用法中加黄酒温通血脉,童便化瘀并引败血下行。全方配伍,共奏化瘀生新,温经止痛之功,使瘀血去而新血生。唐容川:"(其)血瘀可化之,则所以生之,产后多用",故名生化汤。

制方特点:温补与祛瘀并用,化瘀而生新。

【临床应用】

1. 用方要点 本方为治疗产后瘀阻腹痛之常用方。临证以恶露不行,小腹冷痛为使用依据。

2. 临证加减 若寒甚者,可加肉桂、吴茱萸、乌药以温经散寒止痛;若血虚甚者,可加阿胶、大枣益气养血。

3. 现代运用 主要用于胎盘残留、子宫复旧不良、产后缺乳、人流及引产后阴道不规则性出血、子宫内膜炎、产后尿潴留等证属血虚有寒瘀滞者。

4. 使用注意 产后血热有瘀者,本方不宜。

【附方】

失笑散(《证类本草》引《近效方》) 五灵脂净好者 蒲黄等分(各6g) 为末。用好醋一勺熬成膏,再入水一盏同煎至七分,热服,立效。(亦可用作水煎剂)。功效:活血祛瘀,散结止痛。主治:瘀血停滞证。心胸或脘腹刺痛,或产后恶露不行,或月经不调,少腹急痛等。

按:失笑散与生化汤均有化瘀止痛之功,治疗瘀血所致产后恶露不行。失笑散药简力专,功擅祛瘀定痛,适用于瘀血内阻所致心胸脘腹作痛,或产后恶露不行者;生化汤化瘀生新,适宜于血虚受寒,瘀阻胞宫所致产后恶露不行,小腹冷痛。

【现代研究】

实验研究 生化汤提取物对离体及产后子宫具有与缩宫素相似的药理作用,其缩宫作用强于缩宫素,且引起的宫缩富有节律性而非强直性,药效温和持久。生化汤可诱导小鼠Th1亚群分化,促进干扰素γ表达,增强母胎免疫排斥,促进滞留胎盘排出;还能明显改善大鼠子宫微循环作用,对PGF2α引起的微循环障碍有明显对抗作用。表明生化汤具有良好的抗血栓形成、促进微循环、增强子宫收缩及促进子宫复旧等作用。上述研究为理解生化汤化瘀生新的功用和用于产科疾病提供了一定的药理学依据。

第二节 止 血

止血剂(formulae for arresting bleeding)适用于血溢脉外所致的吐血、衄血、咯血、尿血、便血、崩漏及外伤出血等各种出血病证,常以止血药如大蓟、小蓟、柏叶、白茅根、茜草、槐花、灶心黄土等为主组成。出血证颇为复杂,病因有寒热虚实之不同,部位有上下内外之别,病情有轻重缓急之异,治疗须因证而宜。故止血剂组方,常配伍清热、温阳、补益、祛瘀等品。出血量多而势急者,应止血治标;量小而势缓者,则以治本为主。代表方剂有十灰散、咳血方、小蓟饮子、槐花散、黄土汤等。

十灰散《《十药神书》》
(Shihui San)
Ten Drugs Ashes Powder

【组成】 大蓟 小蓟 荷叶 柏叶 茅根 茜根 山栀 大黄 牡丹皮 棕榈皮各等分(各9~15g)

【用法】 上药各烧灰存性,研极细末,用纸包,碗盖于地上一夕,出火毒。用时先将白藕捣汁或萝卜汁磨京墨半碗,调服五钱(15g),食后服下(现代用法:各药烧存性,为末。每次15g,藕汁或萝卜汁磨京墨适量,或温开水调服,亦可用作水煎剂,用量按原方比例酌定)。

【功用】 凉血止血。

【主治】 血热妄行之上部出血。咯血、吐血、衄血,血色鲜红,舌红,脉数。

【制方原理】 本方所治各种出血,乃因火热之邪,迫血妄行所致。火性炎上,火气上冲,损伤血络,迫血妄行,上走清窍,而见上部溢血证。治宜凉血止血。

方中大蓟、小蓟、白茅根、侧柏叶、茜草根、荷叶性皆寒凉,凉血止血,相须配伍,则功效尤著;大黄配栀子清热泻火,导热下行,以折上逆之火势,使火降而血止;牡丹皮伍大黄、茜草根凉血散瘀,使凉血止血而无留瘀之患;棕榈皮功专收涩止血。诸药炒炭存性,以加强收涩止血之力。藕汁清热凉血,止血散瘀;萝卜汁清热降气以助止血;京墨收涩止血,用法中以此三味磨汁调服,可增强清热凉血止血之功。诸药配伍,使血热清,气火降,出血得止。

制方特点:炭药合用,专于止血,以备应急;寓清降、化瘀于凉血止血之中,使血止而不留瘀。

【临床应用】

1. 用方要点 本方为治疗血热妄行上部出血之要方,临证以血色鲜红,舌红,脉数为使用依据。

2. 临证加减 若火气上冲较甚,宜改用汤剂,可重用大黄、栀子,或加牛膝、代赭石引血导热下行;若鼻衄,可以散末吹鼻;刀伤出血,可将药末撒于创口。

3. 现代运用 主要用于支气管扩张、肺结核咯血、消化道出血、眼前房出血等属于血热妄行者。

4. 使用注意 本方不可久服;虚寒性出血忌用。

【附方】

1. 四生丸(《妇人大全良方》) 生荷叶 生艾叶 生柏叶 生地黄各等分(各9g) 烂研,丸如鸡子大,每服一丸。水三盏,煎至一盏,去滓温服,无时候。功效:凉血止血。主治:血热妄行之吐血、衄血。血色鲜红,口干咽燥,舌红,脉数。

2. 柏叶汤(《金匮要略》) 柏叶 干姜各三两(各9g) 艾叶三把(3g) 以水五升,马通汁一升,合煮取一升,分温再服。功效:温中止血。主治:中焦虚寒之吐血。吐血不止,血色暗淡清稀,面色萎白或萎黄,舌淡苔白,脉虚弱无力。

按:十灰散与四生丸均为凉血止血剂,适用于血热妄行的出血证。十灰散凉血止血中又配伍了降火、收涩、化瘀药,尤宜于火邪上升,损伤血络的上部出血证,为急救止血之剂。四生丸药力虽不及十灰散,但方中四药生用,突出其凉血止血之功,又兼有养阴作用,适用于血热妄行之吐血、衄血,伴有咽干口燥等阴伤之证。柏叶汤止血中而温行血气,适宜于中焦虚寒所致吐血。

【现代研究】

实验研究 观察不同的十灰散制剂对小鼠、大鼠及家兔的出血时间、凝血时间、血浆复钙时间、血小板聚集的影响。结果显示十灰散生品、炭药均有促进止血及凝血作用,可缩短凝血酶原、凝血酶时间和血浆复钙时间;本方还能促进血小板功能,增加血小板数量,有利于血小板形成血栓。研究发现,本方炭药效果优于生品。表明本方止血作用可能与其影响凝血因子和促进血小板功能有关。

咳血方(《丹溪心法》)
(Kexue Fang)
Formula for Treating Hemoptysis

【组成】 青黛(6g) 山栀子(9g) 瓜蒌仁(9g) 海粉(9g) 诃子(6g)(原著无剂量)

【用法】 各炒黑,为末,以蜜同姜汁为丸,嚼化(亦可用作水煎剂)。

【功效】 清肝宁肺,凉血止血。

【主治】 肝火犯肺之咳血。咳嗽,痰中带血,痰稠咯吐不爽,胸胁作痛,心烦易怒,口苦便结,舌红苔黄,脉弦数。

【制方原理】 本方为肝火过旺,上逆犯肺,肺络受损之木火刑金证而设。肝火升动,火盛炼津为痰,痰热扰肺,肺气上逆,故咳嗽痰稠,咯吐不爽。热伤血络,迫血外溢,故痰中带血。胸胁作痛,口苦,心烦易怒,大便干结,舌红苔黄,脉弦数,皆为肝火亢盛之征。本证病机为肝火犯肺,灼津伤络,病本在肝,病标在肺;治宜清肝宁肺,凉血止血。

方中青黛味咸性寒,善清肝火,凉血止血;栀子苦寒,入肝肺经,清热凉血,泻火除烦。两药合用,澄本清源,共为君药。瓜蒌仁甘微苦寒,清热化痰;海粉(现多用海浮石)咸寒,清肺化痰。二药配伍,宁肺治标,是为臣药。诃子苦涩,敛肺止咳,为佐药。以蜜同姜汁为丸,蜜可润肺,姜汁辛温反佐,使清降而无凉遏之虞。诸药合用,使肝火清,痰浊化,咳血止,诸症自愈。

249

制方特点:澄本清源,寓清肺于泻肝火之中,寓止血于清降之中。

【临床应用】

1. 用方要点　本方为治疗木火刑金之咳血的常用方。临证以咳痰黄稠带血,胸胁作痛,舌红苔黄,脉弦数为使用依据。

2. 临证加减　若咳血量较多者,加仙鹤草、白茅根、侧柏叶以凉血止血;咳甚痰多,加杏仁、贝母、胆星以化痰止咳;若痰少难咯者,加沙参、麦冬以润肺化痰。

3. 现代运用　主要用于支气管扩张、肺结核等属肝火犯肺者。

4. 使用注意　肺肾阴虚及脾虚便溏者,本方不宜。

小蓟饮子《重订严氏济生方》
(Xiaoji Yinzi)
Small Thistle Decoction

【组成】　小蓟根半两(15g)　生地黄洗,四两(30g)　蒲黄炒,半两(9g)　藕节半两(9g)　滑石半两(15g)　木通半两(6g)　淡竹叶半两(9g)　山栀子仁半两(9g)　当归去芦酒浸,半两(6g)　甘草炙,半两(6g)

【用法】　上㕮咀,每服四钱(12g),水一盏半,煎至八分,去滓温服,空心食前(现代用法:水煎服)。

【功效】　凉血止血,利尿通淋。

【主治】　热结下焦之血淋、尿血。尿中带血,小便热赤,或频数涩痛,舌红苔黄,脉数。

【制方原理】　热结下焦,蕴于膀胱,气化失司,水道不利,故小便频数,赤涩热痛。热伤血络,阴血外溢,血随尿出,故见血尿。舌红,苔黄,脉数均为火热征象。本证病机为热结下焦,灼伤血络,水道不利,治宜凉血止血,利尿通淋。

方中小蓟苦甘而凉,入心、肝二经,长于凉血止血,兼可利尿,善治尿血、血淋,故为君药。生地黄凉血止血,滋阴清热;藕节、蒲黄既能凉血止血,又能活血化瘀,以使血止而不留瘀,均为臣药。热在下焦,宜因势利导,故配滑石、木通、淡竹叶清热利尿通淋,栀子通泻三焦,导湿热下行;尿中带血,易伤阴血,故用当归养血和血,助地黄滋阴养血,共为佐药。甘草调药和中,为使药。全方配伍,共奏凉血止血,利水通淋之功。

制方特点:凉血止血与利尿通淋并施,止血中兼行化瘀,通淋中兼以养血,使血止而不留瘀,利水而不伤阴。

【临床应用】

1. 用方要点　本方为治血淋、尿血之要方。临证以尿中带血,血色鲜红,小便赤热或疼痛,舌红,脉数为使用依据。

2. 临证加减　热甚者,加萹蓄、瞿麦以助清热通淋之效;血量较多者,加大蓟、白茅根以增强凉血止血之力;小便涩痛甚者,加少量琥珀、牛膝以化瘀止痛;尿中有结石者,可加金钱草、海金沙、石韦以化石通淋;小便浑浊如膏脂者,加草薢、菖蒲以分清别浊。

3. 现代运用　主要用于急性泌尿系感染、肾炎血尿、精囊炎之血精等属热结下焦者。

4. 使用注意　不宜久服,孕妇忌用。

【现代研究】

实验研究　为考察含关木通的小蓟饮子及其配伍的肾毒性,对小蓟饮子进行拆方研究。大鼠连续灌胃给药 3 周,结果显示小蓟饮子全方组、关木通加君药组、关木通加臣药组中大鼠的肾功能指标和肾脏病理损伤明显均低于或轻于关木通对照组($P<0.01$),与正常对照组比较差异无显著性意义($P<0.05$);进一步研究发现,小蓟饮子中君药、臣药与关木通配伍方中的马兜铃酸 I 含量明显低于单纯关木通组。表明小蓟饮子的配伍有减轻关木通肾毒性的作用,可能与其减少关木通中马兜铃酸 I 含量有关。

槐花散(《普济本事方》)
(Huaihua San)
Sophora Flower Powder

【组成】　槐花炒(12g)　柏叶烂杵,焙(12g)　荆芥穗(6g)　枳壳去瓤,细切,麸炒黄(6g)各等分

【用法】　上为细末,用清米饮调下二钱(6g),空心食前服(现代用法:散剂,每服6g,米饮调下;亦可用作水煎剂)。

【功效】　清肠止血,疏风理气。

【主治】　肠风、脏毒。便前出血,或便后出血,或粪中带血,血色鲜红或晦黯污浊,舌红苔黄或腻,脉数或滑。

【制方原理】　本方原书主治"肠风"与"脏毒"。肠风者,为风热壅遏大肠,便前出血,色鲜势急,属近血;脏毒者,为湿毒蕴结大肠,便后下血,血色晦黯,属远血。本证病机为风热或湿毒壅结大肠,损伤血络;治宜清肠止血,疏风理气。

方中槐花寒凉苦降,凉血止血,尤善清泄大肠之热毒,为君药。侧柏叶苦涩而寒,助君药凉血止血,为臣药。荆芥穗祛肠中之风,炒炭可止血,配伍君、臣药加强凉血止血之效;枳壳宽肠行气,合荆芥穗升中有降,使腑气顺达,以利于湿热邪毒的祛除,共为佐使药。四药合用,有清肠止血,疏风理气之功。

制方特点:寓理气于止血之中,寄收涩于清疏之内。

【临床应用】

1. 用方要点　本方为治疗肠风脏毒便血的代表方。临证以便血,血色鲜红或晦黯,舌红脉数为使用依据。

2. 临证加减　若大肠热甚而肛门灼热,可加黄连、黄柏以清肠解毒;便血量多,可加地榆以助凉血止血。

3. 现代运用　主要用于痔疮出血、溃疡性结肠炎之便血等属血热者。

4. 使用注意　不宜久服;便血属气虚或阴虚者不宜使用。

【附方】

槐角丸(《太平惠民和剂局方》)　槐角去枝梗,炒,一斤(500g)　防风去芦　地榆　当归酒浸一宿,焙　黄芩　枳壳去瓤,麸炒,各半斤(各250g)　上为末,酒糊丸如梧桐子大。每服三十九(9g),米饮下,不拘时候(现代用法:研末为丸,每服9g,开水送下;或作汤剂,用量按原方比例酌定)。功效:清肠止血,疏风利气。主治:肠风下血,痔疮,脱肛属风邪热毒或湿热者。

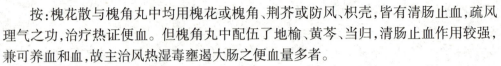

按：槐花散与槐角丸中均用槐花或槐角、荆芥或防风、枳壳，皆有清肠止血、疏风理气之功，治疗热证便血。但槐角丸中配伍了地榆、黄芩、当归，清肠止血作用较强，兼可养血和血，故主治风热湿毒壅遏大肠之便血量多者。

【现代研究】

临床报道　观察槐花散超微饮片治疗Ⅰ、Ⅱ期内痔出血的临床疗效。将符合标准的90例Ⅰ、Ⅱ期内痔出血患者随机分为槐花散超微饮片组和普通饮片组，每组各45例，治疗1周，选定停药后30天内便血计数以及治愈患者停药后的第2个30天内复发情况判断疗效。结果：超微饮片组治愈率73.33%，明显高于传统饮片汤剂组53.33%（$P<0.05$）；超微饮片组的复发率6.06%，明显低于传统饮片汤剂组45.83%（$P<0.01$）。表明槐花散超微饮片治疗Ⅰ、Ⅱ期内痔出血的疗效优于普通饮片汤剂。

黄土汤（《金匮要略》）

（Huangtu Tang）

Oven Yellow Earth Decoction

【组成】　灶心黄土半斤(30g)　附子炮　白术　甘草　阿胶　干地黄　黄芩各三两(各9g)

【用法】　上七味，以水八升，煮服三升，分温二服(现代用法：先煎灶心土，取汁代水再煎余药，阿胶烊化冲服)。

【功效】　温阳健脾，养血止血。

【主治】　脾阳不足，脾不统血证。大便下血，或吐血、衄血、妇人崩漏，血色黯淡，四肢不温，面色萎黄，舌淡苔白，脉沉细无力。

【制方原理】　脾阳不足，统摄无权，则血上溢而为吐衄，下走而为便血、崩漏。病本虚寒，故血色黯淡，四肢不温，舌淡苔白，脉沉无力。脾虚则气血生化乏源，出血耗伤阴血，故面色萎黄、脉细。本证病机为脾阳不足，统摄无权，以阳虚为本，出血为标；治宜温阳健脾，养血止血。

方中灶心土辛温，入脾胃经，温中止血，为君药。附子、白术温补脾阳，以复统摄之功，同为臣药。君臣相伍，可收标本兼顾之效。阿胶、生地黄滋阴养血而止血，并制附子、白术温燥之性，避免耗伤阴血；黄芩止血，能“治诸失血”（《本草纲目》），其苦寒之性亦可防止热药过于温热而动血，俱为佐药。甘草益气和中，调和诸药，兼为佐使药。诸药配伍，共奏温阳健脾，养血止血之功。

制方特点：寒热并用，温阳而不伤阴动血；刚柔相济，滋阴而不腻滞碍阳。温阳健脾与养血止血同施，标本兼顾。

本方与柏叶汤均有温中止血之功，用治中焦虚寒的出血。但柏叶汤药少力专，止血作用较强，适宜于上部出血的病势较急者；黄土汤则长于温中补虚，兼有滋养阴血的作用，重在治本，适宜于下部出血的病势较缓者。

【临床应用】

1. 用方要点　本方为虚寒性出血的常用方剂。临床以出血色黯淡，舌淡苔白，脉沉细无力为使用依据。

2. 临证加减　若气虚甚者，可加人参、黄芪以益气摄血；出血量多，可加三七、白及、艾叶以加强止血治标之功。灶心土现药源较少，可用赤石脂代之。

3. 现代运用　主要用于上消化道出血、慢性溃疡性结肠炎、功能失调性子宫出血、痔疮出血等证属脾阳不足,脾不统血者。

【现代研究】

1. 实验研究　虚寒型溃疡性结肠炎大鼠给予黄土汤口服,结果显示该方能提高 D-木糖水平,降低结肠黏膜损伤指数、组织学评分,降低其巨噬细胞移动抑制因子和 Toll 样受体 4 表达。黄土汤和黄土汤去黄芩方均能缩短脾胃虚寒性出血小鼠凝血时间,明显降低小鼠的溃疡面积,但黄土汤优于黄土汤去黄芩方,提示黄芩在黄土汤中的配伍意义。上述研究表明该方具有促进溃疡性结肠炎的修复和促凝血等作用,为其温阳止血的功用及其配伍的合理性提供了一定的药理学依据。

2. 临床报道　慢性非特异性溃疡性结肠炎患者随机分为治疗组 35 例和对照组 35 例,治疗组口服黄土汤加减;对照组口服水杨酸柳氮磺吡啶。1 个月为 1 个疗程。以两组治疗前后临床症状、体征变化及内窥镜所见病变程度等为疗效判断指标。结果治疗组总有效率 94.2%,明显高于对照组 54.5%($P<0.05$)。经 6~18 个月随访,治疗组复发率 9.6%,明显低于对照组 37.3%($P<0.05$)。表明黄土汤对慢性非特异性溃疡性结肠炎有较好疗效。

知识拓展与案例实训

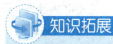 **知识拓展**

蓄 血

病证名,泛指各种体内瘀血的病证。大凡跌打撞击堕坠、饮食起居失宜、癫犬咬伤、外感病邪传里等,皆可导致血滞不行而成瘀血。蓄血有时还特指外感热病中邪热入里与血相搏,瘀热互结所致的一类病证,其与一般瘀血证(主瘀)的区别主要在于瘀与热结,瘀热不仅扰心乱神而致各种神志失常症,而且灼伤脉络而导致各种出血症。血蓄结部位有上、中、下之不同,如结于上则胸中满痛,兼吐衄、善忘;结于中则脘中硬痛,兼身黄、嗽水不欲咽;结于下则小腹硬满,兼发狂、粪黑。故蓄血证的治疗,因其不同部位,治法及方剂也有不同,如治疗上焦蓄血,法从祛瘀凉血,方如犀角地黄汤;中焦蓄血,法宜通腑逐瘀,方如桃核承气汤;下焦蓄血,法宜破瘀通络,方如抵当汤(丸)。

下 焦 蓄 血

源自《伤寒论》。历代医家围绕蓄血部位有不同认识:①血蓄膀胱。根据伤寒论 106 条中的桃核承气汤证"热结膀胱",即《医宗金鉴》所谓的"太阳病不解,不传阳明,邪热随经入里,谓之犯本,犯本者,谓犯膀胱之府也"。②血蓄胃肠。根据桃核承气汤方名中的"承气",及方后注中的"当微利"即隐含令邪从阳明肠腑出。③血蓄胞宫。唐容川:"蓄血者,或伤寒传经之邪,或温疫时气之邪,传于血室之中,致周身之血皆为邪所招致,而蓄聚胞中,小腹胀痛,其人或寒或热,昼日明了,夜则谵语,甚则发狂……皆属蓄血之证,仲景抵当汤治之,桃核承气汤亦治之"(《血证论》)。由此可以看出,下焦蓄血可涉及大肠、膀胱、胞宫等多个部位。结合现代临床,桃核承气汤和抵当汤等方广泛被用于现代妇科、生殖泌尿系统、精神神经系统、心脑血管系统等多种疾病取得一定疗效,提示下焦蓄血的多种表现类型及临床异病同治的经验性。

案例实训

　　患者某男,20余岁。先患外感,诸医杂治,证屡变,由其父陪来求诊。审视面色萎黄,少腹胀满,身无寒热,坐片刻即怒目注人,手拳紧握,伸张如欲击人状,有顷即止,嗣复如初。舌暗苔黄,底面露鲜红色,脉沉涩。(《湖湘名医典籍精华·内科卷·邃园医案》)

　　分析要点:①该患者一般信息对诊断有哪些提示?②根据当前患者的表现应诊为何种病证? 其病机要点和治疗立法是什么?③可选用的方剂有哪些?④给出适宜的方剂并说明理由。写出你对该患者的辨证立法、选方用药及制服交代。

学习小结

　　理血剂具有活血祛瘀、止血等作用,主要为治疗血行不畅所致瘀血和血不循经所致出血而设。分为活血祛瘀和止血两类。

　　1. 活血祛瘀　适用于瘀血内阻的病证。桃核承气汤和复元活血汤都配伍大黄、桃仁,有攻下瘀血的作用,其中桃核承气汤以攻逐瘀热为主,主治瘀热互结下焦证;复元活血汤善于疏肝通络止痛,主治跌打损伤,瘀留胁下之瘀肿疼痛。血府逐瘀汤与补阳还五汤均为王清任所创活血化瘀的名方,前者为行气活血的代表方,以活血化瘀药配伍行气药为主,适用于胸中血瘀证;后者为补气行血的代表方,以大剂黄芪配伍小剂量的活血通络药,主治气虚血瘀,脉络瘀阻之中风。温经汤与生化汤为妇科经产名方,温经汤温经散寒,养血行瘀,但重在温养,主治冲任虚寒,兼瘀血阻滞之月经不调和不孕症;生化汤祛瘀生新,温经止痛,适宜于产后恶露不行,少腹疼痛而血虚有寒者。

　　2. 止血　主治各种出血病证。十灰散、咳血方、小蓟饮子、槐花散均有凉血止血之功,用于热邪迫血妄行而致的出血证。其中十灰散与咳血方多用于上部出血,十灰散为常用的急救止血剂,凉血止血中兼以清降、收涩、祛瘀,尤宜于火盛气逆之咯血、咳血、吐血、衄血等;咳血方为清降止血方,有清肝宁肺,化痰止咳的功用,专用于肝火犯肺之咳血证。槐花散、小蓟饮子均治下部出血,槐花散专主大便下血,具有清肠疏风,行气宽肠,凉血止血之效,宜于风湿热毒壅遏大肠之肠风、脏毒;小蓟饮子主治尿血,具有凉血止血,利尿通淋之功,宜于热结下焦之血淋、尿血。黄土汤温阳健脾,养血止血,是治疗虚寒性便血的常用方。

（范　颖）

复习思考题

1. 血府逐瘀汤主治何证? 制方有何特点?

2. 补阳还五汤为活血祛瘀剂,为何重用补气药黄芪?

3. 血府逐瘀汤、补阳还五汤均为王清任所创活血祛瘀之方,两者制方思路有何不同?

4. 血府逐瘀汤与复元活血汤所治胁痛有何不同?

5. 结合主治病证、炮制煎服方法分析大黄在复元活血汤中的作用。

6. 咳血方主治何证? 叙述其制方原理。

7. 槐花散、黄土汤均可用于便血,试比较两方功效、主治之异同。

8. 黄土汤与归脾汤均可用治脾不统血的出血,如何区别运用?

9. 分析桂枝在桂枝汤、肾气丸、桃核承气汤中的配伍意义。

10. 结合小蓟饮子的组方意义,谈谈本方的制方特点。

第十八章

治 风 剂

学习目的

掌握风证的治疗立法;治风剂遣药制方的基本知识。

学习要点

治风剂的概念、分类及使用注意;治风剂各类代表方的制方原理及临床运用。

治风剂(formulas that treat wind disorders)是由辛散祛风或平肝息风药为主组成,具有疏散外风或平息内风等作用,用以治疗风证的一类方剂。

风证的范围很广,病情变化比较复杂。根据病因及证候特点,可概括为外风和内风两大类。外风指风邪侵入人体肌表、经络、筋肉、骨节等所致的一类病证。风为"六淫"之首、"百病之长",常与寒、湿、热等邪气相兼为患,故其证候有风寒、风湿、风热之别。此外,风邪毒气从皮肤破损处侵入人体而致的破伤风,亦属外风范畴。内风是指脏腑功能失调所致的风病,其病变主要在肝。常见肝阳化风、热极动风以及阴血亏虚、虚风内动等。在治疗上,外风宜疏散,使邪从外出;内风宜平息,使脏腑功能恢复平衡。因此,本章方剂可分为疏散外风和平息内风两类。

现代药理研究表明,治风剂具有镇痛、解热、镇静、催眠、抗炎、抗过敏、抗痉厥、降血压、改善微循环和血液流变性、抑制血管内皮损伤,以及调节中枢神经系统等作用;对高血压引起的心、脑、肾等重要脏器的病变有明显改善作用;对缺血性中风有较好的脑保护作用。此类方剂现代临床被广泛用于炎性、感染性、变态反应性、心脑血管和神经系统的多种疾病,其中最多用于高血压、缺血性脑卒中、面神经麻痹、偏头痛、血管(神经)性头痛、三叉神经痛、内耳性眩晕、流行性乙型脑炎、流行性脑脊髓膜炎、风湿性和类风湿关节炎;还常用于颈椎病、湿疹、荨麻疹、过敏性皮炎、鼻炎、鼻窦炎、顽固性失眠等病证。

治风剂的运用,首先必须辨清风病的属内、属外。外风当予疏散,内风治宜平息。其次,应根据病邪之兼夹、病情之虚实,进行相应的配伍,如风邪夹寒、夹热、夹湿、夹痰、夹瘀,或血虚、阴亏等,当分别配伍散寒、清热、祛湿、化痰、活血化瘀或养血滋阴等药。此外,还应注意外风与内风之间的相互影响,外风可以引动内风;内风亦可兼夹外风,这种错综复杂的证候,立法用药,当分清主次,兼顾治之。

第一节 疏 散 外 风

疏散外风剂(formulas that dispel external wind),适用于外风证。外感风邪,侵袭肌表,以表证为主者,治当解表散邪,参见解表剂。本节所述外风诸病,主要指风邪(毒)侵犯头目、经络、筋骨、关节等处所致的头痛眩晕、风疹湿疹、肢体麻木、筋骨挛痛、关节屈伸不利、口眼㖞斜、半身不遂和破伤风等。常以辛散祛风药如麻黄、荆芥、防风、薄荷、羌活、独活、川芎、白芷、白附子等为主组成。由于患者体质的强弱、感邪的轻重,以及病邪的兼夹等有所不同,故本类方剂又常配伍散寒、清热、祛湿、祛痰、活血、通络、养血等药味。代表方剂有川芎茶调散、大秦艽汤、消风散、牵正散等。

川芎茶调散(《太平惠民和剂局方》)
(Chuanxiong Chatiao San)
Tea-blended Chuanxiong Powder

【组成】 川芎 荆芥去梗,各四两(各12g) 白芷 羌活 甘草爁,各二两(各6g) 细辛一两(3g) 防风去芦一两半(4.5g) 薄荷不见火,八两(12g)

【用法】 上为细末。每服二钱(6g),食后用茶清调下(现代用法:作汤剂,水煎服,用量按原方比例酌减)。

【功效】 疏风止痛。

【主治】 外感风邪头痛证。偏正头痛或巅顶作痛,或见目眩鼻塞,恶寒发热,舌苔薄白,脉浮。

【制方原理】 本方所治头痛为外感风邪所致。头为"诸阳之会",风乃轻扬之邪,"伤于风者,上先受之"(《素问·太阴阳明论》)。风邪外袭,循经上犯头目,阻遏清阳之气,故见头痛、目眩。风邪束表,卫阳不得宣达,正邪相争,故见恶寒发热,苔白脉浮。鼻为肺窍,风邪侵袭,肺气不利,故鼻塞。若风邪留而不去,则头痛日久不愈,其痛或偏或正,作止无时,即为头风。本证病机为风邪外袭,上犯头目,阻遏清阳;治宜疏散风邪而止痛。

方中川芎辛温香窜,上达头目,长于祛风止痛,为诸经头痛之要药,尤善治少阳、厥阴二经头痛(头两侧痛或巅顶痛),为君药。羌活、白芷、细辛均可祛风止痛,其中羌活善治太阳经头痛(后头痛牵连项部痛);白芷善治阳明经头痛(前额及眉棱骨痛);细辛善治少阴经头痛(脑痛连齿),并可宣通鼻窍,共为臣药。君臣相合,效专力强,各有侧重,相得益彰,止头痛之功甚著。荆芥、防风、薄荷辛散上行,疏风而透邪外出,是为佐药。其中薄荷为辛凉之药,轻扬升浮,用量较重,既可助君、臣药以疏风止痛,又可清利头目。炙甘草益气和中,调和诸药;茶清调下,用其苦寒,清上降下,既上清头目,又制风药之温升太过,并为佐使。诸药配伍,共奏疏风止痛之效。

制方特点:集多味辛散祛风药于一方,且药入诸经,止痛作用强;寓清降于升散之中,温燥有制。

【临床应用】

1. 用方要点 本方是治疗外感风邪头痛的常用方。临床当以头痛、鼻塞、脉浮为使用依据。

2. 临证加减　风寒偏甚,可重用川芎,或加生姜、紫苏等散风寒;风热偏甚,可去羌活、细辛,加蔓荆子、菊花以散风热;头痛久而不愈,邪深入络,可配僵蚕、全蝎、桃仁、红花等以搜风通络止痛。

3. 现代运用　多用于偏头痛、血管神经性头痛、感冒、流感,以及鼻炎、鼻窦炎、颞下颌关节功能紊乱综合征、面神经炎、三叉神经痛等病属外感风邪者。

4. 使用注意　气血亏虚、清空失养;肝肾不足、肝阳上扰之头痛,均不宜使用。

【附方】

1. 菊花茶调散(《医方集解》)　即川芎茶调散原方加菊花一钱(6g)　僵蚕三分(3g)　共为细末,每服二钱(6g),食后茶清调服。功用:疏风止痛、清利头目。主治:风热上扰头目。偏正头痛,或巅顶痛,头晕目眩。

2. 苍耳子散(《重订严氏济生方》)　辛夷仁半两(15g)　苍耳子炒,二钱半(7.5g)　香白芷一两(30g)　薄荷叶半钱(3g)　并晒干,为细末,每服二钱(6g),食后用葱、茶清调服。功用:疏风止痛,通利鼻窍。主治:风邪上攻之鼻渊。鼻塞流浊涕,不辨香臭,前额头痛,舌苔薄白或白腻。

按:菊花茶调散与川芎茶调散同治外感风邪头痛,但前方加菊花、僵蚕以疏散风热,宜于头痛兼夹风热者。苍耳子散以辛夷、苍耳子宣通鼻窍,白芷祛风通窍、薄荷既清利头目,宜于风邪上犯所致的鼻渊,前额头痛。

【现代研究】

1. 实验研究　川芎茶调散煎剂与袋泡剂均能明显减少醋酸所致小鼠的扭体次数,提高热板法小鼠的痛阈值;显著增加戊巴比妥钠的中枢抑制作用,使小鼠入睡潜伏期缩短,睡眠时间延长;能明显抑制二甲苯所致小鼠毛细血管通透性增高,以及对抗蛋清和鹿角菜胶引起的大鼠足肿胀;对2.4-硝基酚所致大鼠发热有较强而持久的退热效果;明显降低常压下小鼠耗氧量及延长脑耐缺氧时间。其袋泡剂作用好,值得推广应用。川芎茶调散高、中、低(75g、50g、25g·kg^{-1})不同剂量对1-甲基4-苯基-1.2.3.6-四氢吡啶(MPTP)引起的小鼠多巴胺(DA)神经元损伤的帕金森病(PD)模型均有一定的保护作用,可减少黑质中DA神经元的坏死而增加纹状体DA的含量,改善模型小鼠的运动障碍,其中高剂量作用明显。上述研究表明,川芎茶调散有镇痛、镇静、抗炎、解热、抗PD等作用。

2. 临床报道　偏头痛患者随机分为治疗组46例和对照组40例,治疗组用川芎茶调散(川芎10g,白芷10g,羌活10g,荆芥10g,防风10g,白芍15g,细辛3g)加减:头痛剧烈加全蝎3g、僵蚕10g、红花6g;伴头晕者加天麻10g、钩藤10g;肝胆火旺加龙胆草5g或栀子10g。每日1剂,水煎分2次服。对照组口服盐酸氟桂利嗪胶囊10mg,每晚1次。两组均治疗4周。观测两组治疗前后临床疗效及血小板α颗粒膜蛋白140(GMP-140)、血栓烷B2(TXB2)及血液流变学等指标。结果治疗组总有效率明显高于对照组($P<0.05$);川芎茶调散可改善血小板活化和释放反应,抑制血小板聚集及改善血液流变学异常,对偏头痛治疗有显著疗效。

大秦艽汤(《素问病机气宜保命集》)
(Da Qinjiao Tang)
Major Gentian Decoction

【组成】　秦艽三两(90g)　甘草二两(60g)　川芎二两(60g)　当归二两(60g)　白芍二两(60g)　细辛半两(15g)　羌活　防风　黄芩各一两(各30g)　石膏二两(60g)　白芷一两

258

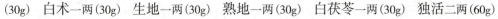

(30g) 白术一两(30g) 生地一两(30g) 熟地一两(30g) 白茯苓一两(30g) 独活二两(60g)

【用法】 上十六味,锉。每服一两(30g),水煎,去滓温服,不拘时候。

【功效】 祛风清热,养血活血。

【主治】 风邪初中经络证。口眼㖞斜,舌强不能言语,手足不能运动;或兼恶风发热,肢节疼痛,苔白或黄,脉浮紧或弦细。

【制方原理】 本方证为风邪初中,病在经络,尚未深入脏腑。由于正气不足,络脉空虚,卫不外固,风邪乘虚入中经络,气血痹阻,运行不畅,筋脉失于荣养,故见口眼㖞斜、语言不利、手足不能运动等症;风邪外袭,正邪相争,营卫不和,故见恶风发热,肢节疼痛;风邪郁而化热,故见苔黄;脉浮弦或弦细也为风邪初中或营弱之征。本方证病机为风邪初中经络,气血痹阻,风阳郁热。治宜祛风通络为主,配合养血活血,清泄里热。

方中秦艽辛苦而平,祛风清热,通经活络,为君药。羌活、独活、防风、白芷、细辛,均为辛温行散之品,能祛风散邪,俱为臣药。因风药多燥,易伤阴血,且口眼㖞斜、手足运动障碍,多为血虚不能荣养筋脉所致,故配伍当归、川芎、白芍、熟地黄养血活血,使祛风而不伤血,即“疏风必先养血”(《医方集解》);白术、茯苓、甘草益气健脾,以助气血生化;生地黄、石膏、黄芩清泻郁热,并可监制诸风药温散太过,均为佐药。甘草调和诸药,兼为使。诸药相合,共奏祛风清热,养血益气、活血通络之效。

制方特点:辛散疏风与养血活血相伍,使血行风散;主以散邪,佐以扶正,标本兼顾。

【临床应用】

1. 用方要点　本方适用于风邪初中经络之证。临床当以口眼㖞斜,舌强不语,手足不遂,神志清醒,病程较短,脉浮为使用依据。

2. 临证加减　若无内热,可去黄芩、石膏等清热泻火药;若表证不明显,可酌减细辛、白芷、防风辛散解表药。

3. 现代运用　主要用于面神经麻痹、缺血性脑卒中、风湿性或类风湿关节炎等病;亦可用于急性感染性脱髓鞘性多发性神经病、反射性交感神经营养不良综合征、眼肌麻痹等证属风邪阻络者。

4. 使用注意　阴血亏虚者当慎用;中风属于内风所致者忌用。

【附方】

小续命汤(《备急千金要方》) 麻黄　防己　人参　桂心　黄芩　芍药　甘草　川芎　杏仁各一两(各9g) 防风一两半(12g) 附子一枚(9g) 生姜五两(9g) 上十二味,㕮咀,以水一斗二升,先煮麻黄三沸去沫,内诸药,煮服三升,分三服甚良,不瘥,更合三四剂必佳,取汗随人风轻重虚实也。诸风服之皆验,不令人虚。功用:祛风散寒,益气温阳。主治:阳气素虚,风中经络证。口眼㖞斜,语言不利,筋脉拘急,半身不遂等。亦治风湿痹痛。

按:小续命汤与大秦艽汤均治风邪初中经络证,皆以辛散祛风药与养血益气药配伍。但前方配伍麻黄、生姜发散风寒,并加人参、附子、肉桂温阳益气,功善祛风散寒、益气温阳,适宜于阳气不足,风寒中络的筋脉拘急证;后方配伍当归、熟地黄养血柔筋,配伍生地黄、石膏、黄芩等清解郁热,功善祛风清热、养血活血,宜于营血不足,风邪中络兼有郁热的筋脉拘急证。

【现代研究】

1. 实验研究　采用线栓法阻塞大鼠大脑中动脉制备局灶性脑缺血(MCAO)模型,造模后灌服大秦艽汤,连续 7 天。测定大鼠凝血功能、血小板聚集率和黏附率。结果较之模型组,大秦艽汤组大鼠的凝血酶原时间、活化部分凝血活酶时间、凝血酶时间均明显延长,纤维蛋白原、血小板黏附率及聚集率均显著减少或降低(*P*<0.01)。本方能显著改善小鼠耳郭微循环状态,降低正常及肾上腺素诱导的血瘀大鼠的全血黏度、血细胞比容;能明显抑制角叉菜胶所致大鼠足趾的炎症反应和大鼠棉球肉芽组织的增生;显著减轻二甲苯所致小鼠耳郭肿胀,降低醋酸所致小鼠腹腔毛细血管通透性增高。上述研究表明,大秦艽汤具有改善微循环和血液流变、抗炎等作用,为其临床用于心脑血管和炎性疾病提供了一定的药理学依据。

2. 临床报道　用大秦艽汤(秦艽 12g,川芎 12g,当归 12g,白芍 15g,细辛 4g,羌活 9g,防风 9g,黄芩 15g,石膏 20g,白芷 10g,白术 15g,生地 20g,熟地 20g,茯苓 15g,独活 10g)联合牵正散(白附子、僵蚕、全蝎去毒,各等份)治疗 48 例特发性面神经麻痹患者。用法:大秦艽汤每日 1 剂,水煎分 2 次服;牵正散每次 3g,每日 2 次。10 天为一疗程,连续服用 2~3 个疗程。结果痊愈 36 例(75%),总有效率97.92%。72 例吉兰—巴雷综合征(GBS)患者采用单盲随机法分为治疗组和对照组,每组各 36 例,两组均予以西医常规处理,治疗组加用大秦艽汤加减方。结果治疗组有效率及治愈率均明显高于对照组(*P*<0.05,*P*<0.01),表明本方结合西医常规治疗 GBS 可以提高疗效。

消风散《外科正宗》

(Xiaofeng San)

Wind-dispersing Powder

【组成】　当归　生地　防风　蝉蜕　知母　苦参　胡麻　荆芥　苍术　牛蒡子　石膏各一钱(各 3g)　甘草　木通各五分(各 1.5g)

【用法】　水二盅,煎八分,食远服。

【功效】　疏风养血,清热除湿。

【主治】　风疹、湿疹。皮肤疹出色红,或遍身云片斑点,瘙痒,抓破后渗出津水,苔白或黄,脉浮数。

【制方原理】　本方治证由风湿或风热邪气侵袭人体,郁于肌腠,浸淫血脉,内不得疏泄,外不得透达所致。风性"善行而数变","痒自风来",故皮肤瘙痒;与湿热相合,浸淫血脉,故疹出色红,抓破有津水流出;舌苔白或黄,脉浮数为风犯肌表,病邪尚浅之征。本方证病机为风湿热邪,郁滞肌腠,浸淫血脉,内耗阴血;治宜疏风止痒为主,配以除湿、清热、养血之法。

方中荆芥、防风、牛蒡子、蝉蜕疏风止痒,透邪外达,乃"止痒必先疏风"之意,共为君药。苍术辛苦散风燥湿,苦参苦寒清热燥湿,木通苦寒渗利湿热,共为臣药。石膏、知母清热泻火;生地黄清热养血,合当归养血活血;胡麻仁润燥养阴,既扶已伤之阴血,又制祛风除湿药之燥利,亦寓"治风先治血"之意,共为佐药。甘草解毒和中,调和诸药而为佐使。全方共奏疏风养血,清热除湿之效。

制方特点:集疏风、清热、除湿、养血四法,分消风热湿邪;寓扶正于祛邪之中,寄治血于治风之内,邪正标本兼顾。

【临床应用】

1. 用方要点　本方为治疗风湿热邪所致皮肤病的常用方。临床当以皮肤瘙痒,疹出色红,或遍身云片斑点,抓破后渗出津水为使用依据。

2. 临证加减　风热偏盛,身热口渴者,加金银花、连翘等以疏风清热;湿热偏盛,脘痞身重,舌苔黄腻者,加地肤子、车前子、栀子等以清热祛湿;血分热甚,五心烦热,舌红或绛者,加赤芍、牡丹皮、紫草等以清热凉血;若瘙痒甚,病情迁延难愈或反复发作,加乌梢蛇、全蝎、僵蚕等以搜风止痒。

3. 现代运用　主要用于荨麻疹、湿疹、药物性皮炎、神经性皮炎、玫瑰糠疹、皮肤瘙痒症等病;也常用于银屑病、扁平疣、疥疮、春季卡他性结膜炎、急性肾炎、咳嗽变异性哮喘等属风湿热毒所致者。

4. 使用注意　服药期间忌食辛辣、鱼腥、鸡鹅、厚味、烟酒、浓茶等,以免影响疗效。

【附方】

1. 消风散(《太平惠民和剂局方》)　荆芥穗　甘草炒　芎䓖　羌活　白僵蚕炒　防风去芦　茯苓去皮,用白底蝉壳去土,微炒　藿香叶去梗　人参去芦,各二两(各60g)　厚朴去粗皮,姜汁涂,炙熟　陈皮去瓤,洗焙,各二两(各60g)　上为细末,每服二钱(6g),茶清调下。如久病偏风,每日三服,便觉轻减。如脱着淋浴,暴感风寒,头痛身重,寒热倦疼,用荆芥、茶清调下,温酒调下亦得,可并服之。小儿虚风,目涩昏困,及慢性惊风,用乳香荆芥汤调下半钱(3g),并不计时候。功用:祛风止痒,行气除湿。主治:风湿瘾疹。皮肤顽麻瘙痒,或头皮肿痒,眉棱骨痛,旋运欲倒,痰逆恶心。

2. 当归饮子(《济生方》)　当归去芦　白芍药　川芎　生地黄洗　白蒺藜炒,去尖　防风去芦　荆芥穗各一两(各30g)　何首乌　黄芪去芦,各半两(各15g)　甘草炙,半两(15g)　上㕮咀,每服四钱(12g),用水一盏半,加生姜五片,煎至八分,去滓温服,不拘时候。功用:养血活血,祛风止痒。主治:血虚有热,风邪外袭。皮肤疮疥,或肿或痒,或发赤疹瘙痒。

按:《外科正宗》消风散、《局方》消风散和当归饮子三方皆为外科皮肤病良方,均有祛风止痒,治疗风疹、湿疹、皮肤瘙痒等作用。《外科正宗》消风散内有石膏、知母、生地黄、苦参、苍术等味,泻火除湿之力较强,宜于湿热较著者;《局方》消风散配有陈皮、厚朴、藿香等,有行气祛湿之功,宜于风湿所致之瘙痒而兼气滞证;当归饮子中以辛散祛风药配伍当归、白芍、何首乌、生地黄、黄芪等,侧重养血益气而祛风,宜于治风疹瘙痒日久,气血不足者。

【现代研究】

1. 实验研究　消风散高、中、低(61.88g、30.94g、15.47g/kg)不同剂量给大鼠同种被动皮肤过敏反应(PCA)模型灌胃8天,结果均可明显抑制由卵白蛋白致敏的大鼠同种PCA反应,降低大鼠血清中肿瘤坏死因子(TNF-α)、白细胞介素-4(IL-4)、组胺(HA)和白三烯(LTB4)的水平($P<0.05$),且无明显的量效关系。大鼠给予消风散灌胃7天,足跖皮下注射组胺(1.0mg/ml)诱导大鼠足肿胀,分别于造模后不同时间点测量足趾体积。结果大鼠在0.5、1、1.5、2小时时的足爪肿胀率均有不同程度地降低。研究表明,消风散具有抗Ⅰ型变态反应及抗炎等作用。

2. 临床报道　将84例春季卡他性结膜炎患者随机分为观察组55例(60眼)和对照组29例(31眼),均予常规西药治疗,观察组加用消风散煎服。结果观察组治愈46例,好转10例,总有效率为93%;对照组治愈13例,好转9例,总有效率为72%;治疗组疗效优于对照组($P<0.01$)。表明消风散对春季卡他性结膜炎有较好疗效。

牵正散（《杨氏家藏方》）
（Qianzheng San）
Pulling Aright Powder

【组成】 白附子　白僵蚕　全蝎去毒,各等分,并生用

【用法】 上为细末,每服一钱(3g),热酒调下,不拘时候(现代用法:亦作汤剂,水煎服,或加酒适量同煎,按原方比例酌定用量)。

【功效】 祛风化痰,通络止痉。

【主治】 风痰阻络之口眼㖞斜,或面肌抽动。

【制方原理】 本方治证为风痰阻于头面经络所致。足阳明之脉夹口环唇;足太阳之脉起于目内眦。阳明内蓄痰浊,太阳外中于风,风痰阻于头面经络,则经隧不利,筋肉失养,不用而缓。无邪之处,气血尚能运行,筋肉相对而急,缓者为急者牵引,故口眼㖞斜,此即"邪气反缓,正气即急,正气引邪,㖞僻不遂"(《金匮要略》)。本方证病机为风痰阻络,经隧不利;治宜祛风化痰,通络止痉。

方中白附子辛温祛风、化痰止痉,尤擅长治头面之风,为君药。全蝎、僵蚕均能祛风止痉,其中全蝎善于通络,僵蚕兼能化痰,共为臣药。用热酒调服,可宣通血脉,助药势直达头面受病之所,为佐使。诸药相合,力专效宏,使风散痰消,经络通畅,则口眼㖞斜得以复正,故方名"牵正"。

制方特点:祛风化痰药与虫类搜风通络药相伍,方简效专;热酒调服,更助药力。

【临床应用】

1. 用方要点　本方为治疗风痰阻于头面经络之常用方。临床以猝然口眼㖞斜,舌淡苔白为使用依据。

2. 临证加减　风邪上攻,兼见头痛恶寒者,加荆芥、防风、白芷以祛风散寒;风痰阻络较甚,面部肌肉抽动者,加蜈蚣、地龙、天麻以祛风止痉。

3. 现代运用　多用于颜面神经麻痹、三叉神经痛、偏头痛、面神经炎、中风后遗症、眼肌麻痹、颞颌关节紊乱症、百日咳等证属风痰阻络者。

4. 使用注意　气虚血瘀或肝风内动所致口眼㖞斜,不宜使用;方中白附子、全蝎为有毒之品,用量宜慎。

【附方】

玉真散(《外科正宗》) 南星　防风　白芷　天麻　羌活　白附子各等分　上为末,每服二钱(6g),热酒一盏调服,更敷伤处。若牙关紧急,腰背反张者,每服三钱(9g),用热童便调服。功用:祛风化痰,定搐止痉。主治:破伤风。牙关紧急,口撮唇紧,身体强直,角弓反张,甚则咬牙缩舌,脉弦紧。

按:玉真散与牵正散均有祛风化痰止痉作用。前方专为破伤风而设,针对风毒之邪从肌肤破损处入侵经脉,使营卫不畅,津滞为痰,而致筋脉痉挛之证,以天南星配伍白附子以祛经络风痰,羌活、白芷、防风、天麻以祛散络中风邪,其祛风之力较强;后方主治风痰阻于头面经络所致的口眼㖞斜,以祛风化痰之白附子配伍全蝎、僵蚕虫类搜风通络药,其通络作用较优。

【现代研究】

1. 实验研究　采用腹腔注射1-甲基-4-苯基-1,2,3,6-四氢吡啶(MPTP)建立帕金森病(PD)

小鼠模型,分别给予大补阴丸、牵正散、牵正散与大补阴丸合方灌胃,连续 14 天,观测小鼠行为学、脑神经递质、脑组织及神经元超微结构的变化。结果大补阴丸、牵正散及合方均能明显改善 PD 小鼠的行为学,减少黑质多巴胺能神经元;减轻黑质神经元核膜、线粒体等结构的损伤,但对前脑内单胺类递质无明显影响。表明大补阴丸、牵正散及其合方对 MPTP 诱导 PD 小鼠黑质多巴胺能神经元有一定保护作用。

2. 临床报道将三叉神经痛患者 120 例随机分为治疗组和对照组各 60 例,对照组服用卡马西平片,治疗组在对照组基础上加用牵正散加味(白附子 8g,全蝎 12g,僵蚕 12g,柴胡 10g,黄芩 12g,清半夏 10g,白芷 15g,川芎 8g,炙甘草 6g),随症加减:疼痛甚者或呈刺痛,加延胡索、当归、桃仁、红花;睡眠欠佳,加远志、夜交藤。水煎服,每日 1 剂。结果治疗组显效率 96.67%,高于对照组 88.33%(P<0.05)。表明牵正散加味配合西药治疗三叉神经痛疗效明显。

第二节　平息内风

平息内风剂(formulas that extinguish internal wind),适用于内风证。《素问·至真要大论》谓:"诸风掉眩,皆属于肝"。内风的产生主要与肝有关,分虚实两类。内风属实者,或为邪热传入厥阴,肝经热极生风,常见高热、烦闷、抽搐、痉厥等;或为肝阳偏亢,化风上扰,常见眩晕、头部热痛、面色如醉,甚则猝然昏倒、口眼㖞斜、半身不遂等。治宜平肝息风。常以平肝息风药如羚羊角、钩藤、石决明、天麻等为主组成,配伍清热、滋阴、化痰、活血之品。代表方如羚角钩藤汤、天麻钩藤饮、镇肝熄风汤等。内风属虚者,多为肝肾阴血亏虚而生风,常见筋脉拘挛、手足蠕动、眩晕耳鸣等。治宜滋阴息风。常用滋阴补血药配伍潜阳息风药如阿胶、鸡子黄、白芍、鳖甲、龟甲、牡蛎等组合成方。代表方如大定风珠等。

羚角钩藤汤《通俗伤寒论》
(Lingjiao Gouteng Tang)
Antelope Horn and Uncaria Decoction

【组成】 羚角片一钱半,先煎(4.5g) 双钩藤三钱,后入(9g) 霜桑叶二钱(6g) 滁菊花三钱(9g) 鲜生地五钱(15g) 生白芍三钱(9g) 川贝母去心,四钱(12g) 淡竹茹鲜刮,与羚羊角先煎代水,五钱(15g) 茯神木三钱(9g) 生甘草八分(3g)

【用法】 水煎服。

【功效】 凉肝息风,增液舒筋。

【主治】 肝热生风证。高热不退,烦闷躁扰,手足抽搐,发为痉厥,甚则神昏,舌绛而干,或舌焦起刺,脉弦而数。

【制方原理】 本方治证由温热病邪传入厥阴,肝经热极生风所致。邪热炽盛,故高热不退;热扰心神,则烦闷躁扰,甚则神昏;热盛风生,风火相煽,耗阴劫液,筋脉失润,故手足抽搐,甚则发为痉厥;热灼营阴,故舌绛而干;脉弦而数为肝经有热之象。本方证病机为肝经热盛,热极动风,热灼阴伤,兼有痰热内闭,热扰心神。治宜凉肝息风,增液舒筋,兼以化痰宁神。

方中羚羊角咸寒,入肝、心经,最擅长清热凉肝,息风止痉;钩藤甘微寒,入肝、心包经,清热平肝息风,两药合用,相得益彰,凉肝息风之力增,共为君药。桑叶、菊花辛凉疏泄,清热平肝,为臣药。君臣相伍,清肝之中又复辛凉透泄,即内清外透。鲜生地、白芍、甘草酸甘化阴,滋阴养血,柔肝舒筋;川贝母、鲜竹茹清热化痰;茯神木平肝通络、宁心安神,俱为佐药。甘草调和诸药,兼为使。各药相合,共奏凉肝息风,增液柔筋,化痰宁神之功。

制方特点:主以清热凉肝息风,辅佐滋阴养液,化痰安神,标本兼顾;清热息风中复辛凉透泄,清透并用。

【临床应用】

1. 用方要点 本方为治疗肝热生风证的常用方。临床当以高热烦躁、手足抽搐、舌绛而干、脉弦数为使用依据。

2. 临证加减 气分热甚,见壮热烦渴者,加石膏、知母以清气分热;热入营血,见斑疹吐衄者,加水牛角、牡丹皮、紫草以清营凉血;兼腑实便秘者,加大黄、芒硝以通腑泄热;兼热闭心包,神志昏迷者,加服紫雪或安宫牛黄丸以清热开窍;阴伤较甚者,加天冬、麦冬、玄参以滋阴生津;喉间痰壅者,加鲜竹沥、天竺黄以清热涤痰;抽搐较频者,加蝉蜕、僵蚕、天麻以息风止痉。

3. 现代运用 主要用于流行性乙型脑炎、流行性脑脊髓膜炎、蛛网膜下腔出血、感染性中毒性脑病、肺性脑病、病毒性脑炎、子痫等病;以及偏头痛、面肌痉挛、小儿脐风、小儿习惯性抽搐等属肝经热极生风者;亦可用于肝热阳亢型高血压。

4. 使用注意 热病后期,阴血亏虚而动风者,不宜使用。

【附方】

钩藤饮(《医宗金鉴》) 钩藤后入(9g) 羚羊角磨粉冲服(0.3g) 全蝎(1g) 人参(3g) 天麻(6g) 甘草炙(2g) 水煎服。功用:清热息风,益气解痉。主治:肝热生风之小儿天钓证。惊悸壮热,牙关紧闭,手足抽搐,头目仰视等。

按:钩藤饮与羚角钩藤汤均用羚羊角、钩藤清热凉肝息风,但前方配伍全蝎、天麻等息风止痉之品,且配人参,故重在息风止痉,兼有益气扶正,宜于肝热动风之抽搐较甚而正气受损者;后方配伍生地、白芍滋阴,川贝母、竹茹清热化痰,故重在柔养止痉,兼能化痰通络,宜于热盛动风而兼有津伤痰阻者。

【现代研究】

1. 实验研究 以人工高温建立幼龄大鼠暑风证模型。给予羚角钩藤汤每次82.89mg/kg灌胃2次,能提高大鼠热耐受时间,延迟痉厥的发生,并能缩短痉厥后昏迷时间,促进其意识及运动功能的恢复,但对痉厥强度无明显影响。提示本方有提高机体抗应激和促进脑功能恢复的作用,为理解其凉肝息风的功用提供了一定的药理学依据。

2. 临床报道 感染中毒性脑病45例随机分为对照组20例和治疗组25例。对照组采用西药常规抗炎抗病毒治疗,治疗组在对照组基础上加服羚角钩藤汤合清暑益气汤加减(羚羊角、钩藤、牛膝、代赭石、生龙骨、生牡蛎、生地黄、大黄、生石膏、竹叶、黄连、知母、西洋参)及针刺、穴位注射治疗。结果治疗组总有效率96.0%,显著优于对照组的80.0%($P<0.05$)。另将急性脑出血患者随机分为治疗组60例和对照组62例,两组均给予西医常规处理,治疗组入院后当天加用羚角钩藤汤加减(羚羊角粉、钩藤、茯苓、菊花、桑叶、川贝母、竹茹、白芍、生地黄、生大黄、三七粉、丹参、水蛭粉);对照组同时给予胞磷胆碱1.0g静滴,每日1次。两组均以30天为一疗程。结果治疗组总有效率88.33%和血肿吸收率84.75%,均优于对照组67.74%和46.43%($P<0.05,P<0.01$)。

天麻钩藤饮(《中医内科杂病证治新义》)
(Tianma Gouteng Yin)
Gastrodia and Uncaria Decoction

【组成】 天麻(9g) 钩藤后下(12g) 石决明先煎(18g) 栀子 黄芩(各9g) 川牛膝(12g) 杜仲 益母草 桑寄生 夜交藤 朱茯神(各9g)

【用法】 水煎服。

【功效】 平肝息风,清热活血,补益肝肾。

【主治】 肝阳偏亢,肝风上扰证。头痛,眩晕,失眠,舌红苔黄,脉弦。

【制方原理】 本方治证乃肝肾不足,肝阳偏亢,化热生风所致。风阳上扰,故头痛、眩晕;阳热内扰心神,故夜寐不宁;舌红苔黄,脉弦为肝阳偏亢之征。本证病机为肝阳偏亢,风热上扰为标,肝肾亏虚为本;治宜平肝息风,清热活血,补益肝肾。

方中天麻甘平,专入肝经,功擅平肝息风;钩藤轻清而凉,既能平肝风,又能清肝热,共为君药。石决明咸寒质重,重镇潜阳,清肝明目;川牛膝引血下行,直折亢阳,兼益肝肾,为臣药。黄芩、栀子清肝降火;益母草合川牛膝活血利水,有利于肝阳之平降,亦寓"血行风自灭"之理;杜仲、桑寄生补益肝肾;朱茯神、夜交藤宁心安神,均为佐药。诸药相合,共奏平肝潜阳,清热息风,补益肝肾,活血宁神之功。

制方特点:融平肝息风、清肝泻火、活血宁神、补益肝肾于一方。方中药物多有降血压作用,组方思路融合中、西医理。

【临床应用】

1. 用方要点 本方是治疗肝肾不足,肝阳偏亢,肝风上扰证的常用方,临床当以头痛、眩晕、失眠、舌红苔黄、脉弦为使用依据。

2. 临证加减 阳亢化风,眩晕较甚者,可加羚羊角、代赭石以镇肝潜阳息风;肝火偏盛,头痛较剧者,可加夏枯草、龙胆以清肝泻火;胃肠燥热,大便干结者,可加大黄、火麻仁以泄热通腑;肝肾阴虚明显者,可加女贞子、枸杞子、白芍、生地黄等以滋水涵木。

3. 现代运用 主要用于高血压、急性脑血管病、血管和神经性头痛、内耳性眩晕等;也常用于高脂血症、颈椎病、顽固性失眠、视网膜静脉阻塞、围绝经期综合征、小儿多动症等属肝阳偏亢,肝风上扰者。

【现代研究】

1. 实验研究 给自发性高血压大鼠(SHR)灌服天麻钩藤饮10.26g/(kg·d),从6周龄开始连续给药至24周龄。每2周检测1次血压;采用血管环舒张度实验法测定肠系膜上动脉与胸主动脉舒张度以反映内皮功能;双向电泳分离肾脏总蛋白,Western blot法验证差异表达蛋白。结果在血压升高初期(10~12周龄)天麻钩藤饮降压效果明显($P<0.01$),随着高血压进程的发展则降压效果不显著,但能够明显改善肠系膜上动脉血管舒张度($P<0.05$);对Cu-Zn超氧化物歧化酶(Cu-ZnSOD)、4-α-甲氨蝶呤脱水酶1(PCBD1)、精氨酸二甲基氨基水解酶2(DDAH2)的表达有明显改善作用($P<0.05$)。表明天麻钩藤饮可降低SHR发病初期血压及其肾脏损伤,对血管内皮损伤相关蛋白表达有一定调节作用。本方加减方口服(3.5g·kg^{-1})8周,对左肾动脉造成G-2K1C型高血压大鼠模型具有明显的降压作用,能降低其血浆内皮素(ET)水平均显著降低($P<0.01$),与西亚培哚普利合用能提高对肾性高血压的疗效。

2. 临床报道 原发性高血压患者随机分为观察组(54例)和对照组(53例)。对照组口服硝苯地平控释片,观察组在其基础上加服天麻钩藤颗粒,疗程3个月。观察两组临床疗效、血管扩张能力(FMD)和颈动脉内膜中层厚度(CIMT)、超氧化物歧化酶(SOD)、内皮素(ET)和丙二醛(MDA)含量变化。结果治疗后两组FMD、SOD均明显升高,CIMT、ET和MDA均明显降低($P<0.05$);观察组FMD、SOD/CIMT、ET及MDA分别高/低于对照组($P<0.05$);观察组临床总有效率94.4%,显著高于对照组的81.1%($P<0.05$)。表明天麻钩藤颗粒联合西药治疗原发性高血压有协同增效作用。

镇肝熄风汤 (《医学衷中参西录》)
(Zhengan Xifeng Tang)
Liver-Settling and Wind-Extinguishing Decoction

【组成】 怀牛膝一两(30g) 生赭石一两,轧细(30g) 生龙骨五钱,捣碎(15g) 生牡蛎五钱,捣碎(15g) 生龟板五钱,捣碎(15g) 生杭芍五钱(15g) 玄参五钱(15g) 天冬五钱(15g) 川楝子二钱,捣碎(6g) 生麦芽二钱(6g) 茵陈二钱(6g) 甘草一钱半(4.5g)

【用法】 水煎服。

【功效】 镇肝息风,滋阴潜阳。

【主治】 类中风。头目眩晕,目胀耳鸣,脑部热痛,心中烦热,面色如醉,或时常噫气,或肢体渐觉不利,口角渐形㖞斜,甚或眩晕颠仆,昏不知人,移时始醒,或醒后不能复原,脉弦长有力。

【制方原理】 本方所治类中风,亦称内中风,由肝肾阴虚,肝阳上亢,阳亢化风,气血逆乱所致。风阳上扰,故见头目眩晕,目胀耳鸣,面色如醉,脑中热痛;肝气犯胃,胃气上逆,故时常噫气;阴虚阳亢,水不济火,故心中烦热;阳亢化风,血随气逆,并走于上,轻则风扰经络,肢体渐觉不利,口角渐形㖞斜;重则风中脏腑,眩晕颠仆,昏不知人;脉弦长有力也为肝阳亢盛之征。本证病机为阴亏阳亢,阳亢化风,气血冲逆,其标实本虚而以标实为急。故治宜镇肝息风,引气血下行为主,辅佐以滋养肝肾。

方中怀牛膝苦甘酸平,入肝肾经,重用以引血下行,折其亢阳,平定气血逆乱之势,兼能补益肝肾,为君药。代赭石、龙骨、牡蛎皆为金石介类药,质重性降,既可潜降摄纳上亢之阳,又可平镇上逆之气,为牛膝之助,是为臣药。龟板、白芍、天冬、玄参滋阴养液,其中龟板咸寒滋阴而能潜阳息风,白芍酸寒养血而能柔肝,天冬甘苦寒滋肾清热而能清金制木,玄参甘苦咸寒滋阴降火而能凉心肝,合为佐药。肝为刚脏,性喜条达而恶抑郁,若一味镇摄潜降,势必影响其疏泄条达之性,反不利于风阳之平息,故复佐以茵陈、川楝子、生麦芽清泄肝热,疏肝理气,以顺遂肝喜条达之性。甘草调和诸药,与麦芽相伍,又能养胃和中,以防金石介类碍胃伤中,也为佐使。诸药合用,共奏镇肝潜阳,滋阴息风之效。

方中茵陈,张锡纯谓"为青蒿之嫩者",致使后人产生分歧。但根据《医学衷中参西录》"茵陈解"及对两药功用的分析,当以茵陈为是。

制方特点:重用镇潜,佐以滋阴之品,标本兼顾,主在治标;镇降肝阳,兼行滋水清金,佐以疏柔和中,寓五行制化之理。

【临床应用】

1. 用方要点 本方为治疗阴虚阳亢,气血上逆所致类中风之常用方。临床当以头目眩晕,脑部胀痛,心中烦热,面色如醉,脉弦长有力为使用依据。

2. 临证加减 兼夹痰热,胸闷有痰者,加胆南星、川贝母清热化痰;肝火较盛,头痛脑热重者,加夏枯草、菊花清泄肝火;兼夹胃热,心中热甚者,加生石膏清胃泻火;肾水亏虚,尺脉重按而虚者,加熟地黄、山萸肉滋阴补肾。

3. 现代运用 主要用于高血压、血管性头痛、脑卒中、眩晕综合征等属肝阳暴亢者;也常用于顽固性失眠、顽固性呃逆、贲门失弛缓症、帕金森病、癫痫、癔症性晕厥、围绝经期综合征等属阴虚阳亢者。

4. 使用注意 热极动风者不宜使用本方;方中金石介类药容易碍胃,脾胃虚弱者慎用。

【附方】

建瓴汤(《医学衷中参西录》) 生怀山药一两(30g) 怀牛膝一两(30g) 生赭石八钱,轧细(24g) 生龙骨六钱,捣细(18g) 生牡蛎六钱,捣细(18g) 生地黄六钱(18g) 生杭芍四钱(12g) 柏子仁四钱(12g) 磨取铁锈浓水,以之煎药。功用:镇肝息风,滋阴安神。主治:肝肾阴虚,肝阳上亢证。头晕目眩,耳鸣目胀,心悸健忘,烦躁不宁,失眠多梦,脉弦硬而长。

按:建瓴汤与镇肝熄风汤皆有牛膝、代赭石、龙骨、牡蛎、白芍,均能镇肝息风,滋阴潜阳,用于肝肾阴亏、肝阳上亢之证。但前方配伍生地、山药、柏子仁,滋养中兼有宁心安神之功,宜于阴虚阳亢兼有失眠多梦者;后方配伍龟板、玄参、天冬、川楝子等,镇潜清降之力较强,宜于阳亢风动,气血逆乱见脑部热痛,面色如醉,甚或中风昏仆者。

【现代研究】

1. 实验研究 给自发性高血压大鼠(SHR)灌服镇肝熄风汤高、低(30g·kg⁻¹·d⁻¹;15g·kg⁻¹·d⁻¹)不同剂量,给药 8 周。观察其对大鼠血压,心、脑等组织病理学及血中血管紧张素(Ang)和内皮素(ET)的影响。结果血压有下降趋势,心率无明显变化,靶器官病理得到不同程度的改善(高剂量组作用明显),血浆、心、肾脏组织中 Ang 的含量及脑、肾脏组织 ET 的含量降低($P<0.05$)。表明镇肝熄风汤对 SHR 的主要靶器官病变有一定的改善作用,可能与其对血管活性物质的调节有关。观察口服镇肝熄风汤对光化学法缺血性中风大鼠模型的影响。结果较之于模型组,镇肝熄风汤组大鼠的体质量增加,神经损伤症状、脑组织水肿程度减轻,脑血流量增加($P<0.05$ 或 $P<0.01$)。表明镇肝熄风汤对缺血性中风大鼠有较好的脑保护作用,改善脑血流量可能是其作用机制之一。

2. 临床报道 将 120 例脑梗死患者分为治疗组和对照组各 60 例。两组均给予西药常规治疗,治疗组加服镇肝熄风汤(怀牛膝 30g,生赭石 30g,生龙骨 15g,生牡蛎 15g,生龟板 15g,生杭芍 15g,玄参 15g,天冬 15g,川楝子 6g,生麦芽 6g,茵陈 6g,甘草 5g),每日 1 剂,水煎分 2 次服,10 天为 1 个疗程,共治疗 2 个疗程。结果治疗组基本痊愈 31 例,总有效率 93.3%;对照组基本痊愈 24 例,总有效率 81.6%;治疗组总有效率优于对照组($P<0.05$)。表明镇肝熄风汤与西医常规疗法合用能提高脑梗死的临床疗效。

大定风珠(《温病条辨》)
(Dadingfeng Zhu)
Major Wind-stabilizing Pills

【组成】 生白芍六钱(18g) 阿胶三钱(9g) 生龟板四钱(12g) 干地黄六钱(18g) 麻仁二钱(6g) 五味子二钱(6g) 生牡蛎四钱(12g) 麦冬连心,六钱(18g) 炙甘草四钱

（12g） 鸡子黄生，二枚（2个） 鳖甲生，四钱（12g）

【用法】 水八杯，煮取三杯，去滓，入阿胶烊化，再入鸡子黄，搅令相得，分三次服。

【功效】 滋阴息风。

【主治】 阴虚风动证。温病后期，神倦瘛疭，舌绛苔少，脉气虚弱，有时时欲脱之势。

【制方原理】 本方治证系由温病后期，邪热深入下焦，羁留不去，耗灼真阴，或医者误汗妄攻，重劫阴液所致。真阴大亏，精气虚衰，无以养神，故神倦脉虚；热邪久羁，阴亏津少，故见舌绛苔少；肝为风木之脏，阴液耗伤，水不涵木，筋失濡养，虚风内动，故见手足瘛疭；真阴欲竭，阴不敛阳，阴阳行将离决，故有时时欲脱之势。本证病机特点是真阴欲竭，水不涵木，阴不维阳，虚风内动。治宜大补真阴，滋水涵木。

方中鸡子黄味甘入脾，为血肉有情之品，镇定中焦，滋阴养血，交通上下，令阴阳相抱，肝风平息，所谓"从足太阴，下安足三阴，上济手三阴，使上下交合，阴得安其位，斯阳可立根基，俾阴阳有眷属一家之义，庶可不致绝脱欤"（《温病条辨》）；阿胶甘平质润，亦属血肉有情之品，为滋阴补血之要药，二者相合能"预息内风之震动也"（《温病条辨》），共为君药。白芍养血柔肝；生地黄滋阴清热；麦冬养阴生津，此三味滋水涵木，柔肝舒筋，合为臣药。龟板、鳖甲、牡蛎育阴潜阳，重镇息风；火麻仁养阴润燥；五味子敛阴宁神；甘草益气安中，合芍药、五味子酸甘化阴以摄敛浮阳，共为佐药。甘草调和诸药，兼为使。诸药合用，使阴复阳潜，则虚风自息。

制方特点：主以大队血肉有情之品，填补真阴，重在治本；辅佐以潜降与酸甘，摄纳浮阳助息风，安中敛阴以防脱。

【临床应用】

1. 用方要点 本方为滋阴息风的代表方，适用于温病后期，真阴大亏，虚风内动之证。临床当以瘛疭神疲、脉气虚弱、舌绛苔少为使用依据。

2. 临证加减 气虚而见气短或气喘者，可加人参益气平喘；阴虚阳浮，自汗出者，可加龙骨、浮小麦潜阳敛汗；心气虚而见心悸者，可加人参、茯神、小麦益气养心。

3. 现代运用 主要用于流行性乙型脑炎后期、中风后遗症、甲状腺功能亢进、甲亢术后手足搐搦症、帕金森病、中风后遗症等病；也可用于产后抑郁症、疱疹后神经痛、放疗后舌萎缩、顽固性失眠、肝纤维化、慢性肾衰、小儿抽动秽语综合征等属阴虚生风者。

4. 使用注意 热盛风动者，不宜使用本方。

【附方】

1. 小定风珠（《温病条辨》） 鸡子黄生用，一枚（1个） 真阿胶二钱（6g） 生龟板六钱（18g） 童便一杯（15ml） 淡菜三钱（9g） 水五杯，先煮龟板、淡菜，得二杯，去滓，入阿胶，上火烊化，内鸡子黄，搅令相得，再冲童便，顿服之。功用：滋阴息风，降逆平冲。主治：肝肾阴虚，风动气逆证。温邪久羁下焦，烁肝液为厥，扰冲脉为哕，脉细弦。

2. 三甲复脉汤（《温病条辨》） 炙甘草六钱（18g） 干地黄六钱（18g） 生白芍六钱（18g） 麦冬不去心，五钱（15g） 阿胶三钱（9g） 麻仁三钱（9g） 生牡蛎五钱（15g） 生鳖甲八钱（24g） 生龟板一两（30g） 水煎服。功用：滋阴复脉，潜阳息风。主治：阴虚风动之痉厥。温病邪热羁留下焦，痉厥，脉细促，心中憺憺大动，甚则心中痛者。

笔记

3. 阿胶鸡子黄汤(《通俗伤寒论》) 陈阿胶烊冲,二钱(6g) 生白芍三钱(9g) 石决明杵,五钱(15g) 双钩藤二钱(6g) 大生地四钱(12g) 清炙草六分(1.8g) 生牡蛎杵,四钱(12g) 络石藤三钱(9g) 茯神木四钱(12g) 鸡子黄二枚(2个),先煎代水 水煎服。功用:滋阴养血,柔肝息风。主治:热伤阴血,虚风内动证。筋脉拘急,手足瘈疭,或头目眩晕,舌绛苔少,脉细数。

按:小定风珠、三甲复脉汤、阿胶鸡子黄汤与大定风珠四方同为滋阴息风之剂,均治阴虚风动证。其中小定风珠配伍淡菜、童便,滋阴息风之力较弱,但有平冲降逆之功,适用于阴虚风动轻证伴有呃逆者。三甲复脉汤重用炙甘草和"三甲"(牡蛎、龟板、鳖甲),安中缓急潜阳之功较著,重在复脉,适用于温病后期,阴液大亏而见脉细促,心中憺憺大动者。阿胶鸡子黄汤滋阴之力稍逊,但配伍石决明、钩藤、络石藤、茯神木,平肝息风中兼能通络舒筋,适用于热伤阴血之筋脉拘急,手足瘈疭者。大定风珠滋阴息风之力最强,且配以五味子之酸敛而摄纳浮阳,适用于阴虚风动重证伴见脉虚欲脱者。

【现代研究】

1. 临床研究 将20例脑出血恢复期符合中医辨证"阴虚风动证"患者随机分为大定风珠对证和镇肝熄风汤非对证两组,每组10例,另设健康对照组10例。以外周血单个核细胞(PBMCs)为研究对象,采用蛋白质组学的方法,分析各组血中的蛋白质表达差异。结果从筛选出24个差异表达蛋白质点中鉴定出12个,其中脑出血恢复期患者与健康对照组比较5个蛋白表达上调,4个蛋白表达下调,蛋白功能涉及内质网应激、细胞代谢、细胞迁移、信号转导、细胞骨架等。大定风珠对证组的异常表达蛋白得到调节,而非对证组的差异蛋白表达明显异常,为中医辨证用方的科学性提供了一定的分子依据。

2. 临床报道 60例肝肾阴虚型帕金森病异动症患者随机分为对照组和治疗组,每组各30例,对照组服用美多巴片加用中药协定方(谷芽、麦芽、大枣、炙甘草);治疗组服用美多巴片加用加味大定风珠(生地黄、阿胶、白芍、麦冬、山茱萸、龟板、鳖甲、牡蛎、火麻仁、五味子、全蝎、地龙、炙甘草),疗程均为4周。结果两组治疗前后日常活动积分、运动功能积分、异动症持续时间、异动症总积分差值的变化均有显著性意义($P<0.01$);治疗组的总有效率76.67%,显著高于对照组20.00%($P<0.05$)。

知识拓展与案例实训

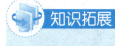 知识拓展

治 肝 诸 法

①补肝、养肝、滋肝:肝主藏血,虚则宜用滋润补养,三者均为肝血不足的治法。②柔肝、缓肝、和肝:肝为刚脏,其性苦急,常表现为肝气上逆,肝火冲激。刚宜柔制,急宜甘缓,使其和畅;多用于血虚之肝气及肝火不盛。③敛肝:血虚阳不潜藏,化风上扰,宜在滋养中佐以酸收,使阴充则阳自敛,风自息。一般用于肝阳、肝风之重证,用药亦偏于滋腻厚味。④镇肝:亦用于肝阳、肝风,以潜阳息风为目的,多用于肝热引动的风阳,与敛肝有差别。⑤搜肝:用于肝病之外风与内风混杂,窜走空窍经络者,宜用搜逐以祛邪,宜于外风深入久恋者,若单纯内风则不宜用。⑥疏肝、散肝、化肝:凡肝脏气血郁结阻滞,郁则宜舒,结则宜散,滞则宜化,以遂其条达之性。本

法常用于虚实相兼,气血同病的证候,尤其偏于虚证和血分方面。⑦平肝、泄肝、疏肝:用于肝气横逆之胀满痞闷,使其平降疏泄。⑧抑肝:用于肝气冲逆,急须加以抑制。⑨清肝、凉肝、泻肝:肝热内郁,肝火上扰,宜凉剂清之,或用苦寒直折以泻之。⑩温肝:寒邪伤肝,当用温剂辛散;肝脏阳气不足,则宜温养助长阳气升发。(秦伯未.秦伯未医文集[M].长沙:湖南科学技术出版社,1983:304-305)

酸甘咸法

源自吴鞠通《温病条辨·卷3》,即大定风珠之药法。温病后期,邪热久羁,灼耗真阴,以致少阴肾水几近枯竭,厥阴肝木失于涵养,虚风由内缓缓而起,脉弱时时有欲脱之势,吴氏谓之"此邪气已去八九,真阴仅存一二之治也",主张"以大队浓浊填阴塞隙,介属潜阳镇定",创制大定风珠,方中用"三甲"(牡蛎、鳖甲、龟甲)咸味滋填潜阳;鸡子黄、阿胶甘味血肉有情之品滋阴养血;生地黄、麦冬生津养阴;白芍、五味子、甘草,酸甘化阴,柔肝缓急,兼收敛耗散之阴气。全方主用咸凉,配伍甘凉濡润及酸敛之品,以救欲绝之真阴,潜敛未尽之浮阳,俾阴复阳潜,虚风自息。(李飞.中医药学高级丛书·方剂学[M].北京:人民卫生出版社,2005:1507)

 案例实训

患者杨某,男,54岁,黑龙江人。主诉头两侧及巅顶疼痛,伴两眼冒火,时轻时重,已有30年。缘于25岁时在井下工作,曾患有风湿性关节炎,全身关节痛,两腿无力,头痛。经治疗后,关节痛好转,但两腿仍虚弱无力,难以站起,时有腹泻,胃部不适。自用鹿茸、野山参、真虎骨泡酒饮用,每次1杯(约3钱),渐能站起工作。服用药酒8个月后,自觉七窍冒火,两眼明显,犹如"火眼金睛"。于北京同仁医院检查眼睛未发现异常。先后辗转多加大医院诊治,均未能治愈。刻下:头两侧及头顶疼痛加重,后背发热,自觉两目冒火,干涩疼痛,难以睁眼,脉沉弦,左大于右。(焦树德.《医学实践录》[M].北京:华夏出版社,1999:238-239)

分析要点:①该患者的病史及就诊时的信息对诊断有哪些提示?②辨证并分析其病变的脏腑定位?③病机要点和治疗立法是什么?④可以考虑选用的方剂有哪些?⑤确定选方后,可对该方作哪些加减?

写出你对该案例诊断后的病证及病机、立法、选方用药及制服要点。

学习小结

治风剂为风证而设。本章根据功用分为疏散外风与平息内风两类。

1. **疏散外风** 适用于外风证。川芎茶调散长于疏风止痛,适用于外感风邪上犯头目所致的头痛。大秦艽汤祛风清热,养血活血,功擅祛风通络,主治风邪初中经络而见口眼㖞斜,言语不利,手足不遂,或兼见表证者。消风散有疏风养血、清热除湿之功,尤能祛风止痒,为治风湿热邪郁于肌腠,浸淫血脉所致风疹、湿疹、皮肤瘙痒之要方。牵正散和玉真散均可祛风化痰,但牵正散善于祛散头面经络之风痰,适宜于风痰阻络之口眼㖞斜;玉真散长于定搐止痉,为治破伤风之专方。

2. **平息内风** 适用于内风证。羚角钩藤汤、天麻钩藤饮和镇肝熄风汤均能平肝息风,治疗肝风内动之证。其中羚角钩藤汤长于清热凉肝息风,兼有增液舒筋化痰之功,主治肝经热盛,热极动风所致高热、抽搐、痉厥、舌绛而干、脉弦数等症;天麻钩藤饮平肝息风之力较缓,但兼清热活血,补益肝肾,宁心安神之效,适宜于肝阳偏亢、肝风上扰所致头痛、眩晕、失眠等症;镇肝熄风汤镇肝降逆潜阳之力较强、兼有滋阴疏肝作用,适宜于肝肾阴虚,肝阳上亢,阳亢化风,气血逆乱所致头目眩晕、脑部热痛、面色如醉、甚或昏不知人,脉弦长有力等症。大定风珠功能滋阴息风,长于摄纳,适宜于真阴大亏、虚阳浮越所致神倦瘛疭、舌绛苔少、脉气虚而欲脱者。

(周海虹)

复习思考题

1. 试述治风剂的分类、适应范围及其各类组方的配伍要点。

2. 川芎茶调散组方配伍有何特点? 为什么用茶清调服?

3. 结合方证病机,叙述消风散的制方原理及归纳其配伍结构。

4. 为什么羚角钩藤汤中配伍贝母、竹茹? 镇肝熄风汤中配伍茵陈、川楝子、麦芽?

5. 结合病机理论,阐述天麻钩藤饮中运用活血利水药的理由。

6. 天麻钩藤饮与镇肝熄风汤在功用、主治上有何异同?

第十九章

治 燥 剂

学习目的

掌握治燥剂的治疗立法；治燥剂遣药制方的基本知识。

学习要点

治燥剂的基本概念、分类及使用注意；治燥剂各类代表方的制方原理及临床应用。

治燥剂（formulas that treat dryness）多以辛散轻宣或甘凉滋润药为主组成，具有轻宣燥邪或滋阴润燥等作用，用以治疗燥证。

燥证有外燥和内燥之分。外燥是指感受秋令燥邪所致的病证。由于秋令气候有偏凉偏温之不同，人体素质也有阴阳盛衰之差异，因而感受燥邪后所表现的证候有凉燥证与温燥证之分。凉燥证多发病于深秋，其性偏寒；温燥证多发病于初秋，其性偏热。正如《通俗伤寒论》所言："秋深初凉，西风肃杀，感之者多病风燥，此属燥凉，较严冬风寒为轻；若久晴无雨，秋阳以曝，感之者多病温燥，此属燥热，较暮春风温为重。"内燥的发病较为复杂，但皆因脏腑津液精血亏耗而致。内燥可有三焦之分：上燥责之于肺，中燥责之于胃，下燥责之于肾与大肠。

《素问·至真要大论》曰："燥者濡之"，治疗燥证当以濡润为法。然而外燥与内燥发病病因不同，故其治疗有异。外燥宜宣，其中凉燥宜温宣，温燥宜清宣；内燥宜润，使脏腑阴津复常。本章方剂分为轻宣外燥和滋润内燥两大类。

现代研究表明，治燥剂有以下药理作用：调节呼吸道、肠道的分泌功能；抗菌消炎，提高免疫功能；降低血糖，促进胰岛素分泌，保护胰岛细胞等。临床常用于呼吸系统、消化系统、内分泌系统等一些疾病。如急慢性支气管炎、肺炎、支气管哮喘、肺气肿、肺结核、支气管扩张症、百日咳、胃及十二指肠溃疡、慢性萎缩性胃炎、糖尿病、干燥综合征等，对白喉、鼻咽癌、原发性支气管肺癌也有一定的治疗作用。

使用治燥剂，首先要详辨外燥与内燥。倘若内外合病者，治当分清主次。大抵先外后内，或内外并治，但亦应轻宣外燥为主，切不可单纯滋润，以免留邪。治燥剂多为滋腻之品，易于助湿生痰，妨碍气机，故脾虚便溏，痰多湿盛，气机阻滞者均当慎用。燥邪最易化火生热，伤津耗气，故常酌情配伍清热泻火或益气生津之品，但以甘寒或咸寒之品为宜。辛香耗气，苦燥伤阴之品，则当慎用。

第一节 轻 宣 外 燥

轻宣外燥剂（formulas that gently disperse external dryness），适用于外感凉燥或温燥之证。凉燥犯肺，肺气不宣，津液不布，聚而为痰。症见恶寒头痛，咳嗽痰稀，鼻塞咽干，苔薄白等。临床常用辛温宣散药与止咳化痰药为主组方，如苏叶、葱白、杏仁、前胡等，代表方如杏苏散。温燥易于伤津耗气，炼液成痰，使肺失清肃。症见身热头痛，干咳少痰，或气逆喘急，鼻燥口渴等。临证常用辛凉宣散药为主，如桑叶、豆豉、薄荷等，配伍清热生津、润燥化痰、滋阴益气药组方，其清润之品不宜太重，以免留邪，代表方如杏苏散、桑杏汤、清燥救肺汤。

杏苏散（《温病条辨》）
（Xingsu San）
Apricot Kernel and Perilla Powder

【组成】 苏叶(10g) 半夏(10g) 茯苓(10g) 前胡(10g) 苦桔梗(10g) 枳壳(6g) 甘草(5g) 生姜(10g) 大枣(3枚) 橘皮(6g) 杏仁(10g)（原方未注用量）

【用法】 水煎服（原方未注用法）。

【功用】 轻宣凉燥，理肺化痰。

【主治】 外感凉燥证。头微痛，恶寒无汗，咳嗽痰稀，鼻塞嗌干，苔白，脉弦。

【制方原理】 本方所治之证，乃因凉燥外袭，肺气不宣所致。秋深气凉，感之多为凉燥。凉燥外袭，首先犯肺，肺合皮毛，则见恶寒无汗，头微痛；鼻为肺窍，喉为肺系，凉燥伤肺，肺气郁遏，则鼻塞嗌干；肺为娇脏，喜润恶燥，"肺为燥气所搏，不能通调水道，故寒饮停而咳也"，则见咳嗽痰稀；凉燥为小寒，属阴邪，故苔白；"脉弦者，寒兼饮也"。综上所述，本方证病机要点为凉燥伤于肺卫，肺气失于宣降，津液凝聚成痰饮。故治宜轻宣凉燥，宣肃肺气，化痰止咳。

方中苏叶辛温不燥，轻扬香散，外能发表散邪，内可开宣肺气，使凉燥之邪从表而解；杏仁苦降温润，降利肺气，止咳化痰，共为君药。前胡疏风透邪，降气化痰，既助苏叶轻宣凉燥，又助杏仁化痰止咳；桔梗、枳壳一升一降，理气宽胸，宣利肺气，共为臣药。半夏燥湿化痰，橘皮理气化痰，茯苓利湿健脾以绝生痰之源，共为佐药。生姜、大枣调和营卫，通行津液；甘草协调诸药，合桔梗宣肺祛痰利咽，共为佐使。诸药合用，使凉燥得以宣散，肺气之宣降复常，津液畅行而痰无从生，则诸症自除。本方乃苦温甘辛之法，所谓"燥淫于内，治以苦温，佐以甘辛"（《素问·至真要大论》）。

制方特点：轻宣辛散，理肺化痰；温散适宜，与凉燥相应。

凉燥实为秋令"小寒"为患，其与寒邪不同之处，在于受邪较轻，且易于伤津化热。故治疗不可过用辛温燥烈之品，只宜微发其汗。本方乃参苏饮变化而成。参苏饮主治素体气虚，外感风寒，内有痰饮之证；本方证为外感凉燥证，因其气不虚，表证轻微，气机阻滞不甚，故去人参、葛根、木香，加苦温质润的杏仁以润肺止咳。

【临床运用】

1. 用方要点 本方为外感凉燥证而设，亦可用于治疗风寒咳嗽。临床以恶寒无汗，咳嗽痰稀，咽干，苔白，脉弦为使用依据。

2. 临证加减 若见风寒束表,无汗身痛,脉弦甚或紧,加羌活;汗后咳不止,去苏叶,加苏梗;兼湿阻中焦,泄泻腹满,加苍术、厚朴;若邪伤阳明经,头痛重在眉棱骨痛者,加白芷。

3. 现代运用 多用治普通感冒、流行性感冒、急慢性支气管炎等证属外感凉燥或风寒较轻,肺气不宣者。

4. 使用注意 外感温燥证,本方不宜。

【现代研究】

1. 实验研究 模拟凉燥"温度—相对湿度—风"制备小鼠凉燥模型,7 天后用杏苏散(杏仁 9g、紫苏叶 9g、半夏 9g、茯苓 9g、橘皮 6g、前胡 9g、苦桔梗 6g、枳壳 6g、甘草 3g、生姜 3 片、大枣 3 枚)干预,5 天后检测小鼠气管纤毛运动(CM)、呼吸道液黏多糖(RS)、肠液黏多糖(IS)、血清与呼吸道的 IgG。结果较正常组,模型组大鼠 CM 加快,RS、IS、IgG-S、IgG-R 明显降低;较模型组,杏苏散组大鼠 CM 减慢,RS 与 IS 显著升高。提示凉燥证涉及呼吸道、肠道腺体分泌异常,杏苏散对其有一定的调节作用。

2. 临床报道 135 例喉源性咳嗽患者随机分为治疗组 73 例和对照组 62 例。治疗组采用杏苏散加减,对照组采用西药头孢拉定、咳特灵、化痰止咳液。结果:治疗组总有效率 97.3%,明显高于对照组 88.7%(P<0.01)。表明杏苏散加减对迁延不愈之喉源性咳嗽疗效肯定。

桑杏汤(《温病条辨》)
(Sangxing Tang)
Mulberry Leaf and Apricot Kernel Decoction

【组成】 桑叶一钱(3g) 杏仁一钱五分(4.5g) 沙参二钱(6g) 象贝一钱(3g) 香豉一钱(3g) 栀皮一钱(3g) 梨皮一钱(3g)

【用法】 水二杯,煮取一杯,顿服之,重者再作服(现代用法:按原方用量可酌情增加,水煎服)。

【功用】 轻宣凉润,清肺止咳。

【主治】 外感温燥轻证。头痛,身热不甚,干咳无痰,或痰少而黏,口渴咽干鼻燥,舌红,苔薄黄而干,脉浮数而右脉大者。

【制方原理】 本方所治为温燥袭肺,肺阴受灼之轻证。温燥外袭,伤于肺卫,卫气被遏,故头痛身热,脉浮数;燥热犯肺,损伤阴液,灼津为痰,使肺失清肃,故咳嗽无痰,或痰少稠黏,鼻燥咽干。病属初起,邪在肺卫,治当辛散与凉润并行,故拟轻宣温燥,清热润肺之法。

方中桑叶辛凉轻清,善入肺经,既能轻宣以解表,又能清肺以止咳;杏仁苦辛温润,擅长降利肺气,润燥止咳。二者配伍,除燥热,治咳嗽,共为君药。豆豉乃"解表之润剂",助桑叶轻宣透邪;象贝母清热化痰,沙参润肺止咳,三味共为臣药。栀子苦寒,清热泻火,用皮取其质轻走表入肺,清泻肺卫之燥热;梨皮性凉液多,清热润燥,止咳化痰,共为佐药。诸药合用,乃辛凉甘润之方,俾燥热除而肺津复,则诸症自愈。

制方特点:全方宣、清、润并用;药量较轻,煎煮时短,制服得宜。

本方与杏苏散均可轻宣外燥,用治外燥咳嗽。但杏苏散以杏仁与苏叶为君,配以宣肺化痰之品,为苦温甘辛法,意在轻宣凉燥,止咳化痰,主治外感凉燥,见恶寒无汗,咳嗽痰稀等症;桑杏汤以杏仁与桑叶为君,配伍清热润燥,止咳生津之品,为辛凉甘润法,意在轻宣温燥,凉润肺金,主治外感温燥,见身微热,心烦,干咳无痰,或痰少而黏等症。

桑杏汤与桑菊饮均用桑叶、杏仁,皆可疏散外邪,清肺止咳,用治外感温热,感邪轻浅之咳嗽证。但桑菊饮中配伍薄荷、连翘、菊花等,重在疏风清热,为辛凉解表法,主治风温初起,津伤较轻之咳嗽证;桑杏汤更用沙参、梨皮、象贝母,重在润燥化痰,为辛凉甘润法,主治外感秋季燥热,津伤较重之咳嗽证。

【临床运用】

1. 用方要点　本方为外感温燥轻证而设。临床以身微热,干咳无痰,或痰少而黏,舌红,苔薄黄而干,脉浮数为使用依据。

2. 临证加减　若温燥偏甚,身热较重,可加金银花、连翘;若肺气逆而咳嗽较重,可加百部、枇杷叶;若邪伤肺络,咳而见血,可加白茅根、墨旱莲;若咽痛,可加牛蒡子、薄荷。

3. 现代运用　多用治急性上呼吸道感染、急性气管支气管炎、支气管扩张、百日咳等证属外感温燥,灼伤肺津者。

4. 使用注意　煎煮时间不宜过长。

【现代研究】

1. 实验研究　模拟温燥"温度-相对湿度-风"制备小鼠温燥模型,7天后用桑杏汤(桑叶 9g、杏仁 9g、沙参 15g、象贝母 12g、香豉 6g、栀子皮 12g、梨皮 12g)干预,5 天后检测小鼠气管纤毛运动(CM)、呼吸道液黏多糖(RS)、肠液黏多糖(IS)、血清和呼吸道黏液 IgG 及粪便含水率。结果:较之于模型组,桑杏汤组大鼠 RS 和呼吸道 IgG 均明显升高,CM 减慢。表明桑杏汤可促进气道黏液的分泌及其提高免疫功能。

2. 临床报道　38 例上气道咳嗽综合征患者,以桑杏汤加减(桑叶 10g、杏仁 10g、南沙参 15g、浙贝母 10g、淡豆豉 10g,栀子 10g、梨皮 10g)治疗。表寒者加苏叶、荆芥;肺热加生石膏、知母;痰热蕴肺者加黄芩、桑白皮;咽喉肿痛加桔梗、牛蒡子;鼻塞流黄涕加辛夷、苍耳子;肺虚卫弱者合玉屏风散。服药期间停用其他药物。7 剂为一疗程,2 个疗程后评定疗效。结果:治愈 27 例,好转 8 例,总有效率 92.1%。表明桑杏汤对上气道咳嗽综合征有肯定疗效。

清燥救肺汤《医门法律》
(Qingzao Jiufei Tang)
Decoction for Eliminating Dryness and Rescuing the Lung

【组成】　桑叶经霜者,去枝梗,二钱(9g)　石膏煅,二钱五分(8g)　甘草一钱(3g)　人参七分(2g)　胡麻仁炒,研,一钱(3g)　真阿胶八分(3g)　麦门冬去心,一钱二分(4g)　杏仁泡,去皮尖,炒黄,七分(2g)　枇杷叶一片,刷去毛,蜜涂,炙黄(3g)

【用法】　水一碗,煎六分,频频二三次,滚热服(现代用法:水煎,频频热服)。

【功用】　清宣燥热,益气养阴。

【主治】　温燥伤肺,气阴两伤证。头痛身热,干咳无痰,气逆而喘,胸满胁痛,心烦口渴,咽干鼻燥,舌干无苔,脉虚大而数。

【制方原理】　本方为温燥犯肺,气阴两伤之证而设。肺开窍于鼻,外合皮毛。秋令久晴无雨,气候干燥,燥热外袭,故头痛身热;肺为燥热所灼,清肃润降失常,故干咳无痰,气逆而喘,胸满胁痛;感邪较重,肺之气阴两伤,故见心烦口渴,咽干鼻燥,舌干无苔,脉虚大而数。综上所述,本方证病机要点为燥热袭表犯肺,重伤肺之气阴,使肺之肃降功能失常。外燥宜宣,温热宜清,阴伤宜润,气虚宜补,气逆宜降,故拟清宣燥热,益气养阴之法。

方中重用桑叶为君,取其轻宣凉润,宣散温燥而无伤阴耗气之弊,并能止咳。石膏辛甘大寒,清泄肺热而又能止渴除烦,煅用后既不碍桑叶轻宣,又无伤胃之忧;麦冬甘寒多液,养阴润肺而善治燥热咳嗽,其用量不及桑叶之半,亦无妨桑叶之宣散,二药为臣。君臣配合,宣中有清,清中有润。杏仁、枇杷叶主入肺经,其味苦性降,降泄肺气;阿胶、胡麻仁甘润,助麦冬润肺养阴;人参、甘草益气养胃,使土旺金生,以上六味均为佐药。甘草健脾和药,兼为佐使。诸药相伍,宣清燥热,补益气阴,使伤肺得复,故以"清燥救肺"名之。

制方特点:全方宣清、润降结合,且用量考究;肺胃同治,蕴"培土生金"之理。

本方与桑杏汤均治温燥伤肺证。但桑杏汤作用和缓,药量较轻,所治为温燥伤于肺卫,肺津受灼之轻证;本方清肺养阴的作用均较强,且有益气补肺之功,所治为燥热伤肺,气阴两伤之重证。

【临床运用】

1. 用方要点　本方为治燥热伤肺重证之主方。临床以身热,干咳少痰,气逆而喘,舌红少苔,脉虚大而数为使用依据。

2. 临证加减　若燥热灼津成痰,痰多难咯者,加贝母、瓜蒌;若燥热偏盛,身热较重者,加羚羊角、水牛角;若燥热动血,咳嗽咯血者,去人参,加水牛角、白及、生地黄。

3. 现代运用　多用于肺炎、支气管哮喘、急慢性支气管炎、肺气肿、肺结核、原发性支气管肺癌、干燥综合征等证属燥热壅肺,气阴两伤者。

4. 使用注意　脾虚或痰湿者,本方不宜。

【附方】

1. 沙参麦冬汤(《温病条辨·卷一》)　沙参三钱(9g)　玉竹二钱(6g)　生甘草一钱(3g)　冬桑叶一钱五分(4.5g)　麦冬三钱(9g)　生扁豆一钱五分(4.5g)　花粉一钱五分(4.5g)　水五杯,煮取二杯,日再服。久热久咳者,加地骨皮三钱。功用:清养肺胃,生津润燥。主治:燥伤肺胃阴分,咽干口渴,或热,或干咳少痰,舌红苔少者。

2. 补肺阿胶汤(《小儿药证直诀》原名阿胶散,又名补肺散)　阿胶麸炒,一两五钱(45g)　黍粘子(牛蒡子)炒香,二钱五分(7.5g)　甘草炙,二钱五分(7.5g)　马兜铃焙,五钱(15g)　杏仁去皮尖,七个(10g)　糯米炒,一两(30g)　上为细末,每服一二钱(3~6g),水煎,食后温服。功用:养阴补肺,清热止血。主治:小儿肺阴虚有热证。咳嗽气喘,咽喉干燥,喉中有声,或痰中带血,舌红少苔,脉细数。

按:沙参麦冬汤重用沙参、麦冬,其功用主在滋养肺胃,生津润燥,吴氏称之为"甘寒救其津液"法,所治较清燥救肺汤证燥热为轻,但肺胃同病,且燥伤阴分。故其证身热不高,咳嗽不甚,但口干鼻燥,咽干口渴,舌干少苔,脉细数。补肺阿胶汤功在养阴补肺,清热止血,所治为小儿肺阴虚有热之证。故其证咳嗽气喘,喉中有声,或痰中带血。

【现代研究】

1. 实验研究　将56只昆明种小鼠随机分为正常对照组、被动吸烟模型组、中药1组、中药2组。模型组、中药1组、中药2组在第1~20天置于特制的染毒箱内,每天烟熏两次,每次间隔4小时,每次2支香烟,烟熏30分钟。中药1组和中药2组分别于第1~20天和第10~20天连续给予清燥救肺汤灌胃(16ml/kg,相当于成人体质量的8倍),观测血象和肺脏病理变化。结果显示清燥救肺汤两个给药组均可不同程度减轻小鼠血中白细胞数和肺组织出血及瘀血。表明清燥救肺汤对被动吸烟小鼠呼吸系统损伤具有一定的保护作用。

2. 临床报道 85 例失音患者用清燥救肺汤加减方(沙参 15g,甘草 9g,炙枇杷叶 10g,石膏 15g,阿胶烊化 12g,杏仁 10g,麦冬 12g,黑芝麻 12g,冬桑叶 12g,木蝴蝶 12g)辨证加减治疗,其中风寒型加荆芥 6g,防风 6g;痰热型加川贝母 6g,桔梗 6g;实热型重用石膏至 30g,便秘加大黄 10g,咽喉痛加金银花 12g,马勃 10g;肺肾虚型沙参改为白参 6g,石膏改为石斛 12g,另加诃子 12g,黄芪 15g;肝郁气滞型加柴胡 10g,郁金 10g;肺气耗伤型加诃子 15g。治疗 2 周。以服药后语声恢复和 3 个月内复发为疗效判定标准。结果服药 2~3 剂治愈 45 例,5~7 剂者痊愈 33 例,8 剂以上者 6 例。表明清燥救肺汤辨证加减治疗失音有较好疗效。

第二节　滋 润 内 燥

滋润内燥剂(formulas that nourish yin to treat internal dryness),适用于脏腑津液精血不足之内燥证。燥在上者,见咳嗽气喘,甚或咳血,咽痛鼻燥等;燥在中者,见肌热易饥,口中燥渴,或气逆呕吐等;燥在下者,见消渴咽干,面赤虚烦,大便秘结等。本类方剂以滋阴生津、补血润燥药如百合、麦冬、生地黄、熟地黄、元参等药为主而组方。由于阴虚生热,虚热或炼津成痰,或蒸肺灼伤咽喉,故常配伍润燥化痰、宣利肺气、清利咽喉之品。代表方如麦门冬汤、养阴清肺汤、百合固金汤等。

养阴清肺汤(《重楼玉钥》)
(Yangyin Qingfei Tang)
Decoction of Replenishing Yin and Clearing the Lung

【组成】 大生地二钱(6g)　麦冬一钱二分(3.6g)　生甘草五分(1.5g)　玄参钱半(4.5g)　贝母八分去心(2.4g)　丹皮八分(2.4g)　薄荷五分(1.5g)　炒白芍八分(2.4g)

【用法】 水煎服,按原方用量比例酌情增加剂量(原方未注用法)。

【功用】 养阴清肺,解毒利咽。

【主治】 虚热白喉证。喉间起白如腐,不易拭去,拭则血出,咽喉肿痛,初起或发热或不发热,或咳或不咳,呼吸有声,似喘非喘,鼻干唇燥,舌红,脉数无力或细数。

【制方原理】 本方为治疗虚热白喉证的常用方。白喉多因素体阴虚蕴热,又外感白喉疫毒而发病,正如《重楼玉钥》所言:"此症发于肺肾,凡本质不足者,或遇燥气流行,或多食辛热之物,感触而发。"喉为肺系,肾脉循喉咙系舌本。肺肾阴虚,虚火与疫毒上犯,熏灼咽喉,使肉烂膜腐而成痰浊,故咽喉肿痛,喉间起白如腐;疫毒入于血分,故白膜不易拭去,拭则血出;痰浊阻塞咽喉,则见呼吸有声,似喘非喘。本病病位主要在肺系,病机为虚火与疫毒壅结,熏灼咽喉,肉烂膜腐。故治宜养阴清肺与解毒利咽并行,即郑梅涧所谓:"经治之法,不外肺肾,总要养阴清肺,兼辛凉而散为主。"

方中大生地黄甘寒入肾,养肾阴以固根本,滋肾水以救肺燥,并能清热凉血,故重用为君。玄参咸寒质润,《医学启源》称"治空中氤氲之气,无根之火,以玄参为圣药",故取之助生地黄滋肾阴,启肾水上潮于咽喉,且清虚火而解热毒;麦冬养阴润肺,益胃生津;白芍敛阴柔肝,和营泻热,可防木火刑金,此三药合而为臣。牡丹皮清热凉血,活血消肿;贝母润肺化痰,散结去腐;薄荷散邪利咽,用量小,散邪不伤阴,此三药配伍,利咽消肿,共为佐药。生甘草解毒利咽,调和诸药,为佐使。全方配伍,共奏养阴清肺,利咽散结之功。

制方特点:滋肾润肺,寓"金水相生"之理;滋阴降火解毒,佐凉血散结、消肿利咽,创白喉治方配伍之结构。

【临床运用】

1. 用方要点　本方不仅为治疗虚热白喉证的专方,也为阴虚咽痛之常用方。临床以喉间起白如腐,不易拭去,咽喉肿痛,或咽喉燥痛,干咳,鼻干唇燥,脉数为使用依据。

2. 临证加减　原书注明"质虚加大熟地黄,或生熟地黄并用;热甚加连翘去白芍;燥甚加天冬、茯苓",可资参考。咽喉局部可配合吹药方:青果炭二钱(6g),黄柏一钱(3g),川贝母一钱(3g),冰片五分(1.5g),儿茶一钱(3g),薄荷一钱(3g),凤凰衣五分(1.5g)。各研细末,再入乳钵内和匀,加冰片研细,瓶装备用(《重楼玉钥》)。

3. 现代运用　除用于白喉外,亦常用于急性扁桃体炎、急性咽喉炎、急性疱疹性咽峡炎、鼻咽癌放疗后急性口腔黏膜反应等证属阴虚肺燥者。

4. 使用注意　白喉忌表散;本方获效后,仍需连用数剂,以巩固疗效。

【现代研究】

1. 实验研究　SD 大鼠采用氨水直接喷雾大鼠咽部法制作慢性咽炎模型,给予养阴清肺汤等治疗,比较各组大鼠日常状态、咽部组织病理形态学及血液流变学的变化。结果:模型组大鼠咽部组织呈慢性炎性改变,血液有一定黏、凝、聚改变;养阴清肺汤组大鼠咽部病理形态学及血液流变学变化均见显著改善。表明养阴清肺汤有改善咽部慢性炎症的作用。

2. 临床报道　120 例老年肺气肿患者随机分为治疗组和对照组各 60 例。对照组予祛痰镇咳、抗感染、吸氧、解痉平喘、局部或者全身应用糖皮质激素、纠正酸碱平衡以及对症治疗;治疗组在对照组治疗基础上加服养阴清肺汤加减治疗。结果:治疗组显效 43 例,有效 14 例,总有效率为 95%;对照组显效 39 例,有效 11 例,总有效率 83.33%;两组差异有统计学意义($P<0.05$)。表明养阴清肺汤联合西药可以提高对老年慢性阻塞性肺气肿的疗效。

百合固金汤（《慎斋遗书》）

（Baihe Gujin Tang）

Lily Bulb Decoction to Secure the Lung

【组成】　百合一钱半(4.5g)　熟地　生地　当归身各三钱(各9g)　白芍　甘草各一钱(各3g)　桔梗　玄参各八分(各2.4g)　贝母　麦冬各一钱半(各4.5g)

【用法】　水煎服,按原方用量比例酌情增加剂量(原方未注用法)。

【功用】　滋肾润肺,化痰止咳。

【主治】　肺肾阴虚,虚火上炎证。咳嗽气喘,或痰中带血,咽喉燥痛,头晕目眩,午后潮热,舌红少苔,脉细数。

【制方原理】　本方所治乃肺肾阴虚,虚火灼金而致。肺金肾水,金水相生。若肺阴亏耗,津液不能下荫于肾,则肾水不足;肾水既亏,一则阴不上滋于肺,再则水不制火,虚火上炎而烁肺金,形成肺肾两亏,母子俱损的病变。阴虚肺燥,肺失清肃,故咳嗽气喘;虚火炼津成痰,甚或损伤肺络,故咳痰带血;喉为肺之门户,少阴肾脉上夹于咽喉,肺肾阴虚,虚火上炎,故咽喉燥痛;头晕目眩,午后潮热,舌红少苔,脉细数等,皆为阴虚内热之象。本方证病机要点为肺肾阴虚,虚火刑金,炼液成痰。治宜养阴降火为主,辅以化痰止咳,清利咽喉。

方中百合味甘性微寒入肺,功专润肺止咳,故用之为君。生地黄甘寒,质润多液,滋阴补肾之中兼以清热凉血;熟地黄为"益阴养血之上品","补肾家之要药",二者合用,清补并行;麦冬乃清润之品,清热润燥,助百合养阴固肺,三药合而为臣。君、臣配合,使金水共生互养。当归、白芍养血敛阴柔肝,制木之亢,当归兼治"咳逆上气";玄参滋肾降火利咽;贝母润燥化痰止咳;桔梗宣肺止咳利咽,俱为佐药。生甘草伍桔梗清利咽喉,化痰止咳,兼和胃调药,为佐使。诸药相合,使阴充火降,痰化咳止。

制方特点:滋阴降火治其本,化痰止咳治其标,标本同治;主治肺肾,兼调肝胃,寓五行生克制化之理。

【临床运用】

1. 用方要点　本方为治疗肺肾阴亏,虚火上炎证的常用方剂。临床以咳嗽,咽喉燥痛,舌红少苔,脉细数为使用依据。

2. 临证加减　若肺络损伤较甚而咳血重者,去桔梗,加白茅根、白及、藕节;若肺之气阴耗散,久咳少痰而喘促者,加五味子、乌梅、罂粟壳。

3. 现代运用　多用于肺结核、慢性支气管炎、支气管扩张症、慢性咽喉炎等证属肺肾阴虚有热者。

4. 使用注意　脾虚便溏者,本方不宜。

【附方】

琼玉膏(《洪氏集验方》引铁瓮先生方)　新罗人参二十四两(舂一千下,为末)　生地黄十六斤(九月采、捣)　雪白茯苓四十九两(木舂千下,为末)　白沙蜜十斤　上人参、茯苓为细末,蜜用生绢滤过,地黄取自然汁,捣时不得用铁器,取汁尽,去滓,用药一处拌,和匀,入银石器或好瓷器内,封用。如器物小,分两处物盛,用净纸二三十重封闭,入汤内,以桑木柴火煮六日,如连夜火即三日夜,取出用蜡纸数层包瓶口,入井内,去火毒,一伏时取出,再入旧汤内煮一日,出水气,取出开封。每晨服二匙,以温酒化服;不饮者,白汤化之。一料分五处,可救五人痈疾;分十处,可救十人劳瘵。功用:滋阴润肺,益气健脾。主治:阴虚肺燥之肺痿。干咳少痰,咽燥咯血,肌肉消瘦,气短乏力,舌红少苔,脉细数。

按:本方与百合固金汤均能滋阴润肺及治疗阴虚肺燥证。但本方重用生地黄滋补肾阴,配伍白蜜滋润肺燥,使金水相生;更佐参、苓益气补脾,以培土生金。如此先天得补,后天得养,肺得滋润,主治肺肾阴虚,脾气不足之肺痿干咳,肌肉消瘦。百合固金汤功专滋肾润肺,化痰止咳,主治肺肾阴虚,虚火上炎之咳嗽气逆,痰中带血。

【现代研究】

1. 实验研究　以百合固金汤含药血清干预感染结核分枝杆菌的 RAW264.7 巨噬细胞,并设空白对照组、感染模型组、单纯含药血清组。RT-QPCR 和 Western blot 及 QPCR 法分别检测干预前后不同时间点的巨噬细胞自噬蛋白 atg5、atg7、atg8、atg12 和蛋白 LC3-Ⅱ 的表达及胞内结核分枝杆菌 DNA 含量。结果:干预 24 小时后给时间点的含药血清组巨噬细胞 atg5、atg7、atg8、atg12 表达量不同程度增加($P<0.05$),自噬特异性蛋白 LC3-Ⅱ 表达量显著增高($P<0.05$);干预 36 小时后的含药血清组自噬特异性蛋白 LC3-Ⅱ 表达量显著增高($P<0.05$),胞内结核分枝杆菌 DNA 含量明显减少($P<0.05$)。推测百合固金汤可能通过激活细胞自噬现象发挥抗结核的作用,为该方防治肺结核提供了一定的实

笔记

验依据。

2. 临床报道　将空洞性肺结核患者分为治疗组(40 例)和对照组(35 例),两组均按标准化疗方案服用抗结核药物,治疗组加服加味百合固金汤,疗程 6 个月。观察两组治疗前后胸部 CT、痰涂片变化。结果两组均能提高初治、复治病例痰涂片转阴率,组间无显著差异;治疗组总有效率 97.5%,显著高于对照组 68.6%;治疗组还能显著促进结核病灶的吸收及空洞闭合。表明西医化疗合用本方能显著提高对空洞性肺结核的疗效。

麦门冬汤 (《金匮要略》)
(Maimendong Tang)
Ophiopogon Decoction

【组成】　麦门冬七升(42g)　半夏一升(6g)　人参三两(9g)　甘草二两(6g)　粳米三合(10g)　大枣十二枚(12 枚)

【用法】　上六味,以水一斗二升,煮取六升,温服一升,日三夜一服(现代用法:水煎服)。

【功用】　滋养肺胃,降逆下气。

【主治】　虚热肺痿证。咳唾涎沫,短气喘促,咽喉干燥不利,舌干红少苔,脉虚数;还可用于阴虚呕逆证。呕吐,或呃逆,口渴咽干,舌红少苔,脉虚数。

【制方原理】　本方所治肺痿系胃阴不足,虚火上炎,肺受火灼,气阴俱伤所致。肺气萎弱,肃降失职,故咳嗽短气喘促;肺不敷津,虚火炼液,津液聚成痰涎,故见咳吐浊唾涎沫;咽喉为肺胃之门户,肺胃气阴两伤,津不上承,加之虚火上炎,故咽喉干燥不利;胃阴亏虚,胃气不降,故呕吐或呃逆;口渴咽干,舌红少苔,脉虚数皆系津伤热灼之象。本方证病机要点为肺胃阴虚气弱,虚火上逆,肺失肃降,津聚成痰。治宜益气阴,清虚火,降逆气,化痰涎。

方中麦门冬甘寒质润,既滋肺胃阴津,又清肺胃虚热,重用为君。人参健脾补肺,伍麦冬益气生津;半夏降逆化痰,止咳止呕,其性虽温燥,但与大量麦门冬配伍,则燥性被制而降逆之功存,二药相伍,滋润而不碍化痰降逆,降逆而不妨滋阴泻火,有相反相成之妙。此二味为臣。粳米、大枣、甘草补脾养胃,兼培土生金,共为佐药。甘草调和诸药,兼为使。全方相合,共奏润肺养胃,降逆化浊之功。

制方特点:气阴双补,肺胃同治;寓燥于润,润燥相济,滋而不腻。

本方与百合固金汤、清燥救肺汤均可滋阴润肺止咳,治疗阴虚肺燥之咳喘证。但本方滋养肺胃,并可降逆下气,培土生金,主治肺胃阴虚,气火上逆之内伤肺痿咳唾证;百合固金汤重在滋养肺肾,兼能清热化痰,主治肺肾阴虚,虚火上炎之阴虚肺燥证;清燥救肺汤主在宣燥清热,滋阴益气,主治外感温燥,气阴二伤之肺虚喘逆证。

【临床运用】

1. 用方要点　本方为治疗肺胃阴伤,气火上逆所致咳嗽或呕吐的常用方,临床以咳唾涎沫、短气喘促或呕吐,咽喉干燥、舌红少苔,脉虚数为使用依据。

2. 临证加减　肺痿阴伤甚者,可加北沙参、玉竹;阴虚而见潮热,可加桑白皮、地骨皮;胃阴不足,胃脘灼热而痛者,可加白芍、川楝子等。

3. 现代运用　多用治慢性支气管炎、支气管扩张症、慢性咽喉炎、肺结核等,属肺胃阴虚,气火上逆者;亦可用治胃及十二指肠溃疡、慢性萎缩性胃炎见有呕吐证属胃阴不足,气逆不降者。

4. 使用注意 虚寒肺痿,本方不宜。

【附方】

1. 五汁饮(《温病条辨》) 梨汁 荸荠汁 鲜苇根汁 麦冬汁 藕汁(或用蔗浆) 临卧时斟酌多少,和匀凉服,不甚喜凉者,隔水炖温服。功用:甘寒养阴,清热润燥。主治:肺胃津伤证。温病,咽燥口渴甚,咳唾白沫,黏滞不快者。

2. 增液汤(《温病条辨》) 玄参一两(30g) 麦冬连心八钱(24g) 细生地八钱(24g) 水八杯,煮取三杯,口干则与饮令尽;不便,再作服。功效:增液润燥。主治:阳明温病,津亏肠燥证。大便秘结,口渴,舌干红,脉细稍数,或沉而无力。

按:麦门冬汤、五汁饮、增液汤三方均有滋阴养液之功,皆可治阴津亏损之证。但五汁饮五物皆用鲜汁,甘寒滋养肺胃,清热润燥止渴,所治为温病热甚,肺胃阴津耗损,咽燥口渴甚者;增液汤为"咸寒苦甘法",长于滋液润肠,所治为肠燥便秘者;麦门冬汤滋养肺胃,降逆下气,主治肺胃阴虚,气火上逆之咳喘、呕逆证。

【现代研究】

1. 实验研究 采用噻唑蓝(MTT)法、吖啶橙(AO)/EB 双荧光染色、流式细胞术及 Western Blot 技术分别检测麦门冬汤(0.25、2.5、25g/L)作用人肺腺癌 A549 细胞(2×10⁴ 个/ml)24、48、72 小时后的活性、作用 48 小时后的 A549 细胞凋亡形态、细胞凋亡率、凋亡相关蛋白表皮生长因子受体(EGFR)和信号转导子和转录激活 3(STAT3)的表达。结果:各剂量麦门冬汤均能够抑制 A549 细胞活性,诱导其凋亡及提高细胞凋亡率,低、中剂量还可使 EGFR、STAT3 表达下降,表明麦门冬汤诱导 A549 细胞凋亡的作用机制可能涉及对 EGFR、STAT3 表达的下调,提示该方可能有防治肺癌的作用。

2. 临床报道 19 例中晚期非小细胞肺癌随机分为治疗组(中西医结合组)和对照组(西医组)。其中治疗组 10 例,对照组 9 例,两组均给予 EP 方案全身化疗,治疗组加服麦门冬汤并随症加减。连续观察 3 个化疗周期后,比较两组治疗前后的不同。结果:治疗组的客观有效率为 70%,明显优于对照组的 44.44%($P<0.05$);治疗组消化道毒性和血液学毒性均为 50%,明显低于对照组 77.77% 和 66.66%。表明麦门冬汤联合 EP 方案治疗中晚期非小细胞肺癌,能减轻化疗的不良反应,稳定肿瘤病灶,改善患者的生活质量。

玉液汤《医学衷中参西录》

(Yuye Tang)

Jade Fluid Decoction

【组成】 生山药一两(30g) 生黄芪五钱(15g) 知母六钱(18g) 生鸡内金捣细,二钱(6g) 葛根钱半(4.5g) 五味子三钱(9g) 天花粉三钱(9g)

【用法】 水煎服(原方未注用法)。

【功用】 益气生津,润燥止渴。

【主治】 气阴亏虚之消渴。口渴引饮,饮水不解,小便频数量多,或小便浑浊,困倦气短,舌嫩红而干,脉虚细无力。

【制方原理】 本方所治乃脾气不升,肾虚胃燥所致。张锡纯曰:"消渴之证,多由于元气不升,此方乃升元气以止渴者也。"脾主升清,肾司二便。今气虚脾不升清,加之胃燥津伤,津液不能上承于口,故口渴引饮,饮水不解;肾虚不固,膀胱不约,加之脾气失摄,则水精下流,故小便频数而量多,或小便浑浊;困倦气短,舌嫩红而干,脉虚细无力,均为气虚胃燥阴伤之象。本方证病机以脾气亏虚,不得升清以转输津液为主,胃燥津伤,肾虚不固为辅。故治当益气升清以布津,生津润燥以止渴,固肾摄津以缩尿。

方中重用黄芪、山药补脾固肾,益气生津,既能助脾升散津以止渴,又能助肾封藏以缩尿,共为君药。知母、天花粉滋阴清热,润燥止渴,为臣药。五味子上可益气生津止渴,下能补肾固精止遗;葛根生津止渴,《珍珠囊》言其"升阳生津,脾虚作渴者,非此不除";鸡内金促脾健运,化谷生津;三药共为佐药。诸药配合,共奏益气生津,润燥止渴,固肾摄津之功。

制方特点:益气升阳与生津润燥相配,使气旺津生液布;补脾益肾与收敛固摄相伍,标本兼治。

【临床运用】

1. 用方要点　本方为治疗气阴亏虚之消渴的常用方,临床以口渴尿多,困倦气短,脉虚细无力为使用依据。

2. 临证加减　气虚较甚者,加人参;小溲频数重者,加山茱萸。

3. 现代运用　多用于糖尿病、尿崩症、干燥综合征等证属气阴两亏,肾虚胃燥者。

4. 使用注意　脾虚湿滞者,本方不宜。

【现代研究】

1. 实验研究　玉液汤水煎液给 SD 大鼠灌胃,制备含药血清,作用于体外培养的胰岛细胞,加入 1.0mmol/L STZ 诱导胰岛细胞凋亡,检测含药血清对 STZ 诱导的胰岛细胞凋亡和坏死的影响。结果含药血清能提高胰岛细胞活性,对胰岛细胞的凋亡和坏死有一定程度的抑制作用。表明玉液汤具有保护胰岛细胞的作用,为其用于糖尿病的防治提供了一定的药理学基础。

2. 临床报道　将 77 例原发病为糖尿病肾病的慢性肾功能不全患者随机分为治疗组(39 例)与对照组(38 例),在西医常规治疗的基础上,治疗组加服玉液汤,对照组口服包醛氧淀粉。两组疗程均为 3 个月。结果治疗组总有效率为 87.2%,显著高于对照组 57.9%;治疗组在改善患者临床症状、体征以及降低 BUN、SCr 及糖代谢指标方面均优于对照组($P<0.05$)。表明玉液汤防治糖尿病慢性肾功能不全有一定疗效。

知识拓展与案例实训

 知识拓展

金水相生法

中医治法名。肺属金,肾属水,二者在生理、病理上密切相关。生理上,肺金和肾水是母子关系,所谓"金能生水,水能润金"(《时病论》)。病理上,肺阴亏虚可致肾阴不足,即"母病及子";而肾阴不足可致肺阴亏虚,即"子病累母"或"子盗母气"。治疗上,润肺金可以养肾水,滋肾水可以润肺金,润肺滋肾同施则可增强其润肺滋肾之功。基于"金水相生"的原理,临床上不仅对于肺肾不足证采用润肺与滋肾同治外,而且对于单一的肺金燥伤或肾水不足证,也可在养阴润肺或滋阴补肾的基础上,适当配伍滋肾或润肺药,以增强润肺或滋肾之力,如百合固金汤中百合、麦冬配伍生地黄、熟地黄,麦味地黄丸中熟地、山药配伍麦冬等。对于百合固金汤证,《医方集解》曾言其"金不生水,火炎水干",《成方便读》则谓其"肾水不足,虚火刑金",侧重从肺金与肾水不同角度来认识该方证的病机,从而为方中的配伍主次提供不同的认识。(许济群,王绵之.高等中医院校教学参考丛书·方剂学[M].北京:人民卫生出版社,1997:466)

甘寒生津与咸寒增液

为养阴润燥方的常用药法。甘寒与咸寒,二者虽都可生津增液,但在效用上各有侧重。甘寒之品多入肺胃,清热生津,益胃润肺,侧重于濡润,如沙参、麦冬、石斛、玉竹等;咸寒之品多入下焦,降火养液,柔肝滋肾,侧重于滋填,如元参、鳖甲、龟板、阿胶等。临床运用,大凡肺胃津伤者见口鼻干燥,干咳少痰、口渴便干,舌红苔少等症,治宜甘寒,如治疗胃阴损伤的益胃汤、治疗燥伤肺胃的沙参麦冬汤等;肝肾不足者见痉厥、心中悸动、舌干而萎、舌红无苔等症,治宜咸寒,或甘寒合用咸寒,如主治温病津伤阴亏便秘的增液汤、治疗温病后期下焦真阴不足之虚风内动证的三甲复脉汤等。

 案例实训

余某,男,25岁。曾患肺痨,婚后证情加剧,春节饮酒,更见咯血,伴神疲气短,食少消瘦,苔少脉弱。初诊为脾虚不能摄血,予以补中益气汤,服药后患者精神稍振,咯血有所减少,但仍未休停。刻诊:咯血色红,颧红盗汗,五心烦热,咽燥声嘶,舌赤苔少,脉细数。(史宇广.《当代名医临证精华·血证专辑》[M].北京:中国古籍出版社,1992:152.)

分析要点:①该患者一般信息对辨证有哪些提示?②补中益气汤未能治愈的原因何在?③根据当前患者的表现应辨为何证?④其病机要点和治疗立法是什么?⑤可以考虑的被选方剂有哪些?⑥确定选方后,可以对该方作何加减?

学习小结

本章治燥剂为燥证而设立,依据其功效分为轻宣外燥与滋润内燥两类。

1. 轻宣外燥　适用于发病于秋季之外燥证。杏苏散以辛温宣散药与止咳化痰药为主,适用于深秋外感凉燥,痰湿阻肺之咳痰证,亦可用于四季风寒咳嗽。桑杏汤与清燥救肺汤都以辛凉宣散药配清热养阴药为主而成,适用于早秋外感温燥之干咳无痰或痰少证。但桑杏汤重在宣散燥邪,适用于温燥初起,感邪轻浅之证;清燥救肺汤清热与养阴作用均较强,兼能益气补肺,适用于温燥犯肺,气阴两伤之重证。

2. 滋润内燥　适用于脏腑津液精血亏损之内燥证。养阴清肺汤与百合固金汤均可滋养肺肾之阴,但前方兼能解毒利咽,为肺肾阴虚,复感疫毒之白喉治疗专方,亦可用于阴虚燥热之咽痛证;百合固金汤兼能化痰止咳,适用于肺肾阴虚,虚火炼痰,肺络受损之咳吐痰血证。麦门冬汤滋养肺胃,兼能降逆下气,长于治疗肺胃阴伤,气逆不降之肺痿,亦可治胃阴不足之呕逆证。玉液汤益气生津,固肾润燥,专治脾气不升,肾虚胃燥之消渴。

(文乐兮)

复习思考题

1. 试述治燥剂的定义、分类、用药原则及使用注意事项。

2. 杏苏散、桑杏汤、清燥救肺汤、麦门冬汤、百合固金汤均可治咳嗽,临床如何区别运用?

3. 清燥救肺汤证有何特点? 方中为何重用桑叶,轻用石膏、麦冬?

4. 清燥救肺汤与麦门冬汤二方所治病位在肺,为何配伍人参、甘草等健脾养胃之品?

5. 试述麦门冬汤中麦门冬与半夏的配伍意义。

6. 养阴清肺汤除用于虚热白喉证外,临证还可用于哪些病证?

7. 玉液汤与六味地黄丸均可治疗消渴,其功用、主治有何异同?

8. 百合固金汤与咳血方均能治咳血,有何区别?

第二十章

祛湿剂

学习目的

掌握湿证的治疗立法；祛湿剂遣药制方的基本知识。

学习要点

祛湿剂的概念、分类及使用注意；祛湿剂各类代表方的制方原理及临床运用。

祛湿剂（formulas that dispel dampness）是以祛湿药为主组成，具有化湿利水、通淋泄浊等作用，用于治疗水湿病证的一类方剂，属八法中的"消法"范畴。湿邪致病，有外湿、内湿之分。外湿者，多由久处卑湿之地，阴雨湿蒸，冒雾涉水，汗出沾衣，或常在水中作业，致使湿邪从肌表、经络、关节侵袭人体，其发病可见恶寒发热，头胀身重，肢节疼痛，或面目浮肿等。内湿者，多因恣啖生冷酒酪，过食肥甘厚味，损伤脾胃，运化失职，湿浊内生，其病多见胸脘痞闷，呕恶泄利，癃闭淋浊，水肿黄疸，痿痹等。外湿为患，肌表、经络、关节之病为多；湿自内生，脏腑之病居多，且常以脾胃为病变中心。然肌表、经络、关节与脏腑表里相关，外湿可以影响内脏，内湿亦能流伤肌表、经络、关节，故外湿与内湿亦可相兼并见而为病。

湿邪为病，既可单独为患，又常与风、寒、暑、热相兼为患，而患者体质有虚实强弱之别，所犯部位又有上下表里之分，湿邪又有寒化、热化之异以及偏虚偏实之别。因此，湿浊所致病证较为复杂，祛湿方法各异。大抵湿邪在上在外者，可从表微汗以解之；在内在下者，可芳香苦燥以化之，或甘淡渗利以除之；从寒化者，宜温阳化湿；从热化者，宜清热祛湿；体虚湿盛者，又当祛湿扶正兼顾等。故本章分为化湿和胃、清热祛湿、利水渗湿、温化水湿、祛风胜湿五类。

湿与水，异名而同类。人身之水液代谢，主水在肾，制水在脾，调水在肺。脾病则湿盛，肾病则水泛，肺病则水津失布，故水湿为病与肺、脾、肾关系密切。其他如三焦、膀胱等亦与水湿相关，三焦不利则决渎无权，膀胱不利小便不通，所以在湿病的治疗上须密切联系脏腑，辨证施治。

由于湿邪重着黏滞，容易阻碍气机，故祛湿剂中常配伍理气药，以求气化则湿亦化。湿邪在表在上者，常以芳化宣上之祛湿药配祛风发散之品，使湿从外出；湿自内生者，常以苦燥运脾与淡渗利下之品配伍，或配健脾助运之品，使湿从中消；或配温肾助阳之药以助气化，使湿从下出。

现代药理研究表明祛湿剂具有促进胃肠运动、镇吐、保护胃黏膜、止泻、保肝、改善脂质代谢、强心、利尿,解热、抗炎、抗菌及免疫调节等作用。此类方剂现代临床被广泛用于治疗感染性、炎症性、消化系统和泌尿系统等多种疾病,其中最多用于慢性胃炎、胃及十二指肠溃疡和慢性肠炎等胃肠道疾病的治疗;还常被用于治疗肠伤寒、副伤寒和传染性肝炎等传染性疾病以及急慢性肾小球肾炎、肾病综合症征、泌尿系感染、水肿、尿潴留、脑积水、胸水、痛风、关节炎、湿疹、荨麻疹、盆腔炎、前列腺炎等多种疾病的治疗。

运用祛湿剂应注意辨别内湿外湿、湿之所在脏腑及病证之寒热虚实,正确选用祛湿方剂。祛湿剂多由芳香或温燥或淡渗类药组成,均易于耗伤阴津,故素体阴虚津亏不宜使用;祛湿剂毕竟属于祛邪之剂,久用也可耗气伤正,故对于病后体弱及孕妇水肿及阴虚水肿者,应当慎用,或配伍健脾扶正、安胎或滋阴之品。

第一节 化湿和胃

化湿和胃剂(formulas that resolve dampness and harmonize the stomach),适用于湿浊中阻、脾胃失和所致脘腹痞满,嗳气吞酸,呕吐泄泻,食少体倦,舌苔白腻,脉濡等湿阻证,常以苦温燥湿与芳香化湿之品如苍术、厚朴、陈皮、藿香、白豆蔻等为主组成。湿浊中阻证中,或湿阻气机,脾胃升降不及;或外感风寒,脾胃升降反作,故本类方剂又常配伍行气、解表、和胃、健脾等药。代表方剂有平胃散、藿香正气散等。

平胃散(《简要济众方》)
(Pingwei San)
Stomach-cutting Powder

【组成】 苍术四两,去黑皮,捣为粗末,炒黄色(120g) 厚朴三两,去粗皮,涂生姜汁,炙令香熟(90g) 陈橘皮二两,洗令净,焙干(60g) 甘草一两,炙黄(30g)

【用法】 上为散。每服二钱(6g),水一中盏,加生姜二片,大枣二枚,同煎至六分,去滓,食前温服(现代用法:共研细末,每服4~6g,姜、枣煎汤送下;或作汤剂,水煎服,用量按原方比例酌减)。

【功效】 燥湿运脾,行气和胃。

【主治】 湿滞脾胃证。脘腹胀满,不思饮食,口淡无味,呕吐恶心,嗳气吞酸,肢体沉重,怠惰嗜卧,常多自利,舌苔白腻而厚,脉缓。

【制方原理】 本方所治之证乃湿困脾胃,气机阻滞所致。盖脾主运化,喜燥恶湿,湿困脾土,气机受阻,运化失司,则口淡无味,不思饮食,脘腹胀满。胃失和降,则呕吐恶心,嗳气吞酸。湿性重着,阻滞气机,清阳失展,则肢体沉重,怠惰嗜卧。脾失健运,清阳不升,湿浊下注,则常多自利。舌苔白腻,脉缓为湿阻之象。本方证病机为湿困脾胃,气机阻滞,脾失健运,胃失和降。治宜燥湿运脾,行气和胃。

方中重用苍术为君药,其味辛苦性温燥,归脾胃二经,辛以散其湿,苦以燥其湿,香烈以化其浊,为燥湿运脾之要药,"凡湿困脾阳……非茅术芳香猛烈,不能开泄。二脾家郁湿,茅术一味,最为必须之品"(《本草正义》)。厚朴为臣,其辛苦性温,行气化湿,消胀除满,与苍术相伍,燥湿以运脾,行气以化湿。陈皮行气化滞,燥湿醒脾,既助苍术燥湿运脾,又助厚朴行气化滞;煎加生姜、大枣调和脾胃,以助健运,为佐药。甘草甘缓和中,调和诸药,为佐使药。诸药合用,可使湿浊得化,脾胃复健,气机调畅,诸症自除。

制方特点:"苦辛芳香温燥"药法,即苦降辛开以消胀除满,芳香温燥以醒脾和中。

【临床运用】

1. 用方要点　本方为治疗湿滞脾胃之主方,临床当以脘腹胀满,不思饮食,舌苔白腻为使用依据。

2. 临证加减　湿从热化而为湿热之证,舌苔转黄腻者,加黄连、黄芩,以清热燥湿;若湿从寒化而见苔白滑者,加干姜、肉豆蔻,以温散寒湿;兼食滞而见饮食难消,腹胀便秘者,加焦山楂、莱菔子、炒麦芽,以消食导滞。

3. 现代运用　多用于急、慢性胃肠炎、胃及十二指肠溃疡、消化不良、胃肠神经官能症等证属湿滞脾胃者。

4. 使用注意　本方辛香燥烈,易伤阴血,故阴血亏虚者忌用;本方辛香走窜,有碍胎元,孕妇当慎用。

【附方】

1. 不换金正气散(《太平惠民和剂局方》)　厚朴去皮,姜汁制　藿香去枝、土　甘草燀　半夏煮　苍术米泔浸　陈皮去白　上等分(各 10g),为锉散,每服三钱(9g),水一盏半,生姜三片,枣子二枚,煎至八分,去滓,食前,稍热服。忌生冷、油腻、毒物。功用:解表化湿,和胃止呕。主治:湿浊中阻,外感风寒证。腹胀呕吐,恶寒发热,或霍乱吐泻,或水土不服,舌苔白腻,脉浮缓。

2. 柴平汤(《景岳全书》)　柴胡　人参　半夏　黄芩　甘草　陈皮　厚朴　苍术　水二盅,加姜枣煎服。功用:和解少阳,祛湿和胃。主治:湿疟。一身尽痛,手足沉重,寒多热少,脉濡。

按:此二方均为平胃散的加味方。不换金正气散即平胃散加藿香、半夏而成,故其燥湿和胃、降逆止呕之力益佳,其中藿香又兼具解表之功,故用于湿浊中阻,兼有表寒之证。柴平汤即平胃散与小柴胡汤两方相合而成,功可燥湿和胃与和解少阳,适用于湿阻少阳之湿疟。

【现代研究】

1. 实验研究　平胃散能抑制湿阻中焦大鼠抗利尿激素的释放和醛固酮的分泌,调节机体水、电解质平衡,起到保钾排钠的作用;促进大鼠胃排空及减轻乙酸致大鼠的胃黏膜损伤;能显著提高脾虚湿困大鼠胃组织 SOD 活力,降低脂质过氧化反应代谢中产物 MDA 含量,减轻胃组织的损伤及改善胃组织的消化吸收功能。上述研究表明,平胃散具有调节水液代谢、胃肠动力、抗氧化损伤及保护胃黏膜等作用,为其化湿和中功效内涵的认识提供了一定的现代依据。

2. 临床报道　中风后胃肠功能障碍患者分为中药组和西药组各 70 例,中药组使用平胃散加味;西药组使用西药治疗(腹胀、嗳气患者以 10mg/ 次、3 次 / 天的用量口服多潘立酮片;胃痛、反酸患者给予 40mg/ 次,2 次 / 天的泮托拉唑胶囊和 1g/ 次、3 次 / 天的铝碳酸镁片口服治疗,对有便秘的患者则予以的是酚酞片 0.1g、2 次 / 天的治疗)。两组均治疗 14 天。结果中药组疗效显著优于西药组($P < 0.05$)。

藿香正气散(《太平惠民和剂局方》)

(Huoxiang Zhengqi San)

Agastache Powder to Rectify Qi

【组成】　大腹皮　白芷　紫苏　茯苓去皮,各一两(各 30g)　半夏曲　白术　陈皮去

白 厚朴去粗皮,姜汁炙 苦梗各二两(各60g) 藿香去土,三两(90g) 甘草炙,二两半(75g)

【用法】 上为细末,每服二钱,水一盏,姜钱三片,枣一枚,同煎至七分,热服。如欲出汗,衣被盖,再煎并服(现代用法:共为细末,每服6g,姜、枣煎汤送服,或作汤剂,水煎服,用量按原方比例酌减)。

【功用】 解表化湿,理气和中。

【主治】 外感风寒,内伤湿滞证。霍乱吐泻,发热恶寒,头痛,胸膈满闷,脘腹疼痛,舌苔白腻。或山岚瘴疟等。

【制方原理】 本方为外感风寒,内伤湿滞之证而设。风寒外袭,卫阳郁遏,则恶寒发热,头痛;湿浊中阻,脾为湿困,气机不畅,升降失司,则胸膈满闷,脘腹疼痛,霍乱吐泻;舌苔白腻为湿浊之象。本方证病机为风寒束表,卫阳郁遏,湿浊中阻,脾胃失和,属表里同病。治宜治宜外散风寒,内化湿浊,兼以理气和中。

方中藿香辛温芳香,既可外散在表之风寒,又能内化脾胃之湿滞,功擅辟秽和中,用量独重,为君药。苏叶、白芷辛香发散,助藿香外解风寒,内化湿浊;半夏曲、厚朴燥湿和胃,降逆止呕,此两组药物共为臣药。桔梗宣利肺气以助解表化湿,陈皮理气,大腹皮行气消胀,此三味疏畅三焦气机,以助解表化湿;白术、茯苓健脾运湿,和中止泻;生姜、大枣调和脾胃,共为佐药。炙甘草调和诸药,为使药。诸药相合,共奏解表化湿,理气和中之功,使风寒得解,湿浊得化,气机调畅,清升浊降,诸症自除。

制方特点:解表疏里,升降兼施;祛湿与补脾合法,扶正祛邪。

【临床应用】

1. 用方要点 本方适用于外感风寒,内伤湿滞证,对于四时寒湿感冒,尤以暑季感寒伤湿,脾胃失和者最为相宜。还可用于感受山岚瘴气及水土不服者。临床当以恶寒发热,胸膈满闷,脘腹胀痛,呕恶泄泻,舌苔白腻为使用依据。

2. 临证加减 表寒重,寒热无汗者,加香薷,或重用苏叶、白芷以增强解表散寒之力;里湿重,舌苔厚腻,苍术易白术增化湿治力;湿浊化热,舌苔兼黄者,加黄连、栀子以清热祛湿;气滞脘腹胀痛较甚者,加木香、香附以增行气之力;兼饮食停滞,嗳腐吞酸者,去甘草、大枣,加神曲、莱菔子等以消食化滞;湿注大肠,腹泻尿少,加薏苡仁、车前子以利湿止泻。

3. 现代运用 多用于夏秋季节性感冒、流行性感冒、胃肠型感冒、急性胃肠炎、消化不良、水土不服等属外感风寒,内伤湿滞者。

4. 使用注意 湿热霍乱及伤食吐泻者,不宜使用本方。

【附方】

1. 一加减正气散(《温病条辨》) 藿香梗6g 厚朴9g 茯苓皮6g 陈皮3g 杏仁6g 神曲4.5g 麦芽4.5g 绵茵陈6g 大腹皮3g 功效:化浊利湿,理气和中。主治:湿阻气滞证。脘腹胀闷,大便不爽。

2. 二加减正气散(《温病条辨》) 藿香9g 厚朴6g 陈皮6g 茯苓皮9g 防已9g 大豆卷6g 通草4.5g 苡仁9g 功效:芳香化浊,利湿通络。主治:湿阻中焦、经络证。脘闷便溏,身痛,舌苔白。

3. 三加减正气散(《湿病条辨》) 藿香9g 厚朴6g 陈皮4.5g 茯苓皮9g 杏仁9g 滑石15g 功效:清热利湿,宣畅气机。主治:湿郁化热证。胸脘满闷,舌苔黄腻。

4. 四加减正气散(《湿病条辨》) 藿香9g 厚朴6g 陈皮4.5g 茯苓9g 草果

3g 山楂 15g 神曲 6g 功效:祛湿运脾,消食和胃。主治:脾胃湿阻兼食滞证。脘腹胀满,舌苔白滑,脉缓。

5. 五加减正气散(《湿病条辨》) 藿香 6g 厚朴 6g 陈皮 4.5g 茯苓 9g 苍术 6g 大腹皮 4.5g 谷芽 3g 功效:燥湿健脾,行气化浊。主治:寒湿中阻证。脘腹胀闷,大便溏泄。

6. 六和汤(《太平惠民和剂局方》 缩砂仁 半夏汤泡七次 杏仁去皮尖 人参 甘草炙,各一两(各 5g) 赤茯苓去皮 藿香叶拂去尘 白扁豆姜汁略炒 木瓜各二两(各 10g) 香薷 厚朴姜汁制,各四两(各 15g) 上锉,每服四钱(12g)水一盏半,生姜三片,枣子一枚,煎至八分,去滓,不拘时服。功效:祛暑化湿,健脾和胃。主治:湿伤脾胃,暑湿外袭证。霍乱吐泻,倦怠嗜卧,胸膈痞满,舌苔白滑。

按:以上五个加减正气散均由藿香正气散化裁而成,各有所长。一加减正气散以升降为主,二加减正气散以宣利为主,三加减正气散以清热化湿合用,四加减正气散以祛湿运脾为主,五加减正气散以燥湿行水为主。

六和汤和藿香正气散两方均能化湿和中,治霍乱吐泻,为夏月常用之剂。前方以藿香、香薷并用,配伍人参、扁豆、木瓜等味,偏于祛暑健脾,主治内伤脾胃,外伤暑湿之证;后方以藿香、苏叶、白芷为伍,偏于解表散寒,主治外感风寒,内伤湿滞之证。

【现代研究】

1. 实验研究 藿香正气丸(水)能抑制家兔离体十二指肠平滑肌的自发收缩,对水杨酸毒扁豆碱和氯化钡所引起的离体平滑肌的紧张收缩有显著的解痉作用;对水杨酸毒扁豆碱所引起的狗及家兔在体肠肠管的痉挛有抑制作用,其抑制作用并非通过 α 受体;对离体豚鼠十二指肠自主收缩及对组胺、乙酰胆碱、氯化钡所致回肠收缩均有良好的解痉作用;对家兔离体小肠段运动具有双向调节作用;藿香正气水 0.1ml/10g 灌肠给药,能明显影响在体小鼠胃肠的输送功能;11.64% 藿香正气水、胶囊溶液给家鸽灌服,可以显著减少呕吐次数;10ml/kg 藿香正气水灌服,能明显减少小鼠醋酸腹腔注射引起的扭体次数;藿香正气胶囊对金黄色葡萄球菌、甲乙型副伤寒杆菌、痢疾杆菌均有明显的抑制作用。上述研究表明,本方具有镇痛、镇吐、解痉、抗菌等作用,为认识本方解表化湿、理气和中的功效内涵提供了一定的现代药理学依据。

2. 临床报道 80 例感冒患者随机分为西药组和中药组,每组各 40 例,对照组口服利巴韦林颗粒和复方氨酚烷胺胶囊进行治疗,中药组口服藿香正气散。结果显示,两组治疗期间均未见明显的不良反应,中药组总有效率 92.5% 明显高于对照组 75%($P<0.05$),在改善感冒症状方面也优于西药组。

第二节 清 热 祛 湿

清热祛湿剂(formulas that clear heat and dampness),适用于湿热外感,或湿热内盛,以及湿热下注所致的湿温、黄疸、霍乱、热淋、痢疾、泄泻、痿痹等病症,常以清热利湿药如茵陈、滑石、薏苡仁,或清热燥湿药如黄连、黄芩、黄柏等为主组成。由于肺主宣发肃降,能通调水道;脾主升清而运化水湿,胃主降浊,故本类方剂又常配伍杏仁、桔梗、白蔻仁、厚朴、陈皮、半夏等宣肺、醒脾、和胃等畅利气机之品。代表方剂有三仁汤、茵陈蒿汤、甘露消毒丹、连朴饮、八正散、当归拈痛汤等。

三仁汤《温病条辨》
（Sanren Tang）
Three-nut Decoction

【组成】 杏仁五钱(15g) 飞滑石六钱(18g) 白通草二钱(6g) 白蔻仁二钱(6g) 竹叶二钱(6g) 厚朴二钱(6g) 生薏苡仁六钱(18g) 半夏五钱(10g)

【用法】 甘澜水八碗,煮取三碗,每服一碗,日三服(现代用法:水煎服)。

【功效】 宣畅气机,清利湿热。

【主治】 湿重于热之湿温病。头痛恶寒,身重疼痛,面色淡黄,胸闷不饥,午后身热,苔白不渴,脉弦细而濡。

【制方原理】 本方为湿温初起,湿重于热之证而设。湿邪阻遏,卫阳不达,故头痛恶寒,身重疼痛;湿遏热伏,故午后身热;湿阻气机,脾胃受困则不饥,胸阳失展则胸闷;苔白不渴,面色淡黄,脉弦细而濡皆因湿邪为患。本方证为湿热合邪,阻滞气机,湿遏热伏,湿重热轻,以三焦气化不利为病机之关键。治疗如单用苦辛温燥之剂祛湿则热炽,单用苦寒折热则阳气伤而湿不除,唯当以宣通三焦,导湿热从小便而出,是为正法。

方用"三仁"为君。其中杏仁苦辛,善入肺经,通宣上焦肺气,使气化湿也化;白蔻仁芳香苦辛,行气化湿,宣畅中焦气机;薏苡仁甘淡,渗湿健脾,疏导下焦以祛湿热。如此杏仁宣上、白蔻仁畅中、薏苡仁渗下,三焦并调。臣以滑石、通草、竹叶甘寒淡渗,清利下焦,助薏苡仁以引湿热下行。佐以半夏、厚朴行气化湿,散满除痞,助白蔻仁以畅中和胃。诸药合用,宣上、畅中、渗下,三焦气机调畅,水道畅遂,俾湿热从三焦分消,诸症自解。

湿温为病,缠绵难解,治之不当,可变生坏病。忌汗、忌下、忌润是治疗湿温初起常法中的三大禁忌。此即《温病条辨》中明示之"三戒":一者,不可见其头痛恶寒,身重疼痛以为伤寒而汗之,汗伤心阳,则神昏耳聋,甚则目瞑不欲言;二者,不可见其中满不饥,以为停滞而下之,下伤脾胃,湿邪乘势下注,则为洞泄;三者,不可见其午后身热,以为阴虚而用柔药润之,湿为胶滞阴邪,再加柔润阴药,两阴相合,则有锢结不解之势。

制方特点:宣上、畅中、渗下三法合用,畅利三焦;化湿于宣畅气机之中,清热于淡渗利湿之间,使气化湿化,湿去热除。

【临床应用】

1. 用方要点 本方适用于湿温初起,湿重热轻之证。对于水肿、淋证、霍乱吐泄以及夏月暑温夹湿者,亦可化裁运用。临床当以头痛,身重,胸闷不饥,午后身热,苔白不渴,脉弦细而濡为使用依据。

2. 临证加减 湿温初起,卫分症状明显者,可酌加藿香、佩兰;湿伏膜原,寒热往来者,酌加青蒿、草果、青皮;若夹秽浊,恶心呕吐者,则加佩兰、石菖蒲;热重见苔黄腻者,可加黄芩、茵陈。

3. 现代运用 多用于肠伤寒、胃肠炎、肾盂肾炎、肾小球肾炎、布氏菌病等证属湿重于热者。

4. 使用注意 热重湿轻者不宜使用。

【附方】

1. 藿朴夏苓汤(《感证辑要》) 藿香二钱(6g) 半夏钱半(4.5g) 赤苓三钱(9g) 杏仁三钱(9g) 生苡仁四钱(12g) 白蔻仁一钱(3g) 通草一钱(3g) 猪苓三钱(9g) 淡豆豉三钱(9g) 泽泻钱半(4.5g) 厚朴一钱(3g) 水煎服。功用:解表化湿。主治:湿温初起夹表证。身热恶寒,肢体倦怠,胸闷口腻,舌苔薄白,脉濡缓。

2. 黄芩滑石汤(《温病条辨》) 黄芩三钱(9g) 滑石三钱(9g) 茯苓皮三钱(9g) 大腹皮二钱(6g) 白蔻仁一钱(3g) 通草一钱(3g) 猪苓三钱(9g) 水煎服。功用:清热利湿。主治:湿热蕴结中焦之湿温病。发热身痛,汗出热解,继而复热,渴不多饮,或竟不渴,舌苔淡黄而滑,脉缓。

按:以上三方均能治疗湿温,但三仁汤用药偏重于宣畅三焦,化湿之力较优,但清热之力较弱,适用于湿温初起,湿重于热之证。藿朴夏苓汤较三仁汤多了藿香、豆豉、茯苓、猪苓、泽泻,其芳化利湿之力较强,且能解表,适用于湿温初起,湿重热微,表证明显者。黄芩滑石汤以黄芩与滑石同用,其清热之力较强,为清热利湿并重之剂,适用于湿温邪在中焦,湿热并重之证。

【现代研究】

1. 实验研究 三仁汤高、中、低剂量组均可降低脾胃湿热证模型大鼠血清 ALD、血浆 ADH 水平、血清皮质醇(Cort)、血浆促肾上腺皮质激素(ACTH)、β 内啡肽(β-EP)水平及肾上腺指数,其中以中剂量组效果最好;三仁汤还能减低湿热证大鼠模型血浆胃动素水平;减轻湿热证模型大鼠的肾脏炎症损伤;提高脾胃湿热证大鼠细胞免疫功能。研究表明,三仁汤具有调节水液代谢、肾上腺及胃肠运动相关激素均有一定的调节作用,有抗炎和免疫调节等作用,为其祛湿清热的功效认识提供了一定的现代药理学依据。

2. 临床报道 夏季外感发热患者 269 例随机分为治疗组 134 例与对照组 135 例,两组均给予抗菌及对症支持治疗;治疗组加用加味三仁汤口服。根据体温变化、体温复常时间判断疗效。结果治疗组总有效率为 92.54%,明显高于对照组 11%($P<0.05$);其体温下降、及复常时间均明显短于对照组($P<0.05$)。表明加味三仁汤与西医常规疗法合用能提高对夏季外感发热病的疗效。

茵陈蒿汤(《伤寒论》)
(Yinchenhao Tang)
Artemisia Yinchenhao Decoction

【组成】 茵陈六两(18g) 栀子十四枚(9g) 大黄二两,去皮(6g)

【用法】 上三味,以水一斗二升,先煎茵陈,减六升,内二味,煮取三升,去滓,分三服。小便当利,尿如皂荚汁状,色正赤,一宿腹减,黄从小便出也(现代用法:水煎服)。

【功效】 清热,利湿,退黄。

【主治】 湿热黄疸。一身面目俱黄,黄色鲜明如橘子色,小便短赤,腹微满,口中渴,舌苔黄腻,脉滑数或沉实。

【制方原理】 本方在《伤寒论》中治疗瘀热发黄,在《金匮要略》中治疗谷疸,皆因湿邪与瘀热蕴结中焦,土壅木郁,肝胆疏泄失职,胆液不循常道而外溢,郁蒸于肌肤,上染于目,下注于膀胱,故一身面目俱黄、小便黄。湿热内郁,下行之路不畅,则小便不利,腹微满;口渴,苔黄腻,脉滑数或沉实,皆为湿热郁结之象。本方证以湿邪瘀热壅滞,邪无出路为病机要点。治宜发越其郁遏,通降其瘀滞,务使湿热能有出路。

笔记

　　方中重用茵陈为君药,以其最善清利湿热,利胆退黄,长于疗"通身发黄,小便不利"(《名医别录》),为治黄疸之要药。臣以栀子清热燥湿,通利三焦,引湿热下行。佐以大黄降瘀泻热,通利大便,以开湿热下行之道。方中茵陈配栀子,使湿热从小便而出;茵陈配大黄,使瘀热从大便而解。三药合用,使湿热、瘀热从前后分消,黄疸自愈。

　　制方特点:利湿与降瘀、清热并进,前后分消,使湿瘀热从二便而除。

【临床运用】

　　1. 用方要点　本方是治疗湿热阳黄之主方。临床当以一身面目俱黄,黄色鲜明,小便短赤,苔黄腻,脉滑数为使用依据。

　　2. 临证加减　湿重于热者,加茯苓、猪苓、泽泻以淡渗利湿;热重于湿者,加黄柏、龙胆草、蒲公英以清泄肝胆;胁下或脘腹胀满疼痛,加柴胡、郁金、枳实以疏肝理气。

　　3. 现代运用　多用于急、慢性黄疸型传染性肝炎、胆囊炎、胆结石、钩端螺旋体病属肝胆湿热蕴结者。

　　4. 使用注意　阴黄或黄疸初起有表证者不宜使用。

【附方】

　　1. 栀子柏皮汤(《伤寒论》)　栀子十五枚(9g)　甘草一两,炙(3g)　黄柏二两(6g)上三味,以水四升,煮取一升半,去滓,分温再服。功用:清热利湿。主治:湿热黄疸。伤寒身热发黄。

　　2. 茵陈四逆汤(《卫生宝鉴》)　干姜一两半(6g)　甘草炙,二两(6g)　附子炮,一枚,去皮,破八片(9g)　茵陈六两(18g)　水煎凉服。功用:温里助阳,利湿退黄。主治:阴黄。黄色晦黯,皮肤冷,背恶寒,手足不温,身体沉重,神倦食少,脉紧细或沉细无力。

　　按:茵陈蒿汤、栀子柏皮汤、茵陈四逆汤均为治疗黄疸的常用方,但前二者主治湿热所致之阳黄,其中茵陈蒿汤适用于治疗黄疸属湿热俱盛者,栀子柏皮汤适用于黄疸热重于湿者,茵陈四逆汤主治寒湿所致之阴黄。

【现代研究】

　　1. 实验研究　茵陈蒿汤可以抑制阳黄证黄疸动物模型肝脏病理损害、降低血清胆红素、胆汁酸含量、碱性磷酸酶、谷丙转氨酶、谷草转氨酶水平;能显著降低 DMN 诱导的大鼠血清肝酶水平,减轻肝脏炎细胞的浸润与坏死,胶原沉积。加味茵陈蒿汤能显著降低酒精小鼠血清 AST、ALT 含量的升高,能提升 SOD 的活性、降低 MDA 含量。研究表明茵陈蒿汤具有保肝利胆作用,为其清热利湿退黄的功效提供了一定的现代药理学依据。

　　2. 临床报道　60 例妊娠期肝内胆汁淤积症(ICP)患者随机分为西医组和中西组,每组各 30 例。西医组给以西医常规基础治疗,茵陈蒿汤组在西医常规治疗基础上加用茵陈蒿汤治疗,观察治疗前后瘙痒症状、胆汁酸的变化。设正常妊娠孕妇 30 例作为正常对照组,比较各组新生儿状况及羊水污染情况。结果两个治疗组的瘙痒症状评分均较治疗前降低($P<0.05$)。中西组的血清胆汁酸明显低于西医组($P<0.01$),新生儿 Apgar 评分、出生体重与正常对照组相当($P>0.05$),明显高于西医组($P<0.01$)。正常组、西医组、中西组的羊水污染分别为 2 例、7 例、5 例。表明茵陈蒿汤能提高西医常规疗法对 ICP 的疗效。

甘露消毒丹(《医效秘传》)
(Ganlu Xiaodu Dan)
Sweet Dew Detoxification Pellets

【组成】　飞滑石十五两(450g)　绵茵陈十一两(330g)　淡黄芩十两(300g)　石菖蒲六两

笔记

(180g) 川贝母 木通各五两(各150g) 藿香 射干 连翘 薄荷 白豆蔻各四两(各120g)

【用法】 各药晒燥,生研细末。每服三钱(9g),开水调服,日两次;或以神曲糊丸如弹子大(9g 重),开水化服(现代用法:为散,每服 9g;亦可作汤剂,水煎服,用量按原方比例酌减)。

【功效】 利湿化浊,清热解毒。

【主治】 湿温时疫,湿热并重证。身热倦怠,胸闷腹胀,肢酸咽肿,颐肿口渴,小便短赤,大便不调,或吐泄,淋浊,黄疸,舌苔黄腻或白腻或干黄,脉濡数或滑数。

【制方原理】 本方所治为湿温时疫,湿热并重之证。湿热交蒸,故发热倦怠;湿阻气机,故胸闷腹胀;湿热蕴结中焦,脾胃升降失司,故吐泄;湿热下注,故小便短赤,甚或淋浊;时疫热毒上攻,则咽颐肿痛,口渴;湿热熏蒸肝胆,则发黄。舌苔或白或腻或黄,为湿热内蕴之象。本方证病机为湿热并重,疫毒上攻,邪客三焦,以湿热毒邪郁遏为要点。治宜利湿化浊,清热解毒。

方中重用滑石、茵陈、黄芩三药为君,滑石性寒滑利,既清热解暑,又渗利湿热,使湿热疫毒从小便而解;茵陈善清湿热,利胆退黄;黄芩清热解毒而燥湿。三药相配,清热祛湿两擅其功。臣以木通助清热利湿,石菖蒲、白蔻仁、藿香芳香化浊,醒脾和中。佐以贝母、射干散结消肿而利咽,连翘、薄荷轻宣上焦而清热解毒。诸药合用,使湿去热清,毒消结散,三焦通畅,而诸症得解。

制方特点:集清解、渗利、芳化三法于一方,清热祛湿中兼能解毒散结。

【临床应用】

1. 用方要点 本方适用于湿温时疫,湿热并重之证。临床当以发热倦怠,口渴尿赤,或咽痛身黄,舌苔黄腻或白腻或干黄,脉濡数或滑数为使用依据。

2. 临证加减 咽颐肿痛甚时,加山豆根、板蓝根、牡丹皮以增解毒利咽之功;黄疸明显时,加栀子、大黄以加强利胆退黄之力。

3. 现代运用 多用于肠伤寒、传染性黄疸型肝炎、胆囊炎、急性胃肠炎、钩端螺旋体病等证属湿热并重者。

4. 使用注意 若湿重于热,或湿已化热,热灼津伤者,本方不宜。

【现代研究】

1. 实验研究 甘露消毒丹可增强 H1N1 感染小鼠血清 IFN-γ、IL-2 和降低 TNF-α、IL-6 的表达;可降低急性肝衰竭大鼠血清 TBIL、ALT、AST 及 TNF-α、IL-6 水平,抑制急性肝衰竭大鼠肝组织病理损伤均和肝细胞凋亡。甘露消毒丹水煎液能抑制柯萨奇病毒复制;显著降低温病湿热证模型大鼠血清 G-CSF 含量和 HDL-C、LDL-C 含量及升高 NO 含量;调节模型大鼠肝巨噬细胞 LBP mRNA,CD14mRNA,TLR4mRNA 及 NF-κBp65 的表达。研究表明,甘露消毒丹具有调节免疫、抗炎、抗病毒、保肝等多方面的药理作用,为其利湿化浊、清热解毒的功效提供了一定的现代药理学依据。

2. 临床报道 160 例手足口病普通病例患儿随机分为对照组和试验组。对照组进行常规治疗:注意隔离,避免交叉感染;适当休息,清淡饮食,出现高热者予西医对症治疗;血常规提示细菌感染者酌情静脉使用抗生素;高热及口腔疱疹较重不能进食者,静脉营养支持治疗,补充能量,维持水、电解质平衡,并常规口腔和皮肤护理。试验组在对照组治疗的基础上加用甘露消毒丹加减。3 天为 1 疗程,连续治疗 2 个疗程。以临床症状体征的改善(手足皮疹消退、口腔溃疡愈合和热退)时间作为疗效评价标准。结果试验组总有效率 96.3%,明显高于对照组 80.0%(P<0.05)。表明甘露消毒丹加减可以明显提高西医常规疗法对手足口病的疗效。

连朴饮 (《霍乱论》)

(Lian Po Yin)

Coptis and Magnolia Bark Decoction

【组成】　制厚朴二钱(6g)　川连姜汁炒　石菖蒲　制半夏各一钱(各3g)　香豉炒　焦栀各三钱(各9g)　芦根二两(60g)

【用法】　水煎温服。

【功效】　清热化湿,理气和中。

【主治】　湿热霍乱。上吐下泻,胸脘痞闷,心烦躁扰,小便短赤,舌苔黄腻,脉滑数。

【制方原理】　本方所治霍乱之上吐下泻,为湿热蕴伏于中,脾胃升降逆乱所致。湿热阻滞气机,故胸脘痞闷,心烦躁扰;小便短赤,苔黄腻,脉滑数等,皆湿热之象。本方证病机为湿热并重,蕴伏中焦,升降逆乱,清浊相干。治宜清热化湿,畅利气机,升清降浊。

方中黄连清热燥湿,厚肠止泻;厚朴行气化湿,消痞除满。二药合用,苦降辛开,使气行湿化,湿去热清,升降复常,共为君药。石菖蒲芳香化浊而悦脾;半夏燥湿降逆而和胃;芦根清热止呕并生津,可防呕泻太过伤津。三药共助君药化湿和胃止呕之力,为臣药。焦山栀、炒香豉,清宣胸脘郁热,山栀并能清利三焦,助黄连苦降泻热,为佐药。诸药相合,共奏清热化湿,开郁化浊,升降气机之功。

制方特点:主用辛开苦降,辅佐以辛宣芳化,开降气机与清热化浊并行,相得益彰。

【临床应用】

1. 用方要点　本方为湿热中阻之霍乱吐泻之良方。临床当以吐泻烦闷,小便短赤,舌苔黄腻,脉滑数为使用依据。

2. 临证加减　腹泻偏重可加薏苡仁、茯苓、猪苓、泽泻以利湿止泻;湿热损伤肠道气血,下痢后重者,加木香、黄芩、白芍以调和气血。

3. 现代运用　多用于急性胃肠炎、肠伤寒、副伤寒、细菌性痢疾等证属湿热蕴伏者。

4. 使用注意　吐泻剧烈见津亡气脱者,不宜使用本方;寒湿霍乱者,忌用本方。

【附方】

蚕矢汤(《霍乱论》)　晚蚕沙五钱(15g)　生薏仁　大豆黄卷各四钱(12g)　陈木瓜三钱(9g)　川连姜汁炒,三钱(9g)　制半夏　黄芩酒炒　通草各一钱(各3g)　焦栀一钱五分(4.5g)　陈吴萸泡淡,三分(1g)　地浆或阴阳水煎,稍凉徐服。功效:清热利湿,升清降浊。主治:霍乱吐泻,腹痛转筋,口渴烦躁,舌苔黄厚而干,脉濡数。

按:连朴饮与本方皆主治湿热霍乱吐泻,均有清热利湿、升清降浊之功效。但连朴饮配厚朴、芦根、菖蒲,偏重于行气和胃以止呕;本方以蚕沙、大豆黄卷、木瓜、薏苡仁相伍,偏于利湿舒筋而止泻。

【现代研究】

1. 实验研究　连朴饮不同剂量均能减低脾胃湿热证模型大鼠血浆 CRH、ACTH,下调模型大鼠胃黏膜 P53、Bcl-2 及 COX-2 蛋白水平的表达;连朴饮加味方能升高实验性 2 型糖尿病大鼠血清

IL-4、IL-10 水平。上述研究表明,连朴饮有调节肾上腺皮质轴、抗炎、免疫调节、促进胃黏膜修复等作用,为其清热利湿、理气和中的功效提供了一定的现代药理学依据。

2. 临床报道 将 64 例疣状胃炎合并幽门螺杆菌感染患者随机分为三联疗法抗 HP 西医组 32 例与连朴饮组 32 例,两组均予泮托拉唑、克拉霉素、阿莫西林抗 HP 治疗,连朴饮组加服连朴饮。观察两组患者 HP 及疣状隆起消失情况。结果两组抗 HP 效果无显著差异,连朴饮组对疣状隆起的治疗效果明显优于西医组。提示连朴饮与西医三联疗法合用能提高胃炎合并幽门螺杆菌感染的疣状胃炎的疗效。

八正散《太平惠民和剂局方》
（Bazheng San）
Eight-ingredient Rectification Powder

【组成】 车前子 瞿麦 萹蓄 滑石 山栀子仁 甘草炙 木通 大黄面裹煨,去面切,焙,各一斤(各 500g)

【用法】 上为散,每服二钱,水一盏,入灯心煎至七分,去滓温服,食后临卧。小儿量力与之(现代用法:为散,每服 6~9g;亦可作汤剂,水煎服,用量按原方比例酌情增减)。

【功效】 清热泻火,利水通淋。

【主治】 湿热淋证。小便浑赤,溺时涩痛,淋沥不畅,甚或癃闭不通,小腹急满,口燥咽干,舌苔黄腻,脉滑数。

【制方原理】 本方为治湿热下注,蕴结膀胱所致淋证而设。因湿热蕴结膀胱,气化失司,故小便淋沥不畅,溺时涩痛;甚或湿热下阻,水道不通,则小便点滴难出而为癃闭,小腹急满;湿热损伤膀胱血络,则小便浑赤;邪热内蕴,津液耗损,故口燥咽干;苔黄腻,脉滑数均为湿热之象。本方证病机为湿热蕴结膀胱,气化失司,水道不利。治宜清热泻火,利水通淋。

方中瞿麦、萹蓄味苦性寒,善清热利湿,通利小便,为方中君药。木通清心利小肠,车前子清肺利膀胱,滑石清热通淋利窍,三药共助君药清热利水之力,为臣药。栀子清利三焦湿热;大黄泻热降火利湿,两味相伍,引湿热从二便出,共为佐药。灯心草清心除烦,甘草和中调药,制约苦寒渗利太过,缓急而止茎中痛,为佐使药。全方相合,共成清热泻火,利水通淋之效。

制方特点:主以苦寒通利,清利与清泻合法,导湿热从二便除,有"疏凿分消"之巧。

本方与小蓟饮子均有清热利水的功用,均可用于热淋证。但八正散偏重利湿通淋,并能泻热降火,主治下焦湿热蕴结的湿热淋证;小蓟饮子侧重清热凉血,兼能养血滋阴,主治下焦瘀热,热伤血络的血热淋证,故两方所主病证有病在气分与血分、热结与阴伤之偏。

【临床应用】

1. 用方要点 本方为苦寒通利之剂,凡湿热淋证、癃闭均可运用。临床当以小便浑赤,尿频尿痛,淋沥不畅,苔黄腻,脉滑数为使用依据。

2. 临证加减 热伤膀胱血络,小便出血者,加小蓟、白茅根、赤芍以凉血止血;湿热蕴结而致石淋涩痛者,加海金沙、金钱草、琥珀以化石通淋;小便浑浊较甚者,加川

笔记

草薢、石菖蒲以分清利浊等。

3. 现代运用 多用于急性膀胱炎、尿道炎、肾盂肾炎、泌尿系结石等证属膀胱湿热者。

4. 使用注意 脾虚气淋、肾虚劳淋者,不宜运用;孕妇慎用。

【附方】

1. 五淋散(《太平惠民和剂局方》) 赤茯苓六两(18g) 当归去芦 甘草生用各五两各15g 赤芍 山栀各二十两(各60g) 上为细末,每服二钱(6g),水一盏,煎至八分,空心食前服。功用:清热凉血,利水通淋。主治:热郁血淋。溺时涩痛,或尿如豆汁,或溲出砂石。

2. 石韦散(《普济本事方》) 石韦二钱(6g) 木通一钱半(4.5g) 车前子三钱(9g) 瞿麦二钱(6g) 滑石三钱(9g) 榆白皮二钱(6g) 甘草一钱(3g) 冬葵子二钱(6g) 赤茯苓三钱(9g) 水煎服。功效:利水通淋,滑窍排石。主治:石淋,小腹隐痛,茎中痛,溲出砂石。

按:八正散、五淋散、石韦散均可治淋证,但八正散重在清热利湿,以主治湿热淋为主;五淋散重在清热凉血,以主治血淋为主;石韦散重在清热利水,通淋排石,主治石淋为主,也可以治疗热淋。

【现代研究】

1. 实验研究 八正散对 CBP 动物模型大鼠前列腺病理损伤具有改善作用;有增加逆行性大肠杆菌膀胱肾盂肾炎模型大鼠尿排量和清除其尿路感染菌的作用;体外实验显示,本方对大肠杆菌、变形感菌等尿路致病菌有较强抑制作用。体内实验显示对大肠杆菌、变形杆菌感染小鼠均有保护作用,能显著地提高感染小鼠的存活率,降低死亡率。上述研究表明,八正散具有抗菌、抗炎、利尿等作用,为其清热泻火、利水通淋的功效提供了一定的药理学依据。

2. 临床报道 以八正散加减治疗急性膀胱炎 100 例,每天 1 剂,水煎服。3 天为 1 疗程。结果治愈 95 例,好转 5 例,总有效率 100%。表明八正散对急性膀胱炎有较好疗效。另以八正散加减与克拉霉素联合用药治疗非淋病性尿道炎 60 例(治疗组),并与单用克拉霉素治疗的 60 例(对照组)比较。结果治疗组治愈 35 例,总有效率 88.33%;对照组治愈 23 例,总有效率 80 %;两组差异有显著性意义($P < 0.05$)。表明八正散加减联合克拉霉素治疗非淋病性尿道炎较单用克拉霉素的疗效好。

当归拈痛汤(原名拈痛汤)(《医学启源》)
(Dangqui Niantong Tang)
Angelica Pain-relieving Decoction

【组成】 白术一钱五分(4.5g) 人参去芦 苦参酒炒 升麻去芦 葛根 苍术各二钱(各6g) 防风去芦 知母酒洗 泽泻 黄芩酒洗 猪苓 当归身各三钱(各9g) 炙甘草 茵陈酒炒 羌活各五钱(各15g)

【用法】 上锉,如麻豆大。每服一两(30g),水二盏半,先以水拌湿,候少时,煎至一盏,去滓温服。待少时,美膳压之(现代用法:水煎服)。

【功效】 利湿清热,疏风止痛。

【主治】 风湿热痹证。肢节烦痛,肩背沉重,或遍身疼痛,或脚气肿痛,脚膝生疮,苔白腻微黄,脉弦数或濡数等。

【制方原理】 本方所治痹证乃因湿热内蕴,外感风邪,湿热与风邪相搏,或风湿化热所致。风湿热邪蕴结于肢节、关节、肌肉,阻滞经络,则肢节烦痛,肩背沉重,遍身疼痛;湿热留注于下肢,故脚气肿痛,脚膝生疮;苔白腻微黄、脉弦数,乃湿热内蕴之征。本方证风湿热三邪合而为患,但以湿邪偏重为病机特点。治宜以升阳祛湿为主,辅以清热疏风止痛。

方中重用羌活、茵陈为君。羌活辛散祛风,苦燥胜湿,且善通痹止痛;茵陈善能清热利湿。两药相合,有外散风湿、内清湿热之妙。臣以猪苓、泽泻利水渗湿;黄芩、苦参清热燥湿,以助君药清热利湿。佐以人参、白术、苍术益气健脾燥湿,以运化水湿邪气;防风、升麻、葛根解表疏风,合人参、白术健脾升阳除湿;当归养血活血,知母清热养阴,制方中渗利苦燥药物伤阴,使祛邪不伤正。炙甘草助参、术益气健脾,兼调和诸药,为佐使药。全方合用,共奏健脾升阳、除湿清热、疏风止痛之功,使湿去热清风散,则诸症自愈。

制方特点:融苦燥、渗利、升阳除湿于一方,尽其祛湿之力;祛湿清热,兼以益气养血,祛邪与扶正并举。

【临床应用】

1. 用方要点 本方既能祛在里之湿热,也能散肌表之风湿,故全身湿热或风湿热痹痛、疮疡、湿疹、脚气等均可使用,但以湿重热轻者为宜。临床当以身重倦怠,舌苔白腻微黄,脉数为使用依据。

2. 临证加减 兼络脉痹阻,肢节身疼甚者,加姜黄、海桐皮、豨莶草以祛风通络止痛;湿停关节,肢节沉重肿痛甚者,加防己、木瓜、威灵仙以祛湿宣痹消肿。

3. 现代运用 多用于风湿性关节炎、类风湿关节炎、神经性皮炎、痛风等证属风湿热邪为患者。

4. 使用注意 寒湿痹证忌用。

【附方】

1. 宣痹汤(《温病条辨》) 防己五钱(15g) 杏仁五钱(15g) 滑石五钱(15g) 连翘三钱(9g) 山栀三钱(9g) 薏仁五钱(15g) 半夏三钱(9g) 晚蚕沙三钱(9g) 赤小豆皮三钱(9g)乃五谷中之赤小豆,味酸肉赤,冷水浸取皮用 水八杯,煮取三杯,分温三服。痛甚者加片子姜黄二钱(6g),海桐皮三钱(9g)。功用:清热祛湿,通络止痛。主治:湿热蕴于经络证。寒战热炽,骨节烦疼,面目萎黄,舌色灰滞等。

2. 二妙散(《丹溪心法》) 黄柏炒 苍术米泔浸炒(各15g) 上二味为末,沸汤,入姜汁调服。功用:清热燥湿。主治:湿热下注证。筋骨疼痛,或两足痿软无力,或足膝红肿热痛,或下部湿疮,小便短赤,或带下黄臭,舌苔黄腻。

按:当归拈痛汤、宣痹汤、二妙散均为治疗湿热痹证之常用方。当归拈痛汤利湿清热,祛风通络,适于风湿热痹证而湿较重者;宣痹汤以清利湿热为主,无祛风通络之功,适于湿热痹证而热较重者;二妙散清热燥湿,主治湿热下注的痹证而湿热俱重者。

【现代研究】

1. 实验研究 当归拈痛汤高对大鼠佐剂性关节炎(AA)的CRP及ESR的升高有抑制作用($P<0.01$);减低急性痛风性关节炎大鼠血清白细胞介素1β(IL-1β)和肿瘤坏死因子α(TNF-α)的水平;改善急性痛风性关节炎大鼠步态和减轻关节肿胀度。研究表明当归拈痛汤具有抗炎、调节免疫、消

笔记

肿止痛等多方面的药理作用,为其清热除湿止痛功效的认识提供了一定的现代药理学依据。

2. 临床报道 70 例急性痛风性关节炎患者随机分为治疗组和对照组。两组均予低嘌呤膳食、多饮水,停用利尿剂和糖皮质激素等药物,并口服秋水仙碱 0.5mg,每 2 小时服 1 次,24 小时后改为 0.5mg,每日 3 次。治疗组在此基础上,加用当归拈痛汤加减,每天煎取 200ml,分 2 次口服,每次 100ml,疗程 2 周。结果两组的血浆 C 反应蛋白(hs-CRP)、IL-6 和 IL-8 水平均明显下降($P<0.01$ 或 $P<0.05$),其中治疗组各指标水平明显低于对照组($P<0.05$),临床疗效显著高于对照组($P<0.01$)。表明当归拈痛汤能提高西医常规疗法对急性痛风性关节炎患者的疗效。

第三节 利 水 渗 湿

利水渗湿剂(formulas that induce urination and eliminate dampness),适用于水湿内盛所致的水肿,癃闭,泄泻等病证,常用利水渗湿药如茯苓、泽泻、猪苓等为主配伍成方。水湿壅盛之证,或由风寒外袭,气化受阻;或水热互结,水道不利;或表虚受风,湿郁肌表;或脾虚湿盛,气机壅滞等,故本类方剂常配伍解表、清热、健脾、理气等药。代表方剂有五苓散、防己黄芪汤等。

五苓散(《伤寒论》)
(Wuling San)
Five-ingredient with Poria Powder

【组成】 猪苓十八铢,去皮(9g) 泽泻一两六铢(15g) 白术十八铢(9g) 茯苓十八铢(9g) 桂枝半两,去皮(6g)

【用法】 捣为散,以白饮和服方寸匕,日三服,多饮暖水,汗出愈,如法将息(现代用法:做散剂,每服 3~6g,或作汤剂水煎服)。

【功效】 利水渗湿,温阳化气。

【主治】
1. 太阳蓄水证 小便不利,头痛发热,烦渴欲饮,水入即吐,苔白,脉浮。
2. 水湿内停证 水肿,泄泻,小便不利。
3. 痰饮内停证 脐下动悸,吐涎沫而头眩,或短气而咳。

【制方原理】 本方原为太阳膀胱蓄水证而设立,此证系伤寒太阳经邪未解,内传太阳之腑,膀胱气化失司,水湿内停所致。因邪犯太阳,表证未解,故头痛、发热而脉浮;邪传太阳之腑,膀胱气化失司,故小便不利;气不化津,津液不得输布,故烦渴欲饮;饮入之水,下无出路,内失转输,停蓄于中,故水入即吐,即所谓"水逆"。若水湿内停,如泛溢肌肤则为水肿,下渗肠中则为腹泻,阻滞三焦水道则为小便不利。痰饮内停,流动不居,可见脐下动悸,吐涎沫、头眩,或短气而咳等。三证皆由膀胱气化失司,水湿内停所致。故治宜利水渗湿,温阳化气。

方中重用泽泻,直达肾与膀胱,利水渗湿,为君药。茯苓、猪苓淡渗利水,以增强泽泻利水渗湿之力,合而为臣。白术健脾燥湿,促进运化,既可化水为津,又可输津四布;更用桂枝温通三焦阳气,内助膀胱气化,协渗利药以布津行水,兼散太阳经未尽之邪,共为佐药。五药相合,共奏温阳化气、行水利水之功。

制方要点:淡渗利水为主,辅佐以通阳化气,为温阳利水配伍之大要。

【临床应用】

1. 用方要点 本方是治疗水湿痰饮内停之要方。临证当以水肿或泄泻,小便不利,舌淡胖苔白滑为使用依据。

2. 临证加减 水湿壅盛而肿甚,加大腹皮、陈皮、生姜皮、桑皮以行气利水;表证明显,可加麻黄、苏叶以解表宣肺;肾阳不足,腰痛脚弱,桂枝易肉桂,或加附子以温壮肾阳。

3. 现代运用 多用于慢性肾炎、肝硬化所致的水肿,亦用于急性胃肠炎、尿潴留、脑积水、梅尼埃病等证属水湿或痰饮内停者。

4. 使用注意 作散剂服用时须多饮暖水;作汤剂不宜久煎。

【附方】

1. 四苓散(《丹溪心法》) 白术 茯苓 猪苓各一两半(各45g) 泽泻二两半(75g) 四味共为末,每次12g,水煎服。功用:健脾渗湿。主治:脾胃虚弱,水湿内停证。小便赤少,大便溏泄。

2. 茵陈五苓散(《金匮要略》) 茵陈蒿末十分(10g) 五苓散五分(5g) 上二物合,先食饮方寸匕(6g),日三服。功用:利湿退黄。主治:湿热黄疸,湿重于热,小便不利者。

3. 胃苓汤(《丹溪心法》) 五苓散(3g) 平胃散(3g) 上合和,姜、枣煎,空心服。功用:祛湿和胃,行气利水。主治:水湿内停气滞证。水谷不分,泄泻不止,以及水肿,腹胀,小便不利者。

4. 猪苓汤(《伤寒论》) 猪苓去皮 茯苓 泽泻 阿胶碎 滑石碎,各一两(各9g) 以水四升,先煮四味,取二升,去滓,内阿胶烊消,温服七合,日三服(现代用法:水煎服,阿胶另烊化,分三次兑服)。功用:利水渗湿,清热养阴。主治:水热互结阴伤证。小便不利,发热,口渴欲饮,或心烦不寐,或兼有咳嗽,呕恶,下利。或热淋、血淋,小便涩痛或赤涩,小腹满痛。

按:四苓散即五苓散去桂枝,功专渗湿利水,适用于各种水湿内停证。茵陈五苓散即五苓散加茵陈,具有利湿清热、退黄之功效,适用于湿重热轻之黄疸。胃苓汤即五苓散与平胃散合方,具有行气利水,祛湿和胃之功效,适用于水湿内停,气机阻滞之证。猪苓汤即五苓散去白、桂枝,加滑石清热利湿通淋、阿胶滋阴养血,利水渗湿与清热养阴并进,有育阴清热利水之功,主治水热互结阴伤证。

【现代研究】

1. 实验研究 五苓散对大鼠肾病综合征模型有消除水肿、降低尿蛋白、降血脂、提高血清白蛋白以及减轻肾脏损害的作用,与强的松联合用药有协同作用;对阿霉素肾病大鼠的足细胞形态及基底膜电荷屏障有一定保护作用;能降低肾性高血压大鼠的血压。研究表明,五苓散具有利尿、降血脂、保护肾脏、降低血压等多作用,为其利水渗湿的功效提供了一定的现代药理学依据。

2. 临床报道 60例脾虚痰湿型单纯性肥胖症患者分为治疗组和对照组,每组各30例。对照组采用减肥饮食运动处方,治疗组在对照组基础上给予五苓散汤剂,治疗8周后判定疗效。结果:①两组治疗前后体重、腰围、体重指数、总胆固醇、甘油三酯均明显减低($P<0.01$),血常规、电解质、肝肾功能等指标均在正常范围内;②治疗组间体重、腰围、BMI和甘油三酯水平均低于较对照组($P<0.01$或$P<0.05$)。表明五苓散与饮食运动疗法合用具有减肥和降酯的作用,可用于单纯性肥胖症的治疗。

47例肾病综合征水湿内停证患者随机分为五苓散组21例和五苓汤组20例(除脱落6例),两组分别给予五苓散(每次 9g,每日 3 次)和五苓汤(每日 1 剂,分 2 次服),疗程均为 4 周。结果两组患者治疗后平均尿量/体重均较治疗前增加/减低($P<0.05$),24 小时 U-TP 及 ALB 两组治疗前后比较差异均无统计学意义($P>0.05$);五苓散组平均尿量和体重分别明显较五苓汤组增加和减低($P<0.05$)。提示五苓散对肾病综合征水湿内停证患者的利水作用优于五苓汤。

防己黄芪汤 《金匮要略》
(Fangji Huangqi Tang)
Stephania and Astragalus Decoction

【组成】 防己一两(12g) 黄芪一两一分(15g)去芦 甘草半两(6g) 炒白术七钱半(9g)

【用法】 上锉麻豆大,每抄五钱匕(15g),生姜四片,大枣一枚,水盏半,煎八分,去滓温服,良久再服。服后当如虫行皮中,以腰下如冰,后坐被上,又以一被绕腰以下,温令微汗,瘥(现代用法:加姜、枣,水煎服。服后取微汗)。

【功效】 益气祛风,健脾利水。

【主治】 气虚之风水、风湿证。汗出恶风,身重或肿,小便不利,舌淡苔白,脉浮。

【制方原理】 本方主治肺脾气虚所致风水、风湿。肺虚卫外不固,伤于风邪,腠理开泄,则汗出恶风;脾虚生湿,水湿羁留肌肉经络,则身体重着;气虚不能运湿,则小便不利;湿积为水,犯溢肌肤,则一身浮肿。舌淡苔白、脉浮为正虚湿停,邪在肌表之象。本方证病机为肺脾气虚,风邪水湿壅滞肌肉经络。治宜益气健脾,祛风行水。

方中防己苦泄辛散,祛风除湿,利水消肿;黄芪补气健脾补肺,尤能固表止汗,行水消肿,二药相伍,祛风除湿而不伤正,益气固表而不恋邪,共为君药。白术补脾燥湿,既助黄芪补气固表止汗,又助防己祛湿利水,为臣药。生姜、大枣调和脾胃,为佐药。甘草益气健脾,调和诸药,为佐使药。诸药合用,共奏益气祛风,健脾利水之功效,使脾健表固,风散湿行,诸症自愈。

本方药后"如虫行皮中"、"腰以下如冰"者,是因水湿为阴邪,停于肌肤之间,得药力之鼓动而有下行之势。

制方特点:健脾益气固表与祛风解表利水并进,有辅反成制之妙。

【临床应用】

1. 用方要点 本方是治疗脾虚气弱,风湿郁滞之风水、风湿证的要方。临床当以汗出恶风,小便不利,苔白,脉浮为使用依据。

2. 临证加减 肺气不宣而喘者,加麻黄、杏仁以宣肺;肝脾不和见腹痛,加白芍以调肝;气逆冲上见心悸,加桂枝平冲降逆;肝肾虚寒,腰膝冷痛,加肉桂、附子以温阳利水;风水偏甚,全身浮肿较重,可加茯苓皮、泽泻、大腹皮以加强利水消肿;风湿偏甚,肢节重痛较甚,加秦艽、独活、木瓜以增强祛风除湿之力。

3. 现代运用 多用于风湿性关节炎、类风湿关节炎、心源性水肿、营养不良性水肿、肾性水肿等证属气虚不固、风湿郁滞者。

4. 使用注意 外感风邪营卫不和之汗出恶风者,本方忌用。

【附方】

1. 防己茯苓汤(《金匮要略》) 防己三两(9g) 黄芪三两(9g) 桂枝三两(9g) 茯苓六两(18g) 甘草二两(6g) 水煎服。功用:利水消肿,益气通阳。主治:卫阳不足之皮水。四肢肿,水气在皮肤中,四肢聂聂动者。

2. 五皮散(《华氏中藏经》) 生姜皮 桑白皮 陈橘皮 大腹皮 茯苓皮各等分
(各 9g) 上为粗末,每服三钱,水一盏半,煎至八分,去渣,不计时候温服,忌生冷油腻硬
物。功用:利水消肿,行气祛湿。主治:水停气滞之皮水证。头面四肢悉肿,心腹胀满,
上气喘急,小便不利,或妊娠水肿,苔白腻,脉沉缓。

3. 白术汤(《鸡峰普济方》) 白术 甘草各四分(各 30g) 桑白皮三分(22.5g) 茯苓
二分(15g) 共为末。每觉渴时点一钱服之,不拘时候。功用:利湿健脾。主治:湿停脾
虚证。小儿胃风,泄痢不止,腹胀羸瘦。

按:防己黄芪汤、五皮散、白术汤均能治疗水肿。防己黄芪汤重在益气健脾利湿,
利水消肿之力稍逊,兼能祛风通络,主治风水或风湿;五皮散利水与行气同用,有气行
湿化之功,主治皮水;白术汤重在健脾助运除湿,利水渗湿之力不及前二者,主治湿停
脾胃所致泄利。

【现代研究】

1. 实验研究 防己黄芪汤可减轻小鼠的体重,增强腹腔 Mφ 吞噬活性、腹腔 Mφ-C3b 受体和
Mφ-Fc 受体活性,提高 ConA 诱导的 T 细胞转化率;能有效抑制内毒素肝损伤大鼠 HSC 增殖,促进
MMP-2 合成,抑制 TIMP-1、TGF-β1 合成;能减少阿霉素肾病大鼠的 24h 尿蛋白定量,升高血浆蛋白
水平,改善其脂质代谢紊乱,减轻足细胞受损。研究表明,防己黄芪汤具有调节免疫、抗肝纤维化、保
护肾脏等作用,为其益气健脾利水功效的认识提供了一定的现代药理学依据。

2. 临床报道 选取符合中医诊断标准和西医诊断标准的心力衰竭患者 60 例,随机分为对照组
30 例和治疗组 30 例,对照组采用常规西药治疗,治疗组在对照组基础上加服防己黄芪汤合真武汤
加减方,疗程为 2 周。观察两组患者心率、左室收缩末期内径(LVIDs)、左室舒张末期内径(LVIDd)、
左室射血分数(EF)的变化。结果治疗组总有效率为 83.33%,对照组为 60.00%,两组比较无显著差异;
但治疗组在改善心率、LVIDs、LVIDd、EF 方面和不良反应发生率及疾病复发率方面均明显优于对照
组。提示西医常规疗法与防己黄芪汤合真武汤加减方合用可以提高心力衰竭的疗效。

第四节 温化水湿

温化水湿剂(formulas that warm and transform water to eliminate dampness),适用于
阳虚气不化水或湿从寒化所致的痰饮、水肿、痹证、脚气等。根据主治证病机特点,此
类方剂主要以温阳药与利湿药如附子、桂枝、茯苓、泽泻等配伍而成。由于本证病机常
涉及阳虚内寒、脾虚不运、饮停气阻以及清浊相混等,故本类方剂又常配伍温阳祛寒、
健脾益气、理气行滞以及分清化浊等品,如干姜、生姜、白术、甘草、厚朴、木香、陈皮,
菖蒲、萆薢等。代表方有苓桂术甘汤、真武汤、实脾散、萆薢分清饮等。

苓桂术甘汤(《金匮要略》)
(Linggui Zhugan Tang)
Poria, Cinnamon Twig, Bighead Atractylodes and LicoriceDecoction

【组成】 茯苓四两(12g) 桂枝三两(9g) 白术二两(6g) 甘草炙二两(6g)

【用法】 上四味,以水六升,煮取三升,去滓,分温三服,小便则利(现代用法:水
煎服)。

【功效】 温阳化饮,健脾利湿。

【主治】 中阳不足之痰饮病。胸胁支满,目眩心悸,或短气而咳,舌苔白滑,脉弦滑。

【制方原理】 本方为中焦阳气不足,脾失健运,湿聚为饮之证而设。饮溢于上,停于胸胁,清阳不升,故胸胁支满,目眩;饮邪凌心,则心悸;痰饮射肺,则短气而咳。舌苔白滑,脉弦滑,皆为痰饮内停之征。本方证病机为脾阳不足,津液不布,水饮内停。遵《金匮要略》中所提到的"病痰饮者,当以温药和之"、"短气有微饮,当从小便去之"的治疗原则,治以温脾助阳,化饮利水为法。方中重用甘淡之茯苓为君,渗湿健脾,利水化饮,使水饮从小便而出。臣以辛温之桂枝温阳化气,平冲降逆。与茯苓配伍,为温阳化饮药法。佐以白术,健脾燥湿利水,合茯苓增强健脾祛湿之功,既助运化以杜绝痰饮生成之源,又除已聚之痰饮;合桂枝以温运中阳。炙甘草补脾益气,合桂枝辛甘化阳,兼和诸药,为佐使之用。四药合用,共奏健脾利湿,温阳化饮之功,使中阳得健,痰津液得布,湿饮得化,诸症自愈。方后注有"小便则利",即服方后小便当增多,乃饮邪从小便而去之佳兆。

制方特点:主用甘淡,辅以辛温,利水渗湿与健脾温阳并进,为温化痰饮之配伍要法。

【临床应用】

1. 用方要点 本方适用于中阳不足,痰饮内停之证。临床当以胸胁支满,目眩心悸,舌苔白滑,脉弦或滑为使用依据。

2. 临证加减 痰饮犯肺见咳逆咳痰较甚,可加半夏、陈皮;脾虚见神疲乏力,加党参、黄芪。

3. 现代运用 多用于心包积液、心力衰竭、心律失常、支气管哮喘、慢性支气管炎、梅尼埃病等证属痰饮内停而中阳不足者。

4. 使用注意 痰饮夹热者,本方不宜。

【附方】

1. 甘草干姜茯苓白术汤(又名肾着汤)(《金匮要略》) 甘草二两(6g) 干姜四两(12g) 茯苓四两(12g) 白术二两(6g) 上四味,以水五升,煮取三升,分温三服(现代用法:水煎服)。功用:暖土胜湿。主治:寒湿下浸之肾着病。身重腰下冷痛,腰重如带五千钱,但饮食如故,口不渴,小便自利。

2. 茯苓桂枝甘草大枣汤(《伤寒论》) 茯苓半斤(24g) 桂枝四两(12g),去皮 甘草二两(10g),炙 大枣十五枚(3枚),擘 上四味,以甘澜水一斗,先煮茯苓,减二升,内诸药,煮取三升,去滓。温服一升,日三服。作甘澜水法:取水二斗,置大盆内,以勺扬之,水上有珠子五六千颗相逐,取用之。功用:温通心阳,化气利水。主治:发汗后,欲作奔豚之证。

按:苓桂术甘汤、甘草干姜茯苓白术汤和茯苓桂枝甘草大枣汤均体现温阳化湿治法,但各有偏重。苓桂术甘汤用茯苓为君,桂枝为臣,以渗湿化饮为主,温复中阳为辅,主治中阳不足之痰饮病;甘草干姜茯苓白术汤以干姜为君,茯苓为臣,以温阳散寒为主,祛湿为辅,主治寒湿下注之肾着病;茯苓桂枝甘草大枣汤,不用白术而加大枣缓急,更加桂枝温助心阳,主治汗伤心阳、肾水上泛、欲作奔豚之证。

【现代研究】

1. 实验研究 加减苓桂术甘汤有减慢充血性心力衰竭兔的心率,提高其心脏功能和降低血浆心钠素水平的作用。加味苓桂术甘汤对奥氮平诱导的肥胖大鼠具有降低体质量,抑制肥胖,调节血脂的作用,其作用可能与减少动物摄食,增加活动量有关;显著降低代谢综合征模型大鼠胰岛素水平及降低胰岛素抵抗指数。上述研究表明,苓桂术甘汤具有保护心脏、强心、利尿、降脂、调节胰岛素水平等作用,为其临床治疗充血性心力衰竭和糖尿病及肥胖提供了一定的药理学依据。

2. 临床报道　将 70 例符合慢性充血性心力衰竭标准的住院患者,随机分为治疗组和对照组各35 例,对照组采用西医常规治疗,治疗组在对照组基础上加用中药苓桂术甘汤治疗。治疗 2 周对比临床疗效。结果治疗组的总有效率为 94.29%,显著高于对照组的 85.71%;两组各项心功能指标均有显著改善,但治疗组改善幅度更大,显著优于对照组,以上差异有统计学意义($P<0.01$),且两组治疗前后比较未见明显不良反应。提示苓桂术甘汤加减配合西医常规治疗慢性心力衰竭的临床疗效显著。

真武汤《伤寒论》
(Zhenwu Tang)
Zhenwu Emperor Decoction

【组成】　茯苓三两(9g)　芍药三两(9g)　白术二两(6g)　生姜三两(9g)　附子炮,去皮,一枚,破八片(9g)

【用法】　以水八升,煮取三升,去滓,温服七合,日三服(现代用法:水煎温服)。

【功效】　温阳利水。

【主治】　阳虚水泛证。小便不利,四肢沉重疼痛,甚则肢体浮肿,腹痛下利,苔白不渴,脉沉。或太阳病,发汗,其人仍发热,心下悸,头眩,身瞤动,振振欲擗地。

【制方原理】　本方证为脾肾阳虚,水湿泛滥所致。肾脾阳虚,水湿不化,下无出路,故小便不利;水饮泛溢肌肤,则四肢沉重疼痛,甚则水肿;水饮流走肠间,则腹痛下利。过汗之误,阳气损伤,水饮内停,饮遏清阳,清阳不升则头眩;饮邪凌心,则心悸;过汗阴随阳伤,筋脉失荣,则身瞤动,甚则振振欲擗地。本方证以"阳不化水"为病机要点,阴液不足为其潜在病机。治当温阳利水为主,兼益阴舒筋。

方中附子辛热,主入心肾,能温壮命火以化气行水,散寒止痛,兼暖脾以温运水湿,为君药。茯苓淡渗利水,生姜温胃散寒行水。此二味协君药以温阳散寒,化气行水,为臣药。白术苦甘而温,健脾燥湿;白芍酸而微寒,敛阴缓急而舒筋止痛,并利小便,且监制附子之温燥,为佐药。五药相合,共奏温阳利水之功,使阳复阴化水行。

制方特点:主以温阳利水,佐以酸敛益阴,温阳利水而不伤阴。

【临床应用】

1. 用方要点　本方适用于脾肾阳虚,水饮内停证。临床以小便不利,肢体沉重或浮肿,苔白不渴,脉沉为使用依据。

2. 临证加减　原方后注云:"若咳者,加五味子、细辛、干姜;若小便利者,去茯苓;若下利者,去芍药,加干姜;若呕者,去附子,加重干姜。"可资临床参考。

3. 现代运用　多用于慢性肾炎、肾病综合征、尿毒症、肾积水、心力衰竭、心律失常、梅尼埃病等证属阳虚水饮内停者。

4. 使用注意　湿热内停之尿少身肿者忌用。

【附方】

附子汤(《伤寒论》)　附子二枚,炮去皮,破八片(15g)　茯苓三两(9g)　人参二两(6g)芍药三两(9g)　白术四两(12g)　以水八升,煮取三升,去滓,温服一升,日三服(现代用法:水煎服)。功用:温经助阳,祛寒化湿。主治:阳虚寒湿证。身体骨节疼痛,恶寒肢冷,苔白滑,脉沉微。

按:附子汤与真武汤仅差一味药物,均为温阳祛湿之剂,主治肾阳虚衰兼水湿泛溢之证。附子汤倍用附、术,再伍人参,重在温补脾阳而祛寒湿,适宜于阳虚寒湿内盛的身体骨节疼痛证;真武汤附、术用量减半,更佐生姜,重在温肾阳而散水气,适宜于阳虚水泛之水肿证。

【现代研究】

1. 实验研究　真武汤能增加老龄小鼠耐疲劳及抗缺氧能力,提高其红细胞 SOD 活性,降低血清及肝组织中的 MDA 含量;真武汤可减轻 C-BSA 渗透泵致 CGN 大鼠的肾脏免疫病理损伤,减少尿蛋白含量、改善肾功能及降低血脂;改善 IgA 肾病大鼠的机体高凝状况,同时增强机体血小板的抗聚功能,提高血小板解聚能力,延缓肾功能的恶化;减轻单侧输尿管梗阻(UUO)大鼠肾组织病理损伤及肾小管病变,阻断或延缓大鼠肾间质纤维化的进程。上述研究表明,真武汤具有抗氧化、抗衰老、改善肾功能、抗肾纤维化、抗凝等作用,为其温阳利水功效提供了一定的现代药理学依据。

2. 临床报道　将 60 例老年性高血压患者随机分成治疗组和对照组,每组各 30 例。对照组常规使用硝苯地平缓释片、卡托普利片,治疗组使用真武汤,两组均治疗 2 周。分别观察两组病例的 24 小时动态血压、中医证候变化情况。结果治疗组在降低血压的临床疗效与对照组无显著性差异($P>0.05$),中医证候的改善明显高于对照组($P<0.05$)。表明真武汤治疗对老年性高血压及其症状有较好的改善作用。

实脾散《重订严氏济生方》
(Shipi San)
Spleen-reinforcing Powder

【组成】　厚朴去皮,姜制,炒　白术　木瓜去瓤　木香不见火　草果仁　大腹子　附子炮,去皮脐　白茯苓去皮　干姜炮,各一两(各 6g)　甘草炙,半两(3g)

【用法】　上㕮咀,每服四钱,水一盏半,生姜五片,枣子一枚,煎至七分,去滓温服,不拘时候(现代用法:加入生姜五片,大枣一枚,水煎温服)。

【功效】　温阳健脾,行气利水。

【主治】　脾肾阳虚,水停气滞之阴水。身半以下肿甚,胸腹胀满,手足不温,口中不渴,大便溏薄,舌苔白腻,脉沉迟。

【制方原理】　本方所治阴水乃脾肾阳虚,阳不化水,水气内停,气机阻滞而致。水属阴邪,其性下趋,故身半以下肿甚;水湿内阻,气机失畅,则胸腹胀满;脾肾阳虚,温煦无权,则四肢不温;水走肠间,则大便溏薄。口不渴,苔白腻,脉沉迟,为阳气虚少,水湿壅盛之象。本方证病机为脾肾阳虚,水湿停聚,气机壅滞。治宜温补脾肾,祛化寒湿,行气除满。

方中附子大辛大热善于温肾阳而助气化以行水;干姜偏于温脾阳而助运化以制水;二味相合,温补脾肾,抑阴扶阳,共为君药。茯苓渗湿利水,白术补脾燥湿,二味相合,健脾祛湿,为臣药。木瓜酸温,醒脾化湿,并敛液而护阴以防利水伤阴;厚朴、木香、大腹子、草果皆为辛温气香之品,行气燥湿利水,消胀除满,为佐药。炙甘草健脾和药,生姜、大枣和中,并为佐使。诸药合用,共奏温阳健脾,行气利水之功。

制方特点:脾肾同治,重在温脾,崇土实脾而制水,故以"实脾"名之;温阳利水和行气利水并用,使阳复气行则水肿自消。

本方与真武汤均有温暖脾肾,助阳行水之功,均可治阳虚水停之证。但本方增加了温脾燥湿,行气利水的配伍,重在治脾,故宜于脾阳虚水肿而有胸腹胀满者;真武汤用附子为主,配伍生姜、芍药,故善散水消肿,兼能敛阴缓急,重在治肾,宜于肾阳虚水气内停,伴有腹痛或身瞤动者。

【临床应用】

1. 用方要点　本方适用脾肾阳虚,水停气滞之阴水。临床当以身半以下肿甚,胸腹胀满,苔白腻,脉沉迟为使用依据。

2. 临证加减　水湿内盛见尿少肿甚,加猪苓、泽泻、桂枝以化气行水;水停气滞见肿满较甚,合五皮饮以增行气利水之功;脾肺气虚见食少便溏,去槟榔,加人参、黄芪以增益气健脾之力。

3. 现代运用　多用于慢性肾炎、心源性水肿、妊娠羊水过多、肝硬化腹水等证属脾肾阳虚,水停气滞者。

4. 使用注意　阳水证忌用。

【附方】

1. 鸡鸣散(《类编朱氏集验医方》)　槟榔七枚(15g)　陈皮　木瓜各一两(各12g)吴茱萸二钱(3g)　紫苏茎叶三钱(4g)　桔梗半两(6g)　生姜和皮,半两(6g)　上为粗末,分作八服。隔宿用水三大碗,慢火煎,留一碗半,去滓;用水二碗,煎滓取一小碗。两次以煎相和,安顿床头,次日五更分二三服。功用:行气降浊,宣化寒湿。主治:湿脚气。足胫肿重无力,麻木冷痛,行动不便,或挛急上冲,甚则胸闷泛恶。亦治风湿留注,脚足痛不可忍,筋脉浮肿。

2. 萆薢分清饮(《杨氏家藏方》)　益智　川萆薢　石菖蒲　乌药各等分(各9g)上为细末,每服三钱,水一盏半,入盐一捻,同煎至七分,食前温服。功用:温暖下元,分清化浊。主治:下焦虚寒之膏淋、白浊。小便频数,混浊不清,白如米泔,凝如膏糊,舌淡苔白,脉沉。

按:鸡鸣散和萆薢分清饮均能温化寒湿,治疗下焦寒湿证。但鸡鸣散重在宣行三焦,偏重于宣化寒湿、行气降浊,主治浊邪冲上的寒湿脚气伴胸闷呕恶者。萆薢分清饮重在利湿化浊,善能分清别浊,主治下焦虚寒之高淋、白浊病。

【现代研究】

临床报道　110例心功能为Ⅲ~Ⅳ级的老年患者,随机分为治疗组54例和对照组56例,对照组采用标准西医治疗方法,治疗组在其基础上加服实脾散加减,均治疗15天。观察两组的心衰积分和中医证候积分的变化。结果治疗组心衰积分有效率为94.44%,中医证候积分有效率为92.59%,均明显优于对照组($P<0.05$)。提示实脾散加减配合西药治疗脾肾阳虚型慢性心衰临床疗效显著。

46例肺心病心衰顽固性水肿患者随机分为治疗组和对照组,每组各23例,对照组采用西医常规法(限制水钠摄入,给予吸氧、抗感染、强心、利尿、扩血管、平喘、化痰等),治疗组在上述基础上给予实脾散合五皮饮加味:制附子(先煎)12g,干姜10g,白术12g,苍术20g,木香(后下)6g,草果10g,木瓜6g,厚朴10g,茯苓皮12g,大腹皮10g,陈皮10g,生姜皮12g,桑皮12g,泽泻15g,丹参30g,赤芍15g,川芎15g,升麻6g。每日一剂。两组均治疗2周。观察患者的临床症状、体征及电解质、肺部感染、血气变化。结果治疗组总有效率83%,明显高于对照组74%($P<0.05$)。表明实脾散合五皮饮配合西医常规疗法能提高对肺心病心衰顽固性水肿的疗效。

第五节 祛风胜湿

祛风胜湿剂(formulas that dispel wind and clear dampness),适用于风湿外袭所致头痛、身痛、腰膝疼痛、肢节不利、畏寒喜温等,常以祛风湿药如羌活、秦艽、防风等为主组成。风湿为病,有邪在肌表,或正气不足,风寒湿邪稽留体内,久而不去,故本类方剂又常配伍解表散邪、补肝肾、益气血等药物。代表方有羌活胜湿汤、独活寄生汤等。

独活寄生汤《备急千金要方》
(Duhuo Jisheng Tang)
Angelica Pubescens and Chinese Taxillus Twig Decoction

【组成】 独活三两(9g) 寄生 杜仲 牛膝 细辛 秦艽 茯苓 肉桂心 防风 川芎 人参 甘草 当归 芍药 干地黄各二两(各6g)

【用法】 上十五味,哎咀,以水一斗,煮取三升,分三服,温身勿冷也(现代用法:水煎服)。

【功效】 祛风湿,止痹痛,益肝肾,补气血。

【主治】 风寒湿久痹,肝肾两亏,气血不足。腰膝疼痛,肢节屈伸不利,或麻木不仁,畏寒喜温,心悸气短,舌淡苔白,脉象细弱。

【制方原理】 本方所治痹证多为外感风寒湿邪,久稽不去,累及肝肾,耗伤气血而致。肾主骨,肝主筋,痹证日久,累及肝肾,故腰膝疼痛;寒湿客于筋骨肌肉,故肢节屈伸不利,肌肤麻木不仁;寒湿伤阳,阳虚不温,故畏寒喜温;痹证日久,耗损气血,气血不荣,故心悸气短,舌淡苔白,脉虚弱。本方证病机为风寒湿痹日久,肝肾亏虚,气血不足。治宜祛散风寒湿邪,补益肝肾气血。

方中独活辛散苦燥,善理伏风,祛骨节之风寒湿邪而止痹痛;桑寄生补肝肾,强筋骨,祛风湿;共为君药。细辛、肉桂心辛散寒湿,温通经脉而止痛;防风祛风胜湿,透邪外出;秦艽善搜筋肉之风湿,通络止痛;杜仲与牛膝补肝肾、强筋骨;此六味合助君药以散寒湿、补肝肾,共为臣药。地黄、当归、川芎、芍药补血调血;人参、茯苓益气健脾;共为佐药。甘草健脾和药,兼为佐使。全方配伍,共奏祛风湿,止痹痛,益肝肾,补气血之功。

制方特点:祛风散寒祛湿与补益肝肾气血配伍,标本兼顾,祛邪不伤正,扶正不留邪。

【临床应用】

1. 用方要点 本方适用风寒湿痹日久,肝肾不足,气血两虚证。以腰膝疼痛,畏寒喜温,舌淡苔白,脉细弱为使用依据。

2. 临证加减 邪深入络见痛甚者,可加白花蛇、川乌、地龙、红花以活血通络止痛;寒湿偏甚见腰腿冷痛重着者,可加附子、干姜、防己、苍术以散寒祛湿止痛。

3. 现代运用 多用于慢性风湿性关节炎、慢性腰腿痛、坐骨神经痛、骨质增生症等证属风寒湿邪痹阻日久,肝肾亏损,气血不足者。

4. 使用注意 湿热痹证者忌用。

【附方】

1. 三痹汤《妇人良方》 续断 杜仲 防风 桂心 细辛 人参 白茯苓 当

归 白芍药 黄芪 牛膝 甘草各五分(各5g) 秦艽 生地黄 川芎 独活各三分(各3g) 加姜,水煎服。功用:益气养血,祛风胜湿。主治:肝肾亏虚,气血不足之痹证。手足拘挛,麻木疼痛。

2. 羌活胜湿汤(《内外伤辨惑论》) 羌活 独活各一钱(各6g) 藁本 防风 甘草炙 川芎各五分(各3g) 蔓荆子三分(2g) 上咬咀,都作一服,水二盏,煎至一盏,去滓,大温服,空心食前。功用:祛风胜湿。主治:风湿在表证。头痛身重,肩背疼痛不可回顾,或腰脊重痛,难以转侧,苔白,脉浮。

按:三痹汤与独活寄生汤两方都有祛风除湿止痛、补益肝肾气血的功用,主治痹痛证,但独活寄生汤偏于补益肝肾,故多用于腰腿痛等症;三痹汤长于补气宣痹,故多用于手足拘挛、麻木疼痛等症。羌活胜湿汤主用独活、藁本、蔓荆子等祛散风湿药,主治风湿在表见头项肩背或全身关节游走性疼痛等症。

【现代研究】

1. 实验研究 独活寄生汤可明显抑制佐剂性关节炎大鼠原发性和继发性足跖肿胀、抑制毛细血管通透性增加、减轻小鼠耳郭肿胀度,减少小鼠扭体反应次数及福尔马林致痛试验的第二时相的疼痛强度;能降低胶原诱导性大鼠关节炎指数(AI)评分和滑膜 IL-1β、IL-8 表达水平($P<0.01$)。独活寄生汤含药血清能显著提高模型大鼠腰椎间盘纤维环细胞内的 CaM、CaMKⅡ、CaMKⅣ和 CREB 等蛋白的表达($P<0.01$),提示其中药血清可促进大鼠腰椎间盘纤维环细胞生长。独活寄生汤对 S180 的抑瘤率为 32.45%~43.75%,能促进自然杀伤细胞(NK)活性和白介素 -2(IL-2)分泌。上述研究表明,独活寄生汤具有促进腰椎间盘细胞生长、镇痛、抗炎、调节免疫、抑制肿瘤细胞生长等作用,为其除痹止痛和补益肝肾的功效提供了一定的现代药理学依据。

2. 临床报道 研究独活寄生汤加减治疗椎间盘源性腰痛的临床疗效。196 例椎间盘源性腰痛患者随机分为观察组和对照组各 98 例,观察组采用独活寄生汤进行治疗,1 剂 / 天,分早、中、晚 3 次口服;对照组采用布洛芬进行治疗,0.39/ 次,2 次 / 天。两组患者均治疗 14 天,比较其临床疗效差异。结果观察组总有效率 95.9%,显著高于对照组 77.6%($P<0.01$)。结论:独活寄生汤加减治疗椎间盘源性腰痛临床疗效显著。

知识拓展与案例实训

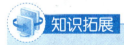

瘴 疟

病名,为疟疾之一种,多因感受山岚疠毒之气,湿热郁蒸所致。《诸病源候论·疟病诸候》:"此病生于岭南带山瘴之气,其状发寒热,休作有时,皆由山溪源岭瘴湿毒气故也。其病重于伤暑之疟。"《瘴疟指南》卷上:"瘴疟形状,其病有三。而形状不外于头痛,发热,腰重,脚软,或冷,或呕,或泄,或大便秘,或小便赤,面赤,目红,口渴,心烦,胸中大热,舌或黑,狂言谵语,欲饮水,欲坐水中,或吐血,或衄血,或腹痛,或有汗,或无汗诸证。"瘴与疟同病而异名,通常疟有定规,瘴多变怪。临床辨治有热瘴和冷瘴之别,前者为热毒内陷证,见寒战壮热,烦躁口渴,面红目赤,头痛呕吐,颈项强直,神昏谵语,或四肢抽搐,或皮肤黄染,小便短赤或色黑,舌绛苔焦黑,脉洪或弦数,治宜清热解毒截疟。后者为寒毒内闭证,见寒战较甚而热微,嗜睡,胸闷呕吐,或神昏不语,面色苍白,四肢厥冷,舌苔白厚,脉弦或沉细,治宜温阳散寒、辟秽化浊。常用中药有马鞭草、青蒿、黄芩、黄连、知母、藿香、苍术、柴胡、常山、槟榔、草果、厚朴等。藿香正气散因其具有散寒温通、解表芳香辟秽化浊作用,故可用于寒湿瘴疟的防治。

真 武

真武,即玄武。玄武为星宿名,是北方七宿的总称,因其虚、危两宿形似龟(玄)、蛇(武)而得名。《重修纬书集成卷六·河图》:"北方七神之宿,实始于斗,镇北方,主风雨。"雨水为万物生长所需,且水能灭火,所以玄武具有水神属性,《后汉书王梁传》:"玄武,水神之名。"玄武改名成真武,是宋朝真宗皇帝为了避赵家圣祖之讳。根据阴阳五行理论,北方属水,故北方之神即是水神,五逸《九怀章句》:"天龟水神"。真武汤具有温阳利水的功效,故名之。《医宗金鉴·删补名医方论》:"真武者,北方司水之神也,以之名汤者,借以镇水之义也。"(李飞.中医药学高级丛书·方剂学[M].北京:人民卫生出版社,2005:1777-1778。)

 案例实训

马某,女,70岁,1964年4月17日初诊。高血压3年,时有头晕头痛,耳鸣不聪,劳累则加重,曾服用平肝息风类中药无甚疗效。新近一年来,形体日渐发胖,小便时或失禁,晚间尿频。刻下:血压230/118mmHg。形肿尿少,畏寒肢凉,饮水后腹胀,喜温饮食,痰多稀白。舌偏淡苔水滑,六脉沉细右甚。(中国中医研究院.蒲辅周医疗经验[M].北京:人民卫生出版社,1976:35)

分析要点:①该患者一般信息对诊断能够提供哪些提示?②根据当前患者的表现应辨为何种病证?③其病机要点和治疗立法?④可以考虑的被选方剂有哪些?⑤确定选方后,可以对该方作何加减?

写出你对该患者的辨证立法、选方用药及制服要点。

学习小结

祛湿剂为治水湿病证而设。本章方剂根据主要功用,分为化湿和胃、清热祛湿、利水渗湿、温化水湿、祛风胜湿五类。

1. 化湿和胃 适用于湿阻中焦病证。平胃散功专燥湿行气,燥湿作用较强,具有燥湿运脾,理气和胃之作用,为治疗湿滞脾胃的基础方;藿香正气散具有外散风寒,内化湿浊,理气和中之效,适用于外感风寒,内有湿滞之恶寒发热,头痛,上吐下泻者。

2. 清热祛湿 适用于湿热证。三仁汤宣畅三焦气机,重在祛湿,主治湿重热轻之湿温初起;茵陈蒿汤长于清热利湿退黄,善于退黄,是治疗湿热黄疸的代表方,主治湿热阳黄证。甘露消毒丹清热祛湿之中而长于解毒,主治湿热并重之湿温时疫。八正散清热利湿之力较强,功擅泻热通淋,主治湿热淋证。连朴饮清热化湿,理气和中,主治湿热蕴伏,脾胃失和之霍乱吐泻。当归拈痛汤利湿清热,疏风止痛,主治风湿热痹或湿热脚气等。

3. 利水渗湿 适用于水湿内停证。五苓散偏于通阳化气利水,主治气化不行,水湿内停之蓄水证。猪苓汤偏于滋阴清热利水,主治阴虚而水热互结证。防己黄芪汤偏于益气利水,主治气虚水湿郁滞于肌肉或关节之风水或风湿者。

4. 温化水湿　适用于阳虚水气内停之证。苓桂术甘汤偏于温阳健脾,利水化饮,主治中阳不足之痰饮病。真武汤偏于温肾利水,主治偏于肾阳虚水犯证。实脾散偏于温脾利水,主治偏于脾阳虚弱,水停气滞之阴水者。

5. 祛风胜湿　适用于风湿痹证。独活寄生汤祛风除湿,宣痹止痛,补益肝肾气血,主治痹证日久,肝肾不足,气血两亏者。

（韩 涛　都广礼）

复习思考题

1. 试述祛湿剂的分类、适用范围和使用注意事项。

2. 比较平胃散与藿香正气散在组成、功效、主治方面的异同。

3. 茵陈蒿汤中大黄在方中的配伍意义是什么?

4. 试述三仁汤的主治、立法、组方特点和使用注意。

5. 八正散中大黄在方中的配伍意义是什么?

6. 五苓散为何能治疗水逆证?

7. 简述苓桂术甘汤主治痰饮的机理。

8. 比较真武汤与实脾散在组成、功效、主治方面的异同。

9. 试述真武汤中配伍白芍的意义。

10. 独活寄生汤为何要配伍肉桂?

第二十一章

祛 痰 剂

学习目的

掌握痰证的治疗立法;祛痰剂遣药制方的基本知识。

学习要点

祛痰剂的概念、分类及使用注意;祛痰剂各类代表方的制方原理及临床运用。

祛痰剂(formulas that expel phlegm)是以祛痰药为主组成,具有祛除痰饮等作用,主治痰饮病证的一类方剂。祛痰剂属于八法中的"消"法。

痰饮之生成,与外邪犯肺和脏腑失调有关。如外邪犯肺,肺气失宣,或郁而生热,或化燥伤阴等,均可使津液凝结而生痰。脏腑功能失调,水液代谢失职,津液运行停滞,停聚日久,亦可凝结生痰。由于肺、脾、肾三脏与水液代谢密切相关,故痰饮之生成多责之于肺、脾、肾病变。

痰之为病,无处不到,胸膈肠胃,经络四肢,皆可有之,临床表现亦复杂多变,如前人谓之:"在肺则咳,在胃则呕,在头则眩,在心则悸,在背则冷,在胁则胀。其变不可甚穷也"(《医方集解》),"凡人身中有结核,不痛不红,不作脓者,皆痰注也"(《丹溪心法》)。根据病性及兼证,痰证可分为湿痰、热痰、燥痰、寒痰、风痰五种,祛痰剂也相应分为燥湿化痰、清热化痰、润燥化痰、温化寒痰、治风化痰五类。

治疗痰病时,不仅要治已成之痰,还要治其生痰之本。痰由湿聚而成,脾失健运,则生湿成痰,故祛痰剂每多配伍健脾祛湿药,以杜生痰之源,所谓"脾为生痰之源,治痰不理脾胃,非其治也"(《医宗必读》)。痰随气而升降,气壅则痰聚,气顺则痰消,故祛痰剂中又常配伍理气药。庞安常曾说:"善治痰者,不治痰而治气,气顺则一身之津液亦随气而顺矣。"痰阻经络、肌腠结为瘰疬、痰核等,故又需结合疏通经络、软坚散结等法,方可奏效。

现代药理研究表明,祛痰剂具有抑菌、镇咳、平喘、祛痰、解痉、镇吐、镇静、镇痛、抗溃疡、抗惊厥、抗癫痫、降压、保肝、利胆、免疫调节、降脂、保护心肌等作用。此类方剂现代临床被广泛用于上呼吸道感染、急慢性支气管炎、肺炎、肺气肿、肺脓肿、肺结核、急慢性胃炎、神经性呕吐、妊娠呕吐、胰腺炎、神经衰弱症、精神分裂症、癫痫、病毒性脑炎、多发梗死性痴呆、冠心病、心绞痛、胸膜炎、肋间神经痛、梅尼埃病、高血压、围绝经期综合征等疾病。

使用祛痰剂应注意:第一,当辨痰证之标本缓急及寒热属性,正确选用不同的治法及其方剂;第二,有咳血倾向者,不宜使用温燥的祛痰剂;第三,祛痰剂性偏消散,容易耗正,不宜久服。

第一节　燥　湿　化　痰

燥湿化痰剂(formulas that expel dampness and resolve phlegm),适用于湿痰证。症见咳嗽痰多,色白易咯,舌苔白腻,脉滑,或兼见胸脘痞闷,恶心呕吐,肢体困倦,头眩心悸等。常用燥湿化痰药如半夏、南星等为主组成,并常配伍行气药如陈皮、枳实,健脾祛湿药如白术、茯苓等。代表方如二陈汤、温胆汤。

二陈汤《太平惠民和剂局方》
（Erchen Tang）
Two-cured Decoction

【组成】 半夏汤洗七次　橘红各五两(各150g)　白茯苓三两(90g)　甘草炙,一两半(45g)

【用法】 为末,每服四钱,用水一盏,生姜七片,乌梅一个,同煎至六分,去滓热服,不拘时候(现代用法:加生姜3g、乌梅1个,水煎服)。

【功效】 燥湿化痰,理气和中。

【主治】 湿痰证。咳嗽痰多,色白易咯,胸膈痞闷,恶心呕吐,肢体困倦,不欲饮食,或头眩心悸,舌苔白腻,脉滑。

【制方原理】 本方为治湿痰证之主方。湿痰之证,多由脾失健运,湿无以化,聚而成痰,郁积而成。湿痰犯肺,肺失宣降,则咳嗽痰多;痰浊阻碍气机,则胸膈痞闷;停留于胃,胃失和降,则恶心呕吐,不欲饮食;湿滞脾胃,则肢体困倦;阻遏清阳,则头眩心悸。苔腻脉滑,也为湿痰之征。治宜燥湿化痰,理气和中。

方以半夏为君,取其辛苦温燥之性,燥湿化痰,降逆和胃。橘红为臣,理气行滞,燥湿化痰,气顺则痰消。君臣二药,相辅相成,增强燥湿化痰之力。半夏、橘红均以陈久者为佳,因陈久者无过燥之弊,故方名"二陈"。茯苓为佐,渗湿健脾,以杜生痰之源。炙甘草为使,健脾和中,调和诸药。用法中加生姜降逆和胃,温化痰饮,既助半夏化痰,又制半夏之毒;复用少许乌梅敛肺止咳,并防温燥辛散而伤阴。六味相合,共奏燥湿化痰,理气和中之效。

制方特点:主以燥湿化痰,辅以理气和健脾利湿,为祛痰方的基本结构。苦辛之中少佐酸收,散收相合,燥湿化痰而不伤气津。

【临床应用】

1. 用方要点　本方为湿痰证而设,为燥湿化痰的基础方。临床以咳嗽,痰多色白易咯,呕恶,舌苔白腻,脉滑为使用依据。

2. 临证加减　咳嗽痰多而兼恶风发热,加苏叶、前胡、荆芥;肺热而痰黄黏稠,加胆南星、鱼腥草、瓜蒌;肺寒而痰白清稀,加干姜、细辛、五味子;风痰上扰而头晕目眩,加制白附子、天麻、僵蚕。

3. 现代运用　多用于慢性支气管炎、肺气肿、慢性胃炎、神经性呕吐、梅尼埃病等证属湿痰为患者。

4. 使用注意　燥痰者慎用;阴虚血弱者忌用。

【附方】

1. 导痰汤(《重订严氏济生方》) 半夏汤泡七次,四两(12g) 天南星炮,去皮 橘红 枳实去瓤,麸炒 赤茯苓去皮,各一两(各6g) 甘草炙,半两(3g) 生姜十片(3g) 水煎。功用:燥湿化痰,行气开郁。主治:痰阻气滞证(痰厥)。痰涎壅盛,胸膈痞塞,胁肋胀痛,头痛吐逆,喘急痰嗽,涕唾稠黏,坐卧不安,饮食不思。

2. 温胆汤(《三因极一病证方论》) 半夏汤洗七次 竹茹 枳实麸炒,去瓤,各二两(各6g) 陈皮三两(9g) 甘草炙,一两(3g) 茯苓一两半(4.5g) 剉散,每服四大钱,水一盏半,姜五片,枣一枚,煎七分,去滓,食前服(现代用法:加生姜5片,大枣1枚,水煎服)。主治:胆胃不和,痰热内扰证。胆怯易惊,虚烦不眠,惊悸不宁,或呕吐呃逆,及癫痫等,苔腻微黄,脉弦滑。

3. 半夏白术天麻汤(《医学心悟》) 半夏一钱五分(9g) 天麻 茯苓 橘红各一钱(6g) 白术三钱(18g) 甘草五分(3g) 生姜三片,大枣二枚,水煎服(现代用法:加生姜1片,大枣2枚,水煎服)。主治:风痰上扰证。眩晕头痛,胸闷呕恶,舌苔白腻,脉弦滑。

按:以上三方均为燥湿化痰之剂。其中导痰汤由二陈汤去乌梅,加天南星、枳实而成,燥湿化痰之力较强,长于祛痰降逆气,主治湿痰停阻而兼气逆之证;温胆汤由二陈汤去乌梅,加竹茹、枳实而成,长于理气化痰,清胆和胃,主治胆胃不和,痰热内扰之证;半夏白术天麻汤由二陈汤去乌梅,加白术、天麻、大枣而成,长于化痰息风,主治风痰上扰证。

【现代研究】

1. 实验研究 SD大鼠分为正常组、高脂组和化痰组,高脂组和化痰组给予高脂饲料喂养14周,化痰组第11周起给予二陈汤灌胃4周。检测各组大鼠血清和肝脏脂质(TC、TG)含量及内脏脂肪和肝脏Cav-1mRNA表达。结果与正常组比较,高脂组大鼠血清和肝脏中TC和TG均升高,内脏脂肪和肝脏中Cav-1mRNA表达均减少;与高脂组比较,二陈汤组大鼠血清和肝脏中TG降低,内脏脂肪和肝脏中Cav-1mRNA表达均增加。结论:二陈汤对高脂饮食大鼠有降低TG作用,可能涉及对相关脏器Cav-1表达的调节。

2. 临床报道 痰浊阻肺型喘证患者被分为对照组21例和治疗组21例,两组均给予持续低流量吸氧、抗感染、止咳、化痰、平喘、维持水电解质酸碱平衡等常规西药治疗,治疗组加二陈汤合三子养亲汤治疗。结果治疗组总有效率90.47%,明显高于对照组76.19%($P<0.05$)。表明二陈汤合三子养亲汤与西医常规疗法合用,能显著提高其对痰浊阻肺型喘证患者的疗效。

第二节　清热化痰

清热化痰剂(formulas that clear heat and resolve phlegm)适用于热痰证。症见咳痰黄稠,舌苔黄腻,脉来滑数,或兼见胸膈痞满,小便短赤、大便秘结,甚或惊悸癫狂等。本类方剂常以清热化痰药如瓜蒌、贝母、胆星等为主,配伍清热药如黄芩、黄连,理气药如陈皮、枳实,健脾利湿之品如茯苓等组成。代表方如清气化痰丸、小陷胸汤、滚痰丸。

清气化痰丸(《医方考》)

(Qingqi Huatan Wan)

Qi-Clearing and Phlegm-resolving Pills

【组成】 瓜蒌仁去油　陈皮去白　黄芩酒炒　杏仁去皮尖　枳实麸炒　茯苓各一两

(各30g) 胆南星一两半(45g) 制半夏一两半(45g)

【用法】 姜汁为丸。每服6g,温开水送下(现代用法:可作汤剂水煎服)。

【功效】 清热化痰,理气止咳。

【主治】 热痰证。咳嗽,咳痰黄稠,咯之不爽,胸膈痞满,甚则气急呕恶,舌质红,苔黄腻,脉滑数。

【制方原理】 本方所治多由火邪灼津,痰气内结,壅滞于肺所致。痰热壅肺,肺气失于宣降,故咳嗽,痰黄稠黏,咯之不爽;痰阻气机,故胸膈痞满,甚则气逆于上,而见气急呕恶。舌质红,苔黄腻,脉滑数,亦为热痰之征。《医方集解》云:"气有余则为火,液有余则为痰。故治痰者必降其火,治火者必顺其气也。"故治宜清热化痰,理气降肺。

方中胆南星苦凉,瓜蒌甘寒,二者均长于清热化痰,共为君药。半夏辛温,化痰散结;黄芩苦寒,清热降火,二者相配,苦降辛开,化痰清热,共为臣药。杏仁降利肺气,枳实散结除痞,合之降肺脾之气;陈皮理气化痰,茯苓利湿健脾,合之杜绝生痰之源;此四味共为佐药。姜汁既可化痰和胃,又可解半夏、南星之毒,以之为丸,作为佐使。诸药相合,共奏清热化痰,理气止咳之效。

制方特点:化痰与泻火、降气药同用,有清降痰火之功;祛湿运脾与肃肺降气药相配,有肺脾兼治之妙。

【临床应用】

1. 用方要点 本方为热痰证而设。临床以咳嗽气喘,咳痰黄稠,咯之不爽,苔黄腻,脉滑数为使用依据。

2. 临证加减 肺热较盛,呼吸气粗者,加知母、桑白皮、鱼腥草;津伤肺燥,咽喉干燥,痰黏难咯者,加天花粉、沙参、麦冬;热伤津液,大便秘结者,重用瓜蒌仁,加大黄、生地黄。

3. 现代运用 多用于肺炎、急慢性支气管炎、肺脓肿、肺结核等证属痰热内结者,加减还可用于痰火内扰所致的精神系统疾病。

【附方】

清金降火汤(《古今医鉴》) 陈皮 杏仁各一钱五分(6g) 茯苓 半夏 桔梗 贝母 前胡 瓜蒌仁炒 黄芩 枳壳麸炒 石膏各一钱(4g) 炙甘草三分(1.5g) 加生姜三片,水煎,食远临卧服。功用:清金降火,化痰止咳。主治:肺胃郁火痰结证。咳嗽胸满,痰少而黏,面赤心烦,苔黄脉数。

按:本方与清气化痰丸相比,少胆南星,多桔梗、贝母、前胡、石膏、炙甘草,且用汤剂,其清热祛痰、止咳之力更强。

【现代研究】

临床报道 慢性支气管炎急性发作88例,用清气化痰丸为基本方加减,每日1剂,水煎,分2次温服。另设西药对照组84例,予以控制感染、祛痰镇咳、解痉平喘、气雾疗法等综合处理。5天为1个疗程,治疗3个疗程。结果治疗组有效率94.3%,显著高于对照组有效率77.4%($P<0.01$)。表明清气化痰丸对慢性支气管炎急性发作有良好疗效。

小陷胸汤(《伤寒论》)
(Xiaoxian Xiong Tang)
Minor Decoction to Treat the Sinking into the Chest

【组成】 黄连一两(6g) 半夏洗,半升(12g) 瓜蒌实大者一枚(30g)

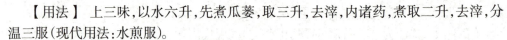

【用法】　上三味,以水六升,先煮瓜蒌,取三升,去滓,内诸药,煮取二升,去滓,分温三服(现代用法:水煎服)。

【功效】　清热涤痰,宽胸散结。

【主治】　痰热互结证。心下痞满,按之疼痛,或咳吐黄痰,胸脘烦热,舌苔黄腻,脉滑数。

【制方原理】　本方原治伤寒表证误下,邪热内陷,痰热互结心下之小结胸病。《伤寒论》云:"小结胸病,正在心下,按之则痛,脉浮滑者,小陷胸汤主之。"由于痰热互结心下,气郁不通,故胸脘痞闷,按之痛;痰热壅肺,则咳吐黄痰;痰热上扰心胸,则胸脘烦热。舌苔黄腻,脉象滑数,也为痰热内蕴之象。治宜清热涤痰,宽胸散结。

方中瓜蒌实甘寒滑润,清热涤痰,宽胸散结,为君药。黄连味苦性寒,泻热降火,清心除烦;半夏苦辛温燥,化痰降逆,开结消痞。半夏与黄连并用,辛开苦降,通畅气机,共为臣药。全方三味相合,清热涤痰,宽胸散结,开降气机,使郁结得开,痰火下行,结胸自除。

本方与大陷胸汤均为伤寒误治,邪热内陷的结胸病而设。但小陷胸汤主治为痰热互结心下之小结胸病,仅在心下,按之则痛,证情较轻,主以连、半与瓜蒌配伍而成清热涤痰之方;大陷胸汤主治为水热互结胸腹之大结胸病,自心下至少腹,硬满而痛不可近,证情较重,故用硝、黄与甘遂配伍而成峻下逐水之剂。

本方与清气化痰丸均有清热化痰之功,均可治痰热证。但清气化痰丸降火化痰之力较胜,主治痰热气逆于肺的咳吐黄痰;本方则化痰开结之功较优,主治痰热互结心下的胸脘痞痛。

【临床应用】

1. 用方要点　本方为痰热互结心下证而设。临床以胸脘痞闷,按之则痛,苔黄腻,脉滑数为使用依据。

2. 临证加减　燥热结滞,大便秘结,可加玄明粉、莱菔子;痰结气滞,胸脘痞闷较甚,可加枳实、厚朴;痰热偏甚,咳吐黄痰较多,加贝母、知母;痰热扰心,心烦较甚,可加竹叶、灯心。

3. 现代运用　多用于急性支气管炎、胸膜炎、心绞痛、急性胃炎、慢性胃炎、胰腺炎、肋间神经痛等属痰热内结者。

4. 使用注意　湿痰或寒痰及中虚痞满者,本方均不宜。

【附方】

1. 柴胡陷胸汤(《重订通俗伤寒论》)　柴胡一钱(3g)　姜半夏三钱(9g)　小川连八分(2.5g)　苦桔梗一钱(3g)　黄芩钱半(4.5g)　瓜蒌仁杵,五钱(15g)　小枳实钱半(4.5g)　生姜汁四滴,分冲。水煎服。功用:和解清热,涤痰宽胸。主治:邪陷少阳,痰热结胸证。少阳证俱,胸膈痞满,按之痛,口苦苔黄,脉弦而数。

2. 滚痰丸(王隐君方,录自《玉机微义》)　大黄酒蒸片　黄芩酒洗净,各八两(各240g)　礞石一两(30g),捶碎,同焰硝一两(30g),投入小砂罐内盖之,铁线固定,盐泥固济,晒干,火煅红,候冷取出　沉香半两(15g)　上为细末,水丸梧子大,每服四五十丸,量虚实加减服,清茶、温水送下,临卧食后服(现代用法:水泛小丸,每服6~9g,日1~2次,温开水送下)。功用:泻火逐痰。主治:实热老痰证。癫狂惊悸,或怔忡昏迷,或咳喘痰稠,或胸脘痞闷,或眩晕耳鸣,或绕项结核,或口眼蠕动,或不寐,或梦寐奇怪之状,或骨节猝痛,难以名

笔记

状,或噫息烦闷,大便秘结,舌苔老黄而厚,脉滑数有力。

3. 竹沥达痰丸(《杂病源流犀烛》) 大黄 黄芩各八两(240g) 沉香五钱(15g) 礞石焰硝煅过,一两(30g) 半夏 茯苓 陈皮 甘草 白术 人参各三两(90g) 以竹沥一大碗,姜汁三匙搅匀晒干,如此五六度,以竹沥、姜汁和丸,小豆大,每服一百丸,临卧米汤送下。功用:泻火逐痰,扶正祛邪。主治:脾虚顽痰证。痰涎凝聚成积,结在胸膈,咯吐不出,目眩头旋,腹中累累有块,体虚脉虚者。

按:柴胡陷胸汤由小柴胡汤去人参、甘草、大枣等扶正之品,合小陷胸汤并加桔梗、枳实等而成,具有和解少阳,清化痰热,宽胸散结之效,适宜于邪陷少阳,痰热结胸,见寒热往来,胸胁痞痛,呕恶不食,或咳嗽痰稠,口苦苔黄,脉滑数有力等。礞石滚痰丸和竹沥达痰丸二方均有泻火逐痰之力,但前者为攻邪之方,适用于实热顽痰而正气不虚者;后者则由礞石滚痰丸合六君子汤再加竹沥、姜汁而成,其泻逐痰热,兼能益气健脾和胃,为祛邪兼顾扶正之方,适用于痰涎凝聚胸膈而兼脾胃气虚者。

【现代研究】

1. 实验研究 SD 大鼠建立实验性高脂血症模型后给予小陷胸汤加味(法夏15g,瓜蒌仁 14g,瓜蒌皮 6g,黄连 5g,枳壳 6g)连续灌胃给药 12 周,测定各组大鼠的血脂变化。结果:与模型组相比,小陷胸汤组 TC、LDL-C、TG、HDL-C 均呈显著性降低($P<0.01$,$P<0.05$)。表明陷胸汤加味方具有一定的降脂作用。

2. 临床报道 反流性食管炎患者随机分为治疗组 51 例和对照组 40 例,治疗组以加味小陷胸汤治疗,对照组以奥美拉唑肠溶片与多潘立酮片治疗,共计疗程 60 天。结果治疗组的近期治愈率和有效率分别为 35.71% 和 85.71%,对照组分别为 32.50% 和 92.5%,两组无显著性差异。停药半年后,治疗组治愈率为 45.10%,显著高于对照组 22.50%($P<0.05$)。表明小陷胸汤对反流性食管炎的远期疗效优于西药。

第三节 润 燥 化 痰

润燥化痰剂(formulas that moisten dryness and resolve phlegm)适用于燥痰证,症见咳嗽或呛咳,咳痰不爽,痰白不黄,黏稠难咯,舌红苔白而干,或兼见口鼻干燥,声音嘶哑,舌红少津,苔干等。本类方剂常用润燥化痰药如瓜蒌、贝母等为主,配伍清热生津药如天花粉等和理气、健脾利湿等品组成,代表方如贝母瓜蒌散。

贝母瓜蒌散(《医学心悟》)
(Beimu Gualou San)
Fritillaria and Trichosanthes Fruit Powder

【组成】 贝母一钱五分(5g) 瓜蒌一钱(3g) 花粉 茯苓 橘红 桔梗各八分(各 2.5g)

【用法】 为末,水煎服(现代用法:水煎服)。

【功效】 润肺清热,理气化痰。

【主治】 燥痰证。咳嗽有痰,黏稠难咯,或咽喉干痛,或口鼻干燥,舌红苔白而干。

【制方原理】 本方证多由燥热伤肺,灼津成痰所致。盖肺为娇脏,不耐寒热,性喜清肃而恶燥。若外感燥热之邪,灼津为痰,肺失清肃,则咳嗽少痰,黏涩难咯;燥热伤津,气道干涩,故咽喉燥痛,口鼻干燥。治宜润肺清热,理气化痰。

贝母苦甘微寒,清热润肺,化痰止咳,开痰气之郁结,为君药。瓜蒌甘寒滑润,清肺润燥,开结涤痰,为臣药。天花粉清热生津,润燥化痰;茯苓健脾渗湿,以杜生痰之源;橘红理气化痰,使气顺则痰消,共为佐药。桔梗善宣利肺气,止咳化痰,且引诸药入肺经,为佐使药。全方诸药相合,清润宣肃,化痰止咳,使肺得清润而燥痰自化,宣降有权则咳逆自止,为治肺中燥痰之良方。

制方特点:主以清润化痰,兼行宣利肺气、运湿健脾。

本方与清气化痰丸均可治肺中有热,咳痰黏稠证。但本方重在润燥化痰宣肺,主治肺中燥痰较甚,咳嗽少痰,鼻咽干痛者;清气化痰丸重在清热化痰降肺,主治肺中热痰较重,咳痰黄稠气逆者。

【临床应用】

1. 用方要点　本方为燥痰证而设。临床以咳嗽咳痰,黏稠难咯,量少,口鼻干燥,苔干为使用依据。

2. 临证加减　兼有风邪犯肺,咳嗽咽痒,微恶风寒,加前胡、桑叶;咳伤肺络,咳痰带血,加仙鹤草、茜草;肺阴损伤,咳而声嘶,加沙参、麦冬;邪火上灼,咽干疼痛较甚,加马勃、山豆根;肺气上逆,咳嗽气急,加马兜铃、枇杷叶、杏仁等。

3. 现代运用　多用于肺结核、肺炎、支气管炎、咽喉炎等属于燥痰证者。

4. 使用注意　内有湿痰、寒痰者不宜用。

【附方】

二母二冬汤(《症因脉治》)　麦冬(9g)　天门冬(9g)　知母(9g)　川贝母(9g)。水煎服。功用:养阴润肺,化痰止咳。主治:内伤之燥咳。咳嗽喘逆,时咳时止,痰不能出,连嗽不已,脉两尺沉数;或肺热身肿,燥咳烦闷,脉右寸洪数者。

【现代运用】

临床报道　小儿支原体肺炎 30 例用贝母瓜蒌散加味治疗。处方:黄芩 6g,黄连 6g,浙贝母 9g,瓜蒌 9g,百部 6g,赤芍 6g,甘草 3g。每剂煎汁 150ml,分 3 次口服,2 周为 1 疗程。对照组 30 例服用阿奇霉素。结果治疗组治愈 12 例,显效 11 例,总有效率 96.67%;对照组治愈 6 例,显效 9 例,总有效率 86.67%。两组疗效无显著性差异($P > 0.05$),但治疗组在改善咳嗽、咳痰等主要症状方面优于对照组。表明贝母瓜蒌散对小儿支原体肺炎具有较好的治疗效果。

第四节　温化寒痰

温化寒痰剂(formulas that warm and resolve cold-phlegm)适用于寒痰证,症见咳嗽痰多,色白清稀,舌苔白滑,兼见口鼻气冷,肢冷恶寒,舌体淡胖,脉来沉迟等。本类方剂常以温化寒痰药如干姜、细辛、白芥子、苏子等为主,配伍温里祛寒之品而组成,代表方如苓甘五味姜辛汤、三子养亲汤。

苓甘五味姜辛汤(《金匮要略》)
(Linggan Wuwei Jiangxin Tang)
Poria, Licorice, Schisandra, Ginger and Asarum Decoction

【组成】　茯苓四两(12g)　甘草三两(9g)　干姜三两(9g)　细辛三两(6g)　五味子半升(6g)

【用法】　上五味,以水八升,煮取三升,去滓,温服半升,日三(现代用法:水煎服)。

【功效】 温肺化饮。

【主治】 寒饮咳嗽。咳嗽痰多,清稀色白,或喜唾清涎,胸闷喘逆,舌胖淡,苔白滑,脉弦滑。

【制方原理】 本方证多由脾阳不足,寒从中生,聚湿成饮,寒饮犯肺所致。寒饮停肺,故咳嗽痰多,清稀色白或喜唾清涎;饮阻气机,故胸闷不舒。舌胖淡,苔白滑,为寒痰水饮之征。张仲景谓:"病痰饮者,当以温药和之",治宜温肺化饮。

方中以干姜辛热,既可温肺散寒以化饮,又可温运脾阳以祛湿,为君药。细辛辛热,温肺暖肾,通阳布津,以助君药温化痰饮,相得益彰,为臣药。五味子酸温,既可敛肺止咳,又可敛阴生津,与辛散相伍,相反相成。茯苓甘淡渗利,健脾祛湿,既可消已成之饮,又可杜生痰之源,共为佐药。甘草和中调药,是为佐使。诸药相合,开合相济,温散并行,使寒邪得去,痰饮得消。

制方特点:温化合以渗利,脾肺同治;辛散佐以酸收,蠲饮而不伤气津。

【临床应用】

1. 用方要点 本方为寒饮咳嗽而设,临床以咳嗽痰多,清稀色白,舌苔白滑为使用依据。

2. 临证加减 咳嗽痰多,或兼胃气上逆而呕者,加半夏、陈皮;肺中痰阻,咳嗽较重,加紫菀、苏子、杏仁;肺脾气滞,胸脘胀满,加厚朴、旋覆花;肾阳不足,气上冲逆,加桂枝、沉香;初起兼表寒,可加麻黄、桂枝。

3. 现代运用 多用于慢性支气管炎、肺气肿证属寒饮内停者。

【附方】

1. 冷哮丸(《张氏医通》) 麻黄泡 川乌生 细辛 蜀椒 白矾生 牙皂去皮弦子,酥炙 半夏曲 陈胆南星 杏仁去双仁者,连皮尖用 甘草生各一两 紫菀茸 款冬花各二两 为细末,姜汁调神曲末,打糊为丸,每遇发时,临卧生姜汤送服二钱,羸者一钱。功用:温肺散寒,涤痰平喘。主治:寒痰壅肺之哮喘。背受寒邪,遇冷即发喘嗽,顽痰结聚,胸膈痞满,倚息不得卧。

2. 三子养亲汤(《韩氏医通》) 白芥子(6g) 苏子(9g) 莱菔子(9g) 洗净微炒,击碎,看何证多,则以所主者为君,余次之。每剂不过三钱(9g),用生绢小袋盛之,煮作汤饮,代茶水啜用。不宜煎熬太过。若大便素实者,临服加熟蜜少许;若冬寒加生姜三片。功用:温肺化痰,降气消食。寒痰夹食证。咳嗽喘逆,痰多色白,胸膈痞满,食少难消,舌苔白腻,脉滑等。

按:以上三方均可温化寒痰。但冷哮丸为涤除寒痰之峻剂,涤痰平喘之力强,多用于寒痰伏肺,遇冷而发哮喘者;三子养亲汤重在温肺化痰,降气消食,主治寒痰夹食证,见咳嗽喘逆,胸膈痞满,食少难消者;苓甘五味姜辛汤重在温肺化饮,主治寒饮停肺,咳痰清稀,胸膈不快者。

【现代研究】

临床报道 咳嗽变异性哮喘分为治疗组 125 例和对照组 98 例。治疗组用苓甘五味姜辛汤合二陈汤加减,基本方药:茯苓 15g,甘草 10g,五味子 10g,干姜 10g,细辛 3g,法夏 10g,陈皮 15g。水煎服,日 2 次;对照组用支气管扩张剂(美瑞清)治疗,每次 25μg,每天 2 次。疗程均为 2 周。结果:治疗组痊愈 87 例,总有效率 92.8%;对照组痊愈 21 例,总有效率 55.1%;两组差异有显著意义($P<0.05$)。表明苓甘五味姜辛汤合二陈汤加减治疗咳嗽变异性哮喘有良好疗效。

第五节 治风化痰

治风化痰剂(formulas that dispel wind and resolve phlegm)适用于风痰证。风痰为病，有内外之分。外风夹痰者，症见咳嗽痰多、恶风发热等，次来治方常用疏风散邪药如荆芥、麻黄等与化痰止咳药如桔梗、半夏、紫菀、百部、白前等配伍而成，代表方如止嗽散。内风夹痰者，症见咳嗽多痰、眩晕头痛，甚则昏厥不语，或发癫痫等，此类治方常用息风止痉药如天麻、全蝎、僵蚕等与化痰药如半夏、天南星等为主，配伍健脾、开窍、安神等品而成，代表方如止嗽散、定痫丸等。

止嗽散 《医学心悟》

（Zhisou San）

Cough-stopping Powder

【组成】 桔梗炒 荆芥 紫菀蒸 百部蒸 白前蒸，各二斤(各1000g) 甘草炒，十二两(360g) 陈皮去白，一斤(500g)

【用法】 共为末，每服三钱，开水调下，食后，临卧服。初感风寒，生姜汤调下(现代用法：共为末，每服9g，温开水或姜汤送下。亦可作汤剂，用量按原方比例酌定)。

【功效】 止咳化痰，疏风宣肺。

【主治】 风痰咳嗽。咳嗽咽痒，咳痰不爽，或微有恶风发热，舌苔薄白。

【制方原理】 本方为外感咳嗽，风邪羁留肺脏不去的咳嗽不止证而设。风邪袭肺，宣降失司，故咳嗽、咳痰不爽。咽喉发痒，乃为风稽咽喉所致，所谓"无风不作痒"。若表邪未尽，还可见轻度恶风发热。本证病机以风邪稽肺，痰滞气阻，肺失宣降为要点；治宜止咳化痰，疏表宣肺。

方中紫菀、百部味苦而性温润，皆入肺经，下气化痰，理肺止嗽，此二味温润不燥，尤能止咳化痰，新久咳嗽皆宜，是为君药。桔梗开宣肺气而化痰；白前降气祛痰而止咳；二者相合以助君药宣降肺气，化痰止咳，为臣药。橘红理气化痰，荆芥疏风解表，二药为佐。甘草调和诸药，合桔梗利咽止咳，为使药。诸药相合，使邪散肺畅，气顺痰消，诸症自愈。

程钟龄制方原意，是以苦辛温润平和之剂，"治诸般咳嗽"(《医学心悟》)。程氏认为，肺为娇脏，用药过散、过温、过寒均非所宜，故制此方。所谓"温润和平，不寒不热，既无攻击过当之虞，大有启门逐贼之势，是以客邪易散，则肺气安宁"(《医学心悟》)。

制方特点：重在调理肺气，兼行化痰疏风风；温润和平，散寒不助热，解表不伤正。

【临床应用】

1. 用方要点 本方为治咳嗽之通剂，随症加减，可用治多种咳嗽，但以表邪已解，风邪羁肺之咳嗽为最宜。临床以咳嗽咽痒，咳痰不爽，苔薄，脉不数为使用依据。

2. 临证加减 兼风热表证症见身热，可加金银花、连翘；兼风寒表证症见恶寒，可加防风、荆芥、苏叶；痰多，加贝母、瓜蒌；兼肺热症见咳嗽痰黄，加生石膏、桑白皮、胆南星；津液损伤见咽干口渴，加沙参、麦冬。

3. 现代运用 多用于上呼吸道感染、支气管炎、肺炎、流行性感冒等证属风邪犯肺者。

4. 使用注意　外感初起以表证为主者,不宜使用本方。

【附方】

金沸草散(《太平惠民和剂局方》)　旋覆花　麻黄去节　前胡各三两(90g)　荆芥穗四两(120g)　甘草炒　半夏汤洗七次,姜汁浸　赤芍药各一两(30g)　为粗末,每次三钱(9g),加生姜三片,枣一个,水煎,不拘时服。功用:解表散寒,祛痰止咳。主治:风寒束表,痰浊壅肺之证。恶寒发热,胸膈满闷,痰多喘咳,痰涩不利。

按:金沸草散与止嗽散均有疏风透表,祛痰止咳之功,均可治疗外感咳嗽。但金沸草散解表散寒之力较强,可用于风寒束表,痰浊壅肺的咳喘痰多之证;止嗽散疏风解表之力较弱,主要用于表邪已解,而咳仍不止,咳痰不爽者。

【现代研究】

临床报道 嗜酸性粒细胞性支气管炎22例,在口服泼尼松的基础上加用止嗽散加味治疗。方药:桔梗、白前各9g,紫菀、川贝母各12g,荆芥、麦冬各10g,百部、沙参、玄参各15g,陈皮、炙甘草各6g,地龙10g。随症加减:表虚易感者加玉屏风散;阴虚或气阴两虚者加党参15g,五味子10g;肝胆有热者加黛蛤散。服药期间忌食辛辣油腻。另设对照组22例口服泼尼松。2周为1个疗程。结果:治疗组治愈18例,好转4例;对照组治愈17例,好转4例;两组疗效相当。

定痫丸(《医学心悟》)
(Dingxian Wan)
Epilepsy-stabilizing Pills

【组成】　明天麻　川贝母　半夏姜汁炒　茯苓蒸　茯神去木,蒸,各一两(30g)　胆南星九制者　石菖蒲杵碎,取粉　全蝎去尾,甘草水洗　僵蚕甘草水洗,去嘴,炒　真琥珀腐煮,灯草研,各五钱(各15g)　陈皮洗,去白　远志去心,甘草水洗,各七钱(各20g)　丹参酒蒸　麦冬去心,各二两(各60g)　辰砂细研,水飞,三钱(9g)

【用法】　用竹沥一小碗,姜汁一杯,再用甘草四两熬膏,和药为丸,如弹子大,辰砂为衣,每服一丸(现代用法:共为细末,用甘草120g熬膏,加竹沥100ml,姜汁50ml,和匀调药为小丸,每服6g,早晚各一次,温开水送下;亦可作汤剂,加甘草水煎,去渣,入竹沥、姜汁、琥珀、朱砂冲服,用量按原方比例酌定)。

【功效】　涤痰息风,清热定痫。

【主治】　风痰蕴热之痫证。忽然发作,眩仆倒地,不省高下,甚则抽搐,目斜口歪,痰涎直流,或叫喊作畜声,脉弦滑。亦可用于癫狂。

【制方原理】　痫证多因脏腑失和,痰涎内结,或遇劳力过度,饮食失节,或情志失调,气机逆乱,肝风夹痰,上蒙清窍所致。痰随风动,上蒙清窍,则猝然眩仆倒地,目睛上视,甚或抽搐;痰涎壅盛,则口吐白沫,喉中痰鸣。治宜涤痰息风,清热定痫。

方中竹沥甘寒滑利为君,善清热滑痰,镇惊利窍,"治痰迷大热,风痉癫狂"(《本草备要》)。胆南星清火涤痰,息风定痫,《药品化义》谓其"治一切中风、风痫、惊风",本方用之以助竹沥豁痰利窍,为臣药。半夏燥湿化痰、降逆止呕,茯苓健脾利湿化痰,陈皮理气化痰,川贝母清热润燥化痰,加强君臣化痰之力;天麻、僵蚕、全蝎,息风通络,平肝止痉,以助君臣息风止痉;石菖蒲、远志开窍化痰;麦冬、丹参滋阴清热,活血利窍;朱砂、茯神、琥珀清心宁神,镇惊定痫,以上共为佐药。甘草味甘,调和诸药;加

319

入姜汁,意在温开以助化痰利窍,并防竹沥、胆星、贝母寒凉有碍湿痰消散,共为佐使。全方相合,共奏涤痰息风,清热定痫之效。

制方特点:集大队化痰药于一方,融息风、止痉、通络药于一体,佐以开窍与宁神,全方药味多而不杂,层次分明。

本方涤痰息风,清热定痫,适用于风痰蕴热之痫证。一俟痫证缓解,则应注意培本扶元,调摄精神,合理饮食,以收全功。病久频发者,还应注意扶正防脱,原方后有"方中加人参三钱尤佳"一语,即是此意。

【临床应用】

1. 用方要点　本方为风痰蕴热之痫证而设。临床以突然仆倒,抽搐吐涎,目斜口歪,脉弦滑为使用依据。

2. 临证加减　兼胃肠有热,大便秘结,加大黄、芒硝;肝风偏甚,抽搐频繁,加羚羊角、钩藤;既愈之后,用河车丸(紫河车一具,茯苓、茯神、远志各一两,人参五钱,丹参七钱,炼蜜为丸,每早开水下三钱)培元固本,养心调神。

3. 现代运用　多用于原发性癫痫、继发性癫痫、多发梗死性痴呆、重度自主神经功能紊乱,以及精神分裂症、脑囊虫病等证属风痰为患者。

4. 使用注意　癫痫属脾虚气弱,或阴虚阳亢者,本方不宜。

【附方】

1. 五痫神应丸(《景岳全书》)　白附子五钱,炮(15g)　半夏二两,洗(60g)　南星　乌蛇酒浸　生矾各一两(30g)　全蝎二钱(6g)　蜈蚣半条　白僵蚕一两五钱,炒(45g)　麝香三字,另研(1g)　皂角二两(60g)捶碎,用水半升,揉汁去滓,同白矾一处熬干为度　生姜汁煮曲糊丸,如梧桐子大,飞朱砂二钱半(7.5g)　为衣。每服三十丸,生姜汤食后送下。功用:息风止痉,化痰开窍。主治:风痰痫证。

2. 白金丸(《医方集解》)　白矾三两(90g)　郁金七两(210g)　薄荷糊丸。功用:化痰开窍,清热凉肝。主治:痰迷心窍之癫狂。

3. 神仙解语丹(又名解语丸)(《校注妇人良方》)　白附子炮　石菖蒲去毛　远志去心,甘草水煮沸　天麻　全蝎　羌活　胆南星各一两(30g)　木香半两(15g)　为细末,面糊丸,桐子大。每服二三十丸,薄荷汤下。功用:开窍化痰,通络息风。主治:风痰阻络之中风不语。中风,言语謇涩,咳唾痰浊,舌苔厚腻,脉弦滑。

按:四方均可息风化痰,治疗风痰痫证。但定痫丸有清热化痰,宣窍宁神之功,主治痰热风上蒙心窍之痫证;五痫神应丸祛风化痰,温散通络之力较强;风痰夹寒阻络的痫证;白金丸化痰宣窍,开郁活血,主要用于痰迷心窍之癫狂;神仙解语丹开窍化痰,祛风通络之力较强,主治风痰阻络,兼有外风者。

【现代研究】

1. 实验研究　腹腔注射戊四唑造成大鼠癫痫模型,造模同时给予定痫丸、丙戊酸钠和定痫丸加丙戊酸钠,连续4周。结果模型组大鼠脑组织中谷氨酸含量升高而 γ - 氨基丁酸含量明显降低,c-fos 阳性细胞数明显增多。与模型组比较,其他各给药组大鼠脑组织中谷氨酸含量均见不同程度地降低,γ - 氨基丁酸含量升高,c-fos 阳性细胞数减少,差异具有统计学意义($P<0.05$)。提示定痫丸具有抗癫痫作用,可能与其改善或调节脑递质及相关蛋白表达有关。

2. 临床报道　定痫丸合一贯煎加减方治疗经确诊的小儿多发性抽动症(中医辨证为肾阴不足和肝风内动证)39 例,汤药(含生药 1.1g/ml)每次 20~30ml,每日 2 次;对照组 38 例口服泰必利,

50mg/ 次,2~3 次 / 日。2 个月为一个疗程。按治疗前后的病情分级标准和中医证候评分作为疗效判断标准。结果治疗组病情和中医证候总有效率分别为 84.6% 和 84.6%,均显著高于对照组的 39.5% 和 18.4%(*P*<0.05)。表明定痫丸合一贯煎加减方对小儿多发性抽动症有较好疗效。

知识拓展与案例实训

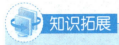 **知识拓展**

痰与饮分治

饮者,水也,清而不粘,化汗、化小便而未成者也;痰者,稠而极粘,化液、化血而未成者也。饮之生也,由于三焦气化之失运;三焦之失运,由于命火之不足。盖水入于胃,脾气散精,上输于肺,此即津也。……其在三焦,则曰水;在膀胱,则曰津液。水在三焦,质清味淡,外泄为汗则味咸,下泄为溺则气腥,皆受人气之变化,而非复清淡之本质矣。故汗与小便,皆可谓之津液,其实皆水也。火力不运,水停中焦,上射于肺。治之之法,补火理气,是治本也;发汗利小便,是治标也。痰则无论为燥痰,为湿痰,皆由于脾气之不足,不能健运而成者也。盖水谷精微,由脾气传化,达于肌肉而为血,以润其枯燥;达于筋骨而为液,以利其屈伸。今脾气不足,土不生金,膻中怯弱,则力不能达于肌肉,而停于肠胃,蕴而成痰矣;已达于皮膜者,又或力不能运达于筋骨,故有皮里膜外之痰也。又多痰者,血必少,而骨属屈伸,时或不利,此其故也。治之之法,健脾仍兼疏理三焦,以助其气之升降运化,是治本也;宣郁破瘀,是治标也。燥痰则兼清热生津,痰乃有所载而出矣。所以必用破瘀者,痰为血类,停痰与瘀血同治也。治痰不得补火,更不得利水;补水、利火,即湿痰亦因火热郁蒸,愈见胶固滋长,而不可拔矣。此痰饮分治之大义也。至于患饮之人,必兼有痰;患痰之人,亦或有饮,二证每每错出,此古人治法所以不别也。不知病各有所本,证各有所重。患饮兼痰者,治其饮而痰自消,痰重者,即兼用治痰法可也;因痰生饮者,治其痰而饮自去,饮重者,即兼用治饮法可也。(《读医随笔·卷三》)

▲ **案例实训**

肖某,男,35 岁,某厂厂长。夜难安眠已久,寐中乱梦纷纭,睡后易惊,每晚需服安眠药方能入睡,新近自用酸枣仁汤 1 周效果不显。刻下:夜难入寐,时有烦躁,精神不振,纳食乏味,食后脘胀不适,口干不欲饮水,舌苔黄厚,脉左关滑,余部虚小。(陈可冀.岳美中医学文集[M].北京:中国中医药出版社,2000)

分析要点:①根据当前患者的临床表现可辨为何证? 主要依据是什么? ②其病机要点和治疗立法怎样? ③为何选用酸枣仁汤治疗未获显效? ④可以考虑的被选方剂有哪些? 如何对其加减化裁?

学习小结

本章方剂为治疗痰病而设,分为燥湿化痰、清热化痰、润燥化痰、温化寒痰、治风化痰五类。

1. **燥湿化痰** 为湿痰证而设。二陈汤燥湿化痰,理气和中,为治疗湿痰证代表方和各种痰证的基础方。

2. 清热化痰 为热痰证而设。清气化痰丸清热化痰,理气止咳,主治痰热蕴肺之证。小陷胸汤辛苦寒热并用,具有清热涤痰,宽胸散结之效,主治痰热互结胸脘的小结胸病。

3. 润燥化痰 为燥痰证而设。贝母瓜蒌散润肺化痰,主治肺经燥痰所致的咳嗽痰稠、咯之不爽、咽喉干燥之证。

4. 温化寒痰 为寒痰证而设。苓甘五味姜辛汤温肺化饮,主治寒饮在肺,咳痰清稀色白之证。

5. 治风化痰 为风痰证而设。止嗽散止咳化痰,疏表宣肺,主治外风夹痰,见咳嗽咽痒,咳痰不爽,或微有恶风发热等。定痫丸涤痰息风,清热定痫,专治风痰夹热引起的痫证。

(张文风)

复习思考题

1. 祛痰剂为何常配伍健脾利湿药和理气药?
2. 试述二陈汤组方原理,临床如何加减变化?
3. 比较苓甘五味姜辛汤、小青龙汤在组成、功用以及主治证等方面的异同点。
4. 试述温胆汤的主治证候及配伍意义。
5. 止嗽散与定痫丸二方均可治风痰,其主治有何不同?
6. 阐述止嗽散的制方思路、组方用药特点。
7. 贝母瓜蒌散为润燥化痰剂,为何配伍温燥、渗利药?

笔记

第二十二章

消散化积剂

消散化积剂(formulas that remove stagnation and resolve masses)是具有消食化滞、消除痞满、消癥散结以及消疮散痈等作用,主治饮食积滞、痞满、癥积、疮疡等病证的一类方剂。属于八法中消法的范围。

消法以《素问·至真要大论》"结者散之"、"逸者行之"、"坚者消之"为立法依据,适用于寒、热、气、血、痰、湿、食、虫等壅滞而形成的积滞痞块或疮疡肿毒。程国彭指出:"消者,去其壅也,脏腑、经络、肌肉之间,本无此物而忽有之,必消散乃得其平"(《医学心悟》)。基于消法的内涵,本章主要讨论针对邪气聚结所形成的食积、痞满、癥积、疮疡等病证的治法及方剂,分为消食导滞、消痞化积、消癥散结、消疮散痈四类。

现代药理研究表明,部分消食导滞及消痞化积方具有提高消化酶活性、调节胃肠功能、促进或抑制胃肠蠕动、抗消化性溃疡、提高机体免疫力等作用;消疮散痈剂多有抗病原微生物、抗炎、改善血液流变性等作用;消癥化积剂多有降血脂、调节免疫功能、改善血液流变性、抗动脉粥样硬化、抗肝纤维化、抗肿瘤等方面的作用。消散化积剂现代临床主要用于消化不良、胃肠炎、胃肠功能紊乱、胃神经官能症、痢疾、外科疮疡肿毒、急腹症、肝硬化、肿瘤、结缔组织病及某些妇科疾病。

使用消散化积剂,首先应辨清寒热虚实,区别兼夹合邪,权衡主次,合理配伍;第二,应重视疾病不同阶段的病机演变,辨清气郁食滞、湿阻痰聚、气结血瘀的主次及其之间的关系,注意多法的配合;第三,积滞内停易致气滞,气滞则坚积难消,故此类方中常配伍理气之药;第四,对于脾胃素虚,气血不足等正虚而邪实者,常须配伍补益之药,消补兼施;第五,消散化积剂多用丸剂,作用也较泻下剂缓和,但作为攻伐之剂,不宜长期或过量服用,以免损伤正气。

第一节 消食导滞

消食导滞剂(formulas that promote digestion and remove food stagnation)适用于食

积停滞引起的胸脘痞闷,嗳腐吞酸,厌食呕恶,腹胀腹痛或泄泻等症,常用消食药如山楂、神曲、麦芽、谷芽、莱菔子等为主组成。食积为病,易伤脾胃,故常配伍白术、茯苓等益气健脾药。食积停滞,易阻气机,或生湿蕴热,故常配伍行气、化湿、清热等药。若食积湿热壅滞大肠,腑气不通者,可配泻下药以攻积导滞。代表方剂为保和丸、枳实导滞丸等。

<h2 style="text-align:center">保和丸《丹溪心法》</h2>
（Baohe Wan）
Digestant Pill

【组成】　山楂六两(180g)　神曲二两(60g)　半夏　茯苓各三两(各90g)　陈皮　连翘　莱菔子各一两(各30g)

【用法】　上为末,炊饼丸如梧桐子大,每服七八十丸,食远白汤下(现代用法:共为末,水泛为丸,每服6~9g,温开水送服)。

【功用】　消食和胃。

【主治】　食积证。脘腹痞满胀痛,嗳腐吞酸,恶食呕吐,或大便泄泻,舌苔厚腻,脉滑。

【制方原理】　食积之证,多因饮食不节,暴饮暴食所致。饮食过量,脾胃运化不及,则饮食停滞而为食积。食积内停,气机受阻,故见脘腹胀满,甚则疼痛。食积中阻,损伤脾胃,脾失健运,清阳不升则泄泻,胃失和降则呕吐。舌苔厚腻,脉滑,为食积内停之象。本证病机为饮食停滞,气机受阻,脾胃不和。治宜消食化滞,理气和胃。

方中山楂味酸而甘,能消一切饮食积滞,尤善消肉食油腻之积,重用为君。神曲消食和胃,善化酒食陈腐之积;莱菔子下气消食,长于消谷面之积,共为臣药。君臣合用,消食之力更著,可消各种饮食积滞。半夏、陈皮理气化滞,和胃止呕;食积内郁,易于生湿化热,茯苓渗湿健脾,和中止泻,连翘清热散结以助清散食滞积热,共为佐药。诸药合用,使食积化,胃气和,诸症自解。

制方特点:山楂、神曲、莱菔合用,消食之功全面;制以丸剂,作用平和,为和中消导之轻剂。

【临床应用】

1. 用方要点　本方药力较缓,适用于食积伤胃之轻证。临床以脘腹胀满,嗳腐厌食,苔厚腻,脉滑为使用依据。

2. 临证加减　若食滞较重,脘腹胀痛较甚,可酌加枳实、槟榔;食积化热较甚,嗳腐食臭,舌苔黄腻,可酌加黄芩、黄连;积滞结实,大便秘结,可加大黄;兼脾虚大便溏泄,酌加白术。

3. 现代运用　常用于消化不良、急慢性胃炎、慢性胆囊炎、肠炎、婴幼儿消化不良等属食积证者。

4. 使用注意　脾虚食滞者不宜。

【附方】

大安丸(《丹溪心法》)　山楂六两(180g)　神曲(炒)二两(60g)　半夏　茯苓各三两(各90g)　陈皮　连翘　萝卜子各一两(各30g)　白术二两(60g)　为末,粥糊为丸服。功用:健脾消食。主治:食积兼脾虚之证。饮食不消,脘腹胀满,大便泄泻,以及小儿食积。

按:大安丸与保和丸均可消化食积,同治食积病证。保和丸功专消食,适用于食积而正气不虚者;大安丸较保和丸多白术一味,消食之中兼有健脾之功,适用于食积兼有脾虚便溏之证,小儿食积之证尤宜。

【现代研究】

临床报道 用保和丸(水丸)治疗老年功能性消化不良51例,同时以多潘立酮片治疗48例作为对照。7天为1个疗程,用药2个疗程。结果治疗组总有效率为94.12%,明显高于对照组56.25%(P<0.05)。表明保和丸治疗老年功能性消化不良的疗效较西药多潘立酮片优。

枳实导滞丸(《内外伤辨惑论》)
(Zhishi Daozhi Wan)
Pill of Immature Bitter Orange for Removing Stagnancy

【组成】 大黄一两(30g) 枳实麸炒,去瓤 神曲炒,各五钱(各15g) 茯苓去皮 黄芩去腐 黄连拣净 白术各三钱(各9g) 泽泻二钱(6g)

【用法】 上为细末,汤浸蒸饼为丸,如梧桐子大,每服五十至七十丸,食远,温开水送下(现代用法:共为末,水泛为丸,每服6~9g,食后温开水送服,每日2次)。

【功用】 消食导滞,清热祛湿。

【主治】 湿热食积证。脘腹胀痛,下痢泄泻,或大便秘结,小便短赤,舌苔黄腻,脉沉有力。

【制方原理】 本证多因饮食积滞,生湿蕴热,或素有湿热,又与食积互结于肠胃所致。积滞内阻,气机不畅,故见脘腹痞满胀痛,大便秘结;食积不消,湿热不化,下迫大肠,则下痢泄泻;小便黄赤,舌苔黄腻,脉沉有力皆为湿热之象。本证病机为食积气壅,湿热蕴结,肠胃滞阻。治宜消食导滞,清热祛湿。

方中重用大黄,攻积泻热,使湿热积滞从大便而下,为君药。枳实行气导滞,以除脘腹胀满疼痛;神曲消食化滞和胃,使食积内化,共为臣药。黄连、黄芩清热燥湿,厚肠止痢;茯苓、泽泻利水渗湿,与大黄相配,使湿热从二便而消;白术健脾燥湿,兼制苦寒泻下药之败胃伤正,共为佐药。诸药合用,使积滞去,湿热清,气机畅,则诸症自愈。

制方特点:主以攻积下滞,兼行清热祛湿、健脾;制为丸剂,峻药缓用。

【临床应用】

1. 用方要点 本方适用于食积湿热内阻肠胃之证,临床以脘腹胀痛,大便秘结或下痢泄泻,苔黄腻,脉沉有力为使用依据。

2. 临证加减 若胀满较重,里急后重,可酌加木香、槟榔等以理气导滞;热毒较甚,下痢脓血,加金银花、白头翁;呕吐较甚,加半夏、代赭石。

3. 现代运用 常用于急性肠炎、细菌性痢疾、食物中毒、胃肠功能紊乱及消化不良等属湿热食积证者。

4. 注意事项 脾胃虚弱者及孕妇均不宜服用。

【附方】

1. 木香导滞丸(《医学正传》) 大黄一两(30g) 枳实(制)五钱(15g) 神曲(炒)五钱(15g) 茯苓三钱(9g) 黄芩三钱(9g) 黄连三钱(9g) 白术三钱(9g) 木香二钱(6g) 槟榔二钱(6g) 泽泻二钱(6g) 功用:清热祛湿,导滞消痞。主治:湿热积滞,不得消化,脘腹痞满,

325

闷乱不安,不思饮食,大便不利。

2. 木香槟榔丸(《儒门事亲》) 木香 槟榔 青皮 陈皮 莪术烧 黄连麸炒,各一两(各30g) 黄柏 大黄各三两(各90g) 香附子炒 牵牛各四两(各120g) 上为细末,水丸如小豆大,每服三十丸,食后生姜汤送下(现代用法:为细末,水泛为丸,每服3~6g,温开水送服,每日2次)。功用:行气导滞,攻积泻热。主治:湿热积滞证。脘腹痞满胀痛,大便秘结,或赤白痢疾,里急后重,舌苔黄腻,脉沉实有力。

按:枳实导滞丸、木香导滞丸、木香槟榔丸三方均有攻积消胀,清热除湿之功,但枳实导滞丸行气攻下之力较弱而祛湿之效较佳,适用于湿热食积之轻证;木香导滞丸为枳实导滞丸加木香、槟榔而成,行气导滞之力较强,适用于湿热积滞较甚者;木香槟榔丸集大黄、牵牛、木香、槟榔、莪术等攻下行气药于一身,行气攻积之力最强,适用于湿热积滞之重证。

第二节 消痞化积

消痞化积剂(formulas for eliminating fullness)适用于脾胃虚弱,食积内停,或寒热互结,湿阻气滞之证,症见脘腹或心下痞满,不欲饮食,倦怠乏力,大便不调等,常选用消食药如山楂、神曲、麦芽等,行气药如枳实、厚朴、木香等,益气健脾药如人参、白术、山药等为主组方。代表方枳实消痞丸。

枳实消痞丸(《兰室秘藏》)
(Zhishi Xiaopi Wan)
Pill of Immature Bitter Orange for Dispersing Fullness

【组成】 干生姜 炙甘草 麦蘖面 白茯苓 白术各二钱(各6g) 半夏曲 人参各三钱(各9g) 厚朴炙,四钱(12g) 枳实 黄连各五钱(各15g)

【用法】 上为细末,汤浸蒸饼为丸,如梧桐子大。每服五七十丸,白汤下,食远服(现代用法:共为细末,水泛小丸或糊丸,每服6~9g,饭后温开水送下,日2次;或作汤剂,水煎服)。

【功效】 消痞除满,健脾和胃。

【主治】 脾虚气滞,寒热互结证。心下痞满,不欲饮食,倦怠乏力,大便不畅,苔腻而微黄,脉弦。

【制方原理】 本证因脾胃素虚,升降失司,寒热互结,气壅湿滞所致。气壅湿滞,寒热互结,故见心下痞满,脉弦;脾胃虚弱,运化无力,则不欲饮食;气血化生不足,则倦怠乏力;食积内停,传导失司,则大便不调;食积气郁而化热,则苔腻而微黄。本证以实多虚少,热重寒轻为特点,故治宜行气清热为主,健脾和胃为辅,温中散结为佐。

本方由枳术汤、半夏泻心汤、四君子汤三方相合加减变化而来。方中枳实苦辛微寒,行气消痞,为君药。厚朴苦辛性温,下气除满,与枳实相须为用,以增强行气消痞之力;重用黄连苦寒降泄,清热燥湿而开痞,共为臣药;半夏散结和胃而除痞;干姜温中祛寒而散痞,麦芽消食和胃,人参、白术、茯苓、炙甘草补中健脾,俱为佐药。炙甘草调和药性,兼为使药。

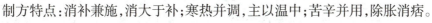

制方特点:消补兼施,消大于补;寒热并调,主以温中;苦辛并用,除胀消痞。

【临床应用】

1. 用方要点　方为治疗脾虚气滞,寒热互结之脘腹痞满证的常用方。临床以心下痞满,食少倦怠,苔腻微黄为使用依据。

2. 临证加减　脾虚甚者,重用人参、白术;偏寒者,减黄连,加重干姜用量;脘腹胀满重,可加陈皮、木香等。

3. 现代运用　常用于慢性胃炎、慢性支气管炎、胃肠神经官能症等属脾虚气滞,寒热互结之证者。

【附方】

健脾丸(《证治准绳》)　白术炒,二两半(75g)　木香另研　黄连酒炒　甘草各七钱半(各23g)　白茯苓去皮,二两(60g)　人参一两半(45g)　神曲炒　陈皮　砂仁　麦芽炒　山楂取肉　山药肉　豆蔻面裹纸包捶去油,各一两(30g)　共为细末,蒸饼为丸,如绿豆大,每服五十丸,空心服,一日两次,陈米汤下(现代用法:糊丸或水泛为丸,每服6~9g,温开水送下,每日两次)。功用:健脾和胃,消食止泻。主治:脾胃虚弱,食积内停证。食少难消,脘腹痞闷,大便溏薄,苔腻微黄,脉象虚弱。

按:本方与枳实消痞丸均有健脾和胃,消食化积作用,用于治疗脾胃虚弱,食积内停证。本方健脾作用较强,适用于脾虚较甚,食积内停不化者;枳实消痞丸消导作用较强,适用于脾虚但寒热气结较甚者。

【现代研究】

1. 实验研究　枳实消痞丸低、中、高不同剂量(7.5g·kg^{-1}、15.0g·kg^{-1}、30.0g·kg^{-1})给予大鼠灌胃,连续4周,放免法测定血清胃泌素及血浆胃动素的含量。结果枳实消痞丸中、高剂量均能显著提高大鼠血清胃泌素及血浆胃动素的含量。提示枳实消痞丸对胃肠动力的影响可能与其增加血清胃泌素及血浆胃动素的含量有关。

2. 临床报道　比较枳实消痞丸3种剂型(饮片、合煎冲剂、分煎冲剂)对功能性消化不良的疗效。患者157例分为饮片组(66例)、合煎冲剂组(46例)、分煎冲剂组(45例)和西沙必利组(42例)。各组分别口服相应的药物,4周为1个疗程。结果饮片组、合煎冲剂组、分煎冲剂组和西沙必利组的临床总有效率分别为89.86%、90.12%、86.15%、87.56%;枳实消痞丸三组总有效率与西沙必利组相比及其组间比较均无显著差异($P>0.05$)。表明枳实消痞丸及其不同剂型治疗功能性消化不良患者均有较好疗效。

第三节　消疮散痈

消疮散痈剂(formulas that treat ulcerative carbuncle)适用于疮疡初期尚未成脓或脓成未破,邪盛气实之证。痈疡表现复杂,病位有在里在表之别,病性有寒热阴阳之异。在辨证上要分清寒热虚实,阴证和阳证,已成脓和未成脓等。痈疡初起,人体气血尚旺,多见热毒壅聚或寒邪凝结,或兼夹表邪、里实、痰浊、湿毒、气滞、血瘀等为患,故本类方剂常以清热解毒药或温里散寒药为主,配伍解表散邪、攻里败毒、化痰祛湿、行气活血之品组方,使痈疡肿毒消散。痈疡中及后期,邪盛毒深或正虚邪陷,脓成难溃之证,可用消散透脓或与扶正之法配伍组方。代表方如仙方活命饮、阳和汤、犀黄丸、透脓散、大黄牡丹汤、苇茎汤等。

笔记

仙方活命饮（《女科万金方》）
（Xianfang Huoming Yin）
Miraculous Decoction for Saving Life

【组成】 白芷 贝母 防风 赤芍 当归尾 甘草节 皂角刺炒 穿山甲炙 天花粉 乳香 没药各一钱（各6g） 金银花三钱（25g） 陈皮三钱（9g）

【用法】 上用酒一大碗,煎五七沸服（现代用法:水煎服）。

【功效】 清热解毒,消肿溃坚,活血止痛。

【主治】 痈疡肿毒初起。红肿焮痛,或身热凛寒,舌苔薄白或黄,脉数有力。

【制方原理】 本方为治疗疮疡肿毒阳证初起的代表方剂。阳证疮疡多由热毒壅聚,气滞血瘀痰结而成。热毒壅聚,营气郁滞,气滞血瘀,故见局部红肿焮痛;热毒壅郁肌腠,邪正相争,故见发热凛寒;舌苔薄黄,脉数有力,亦为正盛邪实,热毒壅滞之象。证属阳证热毒痈疮,治法当以清热解毒为主,但气血凝滞,营卫不和,经络阻塞,若纯用清热解毒之品,则肿毒难消难散,故辅以理气活血,消肿散结之法。

方中金银花甘寒清轻,功善清热解毒,且具芳香透散之性而助消痈散结,为治阳证痈疮肿毒之要药,故重用为君。当归尾、赤芍活血通滞和营;乳香、没药散瘀消肿止痛;陈皮理气行滞,有利于消肿止痛。五药合用,使经络气血通畅,邪气无滞留之所,共为臣药。疮疡初起,其邪多羁留于肌肤腠理之间,病变部位偏于表,故用白芷、防风相配,辛温发散,疏散外邪,正合《黄帝内经》所谓"汗之则疮已";气机阻滞每可聚液成痰,故配用贝母、天花粉清热化痰散结;穿山甲、皂角刺走窜行散,透脓溃坚,解毒消肿,均为佐药。甘草清热解毒,并调和诸药;煎药加酒者,借其通瘀而行周身,助药力直达病所,共为使药。诸药合用,共奏清热解毒,消肿溃坚,活血止痛之功。

制方特点:以清热解毒、活血通经为主,佐以疏表、化痰、行气,融诸法于一方。

【临床应用】

1. 用方要点 本方为治疗热毒痈肿的常用方,所谓"此疡门开手攻毒之第一方也"（《古今名医方论》）。临床凡痈肿初起属于阳证者均可运用,内服与外敷均可,应以局部红肿焮痛,脉数有力为使用依据。

2. 临证加减 疮痈瘀滞不甚而疼痛较轻,去乳香、没药;热毒甚而见局部红肿热痛明显,加蒲公英、紫花地丁、野菊花、连翘。此外,临床可根据痈疮所在部位的不同,分别加入引经的药物,以提高疗效:如痈疮在头部加川芎,在颈项加桔梗,在胸部加瓜蒌皮,在胁部加柴胡,在腰脊加秦艽,在上肢加姜黄,在下肢加牛膝。

3. 现代运用 常用于蜂窝组织炎、疖肿、深部脓肿、脓疱疮、扁桃体炎、急性乳腺炎、阑尾脓肿等属于热毒壅聚,气血瘀滞者。

4. 注意事项 痈疽已溃者,不宜使用。阴疽者忌用,体虚者慎用。

【附方】

牛蒡解肌汤（《疡科心得集》） 牛蒡子（12g） 薄荷（6g） 荆芥（6g） 连翘（9g） 山栀（9g） 丹皮（9g） 石斛（12g） 玄参（9g） 夏枯草（12g）（原书未著用量）。功效:疏风清热,凉血消肿。主治:风邪热毒上攻之证。颈项痰毒、风热牙痛兼有表热证者;外痈局部红肿热痛,热重寒轻,汗少口渴,小便黄,苔白或黄,脉浮数。

按:本方与仙方活命饮同为阳证痈疡肿毒初起消法的常用方。但本方功效偏于清热养阴解毒、疏风散邪,宜于阴虚内热之风邪热毒上攻头面及颈项痈疡;仙方活命饮清热解毒之力稍逊,但消肿溃坚,活血止痛之功较强,为阳证痈疡肿毒初起的通用方。

阳和汤《外科证治全生集》

（Yanghe Tang）

Warming Decoction for removing furuncles

【组成】　熟地一两(30g)　白芥子二钱,炒,研(6g)　鹿角胶三钱(9g)　肉桂一钱,去皮,研粉(3g)　姜炭五分(2g)　麻黄五分(2g)　生甘草一钱(3g)

【用法】　原方未注用法(现代用法:水煎服)。

【功效】　温阳补血,散寒通滞。

【主治】　阴疽。患处漫肿无头,酸痛无热,皮色不变,口不渴,舌淡苔白,脉沉细或沉迟;或贴骨疽、脱疽、流注、痰核、鹤膝风等。

【制方原理】　本方为治疗阴证痈疽疮疡的代表方剂。阴疽多由素体阳气不足,精血亏虚,邪毒深窜入里,侵附于肌肉、筋骨、血脉之中,以致寒凝痰滞,经脉痹阻而成,故可见到局部漫肿无头,酸痛无热,皮色不变和全身阴寒之象。治法当标本兼顾,温阳补血,散寒通滞。

方中重用熟地黄温补营血,填精益髓;鹿角胶助阳养血,生精补髓,强筋壮骨。两药相配,益精补血助阳以扶其本,共为君药。肉桂、炮姜温阳散寒而通利血脉,共为臣药。以少量麻黄辛温宣散,发越阳气,开泄腠理,以散肌表腠理之寒凝。王洪绪曰:阴疽之治"非麻黄不能开其腠理,非肉桂、炮姜不能解其寒凝,此三味虽酷暑不可缺一也。腠理一开,寒凝一解,气血乃行,毒亦随之消矣"(《外科证治全生集》)。白芥子善消皮里膜外之痰,此二味同为佐药。甘草解毒和药,兼为佐使。诸药相合,共奏助阳补血,温经散寒,除痰通滞之效。

制方特点:温补营血与辛散通滞相伍,补不敛邪,散不伤正,相反相成。

【临床应用】

1. 用方要点　本方是治疗外科阴疽的常用方。临床以患处漫肿无头,皮色不变,酸痛无热,舌淡,脉沉细为使用依据。

2. 临证加减　方中熟地黄宜重用以加强补血固本之力;麻黄用量宜少,以免辛散太过而耗伤正气;若无鹿角胶可用鹿角片代之。若阳虚寒甚而见畏寒肢冷者,可加附子温阳逐寒;若气血不足者,可加黄芪、当归补气养血。

3. 现代运用　常用于骨或关节结核、淋巴结结核、腹膜结核、慢性骨髓炎、慢性淋巴结炎、类风湿关节炎、血栓闭塞性脉管炎、肌肉深部脓肿,及慢性支气管炎、支气管哮喘、妇女痛经、腰椎间盘膨突、腰脊椎肥大、坐骨神经痛等属阳虚血亏、寒凝痰滞者。

4. 使用注意　痈疡阳证,或阴虚有热,或阴疽破溃,本方均不宜使用。

【附方】

1. 中和汤(《证治准绳》)　人参　陈皮各二钱(各6g)　黄芪　白术　当归　白芷各一钱半(各5g)　茯苓　川芎　皂角刺炒　乳香　没药　金银花　甘草各一钱(各3g)　水酒各半煎服。功效:补气透托,和血消散。主治:痈疡元气不足,证属半阴半阳之间,似溃非溃,漫肿微痛,淡红,不热。

2. 小金丹(《外科全生集》)　白胶香一两五钱　草乌一两五钱　五灵脂一两五钱　地

龙一两五钱 木鳖一两五钱(制末) 没药七钱五分 归身七钱五分 乳香七钱五分(净末) 麝香三钱 墨炭一钱二分(陈年锭子墨,略烧存性,研用)。 功效:辛温通络,散结活血。主治:痰瘀阻络所致流注、痰核、瘰疬、乳岩、横痃、贴骨疽等。

按:中和汤、阳和汤和小金丹均可消肿散结,治疗外科阴证痈疽。中和汤以补益气血为主,兼行消散,适宜于痰瘀毒聚,气血不足者;阳和汤则以温阳补血为主,兼行温散,适宜于寒痰凝滞,阳虚血弱者;小金丹无补益之力,温通散结之力强,适宜于寒痰瘀阻之实证。

【现代研究】

1. 实验研究 按照 Hulth 法建立兔膝骨性关节炎模型,给予阳和汤灌胃。结果模型组缺氧诱导因子 -1α 和血管内皮生长因子染色的阳性指数明显高于正常组($P<0.01$),阳和汤组上述指标值明显低于模型组($P<0.05$)。提示骨性关节炎中缺氧诱导因子 -1α 和血管内皮生长因子表达密切相关,阳和汤延缓关节软骨退行性变,可能是通过调控缺氧诱导因子 -1α 来调节下游血管内皮生长因子,抑制血管增生而起治疗作用的。

2. 临床报道 类风湿关节炎寒湿痹阻证患者分为治疗组 105 例和对照组 101 例,其中治疗组口服阳和汤,对照组口服布洛芬,均连续服药 2 个月。结果两组患者的主要症状、体征和生化指标均有改善,阳和汤组的症状、体征改善优于对照组($P<0.05$),且未发现不良反应。表明阳和汤对类风湿关节炎寒湿痹阻证有肯定疗效。

犀黄丸(《外科全生集》)
(Xihuang Wan)
Cow-bezoar Pill

【组成】 犀黄三分(15g) 麝香一钱半(75g) 乳香 没药各去油,研极细末各一两(500g) 黄米饭一两(500g)

【用法】 上药用黄米饭捣烂为丸,忌火烘,晒干,陈酒送下三钱。患生上部,临卧服,下部,空心服(现代用法:以上四味,除牛黄、麝香外,另取黄米 350g,蒸熟烘干,与乳香、没药粉碎成细粉;将牛黄、麝香研细,与上述粉末配研,过筛,混匀。用水泛丸,阴干,即得)。

【功效】 解毒消痈,化瘀散结。

【主治】 火郁痰凝,血瘀气滞之乳癌、横痃、痰核、流注、小肠痈等。

【制方原理】 本方所治诸症多由湿痰瘀毒结滞所致。乳癌,乃发生在乳房处坚硬如石的肿块,由痰瘀互结而致;瘰疬,即发生于颈部,结核累累如贯珠之状者,多为肝气郁结,痰火凝结,结聚而成;痰核,指体表局限性包块,多因脾弱不运,湿痰流聚而成;流注,是发于肌肉深部的多发性脓肿,为邪毒结滞不散,气血凝滞而致;横痃,指梅毒发于腹股沟者,多由湿热痰毒结滞所致。其证虽异而病因相同,皆因气火内郁,痰浊内结,渐致痰火壅滞,气血凝结而成。治当以清热解毒,化痰散结,活血祛瘀为法。

方中犀黄(即牛黄)味苦性凉,气味芳香,长于清热解毒,化痰散结,为君药。麝香辛香走窜,活血散结,通经活络,为臣药。牛黄得麝香之辛窜,则化痰散结之力尤著,麝香得牛黄之寒凉,则温散而无助热之虑。二药配伍,化痰散结,祛瘀消肿,相得益彰。乳香、没药活血散瘀,消肿止痛;黄米饭为丸,调养胃气以护中,使攻邪而不伤正;陈酒送服,宣通血脉,以助药力,共为佐药。全方配伍,既能清热解毒而化痰散结,又能活血化瘀以消肿止痛。

制方特点:清热化痰配伍活血祛瘀,佐以和中护胃;制以丸剂,渐消缓散。

【临床应用】

1. 用方要点　本方常用于体表或体内痈疡肿毒,临床以体质尚实,舌质偏红,脉滑数为使用依据。

2. 现代运用　常用于淋巴结炎、乳腺囊性增生、乳腺癌、多发性脓肿、骨髓炎、淋巴瘤等病属火郁痰凝,血瘀气滞者。

3. 使用注意　本方不宜作汤剂;不宜久服;肿块已溃者应慎用,孕妇或阴虚火旺者禁用。

【附方】

1. 醒消丸(《外科证治全生集》)　乳香　没药末各一两(30g)　麝香一钱五分(4.5g)　雄精五钱(15g)　共研和,取黄米饭一两捣烂如末,再捣,为丸如萝卜子大,晒干,忌烘,每服三钱,热陈酒送服,醉盖取汗,酒醒痈消痛息。功效:活血散结,解毒消痈。主治:一切红肿痈毒。

2. 蟾酥丸(《外科正宗》)　蟾酥二钱,酒化(6g)　轻粉五分(1.5g)　枯矾　寒水石煅　铜绿　乳香　没药　胆矾　麝香各一钱(各3g)　雄黄二钱(6g)　蜗牛二十一个(21只)　朱砂三钱(9g)　以上各为末,称准,于端午日午时在净室中先将蜗牛研烂,再同蟾酥和研稠黏,方入各药,共捣极匀,丸如绿豆大,每服三丸,用葱白五寸(嚼烂),吐于男左女右手心,包药在内,用无灰热酒一茶盅送下,被盖如人行五六里,出汗为效,甚者再进一服。功效:解毒消肿,活血定痛。主治:疔疮、发背、脑疽、乳痈、附骨、臀腿等疽,及一切恶疮。

按:犀黄丸、醒消丸和蟾酥丸均有解毒散结、活血消肿的功效,用于疔疮痈疽。犀黄丸清热解毒之力较强,并能化痰散结,散瘀消肿,用治气火内郁,痰瘀内结之乳癌等症;醒消丸以雄精易犀黄,性偏温燥,清热化痰力减,而解毒消痈力胜,用治痈疡肿痛而未破者;蟾酥丸以毒攻毒,化毒消散、祛瘀之力较强,痈疽皆可应用,因清热之力稍弱,疮疡阳证热甚者,当配清热解毒剂同用。

【现代研究】

实验研究　将不同浓度犀黄丸浸出液直接加到含肿瘤细胞的培养板中,MTT法分别测定其对多种恶性肿瘤细胞株增殖的影响。结果:犀黄丸浸出液对人乳腺癌细胞株 MDA-MB-231、人肝癌细胞株 SMMC7721、人膀胱癌细胞株 T24、人早幼粒细胞白血病细胞株 HL-60 和人肺腺癌 A549 肿瘤细胞的增殖均有明显的抑制作用($P<0.05$;$P<0.01$),且呈剂量依赖关系,其抑瘤作用以 MDA-MB-231、SMMC7721 最为敏感。表明犀黄丸对多种人肿瘤细胞增殖具有抑制作用,效用因不同瘤细胞株而有所差异。该研究为犀黄丸临床用于肿瘤提供了一定的药理学基础。

透脓散(《外科正宗》)
(Tounong San)
Apocenosis Powder

【组成】　生黄芪四钱(12g)　穿山甲一钱,炒末(3g)　川芎三钱(9g)　当归二钱(9g)　皂角针一钱五分(5g)

【用法】　水二盅,煎一半服,随病前后服,临服入酒一杯亦可(水煎服,临服入酒适量亦可）。

【功效】 益气养血，托毒溃脓。

【主治】 气血不足，痈疮脓成难溃证。疮痈内已成脓，不易外溃，漫肿无头，或痠胀热痛。

【制方原理】《外科证治全生集》云："脓之来，必由气血"。疮疡痈疽，化脓外溃，为正胜邪却之兆，邪毒可随脓外泄。如果正气不足，气血衰弱，则化脓缓慢，即使内脓已成，也难以速溃，故见漫肿无头，或痠胀热痛。本方证属气血亏虚，脓成难溃，治之宜托，即以补益气血配合透脓的方法，以扶正托毒外出。

方中黄芪甘而微温，生用，大补元气而擅托毒排脓，前人称之为"疮家之圣药"，用以为君。当归、川芎养血活血，合黄芪气血双补，以扶正托毒，共为臣药。穿山甲、皂角刺善于消散穿透，可直达病所，软坚溃脓；加酒少许，宣通血脉，以助药力，均为佐药。诸药合用，共奏益气养血、托毒透脓之功。

制方特点：补益气血配伍消散溃坚，为"透托"方配伍的基本思路。

【临床应用】

1. 用方要点　本方适用于气血不足，痈疮脓成难溃证。临床以疮痈脓成而体虚，无力外溃为使用依据。

2. 临证加减　气血虚甚而不易溃脓外出者，宜加党参、白术；阳虚寒甚而脓出清稀者，宜加肉桂心、鹿角片以温阳托毒。

3. 现代运用　常用于各种化脓性疾病属于气血不足，脓成难溃者。

4. 使用注意　肿疡初起，尚未成脓者忌用。

【附方】

1. 透脓散（《医学心悟》） 黄芪　皂刺　白芷　川芎　牛蒡子　穿山甲(炒研)各一钱(各3g)　金银花　当归各五分(各1.5g) 酒水各半煎服。功效:扶正祛邪，托毒溃脓。主治:痈毒内已成脓，不穿破者。

2. 托里透脓汤（《医宗金鉴》） 人参　白术土炒　穿山甲炒,研　白芷各一钱(各3g)　升麻　甘草节各五分(各1.5g)　当归二钱(6g)　生黄芪三钱(9g)　皂角刺一钱五分(4.5g)　青皮五分,炒(1.5g)　水三盅，煎一盅。病在上部，先饮煮酒一盅，后热服此药；病在下部，先服药后饮酒；疮在中部，药内兑酒半盅，热服。功效:扶正祛邪，托里透脓。主治:痈疽脓成未溃。

按:《外科正宗》透脓散、《医学心悟》透脓散、托里透脓汤三方均有补养气血，托毒溃脓，扶正祛邪之功，同治痈疡脓成难溃之证。透脓散二方均以益气养血与消散通透并用，《医学心悟》透脓散是在《外科正宗》透脓散的基础上加白芷、牛蒡子、金银花而成，故辛散透邪、清热解毒之力较强，宜于痈毒成脓未破者；托里透脓汤是以多味补气药，配伍升麻、青皮解毒行滞，穿山甲、皂角刺、白芷活血通经溃脓，故其补气养血之力较强，兼有托透溃坚的作用，适宜气虚血弱，痈疽已成而坚结难溃者。

【现代研究】

临床报道　将中晚期难愈性深度烧伤病人分为中药治疗组和西药对照组，每组各40例。其中治疗组用加味透脓散(生黄芪25g，当归10g，穿山甲6g，皂角刺10g，川芎10g，白芷10g，牛蒡子10g，金银花10g，党参10g，茯苓10g，甘草4g，水煎服，每日一剂)，对照组按西医常规处理，治疗10~30天。结果中药治疗组总有效率97.5%，显著高于西药对照组70.3%($P<0.01$)；治疗组Ⅱ度和Ⅲ度创面修复

时间分别为 25.7±4.5 天和 29.3±3.4 天,也明显短于治疗组的 30.5±3.8 天和 37.1±6.6 天($P<0.01$)。表明加味透脓散治疗中晚期难愈性烧伤创面有较好的疗效。

大黄牡丹汤《金匮要略》
（Dahuang Mudan Tang）
Rhubarb Root and Moutan Bark Decoction

【组成】　大黄四两(18g)　牡丹一两(9g)　桃仁五十个(12g)　冬瓜子半升(30g)　芒硝三合(9g)

【用法】　上五味,以水六升,煮取一升,去滓,内芒硝,再煎沸,顿服之(现代用法:水煎服)。

【功效】　泻热破瘀,散结消肿。

【主治】　湿热瘀滞之肠痈初起。右下腹疼痛拒按,甚或局部肿痞,或右侧腿足屈而不伸,伸则痛剧,或时时发热、恶寒、自汗出,舌苔黄腻,脉滑数。

【制方原理】　本方所治肠痈是由湿热内蕴肠中,气血凝滞,瘀热壅郁,血败肉腐而成。湿热瘀结,腑气受阻,故见右下腹(多为阑门所居之处)疼痛拒按,甚至局部肿痞,右足屈而不伸;湿热内阻,气血凝滞,营卫失调,故发热、恶寒;湿热蕴结,浊气上泛,则舌苔黄而腻;湿热交蒸,故脉滑数有力。《成方便读》:"病既在内,与外痈之治,自有不同,然肠中既结聚不散,为肿为毒,非用下法,不能解散。"治宜泻热破瘀,散结消肿。

方中大黄苦寒降泄,通腑行滞,泻火解毒,荡涤瘀热;桃仁苦平入血,破血散瘀,与大黄相配,泻热逐瘀、散结消肿,又能通降下行,使瘀热之邪从下而解,共为君药。芒硝清热泻下,软坚散结,协助大黄荡涤实热而速下;牡丹皮凉血散瘀,善"疗痈肿"(《神农本草经》),助君药逐瘀通滞,此二味同为臣药。冬瓜仁清肠利湿,排脓散结,善治内痈,为佐药。诸药合用,共奏泻热破瘀,散结消痈之效。

制方特点:泻下通腑为主,辅以清热除湿、活血散结,为肠痈内消之基本药法。

【临床应用】

1. 用方要点　本方适用于肠痈初起证属湿热郁蒸,血瘀气滞者。临床以右下腹疼痛拒按,舌苔薄黄腻,脉滑数为使用依据。

2. 临证加减　热毒较重,加蒲公英、金银花、败酱草以加强清热解毒之力;血瘀较重,加赤芍、乳香、没药等以活血祛瘀止痛。

3. 现代运用　常用于急性阑尾炎、阑尾脓肿、子宫附件炎、盆腔炎、输精管结扎术后感染等属于湿热郁蒸,血瘀气滞者。

4. 使用注意　痈脓已溃者,不宜使用。老人、孕妇及体质虚弱者,均应慎用。

【附方】

1. 清肠饮(《辨证录》)　银花三两(90g)　当归二两(60g)　地榆一两(30g)　麦冬一两(30g)　元参一两(30g)　生甘草三钱(9g)　苡仁五钱(15g)　黄芩二钱(6g)。　功效:活血解毒,滋阴泻火。主治:大肠痈。

2. 薏苡附子败酱散(《金匮要略》)　薏苡仁十分(30g)　附子二分(6g)　败酱草五分(15g)　功效:排脓消痈,温阳散结。主治:肠痈内脓已成,身无热,肌肤甲错,腹皮急,按之濡,如肿状,脉数。

按:大黄牡丹汤、清肠饮、薏苡附子败酱散均为治疗肠痈的名方。其中大黄牡丹汤和清肠饮同有清热祛瘀消痈之功,主治肠痈属阳属热者。但大黄牡丹汤以泻下破瘀见长,用于湿热瘀滞之肠痈初起,少腹肿痞,伴便秘或大便涩滞不畅者;清肠饮则长于清热滋阴解毒,用于肠痈屡发,热毒较甚,伴口干、舌红少津等阴伤见症者;薏苡附子败酱散以祛湿清热、排脓消痈之薏苡仁、败酱草与辛热之附子配伍成方,功擅消痈排脓,温阳散结,适宜于寒湿瘀结,或湿热郁蒸日久成脓,结聚不消,损及阳气之肠痈。

【现代研究】 临床报道 240 例阑尾炎术后患者随机分为 3 组,每组各 80 例,分别给予口服大黄牡丹汤、口服开水及无处理。各组患者均在连续硬膜外麻醉下,取右下腹麦氏切口行阑尾切除术,术后无镇痛。结果大黄牡丹汤、白开水组、无处理组的肛门排气时间分别为 17.18 ± 7.91、37.98 ± 14.75、40.76 ± 16.44 小时,大黄牡丹汤组排气时间显著短于其他两组($P<0.05$)。表明大黄牡丹汤具有促进阑尾炎术后肠道功能恢复的作用。

苇茎汤（《备急千金要方》）
（Weijing Tang）
Reed Rhizome Decoction

【组成】 苇茎二升,切,加水二斗,煮取五升,去滓(60g) 薏苡仁半升(30g) 瓜瓣半升(24g) 桃仁三十枚(9g)

【用法】 上四味㕮咀,纳苇汁中,煮取二升,服一升,再服,当吐如脓(现代用法:水煎服)。

【功效】 清肺化痰,逐瘀排脓。

【主治】 痰热瘀结之肺痈。身有微热,咳嗽痰多,甚至吐腥臭脓痰,胸中隐隐作痛,咳则痛增,舌质红,苔黄腻,脉滑数。

【制方原理】 肺痈多由感受外邪,内犯于肺,或痰热素盛,热蒸于肺,伤及血脉,热壅血瘀,血败肉腐,成痈化脓而成。痰热壅肺,肺失清肃,则咳嗽痰多。痈脓溃破,肺络损伤,故咳吐腥臭黄痰脓血;痰热瘀血,互结胸中,故胸中隐痛;舌红苔黄腻,脉滑数,皆为痰热内蕴之象。本证病机为热邪壅肺,痰瘀互结,治当清热化痰,逐瘀排脓。

方中苇茎甘寒质轻而浮,有宣透之性,主入肺经,既善清泄肺热而疗痈,又能宣肺利窍而化痰排脓,《本经逢原》谓之"中空,专于利窍,善治肺痈,吐脓血臭痰",故重用为君药。冬瓜仁长于涤痰排脓,清热利湿,为治内痈之要药,与君药相伍,则清肺涤痰排脓之力更著,为臣药。桃仁活血行滞,散瘀消痈;薏苡仁清肺排脓,利水渗湿,同为佐药。四药配伍,共奏清热化痰,逐瘀排脓之效。

制方特点:集清热、化痰、逐瘀、排脓于一方,为肺痈内消配伍的基本药法。

方中苇茎,现代临床多用芦根;瓜瓣,《张氏医通》认为"瓜瓣即甜瓜子",后世常以冬瓜子代替,两者功用相似。

【临床应用】

1. 用方要点 本方为治疗肺痈热毒壅肺、痰瘀互结证的有效方剂。不论肺痈其脓将成或已成,均可使用本方。临床以胸痛,咳嗽,吐腥臭痰或吐脓血,舌红苔黄腻,脉数为使用依据。

2. 临证加减 若肺痈脓未成,偏于热毒壅肺而见胸满作痛,咳嗽气急,咳吐浊痰,呈黄绿色者,宜加鱼腥草、蒲公英、金银花、连翘等;若脓已成,见咯吐大量腥臭脓痰,或时有咯血者,宜加贝母、桔梗、甘草、合欢皮;热病后期,余热未清而见咳嗽痰多者,可加瓜蒌皮、桑皮、地骨皮等。

3. 现代运用　常用于肺炎、急性支气管、慢性支气管炎继发感染、肺脓疡、百日咳、肺结核等证属痰热瘀血,壅结于肺者。

4. 使用注意　孕妇慎用。

【附方】

桔梗汤(《伤寒论》)　桔梗一两(30g)　甘草二两(60g)　上二味,以水三升,煮取一升,去滓,温分再服。功效:清热解毒,消肿排脓。主治:少阴客热咽痛证,以及肺痈溃脓,症见咳吐脓血,腥臭胸痛,气喘身热,烦渴喜饮,舌红苔黄,脉象滑数。

按:桔梗汤和苇茎汤同具清热解毒排脓之功,都可用治肺痈。但桔梗汤仅用桔梗、甘草两味以清热解毒排脓,故药力较薄;苇茎汤既能清热解毒排脓,又可化瘀逐痰,不论肺痈将成或已成,及善后调理,均可用之。

【现代研究】

1. 实验研究　千金苇茎汤通过化学分离法制得水提部位,分为不同药物浓度,与 H446 共同培养,检测细胞周期、凋亡、AgNOR 受染细胞数及 PCNA、caspase-3 蛋白的变化。结果不同浓度的千金苇茎汤水提部位的细胞凋亡率明显升高,AgNOR 细胞数目减少,PCNA、caspase-3 蛋白明显改变($P<0.01$),有一定的浓度依赖性。提示千金苇茎汤水提部位有抑制癌细胞的增殖及促进细胞凋亡的作用。

2. 临床报道　60 例随机分为对照组和治疗组,对照组在基础治疗的同时根据药敏结果予抗生素,治疗组在对照组基础上加用千金苇茎汤(鲜芦根 30g,薏苡仁 20g,冬瓜子 20g,桃仁 15g),随症加减:咯血加三七、藕节、侧柏叶、白及;咳逆上气加紫苏子、沉香、青皮;痰多加川贝母、紫苏子;发热甚者加生石膏、黄芩。两组均治疗 14 天。以体温、血象、肺片及症状积分做为疗效标准。结果治疗组总有效率 83.33%,显著高于对照组 73.34%($P<0.05$)。表明西药合用千金苇茎汤加减方能提高晚期肺癌合并肺部感染的疗效。

第四节　消癥散结

消癥散结剂(formulas for reducing masses)适用于脘腹癥积、痞块以及瘿瘤、瘰疬等病证。癥积痞块多因寒热痰食与气血相搏,聚而不散,日久而成,临床常见脘腹癥积、两胁痞块,脘闷不舒,饮食减少,形体消瘦等。瘿瘤、瘰疬多因气滞血瘀痰凝所致,常见颈项或腋胯结块,或肿或痛,触之肿硬。此类病证多与气机阻滞、瘀血内停、痰湿壅滞有关,故常由行气、活血、化痰、软坚、散结五类药物组成。代表方如海藻玉壶汤、散结软坚汤、鳖甲煎丸等。

海藻玉壶汤(《外科正宗》)
(Haizao Yuhu Tang)
Precious Seaweed Decoction

【组成】　海藻　贝母　陈皮　昆布　青皮　川芎　当归　半夏制　连翘　甘草节　独活各一钱(各 3g)　海带五分(1.5g)

【用法】　水二盅,煎八分,量病上下,食前后服之(现代用法:水煎服)。

【功效】 化痰软坚,消瘿散结。

【主治】 瘿瘤初起,或肿或硬,或赤或不赤,但未破者。

【制方原理】 瘿瘤之病,由气血痰湿凝滞于颈项处的皮肉筋脉而成。肝郁不舒,则气滞血瘀;脾不运湿,则湿阻痰凝,结于颈部,而成此患。瘿瘤随气消长,为气瘿;不痛不溃,皮色不变,为肉瘿;血瘀痰聚,坚硬如石,为石瘿。气郁、痰凝、血瘀各有侧重,又难以截然分开。本证病机为肝脾不调,气滞痰凝,由气及血,气血结聚。故治宜化痰软坚,行气活血。

方中海藻、昆布、海带化痰软坚,消散瘿瘤,为君药。青皮、陈皮疏肝理气;当归、川芎活血调营;四味相合,理气活血,以助消瘿散结,共为臣药。独活宣通经络,连翘清热解毒、消肿散结,俱为佐药。甘草节解毒散结,与海藻配伍,相反相激,增强消瘿效果,又能调和诸药,为佐使药。诸药合用,共收化痰软坚,消瘿散结之功。

制方特点:化痰软坚为主,兼以行气活血,为消散瘿瘤之要方。

方中海藻、甘草同用,属七情中"相反"之例,但历代瘿瘤治方中多见此两味同用,前人谓其有相反相成之效,"盖以坚积之病,非平和之药所能取捷,必令反夺以成其功也"(《本草纲目》)。

【临床应用】

1. 用方要点 本方临床常用于治疗气瘿、肉瘿等颈部瘿瘤初起属痰凝气滞者。临床以颈部瘿瘤,或肿或硬,肤色不变为使用依据。

2. 临证加减 若肿块坚硬,可加赤芍、露蜂房、牡蛎;阴虚内热,咽干苔少,加玄参、天花粉;内蕴热毒,舌红苔黄,加山慈菇、忍冬藤;痰湿内阻,舌苔厚腻,加茯苓、半夏;脾虚食少,加白术、党参。

3. 现代运用 常用于甲状腺瘤、单纯性甲状腺肿、甲状腺囊肿以及老年性前列腺增生、乳腺增生等初起属痰凝气滞者。

4. 使用注意 服药期间,忌肥甘厚腻,保持清心寡欲。甘草与海藻同用,尚需慎重。

【附方】

1. 消瘿五海饮(《古今医鉴》) 海带 海藻 海昆布 海蛤 海螵蛸各三两半(各105g) 木香 三棱 莪术 桔梗 细辛 香附各二两(各60g) 猪靥子7个(陈壁土炒,去油,焙干) 为末,每服七分半,食远米汤送下。功效:软坚散结,行气活血。主治:脂瘤、气瘿。症见颈部肿块,皮色不变,缠绵难消,不易溃破。

2. 消瘰丸(《医学心悟》) 玄参蒸 牡蛎煅,醋研 贝母去心,蒸各四两(各120g) 共为末,炼蜜为丸,如梧桐子大。每服三钱(9g),一日两次。功用:清热化痰,软坚散结。主治:瘰疬、痰核、瘿瘤。咽干,舌红,脉弦滑略数。

按:海藻玉壶汤、消瘿五海饮、消瘰丸三方均有软坚散结作用,均可治疗瘿瘤。海藻玉壶汤以化痰软坚药配伍行气活血之品,适合用瘿瘤肿块较硬者;消瘿五海饮侧重于温通行散软坚,适用于脂瘤、气瘤肿块柔软者;消瘰丸以贝母配伍牡蛎、玄参,侧重于清热养阴化痰,适用于阴虚痰热结聚之瘰疬、瘿瘤、痰核等症。

【现代研究】

临床报道 将30例甲状腺腺瘤患者分为治疗组和对照组,其中治疗组15例给予海藻玉壶汤,对照组15例给予左旋甲状腺素片。结果治疗组总有效率88%,明显高于对照组68%($P<0.05$)。表

明海藻玉壶汤治疗甲状腺腺瘤安全有效。

收集肉瘿完整病例 224 例,其中采用加减海藻玉壶汤治疗(观察组)108 例,加减逍遥散治疗(对照组)116 例,以 B 超显示的肿块三径缩小值总和、手术率和转归、FT3、FrT4、TSH 的变化、转手术后的病理诊断作为疗效评定标准。结果经加减海藻玉壶汤治疗后,临床疗效中的肿块三径缩小值总和、治愈病例数和总有效率,与逍遥散组比较均差异有显著性($P<0.05$),治疗后合并甲亢者的 FT3、FrT4、TSH 各项变化与逍遥散组比较无明显差异;甲状腺瘤的 3 年转手术率最低约 60.61%,其中观察组转手术率 56.1%;10 年转手术率为 57.41% 与对照组为 61.12% 无明显差异($P > 0.05$)。结论:加减海藻玉壶汤对肉瘿的近期疗效较好,远期疗效无优势。

软坚散结汤《中医治法与方剂》
（Ruanjian Sanjie Tang）
Softening and resolving hard mass

【组成】　柴胡(15g)　枳壳(12g)　青皮(9g)　赤芍(15g)　川芎(6g)　红花(6g)　山甲珠(6g)　通草(6g)　浙贝母(15g)　牡蛎(24g)　夏枯草(30g)　瓜蒌(24g)　天葵子(24g)　蚤休(12g)　连翘(15g)　甘草(6g)

【用法】　水煎服。连服 20~30 剂。

【功效】　疏肝化瘀,通络散结。

【主治】　肝郁气滞,瘀阻痰结证。乳中有块,坚硬如石,胸胁胀痛,月经不调,舌质黯红,脉弦。

【制方原理】　胸胁、乳房为肝经循行之处,故乳房病变多与肝经有关。《外科正宗》曰:"乳中结核,形如丸卵,或坠重作痛,或不痛,皮色不变,其核随喜怒消长,多有思虑伤脾,怒恼伤肝,郁结而成也"。肝气郁结,经络不通,血行不利,津郁痰生,以致气滞血瘀痰凝,结滞乳中,故见乳中有块,坚硬如石;肝脉布于胁肋,肝气郁结,故见两胁作痛;肝脉瘀滞,冲任失调,故见月经不调。舌质黯红,脉弦,也为肝郁血瘀之征。治当疏肝解郁,祛瘀通络,化痰散结。

方中柴胡疏肝解郁,《本草正义》谓其对"肝络不舒"之症"奏效甚捷";赤芍活血祛瘀,消肿止痛,二药合用,疏肝通络,活血散瘀,共为君药。青皮、枳壳疏肝破气;瓜蒌、浙贝母涤痰散结;川芎、红花行气活血;共为臣药。牡蛎软坚散结,为瘿瘤瘰疬、痰核肿块、癥瘕积聚之要药;穿山甲性善走窜,长于活血消癥,并可透达经络,直达病所;通草善通乳络,宣通经脉;夏枯草、天葵子、蚤休、连翘消肿散结,清热解毒,此七味共为佐药。甘草调和诸药,为使药。诸药合用,共奏疏肝解郁,化瘀通络,散结软坚之功。

制方特点:集行气化痰、活血通络、消癥散结、清热解毒诸法于一方。

【临床应用】

1. 用方要点　本方主治肝郁气滞,瘀阻痰结之乳中结块,临床以乳中有块,坚硬疼痛,舌质黯红,脉弦为使用依据。

2. 临证加减　结块坚硬痛甚者,可选加鳖甲、昆布、海藻以增软坚散结之力。

3. 现代运用　常用于乳腺小叶增生、乳腺囊肿、乳腺癌等证属肝郁气滞,瘀阻痰结者。

【附方】

1. 橘核丸(《济生方》)　橘核炒　海藻洗　昆布洗　海带洗　川楝子去肉,炒　桃仁麸炒各一两(各30g) 厚朴去皮,姜汁炒 木通 枳实麸炒 延胡索炒,去皮 桂心不见火 木香不见火各半两(各15g) 为细末,酒糊为丸,如桐子大,每服七十丸,空心温酒盐汤送下(现代用法:为细末,酒糊为小丸,每日1~2次,每次9g,空腹温酒或淡盐汤送下。亦可按原方比例酌定用量,水煎服)。功用:行气止痛,软坚散结。主治:寒湿疝气。睾丸肿胀偏坠,或坚硬如实,或痛引脐腹,甚则阴囊肿大,轻者时出黄水,重者成脓溃烂。

2. 桂枝茯苓丸(《金匮要略》) 桂枝 茯苓 牡丹皮去心 芍药 桃仁去皮尖,熬各等分(各9g) 功效:活血化瘀,缓消癥块。主治:瘀血留阻胞宫证。妇人妊娠胎动不安,漏下不止,血色紫黑晦黯,腹痛拒按。

按:橘核丸、桂枝茯苓丸和软坚散结汤均可活血通络,软坚散结,用于血瘀痰凝之证。其中橘核丸行气化湿止痛作用较强,主治寒湿阻滞肝经所致的疝气,病位在下;软坚散结汤疏肝行气散结作用较强,主治气滞痰阻所致的乳中结块,病位在上;桂枝茯苓丸活血化瘀,缓消癥块作用较强,主治瘀血留阻胞宫证。

鳖甲煎丸(《金匮要略》)
(Biejiajian Wan)
Turtle Shell Pill

【组成】 鳖甲炙,十二分(90g) 乌扇炮,三分(22g) 黄芩三分(22g) 柴胡六分(45g) 鼠妇熬,三分(22g) 干姜三分(22g) 大黄三分(22g) 芍药五分(37g) 桂枝三分(22g) 葶苈熬,一分(7g) 石韦去毛,三分(22g) 厚朴三分(22g) 牡丹去心,五分(37g) 瞿麦二分(15g) 紫葳三分(22g) 半夏一分(7g) 人参一分(7g) 䗪虫熬,五分(37g) 阿胶炙,三分(22g) 蜂窠炙,四分(30g) 赤硝十二分(90g) 蜣螂熬,六分(45g) 桃仁二分(15g)

【用法】 上二十三味为末,取煅灶下灰一斗,清酒一斗五升,浸灰候酒尽一半,着鳖甲于中,煮令泛烂如胶漆,绞取汁,内诸药,煎为丸,如梧桐子大。空心服七丸,日三服(现代用法:制为小丸,每服3g,每日3次)。

【功效】 行气活血,祛湿化痰,软坚消癥。

【主治】 疟母,以及各种癥积。疟疾日久不愈,胁下痞硬成块;或脘腹癥积,腹中疼痛,肌肉消瘦,饮食减少,时有寒热;或女子月经闭止等。

【制方原理】 本方原治疟母结于胁下,今常用治腹内癥积。疟母,即今之肝脾肿大,因疟邪久踞少阳,正气日衰,气血运行不畅,寒热痰湿之邪与气血搏结,聚而成形,结于胁下所致。"癥瘕"与"疟母"有相似之处。巢元方:"癥瘕皆由寒热不调,饮食不化,与脏气相搏所生也。"本证为寒热痰湿与气血相搏所致,因病程较长,呈现正虚邪着,寒热夹杂的特点。治当缓消,宜行气活血,祛湿除痰,消癥化积,兼行扶正补虚。

方中鳖甲入肝,软坚消癥,灶下灰消癥祛积,清酒通利血脉,三者混为一体而为鳖甲煎,共奏活血化瘀,软坚消癥之效,为君药。赤硝、大黄破血逐瘀,推陈致新;䗪虫、蜣螂、鼠妇、蜂房、桃仁、牡丹、紫葳通经活络,破血祛瘀;厚朴、乌扇(射干)、半夏开郁行气,祛痰消癖;瞿麦、石韦、葶苈子利水祛湿,导痰湿从小便而去,共为臣药。柴胡合黄芩和解少阳之邪;桂枝配芍药调和营卫;干姜温中祛寒,与黄芩相配,辛开苦降而调和寒热;人参、阿胶益气养血,以扶助正气;共为佐药。诸药相合,寒热并用,消补兼施,气血同治,共奏行气活血,祛湿化痰,软坚消癥之功。

制方特点:集大队虫蚁之品于一方,搜剔其固结之邪;破血逐瘀与利湿化痰并行,疏解外邪与调和寒热合用,有分消合击之巧;寓扶正于祛邪之中,剂之以丸,祛邪而不伤正。

【临床应用】

1. 用方要点　本方适用于疟母、癥积因寒热痰湿之邪与气血相搏而成者。临床以胁下癖块,触之硬痛,推之不移,舌黯无华,脉弦细为使用依据。

2. 临证加减　疼痛较甚,加三七、延胡索、川芎;气滞甚,加枳壳、木香;寒湿甚,去黄芩、大黄,加附子、肉桂;湿热甚,去干姜、桂枝,加茵陈、栀子;兼腹水,加半枝莲、车前子、大腹皮;正气亏虚,配合八珍汤或十全大补汤。

3. 现代运用　常用于血吸虫病肝脾肿大、慢性肝炎、迁延性肝炎、肝硬化,以及腹腔肿瘤等证属寒热痰湿与气血相搏,或兼正虚者。

4. 使用注意　癥积而正气亏甚者慎用。孕妇忌服。

【附方】

1. 化癥回生丹(《温病条辨》)　人参六两(180g)　安南桂　两头尖　麝香　片姜黄　川椒炭　虻虫　京三棱　藏红花　苏子霜　五灵脂　降真香　干漆　没药　香附米　吴茱萸　延胡索　水蛭　阿魏　川芎　乳香　高良姜　艾炭各二两(各60g)　公丁香　苏木　桃仁　杏仁　小茴香炭各三两(各90g)　当归尾　熟地黄　白芍药各四两(各120g)　蒲黄炭一两(30g)　鳖甲胶一斤(480g)　益母草膏　大黄各八两(各240g)　先将大黄用米醋一斤半熬浓,晒干为末,如此三次,晒干后与余药研末,以鳖甲胶、益母草膏和匀,炼蜜为丸,每丸重一钱五分(5g),每服一丸,空腹温开水或黄酒送下。功效:活血祛瘀,化癥消积。主治:燥气延入下焦,搏于血分而致的癥病,及疟母癥结不散;妇女痛经闭经,产后瘀血腹痛;跌打损伤,瘀滞疼痛。

2. 宫外孕方(《中医治法与方剂》)　丹参15g　赤芍15g　桃仁9g　此为宫外孕Ⅰ号方,若再加三棱、莪术各1.5~6g,为宫外孕Ⅱ号方　水煎服。功效:祛瘀消癥。主治:宫外孕破裂,下腹一侧突然发生剧烈绞痛,阴道出血,开始时量少色紫黯,继则大量出血。

按:鳖甲煎丸、化癥回生丹、宫外孕方均有化瘀消癥作用,均可治疗癥积。其中鳖甲煎丸与化癥回生丹均为活血化瘀、软坚散癥、消补兼施之方,除用于疟母外,亦可用于其他部位的癥积包块。化癥回生丹是从《金匮要略》鳖甲煎丸和《百病回春》回生丹脱化而出,用药偏于温通消散,补益气血之功稍胜于鳖甲煎丸。宫外孕方功专祛瘀消癥,用作汤剂,药力较猛,主治宫外孕,是中西医结合的成果。

【现代研究】

1. 实验研究　以环磷酰胺为阳性对照,观察鳖甲煎丸高、低不同剂量对H22荷瘤小鼠瘤块的抑制作用。结果与盐水对照组比较,鳖甲煎丸两个剂量组的瘤体明显减小($P<0.01$);高剂量组抑瘤率明显高于低剂量组($P<0.05$),与环磷酰胺组的抑瘤率无显著性差异($P<0.05$)。结果表明,鳖甲煎丸具有抑制肿瘤生长的作用。

2. 临床报道　将125例早期肝硬化门脉高压症患者随机分为治疗组和对照组,治疗组63例采用鳖甲煎丸口服,每次3g,每天3次;对照组62例采用一般保肝治疗。疗程均为6个月。结果治疗组患者门脉直径与脾脏厚度均有改善,疗效明显优于对照组($P<0.05$)。表明鳖甲煎丸对早期肝硬化有明确疗效。

知识拓展与实训

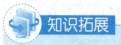 **知识拓展**

消法与下法

"消法"是八法之一，程钟龄说："消，去其壅也，脏腑、经络、肌肉之间，本无此物，而忽有之，必为消散，乃得其平"（《医学心悟·卷一》）。故凡气血郁滞，癥瘕、痞块，水饮停聚，宿食不化等证，均可应用。消法与下法所治均涉及有形之邪结聚引起的病证，但二者有所区别：消法，意在渐消缓散，其组方主用消散行滞之品，间或配伍或补益药，多用丸剂，主要针对病势缓慢，病程长的癥块痞积者。下法，意在急攻速荡，其组方主用泻下药，多用汤剂，适用于病势较急、病程较短的饮聚腑实及积滞较重之证。临证如当用下法而误用消法，则病重而药轻，其疾难瘳；当用消法而误用下法，则病轻药重，易伤正气，邪反深锢。故朱震亨在《丹溪心法》中指出："凡积病不可用下药，徒损真气，病亦不去，当用消积药使之融化，则根除矣。"

疮疡内治法

体表疮疡总的治疗大法为消、托、补三法。疮疡初期尚未成脓时，使用消法，使之消散，并针对具体病证采用清热解毒、行气活血、解表温通、化痰祛湿等方法；中期脓成不溃或脓出不畅，用托法以托毒外出；后期脓液已溃，正气虚弱者，用补法恢复正气，使疮口早日愈合，常用方法有益气、养血、滋阴、助阳等。

 案例实训

赵某某，女，47岁，1961年4月3日初诊。患者于四年前发现下腹部有一鸡蛋大肿物，未予介意。以后肿物逐渐增大，四年后腹围增至97公分，较前增加17公分，如怀胎状。两天前突发下腹剧痛，冷汗淋漓。经某医院诊为"子宫肌瘤"，建议立即手术，患者未允。乃请岳老诊治。诊见形体瘦弱，面色萎黄，下腹肿物按之坚硬，压痛明显，舌质黯，少苔，脉沉细而涩。经水二至三月一行，量少色黯，夹有血块。处方：桂枝9g，茯苓9g，川芎9g，丹皮9g，桃仁9g，白芍21g，当归9g，泽泻21g，白术12g。服药10剂后，腹痛明显减轻，乃将原方改为散剂，每服9g，日服两次。两个月后，下腹肿物日渐变小，症状大见好转。再服药半年，下腹肿物消失，经水正常，诸症悉除。（《岳美中医案》）

分析要点：①本案当辨为何种病证？辨证依据是什么？②岳老首诊时选用何方加减？为什么？③患者服药10剂后症状改善，为什么要改汤为散？④你对该案的治疗有何自己的看法？

写出你对该患者的辨证立法、方药及其制服要点。

学习小结

本章方剂为食积、痞满、癥积、疮疡等病证而设，分为消食导滞、消痞化积、消散痈疮、消癥散结四类。

1. 消食导滞　保和丸与枳实导滞丸均可用于食积内停之证，但保和丸作用温和，主治食积内停较轻，见脘腹痞胀、恶食嗳腐等症者，枳实导滞丸攻积导滞之力较强，适用于肠胃湿热食积,见脘腹胀痛,大便秘结或下痢泄泻,苔黄腻,脉沉有力等症者。

2. 消痞化积 枳实消痞丸为消补兼施之剂,健脾和胃,行气消痞,消中有补,主治虚实相间,寒热错杂,气壅湿聚之心下痞满,纳呆便滞等症。

3. 消疮散痈 包括治疗外痈和内痈的两类方剂。仙方活命饮清热解毒,消散痈肿,活血止痛,为治疗阳证疮疡的代表方,适用于热毒壅结,气血郁滞所致之痈疮肿毒初起。阳和汤温阳补血,散寒通滞,为治疗阴疽证的代表方。犀黄丸清热解毒,化痰散结,活血散瘀,多用于痈疽、乳癌、流注、瘰疬等属于火郁痰瘀,热毒壅滞者。透脓散具有益气扶正,托毒透脓的作用,适用于痈疽疮疡,无力托毒排脓者,是外痈托法的代表方。大黄牡丹汤、苇茎汤均有逐瘀排脓之功,同治内痈。但苇茎汤中重用苇茎,配伍薏苡仁清肺化痰,适宜于痰热瘀结之肺痈;大黄牡丹汤以大黄、芒硝配伍牡丹皮泻热破瘀,适宜于湿热毒郁,血瘀气滞之肠痈。

4. 消瘿散结 海藻玉壶汤与软坚散结汤均可化痰软坚,但海藻玉壶汤行气活血,化痰软坚,适宜于肝脾不调,气滞痰凝,结于颈部之瘿瘤初起;软坚散结汤行气化痰活血,清热解毒消瘿,适宜于肝气郁结,气血痰热结于乳中见乳块坚硬,伴胸胁胀痛,心烦易怒等症。鳖甲煎丸以行气破血,祛湿化痰,软坚消癥为功,主治疟母与癥瘕积聚。

(全世建)

复习思考题

1. 消散化积剂与泻下剂均治有形之邪,两者在临床应用上有何区别?
2. 保和丸为消食和胃之剂,方中为何配伍连翘?
3. 试比较枳实消痞丸与半夏泻心汤在功效、主治方面的异同点。
4. 试述仙方活命饮、阳和汤、苇茎汤、大黄牡丹汤功效、主治证的异同点。

第二十三章

驱 虫 剂

学习目的

掌握虫证的治疗立法;驱虫剂遣药制方的基本知识。

学习要点

驱虫剂的概念、分类及使用注意;驱虫剂各类代表方的制方原理及临床运用。

驱虫剂(formulas that expel parasites)是以驱虫药为主组成,具有驱虫或杀虫等作用,主治人体寄生虫病的一类方剂。属于"八法"中消法的范畴。

人体寄生虫种类很多,有蛔虫、蛲虫、绦虫、钩虫等。寄生虫病多由饮食不洁,误食沾染虫卵的食物而致。临床表现多为脐腹疼痛,时发时止,痛后能食,面色萎黄,或青或白,或生白斑,或见赤丝,或夜寐龄齿,或胃脘嘈杂,呕吐清水,舌苔剥落,脉象乍大乍小等。若迁延日久,则肌肉消瘦,毛发枯槁,肚腹胀大,青筋暴露,成为疳积之证。此外,因寄生虫的种类不同,其症状又各有特殊表现。如蛔虫病多见耳鼻作痒,唇内有红白点,巩膜上有蓝斑,若蛔虫钻入胆胃,则会出现呕吐蛔虫,右上腹钻顶样疼痛,时发时止,手足厥冷等蛔厥症状;蛲虫病的特点是夜半肛门作痒;绦虫病多见便下白色虫体节片;钩虫病则多有嗜食异物,面色萎黄,浮肿等症状。

驱虫剂常根据寄生虫的种类不同,选择有针对性的驱虫药物为主组成方剂。若为蛔虫,首选使君子、苦楝根皮、鹤虱、芜荑;若为绦虫,首选槟榔、南瓜子、鹤草芽、雷丸;若为钩虫,首选榧子、贯众;若蛔厥腹痛,首选乌梅以安蛔止痛。具体运用时,还应根据病情的寒热虚实,适当配伍清热药如黄连、黄柏等;温里药如干姜、附子等;消导药如麦芽、神曲等;补益药如人参、当归等。此外还常配伍大黄、芦荟等泻下药以促进虫卵、虫体的排出。代表方如乌梅丸、化虫丸、肥儿丸等。

现代药理研究表明,驱虫剂有驱虫杀虫、抗菌抑菌、镇痛镇静等作用,部分方剂尚能助消化、降血糖、利尿。现代临床上,驱虫剂多用于胆道蛔虫疾病、蛔虫性肠梗阻、绦虫与钩虫等多种肠道寄生虫混合感染、溃疡性结肠炎、多发性直肠息肉、血吸虫病、肝脾肿大、小儿消化不良、疳积等疾病。

运用驱虫剂应注意:首先,利用相应的实验室理化检查有助于明确寄生虫病的诊断以及寄生虫类型;其二,服药以空腹为宜,并应忌食油腻食物;其三,方剂中含有有毒药物时应注意剂量,以免过轻而虫积难去,过重会耗损正气;其四,对于年老体弱、孕妇等,慎用攻伐之药;其五,若虫去而脾胃虚弱者,宜调补脾胃以善其后。

乌梅丸《伤寒论》

（Wumei Wan）

Mume Pills

【组成】乌梅三百枚(480g)　附子炮去皮,六两(180g)　细辛六两(180g)　干姜十两(300g)　黄连十六两(480g)　当归四两(120g)　蜀椒出汗,四两(120g)　桂枝去皮六两(180g)　人参六两(180g)　黄柏六两(180g)

【用法】上十味,异捣筛,合治之,以苦酒(即酸醋)渍乌梅一宿,去核,蒸之五斗米下,饭熟,捣成泥,和药令相得,内臼中,与蜜杵二千下,丸如梧桐子大,先食饮服十丸,日三服,稍加至二十丸。禁生冷滑物臭食等(现代用法:乌梅用50%醋浸一宿,去核打烂,和余药打匀,烘干或晒干,研末,加蜜制丸,每服9g,日一至三次,空腹温开水送下。亦可水煎服,用量按原方比例酌减)。

【功用】安蛔止痛。

【主治】蛔厥证。腹痛阵作,手足厥冷,烦闷呕吐,时发时止,得食即吐,甚则吐蛔。亦治久痢,久泻。

【制方原理】本方所治蛔厥证,乃患者素有蛔虫,复因肠道虚寒,胆胃蕴热,蛔虫内扰所致。蛔虫喜温而恶寒,故有"遇寒则动,得温则安"之说,其性喜钻窜,寄生于肠中。若因饮食不洁,或驱虫用药不当,致胃肠功能紊乱,肠道虚寒,失于温煦,胆胃蕴热,则蛔虫不安于室而上窜,进入胆胃,扰动不安,故腹痛阵作,烦闷呕吐,甚则吐蛔;蛔闻食臭而上扰,胃气上逆,故得食即吐;蛔虫起伏无时,虫动则发,虫伏则止,故腹痛呕吐时发时止;痛剧时阴阳之气不相顺接,故见手足厥逆。本证病机是肠道虚寒,胆胃蕴热,蛔虫上扰。故治当安蛔止痛,寒热并调,兼补气血。

方中重用乌梅,取其味酸以安蛔,使蛔静而痛止;经醋浸一宿,酸味愈浓,安蛔之功愈强,为君药。配细辛、蜀椒之辛温,辛可伏蛔,温能散寒,其中蜀椒尚有杀虫驱蛔之效;再配黄连、黄柏之苦寒,苦能下蛔,寒能清泄胆胃内蕴之热,共为臣药。用附子、干姜、桂枝温阳散寒以治肠寒,人参、当归补气养血以扶正,合为佐药。诸药相伍,使"蛔得酸则静,得辛则伏,得苦则下"(柯琴《古今名医方论》),蛔静不扰而腹痛止,阳复寒散则手足温。

制方特点:酸辛苦同用,安蛔配伍之要法;寒热并用,兼行补涩。

本方所治久痢、久泻,当属脾肾虚寒,气血亏虚,湿热未尽,肠道失固,而以虚寒为主之证。此时正虚邪恋,寒热错杂,治宜寒热并用,补涩兼施。方中乌梅酸收涩肠止泻,可治久痢滑脱;蜀椒、细辛、附子、桂枝、干姜能温肾暖脾,振奋阳气;人参、当归补益气血以扶正;黄连、黄柏清热燥湿,厚肠以止泻痢。诸药合用,温清补涩并用,故临床用治久泻久痢效佳。

【临床应用】

1. 用方要点　本方为治疗寒热错杂,蛔虫上扰之蛔厥证的常用方。临床以腹痛阵作,手足厥冷,烦闷呕吐,时发时止为使用依据。

2. 临证加减　腹痛甚者,可加白芍、甘草以缓急止痛;呕吐严重者,加半夏、生姜降逆止呕;本方重在安蛔,驱虫力弱,可加使君子、苦楝皮、槟榔等以增杀虫驱虫之力;亦可加少量泻下药如大黄、芒硝等以加速排泄虫体虫卵。

3. 现代运用　常用于肠蛔虫病、胆道蛔虫症、蛔虫性肠梗阻、慢性痢疾、慢性肠炎、肠易激综合征等证属寒热错杂,正气虚弱者。

4. 使用注意　服用期间,忌生冷油腻。

【附方】

1. 理中安蛔汤(《万病回春》)　人参七分(2g)　白术一钱(3g)　茯苓一钱(3g)　川椒三分(8g)　乌梅三分(9g)　干姜炒黑,五分(1.5g)　水煎服。如合丸,用乌梅浸烂,蒸熟(去核)捣如泥,入前药末,再捣如泥,每服十丸,米汤吞下(现代用法:照调整量放大数倍,碾细筛净,炼蜜和丸,每丸重5g,早、午、晚空腹时各服一丸,开水送下)。功用:温中安蛔。主治:脾胃虚寒之蛔扰腹痛。腹痛阵作,便溏尿清,吐蛔或便蛔,四肢不温,舌苔薄白,脉虚缓。

2. 连梅安蛔汤(《通俗伤寒论》)　胡黄连一钱(3g)　川椒炒,十粒(2g)　白雷丸三钱(9g)　乌梅肉二枚(5g)　生川柏八分(2.5g)　尖槟榔磨汁冲,二枚(或切片随药入罐煎,10g)　水煎,一剂煎三次,早晨空腹时服两次,下午空腹服一次。功用:清热安蛔。主治:肝胃郁热,虫积腹痛证。腹痛阵作,饥不欲食,食则吐蛔,甚则烦躁厥逆,面赤口燥,舌红,脉数。

按:以上三方都有安蛔之功,均治蛔虫病。但乌梅丸主治寒热错杂之蛔扰重证,以安蛔止痛为主,有清上温下之功;理中安蛔汤主治中焦虚寒之蛔扰证,以温中安蛔为主;连梅安蛔汤主治热扰蛔动证,长于清热杀蛔。

【现代研究】

1. 实验研究　乌梅丸可使蛔虫麻醉,失去其附着肠壁的能力,同时又能使奥狄氏括约肌松弛,胆囊收缩增加,促进胆汁分泌。并且有修复炎性肠黏膜上皮细胞,增强免疫调节,增强巨噬细胞吞噬功能,增强耐缺氧能力和抗严寒能力,抗诱变、抗促癌及抗氧化,抗肝纤维化,降低血糖等作用。上述研究表明乌梅丸不仅有利于蛔虫的排出,胆汁排泄的增加,而且可减少和防止胆道感染,并可减少蛔虫卵留在胆道内形成胆石症,为本方治疗蛔厥证提供了一定的药理学依据。

2. 临床报道　糖尿病性腹泻患者随机分为治疗组和对照组,每组各50例。两组患者均予调节饮食,严格控制空腹及餐后2小时血糖。治疗组给予乌梅丸加减(乌梅10g、黄连10g、黄柏10g、党参15g、炮附子6g、细辛3g、干姜10g、肉桂6g、当归10g、焦白术15g),每日一剂,分上、下午服;对照组给予思密达口服,每次2g,每日3次,餐前服用。两组均治疗15天。结果治疗组治愈32例,总有效率92.00%,未见不良反应;对照组治愈9例,总有效率56.00%;两组疗效差异显著($P<0.01$)。

化虫丸(《太平惠民和剂局方》)

(HUACHONG WAN)

Parasites-expelling Pills

【组成】　胡粉(即铅粉)炒,五十两(1500g)　鹤虱去土,五十两(1500g)　槟榔五十两(1500g)　苦楝根去浮皮,五十两(1500g)　白矾枯,十二两半(375g)

【用法】　为末,以面糊为丸,如麻子大。一岁儿服五丸,温浆水入生麻油一二点,调匀下之;温米饮下亦得,不拘时候,其虫细小者皆化为水,大者自下(现代用法:上方按调整量配齐,碾细筛净,水泛为丸。每丸如麻子大,一岁儿服五丸,空腹时米汤送服)。

【功用】　驱杀肠中诸虫。

【主治】　肠道虫积证。腹中疼痛,时发时止,往来上下,其痛甚剧,呕吐清水,或吐蛔虫。

【制方原理】 本方主治肠道诸虫如蛔虫、钩虫、蛲虫、绦虫、姜片虫等。肠中诸虫，或因脏腑虚弱，或因寒温失调，或因饮食变化而躁扰不安，攻窜肠中，致腹痛时作，往来上下，其痛难忍；虫躁扰胃，胃失和降，则呕吐清水，或吐蛔。针对虫动不静，躁扰不安之病机，当用驱杀肠虫法，直接消除致病之因。

方中各药均有杀虫、驱虫作用。鹤虱可驱杀诸虫，《新修本草》载其"主蛔、蛲虫"，《日华子本草》谓其"杀五脏之虫"，为君药。胡粉又名铅粉，有大毒，驱杀肠道诸虫之力甚；苦楝根皮通杀蛔虫、蛲虫、绦虫，且能止痛，合为臣药。槟榔能杀绦虫、钩虫、姜片虫，又能消积导滞，以促进虫体排出，兼可行气止腹痛；白矾也有杀虫作用，共为佐药。诸药配伍，共奏驱杀肠道诸虫之功。

【临床应用】

1. 用方要点 本方为治虫专方，尤善驱杀蛔虫。临床以腹痛时作，呕吐或吐蛔为使用依据。

2. 临证加减 体质壮实者，可加用大黄煎水送服，以促使虫体排出；体弱者，可用党参、白术等补益药煎水送服，以扶正驱虫。

3. 现代运用 主要用于肠道寄生虫病。

4. 使用注意 严格控制用量，中病即止；药后宜适当调补脾胃；年老体弱者慎用；孕妇禁用。

【附方】

1. 苦楝杀虫丸(《药用图考》) 苦楝皮 6g 苦参 6g 蛇床子 3g 皂角 2g 共为末，炼蜜为丸，如枣大，纳入肛门或阴道。功效：杀灭蛲虫。主治：蛲虫病。

2. 南瓜子粉槟榔煎(《经验方》) 南瓜子(研粉)60~120g 槟榔 30~100g 槟榔煎液，送服南瓜子粉，一次服完，半小时后，继服泻剂。功效：驱杀绦虫。主治：绦虫病。(槟榔有毒，方中用量较大，应调整剂量并注意服药期间观察)。

按：化虫丸、苦楝杀虫丸和南瓜子粉槟榔煎均能杀虫，化虫丸适用多种寄生虫，有一定毒性；苦楝杀虫丸主治蛲虫病，南瓜子粉槟榔煎主治绦虫病。

肥儿丸(《太平惠民和剂局方》)
(Feier Wan)
Fat Baby Pills

【组成】 神曲炒，十两(300g) 黄连去须，十两(300g) 肉豆蔻面裹煨，五两(150g) 使君子去皮(壳)，五两(150g) 麦芽炒，五两(150g) 槟榔不见火，细剉，晒，二十个(120g) 木香二两(60g)

【用法】 上为细末，猪胆为丸，如粟米大。每服三十丸，量岁数加减，熟水下，空心服(现代用法：上药碾细筛净，取鲜猪胆汁和为小丸，每丸约重 3g。开水调化，空腹时服 1 丸。1 岁以下小儿服量酌减)。

【功用】 杀虫消积，健脾清热。

【主治】 虫积脾虚内热证。面黄体瘦，肚腹胀满而痛，发热口臭，大便稀溏等。

【制方原理】 本方证由虫积肠道，积滞化热，脾胃受损，运化失健所致。虫积成疳，脾虚不运，故面黄体瘦；虫积食滞，腑气不畅，故肚腹胀满而痛；积滞内蕴化热，故发热口臭;脾失健运,故大便稀溏。本证病机是虫积成疳,脾虚内热。治宜杀虫消积,健脾清热。

方中使君子杀虫化积,健脾消疳,为君药。槟榔助使君子杀虫消积,并可导滞下行而除肚腹胀满;肉豆蔻助使君子健脾,并可固肠止泻,合为臣药。神曲、麦芽消食导滞,健胃和中;黄连清内蕴之热,兼可燥湿止泻;木香行气消胀,以助槟榔导滞,猪胆汁助黄连清热,共为佐药。诸药合用,使虫积得去,食积得消,内热得清,脾虚得健,正气渐复,诸症可愈。因本方原治小儿虫积腹痛或虫积成疳,药后虫去积消而体壮,故名"肥儿丸"。

【临床应用】

1. 用方要点　本方为治疗虫积脾虚内热证而设。临床以面黄体瘦,肚腹胀痛,发热口臭为使用依据。

2. 临证加减　脾胃气虚较重而神疲乏力、食少者,加党参、白术、山药;兼胃热津伤,烦躁口干者,加知母、石斛。

3. 现代运用　主要用于小儿蛔虫症、小儿慢性消化不良、小儿角膜软化症等证属虫积食滞、脾虚内热者。

4. 使用注意　中病即止,不宜久服。

【附方】

布袋丸(《补要袖珍小儿方论》)　夜明砂拣净,二两(60g)　芜荑炒,去皮,二两(60g)　使君子二两(60g)　白茯苓去皮,半两(15g)　白术无油者,去芦,半两(15g)　人参去芦,半两(15g)　甘草半两(15g)　芦荟研细,半两(15g)　上为细末,汤浸蒸饼和丸,如弹子大(约10g)。每服一丸,以生绢袋盛之,次用精猪肉二两(60g),同药一处煮,候肉熟烂,提取药于当风处悬挂,将所煮肉并汁,令小儿食之。所悬之药,第二日仍依前法煮食,只待药尽为度(现代用法:全方按调整量比例,碾细筛净,配散剂,每次服3g,用猪肉汤调化服,每日晨起空腹时服1次)。功效:杀虫消疳,补养脾胃。主治:脾虚虫疳。体热面黄,肢细腹大,发焦目黯,舌淡脉弱等。

按:肥儿丸和布袋丸均可杀虫消疳,健脾清热,用治虫积脾虚证。但肥儿丸长于杀虫消积,主治虫积腹痛属积滞内热者;布袋丸补养脾胃之力较强,适用于小儿虫疳属脾胃虚弱者。

【现代研究】

1. 实验研究　以人工复制的鸡葡萄球菌性关节炎病理模型,加减肥儿丸(肉蔻、木香、麦芽、神曲、黄连、金荞麦、艾叶等)混入常规饲料中,于制模前1周开始喂养,共6周。结果显示加减肥儿丸组动物受染后未见明显的感染症状和肝脏病变,血清中Glu、ALP、γ-GT和CHE的水平较模型组明显降低,表明该方有抗金葡菌感染及保肝作用。另有用口服大黄煎液复制小鼠脾虚模型,同时给予200%肥儿丸煎液(0.4ml/20g),连续处理10天,检测各组小鼠血清的微量元素。结果模型组小鼠血清锰、锌、铁含量明显降低,铜含量显著性升高;较之于模型组,肥儿丸组血清锰、铁含量明显升高,锌、铜、钙含量无明显差异;该方按上述剂量给予环磷酰胺诱导的免疫损伤小鼠10天,结果该方组小鼠腹腔巨噬细胞IL-1和脾T细胞IL-2的诱生能力较模型组显著提高。提示该方有微量元素调节和免疫促进作用。

2. 临床报道　儿童多瞬症系眼睑末梢神经兴奋导致眼轮匝肌痉挛所致,与中医脾虚积滞,化热生风病机有关,试用肥儿丸治疗并取效。儿童多瞬症分为治疗组80例和对照组50例,治疗组以肥儿丸加减治疗,对照组口服谷维素和维生素 B₁,两组均局部滴用重组牛碱性成纤维生长因子滴眼液,共治疗 4 周。结果:治疗组治愈率 51.25%,总有效率 100%;对照组治愈率为 26%,总有效率为 92%;两组疗效差异显著。

学习小结

本章方剂为人体消化道寄生虫病而设。乌梅丸、化虫丸和肥儿丸均具驱虫功效,均治消化道寄生虫病。其中乌梅丸重用乌梅,配伍细辛、蜀椒、黄连、黄柏等,酸、辛、苦、甘同用,长于安蛔止痛,清上温下,主治肠道虚寒,胆胃蕴热,蛔虫内扰之蛔厥证,以腹痛时作,手足厥逆,烦闷呕吐为使用依据。化虫丸集鹤虱、铅粉等诸杀虫之品于一方,除枯矾外,余药均等量,其中槟榔一药,具有杀虫与泻下双重作用,使全方在驱虫之中寓以行气攻下,为驱杀诸虫之专方,适用于多种肠道寄生虫病,临床症见腹痛时作,呕吐或吐蛔等。肥儿丸以使君子、槟榔配神曲、麦芽、黄连、肉豆蔻等杀虫消积,健脾清热之品,善治虫积腹痛,消化不良属脾虚内热者,临床以面黄体瘦,肚腹胀痛,身热口臭为使用依据。

(周志焕)

复习思考题

1. 乌梅丸为何既可治疗脏寒蛔厥证,又可治疗久泻久痢?
2. 比较化虫丸和肥儿丸在组成、功效、主治方面的异同。
3. 乌梅在乌梅丸、二陈汤中的配伍作用有何不同?
4. 比较乌梅丸、理中安蛔汤、连梅安蛔汤三方在功效和主治方面的异同。

第二十四章

涌 吐 剂

学习目的
掌握吐法的立法意义；涌吐剂遣药制方及应用的基本知识。

学习要点
涌吐剂的概念、分类及使用注意；涌吐剂各类代表方的制方原理及临床运用。

涌吐剂（formulas that induce vomiting）是以涌吐药为主组成，具有涌吐痰涎、宿食、毒物等作用，主治痰厥、食积、误食毒物等疾患的方剂。涌吐剂属于"八法"中的"吐法"。

涌吐法历史悠久，早在《黄帝内经》就有关于其立法的叙述："其高者，引而越之"（《素问·阴阳应象大论》），并指出其用药原则"酸苦涌泄为阴，咸味涌泄为阴"（《素问·至真要大论》）。金元时期，刘完素首将涌吐方归于"十剂"中的"宣剂"，并以"涌剂"名之，所谓"涌剂，瓜蒂、栀豉之类是也"（《素问病机气宜保命集》）。

涌吐剂主要是通过升引催吐作用，以使停蓄在咽喉、胸膈、胃脘的痰涎、宿食、毒物从速由口吐出，使邪有出路。故本类方剂主要适用于中风痰涎壅盛，喉痹痰阻喉间，宿食停积胃脘，毒物尚留胃中，以及干霍乱吐泻不得，痰厥痰盛气闭等病证属于病情急迫而又急需吐出之证，对于痰壅气逆引起的癫、狂、痫、喉痹、哮喘等病证亦可酌情使用。

本章方剂常以瓜蒂、藜芦、食盐等苦寒酸咸的涌吐药为主组方，一般用药味数较少，甚至使用单方。常见配伍：①苦味药配味酸之品，如用瓜蒂配赤小豆，取其"酸苦涌泄"；②配伍轻清宣泄之品，如用淡豆豉以宣散胸中郁结；③配伍辛温豁痰之品，如用皂角以开窍通关。代表方如瓜蒂散、救急稀涎散。

涌吐剂现代临床常用于治疗中毒、积食及消化、神经、呼吸等系统的疾病；药理研究表明，涌吐剂有刺激胃黏膜感觉神经和呕吐中枢等作用。

涌吐类方属于急则治标之剂，抓住时机，用之得当，可有立竿见影之效，但毕竟作用迅猛，副作用较大，使用时应当注意用药的剂量、用法、禁忌、中毒的解救措施，以及药后调养等。凡年老体弱、妇女胎前产后、幼儿，均应慎用，咯血、吐血者忌用。涌吐剂多由苦、酸、咸等刺激性较强的药物，甚至有毒药物组成，易伤胃气，故服用涌吐剂，应从小剂量开始，逐渐增加剂量，中病即止，以防涌吐太过，甚至中毒。对于病情较重，情况紧急者，宜使其快吐为要。若服药后 10~20 分钟仍不吐者，可就地取材,用手指、压舌板或翎毛等探喉以助吐,或多饮开水,以助药力,促其呕吐。若服后呕吐不止者,可饮姜汁少许或服用冷粥、冷开水等以止呕。若仍呕吐不止,则应针对所用药物的不同而进行解救,如服瓜蒂散而吐不止者,可取麝香 0.03~0.1g,用开水冲服解之;服救急稀涎散而吐不止者,可用甘草、贯众煎汤服之。服药得吐后须令患者避风休息,以防感冒风寒,同时要注意不宜马上进食,待肠胃功能恢复,再进流质饮食或易消化的食物,顾护脾胃;切勿骤进油腻及不易消化之品,以免重伤胃气。

值得指出的是,现在涌吐剂应用较少,其原因主要有以下几点:首先,吐法多被洗胃、吸痰等现代疗法所取代,其使用范围日益缩小。其次,吐法本身禁忌证较多,如现代医学将昏迷、惊厥、抽搐、食管静脉曲张、主动脉瘤、支气管扩张、肺结核咯血、胃溃疡出血以及腐蚀性毒物中毒等均为催吐禁忌证,使医者难以掌握。另外,涌吐剂会引起患者的不适,病人往往不愿接受。但本类方剂简便易行,如能根据病情对证组方和掌握其使用技法,对某些疾病的治疗仍具有一定的实用价值。

瓜蒂散《《伤寒论》》
（Guadi San）
Melon Pedicel Powder

【组成】 瓜蒂一分(1g),熬黄 赤小豆一分(1g)

【用法】 上二味,分别捣筛,为散已,合治之,取一钱匕(3g),以香豉一合(9g),用热汤七合,煮作稀粥,去滓,取汁和散,温,顿服之。不吐者,少少加。得快吐乃止(现代用法:将瓜蒂、赤小豆研细末和匀,每服 1~3g,以淡豆豉 9g 煎汤送服。如急救催吐,药后可用洁净羽毛探喉取吐)。

【功效】 涌吐痰食。

【主治】 痰涎、宿食壅滞胸脘证。胸中痞硬,烦懊不安,欲吐不出,气上冲咽喉不得息,寸脉微浮。

【制方原理】 本方为涌吐剂的代表方。胸中为清虚之府,宗气所居,胃脘为受纳之官,气机升降之枢,若痰涎壅塞胸膈,或宿食停于上脘,气不得通,故胸中痞硬,烦懊不安,甚至气上冲咽喉不得息。寸脉微浮为邪气在上之征。本证病机为有形之邪结于胸脘,气机阻滞。由于发病部位偏上,邪有上逆之势,根据“其高者,引而越之”,采用吐法,因势利导,可使病邪随吐而解。

方中瓜蒂味极苦而性寒,具有较强的催吐作用,善于涌吐痰涎宿食,为君药。赤小豆味酸性平,能祛湿除烦满,是为臣药。君臣相伍有酸苦涌泄之性,催吐之力益增。《医宗金鉴·删补名医方论》卷七云:“瓜蒂极苦,赤豆味酸,相须相益,能除胸胃中实邪,为吐剂中第一品也。”佐以淡豆豉煎汤调服,取其轻清宣泄,能宣解胸中郁结之邪气,利于涌吐;合赤小豆共取谷气以安中护胃,于催吐之中兼顾护胃气。三药合用,可将胸脘的痰食一涌而出,令上焦通,气机畅,痞硬消,诸症得解。

制方特点:酸苦相配以收涌泄之用;佐以谷物相配,使吐不伤胃。

【临床应用】

1. 用方要点 本方为涌吐的祖剂,适用于痰涎、宿食停滞胸脘,临床以胸脘痞硬,烦懊不安,气逆欲吐为依据。

2. 临证加减 痰湿重者,可加白矾以助涌吐痰湿;痰涎壅塞者,酌加石菖蒲、郁金、半夏以开窍化痰;风痰盛者,可加防风、藜芦以涌吐风痰。

3. 现代运用 本方现代常用于暴食暴饮导致的急性胃炎、消化不良、精神错乱、神经衰弱症、口服毒(药)物中毒的早期等属于痰涎壅盛或痰食化热于上焦者。

4. 使用注意 非形气俱实者当慎用;瓜蒂用量不宜过大,中病即止;吐后宜服粥自养;若服后呕吐不止,可取麝香 0.1~0.15g 或丁香末 0.3~0.6g,开水冲服解之。

【附方】

1. 三圣散(《儒门事亲》) 防风三两(90g) 藜芦 瓜蒂三两(90g),剥尽碾破,以纸卷定,连纸锉细,去纸,用粗箩子箩过,另放末,将渣炒微黄,次入末,一处同炒黄用 藜芦去苗及心,加减用之,或一两(30g),或半两(15g),或一分(0.3g) 上药为粗末,每服约半两(15g), 以韲汁三茶盏,先用二盏,煎三五沸,去韲汁,次入一盏,煎至三沸。却将原两盏同一处,熬二沸,去滓,澄清,放温,徐徐服之,不必尽剂,以吐为度。功用:涌吐风痰。主治:中风闭证。失音闷乱,口眼歪斜,或不省人事,牙关紧闭,脉浮滑实者。对于癫痫,浊痰壅塞胸中,上逆时发者,以及误食毒物尚停于上脘者,亦可用之。

2. 盐汤探吐方(《金匮要略》) 盐一升 水三升 上二味,煮令盐消,热饮一升(200ml),刺口,令吐宿食使尽,不吐更服,吐讫复饮,三吐乃止。功用:涌吐宿食。主治:宿食、秽浊、毒物停滞上脘之证。脘腹痛连胸膈,痞闷不通;或干霍乱,脘腹胀痛,欲吐不得吐,欲泻不得泻;或误食毒物,毒物尚停留在胃中者。

3. 参芦饮(《格致余论》) 参芦半两(15g) 逆流水一盏半,煎一大碗饮之。服后以物微探吐之。功用:涌吐痰涎。主治:虚弱之人,痰涎壅盛于胸膈。痰多气急,胸膈满闷,温温欲吐,脉象虚弱者。

按:三圣散、盐汤探吐方和参芦饮三方俱为涌吐之剂,三圣散以瓜蒂为君药,配伍升散之品,为涌吐之峻剂,善于涌吐风痰,主治中风痰壅阻于胸中之急症。盐汤探吐方以一味食盐诱发呕吐,催吐之力较弱,性较平和,主治宿食、秽浊、毒物壅塞于上脘者。参芦饮以参芦涌吐,兼能补虚,宜于身体虚弱又有痰涎壅盛之本虚标实证。

【现代研究】

1. 实验研究 以 80% 乙醇回流提取制得的瓜蒂总提取物后,用硅胶柱溶剂极性依次递增分离法(石油醚 - 乙酸乙酯 - 甲醇连续洗脱)制得的分段提取物(石油醚Ⅰ、乙酸乙酯Ⅱ、甲醇Ⅲ)为药效研究对象,筛选对犬有致吐作用的活性部位,最后通过特殊颜色反应确定有效部位的化学性质。结果瓜蒂中乙酸乙酯提取物具有催吐作用,颜色反应表明该部位主要含有葫芦素等物质,提示其可能是瓜蒂催吐作用的有效成分。

2. 临床报道 66 例患者随机分为治疗组 35 例,对照组 31 例。对照组用思美泰 1.0 加入 5% 葡萄糖 500ml 静滴,一日一次,肝复肽 100mg 加入 5% 葡萄糖 500ml 静滴,一日一次复方瓜蒂散鼻腔吸入治疗淤胆型高胆红素血症;治疗组在用对照组用药 3 周后复查肝功,总胆红素下降不明显时(<入院时的 30%),加用"复方瓜蒂散"治疗(瓜蒂、赤小豆、红谷子等,低温烘干,研细末,将少许粉末轻吸入患者双侧鼻腔,每隔 10 分钟一次,共 5 次),在吸入 30 分钟后,患者出现鼻痒,打喷嚏,开始有少量黄色鼻涕溢出,持续 8~12 小时,鼻腔不断流出黄色鼻涕 200~300ml。结果加用复方瓜蒂散治疗后,80% 以上的患者一周后总胆红素下降至治疗前 50% 左右,继续保肝、对症治疗,胆红素继续下降,不反跳,其症状改善、黄疸期缩短时间及肝功能指标改善均优于对照组($P<0.01$)。表明在西医常规疗

法上加用复方瓜蒂散鼻腔吸入可以提高淤胆型高胆红素血症的疗效。

救急稀涎散（《重修政和经史证类备用本草》）
（Jiuji Xixian San）
Saliva-thinning Powder for Emergency Aid

【组成】　皂角四挺,如猪牙肥实不蛀者,削去黑皮(15g)　白矾一两(30g),　通莹者

【用法】　二味同捣,为细末,再研极细为散。如有患者,可服半钱(1.5g),重者三钱匕(4.5g),温水调灌下。不大呕吐,只是微微稀涎冷而出,或一升、二升,当时省觉,次缓而调治。不可使大攻之,过则伤人(现代用法:共为细末,每服1.5~4.5g,温开水送下)。

【功效】　稀涎涌吐,化痰开窍。

【主治】　痰涎壅盛之中风闭证。喉中痰声辘辘,气闭不通,心神瞀闷,四肢不收,或倒仆不省,或口角似斜,脉滑实有力者。亦治喉痹。

【制方原理】　本方所主多为素体痰盛,感触而发,痰涎壅上,阻闭机窍所致。痰涎壅盛,阻塞气道,故喉中痰声辘辘;蒙闭心窍,则心神瞀闷,或倒仆不省人事;流窜经络,筋脉失养,则四肢不收或口角似斜。痰壅咽喉,气闭不通则发为喉痹。本证病机为痰涎壅塞上焦,阻塞窍道。治宜急则治标,涌吐痰涎,疏通窍道。待病情缓解后,再缓则治本,随症调治。

方中白矾酸寒涌泄,能化顽痰,开关催吐,故为君药。皂荚辛温而咸,辛能通窍,温能化痰,咸能软坚,善于涤痰通窍,用为臣药。两药合用,有化痰稀涎,催吐利窍,开关通闭的功用。本方重在化痰通窍,催吐之力较弱,因具有稀涎之效,即化解痰涎并引从口中吐出,解救中风闭证及喉痹急症,故名"救急稀涎散"。

【临床应用】

1. 用方要点　本方为中风闭证初起痰涎壅盛之急救用方,临床以喉中痰声辘辘,呼吸不畅,脉象滑实有力为依据。

2. 临证加减　中风可加藜芦以涌吐风痰;喉痹可加黄连以解毒;为增加化痰散结之力,可加半夏。

3. 现代运用　常用于脑卒中、精神病等证属痰壅气闭者。

4. 使用注意　中风脱证禁用。用量宜轻,以痰出适量为度。

【现代研究】

临床报道　救急稀涎散加味救治急性亚硝酸钠中毒10例(男8例,女2例;年龄20~40岁;多为餐后5~60分钟出现症状,中毒后2~3小时被发现)。药用猪牙皂角15g,白矾30g,石菖蒲30g,野菊花20g,紫背天葵20g。研为极细末,用温水调服,1日2次,每次10g,2天为1疗程。期间辅助给予5%G-S500ml+Vit c3.0ivgtt gd,吸氧,留置胃管,必要时洗胃。结果痊愈6例,显效1例,好转1例,无效2例,总有效率80%。

知识拓展与案例实训

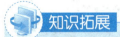 **知识拓展**

喉痹

是指以咽部红肿疼痛,或干燥、异物感,或咽痒不适,吞咽不利等为主要临床表现的疾病。喉痹一词,最早见于《黄帝内经》,如《素问·阴阳别论》:"一阴一阳结,谓之喉痹",其含义较广,包含具有咽喉部红肿疼痛为特点的多种咽喉部位的疾病。随着疾病分类渐趋详细,后世医家将喉痹作为一种独立的疾病区分开来,如《喉科心法》:"凡红肿无形为痹,有形为蛾。"但总体上对于喉痹的界定一直不很明确。其中临床有一种以突发咽喉紧锁,不能吞咽,呼吸困难,痰涎壅盛,气闭欲死为主要特征的急喉风,由肺胃素有痰热,复感风热或疫疠之邪,内外合邪,风火相煽,痰热上壅,结聚于喉,阻塞气道所致。其病情急重,前人常用涌吐法,如救急稀涎散等方药救急取效。

现代中医喉科对喉痹的概念已逐渐统一,系专指急、慢性咽炎。喉痹多因外邪犯咽,或邪滞于咽日久,或脏腑虚损,咽喉失养,或虚火上灼,咽部气血不畅所致。急性喉痹或急性咽炎,又可称为风热喉痹或风寒喉痹不同类型,当辨证分治。

 案例实训

信州老兵女,三岁,因食盐虾过多,龟喘之疾,乳食不进,贫无可召医治。一道人过门,见病女喘不止,教使取甜瓜蒂七枚,研为粗末,用冷水半茶盏许,调澄,取清汁呷一小呷,如其言,才饮竟,即吐痰涎,若胶黏状,胸次既宽,龟喘亦定。少日再作,又服之,随手愈。凡三进药,病根如扫。(《名医类案》)

分析要点:①该案治疗经过蕴含有哪些重要信息?②根据当前患者的表现推测患者为何种病证?③总结案中瓜蒂的使用要点;或可用其他涌吐剂?为什么?若不用吐法,又该如何治疗?

整理上述分析结果,提出你的辨治思路,并说明理由。

学习小结

涌吐剂具有涌吐痰涎、宿食、毒物等作用,主为痰厥、食积、误食毒物等停蓄在上焦的病证如中风痰涎、喉痹、宿食停积胃脘、毒物尚留胃中,以及干霍乱吐泻不得者。亦可以用于治疗痰壅气逆引起的癫、狂、痫病、喉痹、哮喘等病证。

瓜蒂散涌吐力峻,专治痰食壅塞胸膈者;救急稀涎散涌吐之功虽不及瓜蒂散,但有开关稀涎作用,适用于中风痰闭或喉痹痰阻气道者。

(韩涛 都广礼)

复习思考题

1. 运用涌吐剂时应注意哪些问题?
2. 比较瓜蒂散与救急稀涎散在功效及主治上的异同。

附录一　古今药量参考

由于古代度量衡制度在各个历史时期有所不同,古方用药分量,尤其是唐代以前的方剂,与现在相差很大。古秤以黍、铢、两、斤计量,而无分名。到了晋代,则以十黍为一铢,六铢为一分,四分为一两,十六两为一斤(即以铢、分、两、斤计量)。及至宋代,遂立两、分、厘、毫之目,即十毫为一厘,十厘为一分,十分为一钱,十钱为一两,以十累计,积十六两为一斤。元、明以至清代,沿用宋制,很少变易。故宋、明、清之方,凡方中分者,是分厘之分,不同于晋代之分(二钱半为一分)。清代之称量称为库平,后来通用市称。

古方容量,有斛、斗、升、合、勺之名,但其大小,历代亦多变易,考证亦有差异,例如明代李时珍认为"古之一两,今用一钱,古之一升,即今之二两半";同时代人张景岳则认为"古之一两,为今之六钱;古之一升,为今之三合三勺"。兹引《药剂学》(南京药学院编,1960年版)历代衡量与秤的对照表,作为参考。

历代衡量的对照表

时代	古代用量	折合市制 (两)	折合公制 (克)	古代容量	折合市制 (升)	折合公制 (毫升)
秦代	一两	0.5165	15.8	一升	0.34	200
西汉	一两	0.5165	15.5	一升	0.34	200
新莽	一两	0.4455	14.7	一升	0.20	200
东汉	一两	0.4455	15.5/13.8	一升	0.20	200
魏晋	一两	0.4455	13.8	一升	0.21	204.5
北周	一两	0.5011	41.25	一升	0.21	300
隋唐	一两	1.0075	13.8/41.3	一升	0.58	200/600
宋代	一两	1.1936	40	一升	0.66	670
明代	一两	1.1936	36.9	一升	1.07	950
清代	一两	1.194	37.30	一升	1.0355	1000

附注:上表古今衡量和度量的比较,仅系近似值。清代一两(库平),一升(营造)。

古方有云"等份"者,通常非重量之分,是指各药斤两多少皆相等,大都用于丸、散剂,在汤、酒剂中较少应用。古代有刀圭、方寸匕、钱匕、一字等名称,大多用于散药。所谓方寸匕者,作匕正方一寸,抄散取不落为度;钱匕者,是以汉五铢钱抄取药末,亦以不落为度;半钱匕者,则为抄取一半;"一字"者,即以钱币(币上有开元通宝四字)抄取药末,填去一字之量;至于刀圭者,乃十分方寸匕之一。其中一方寸匕药散约合五分,一钱匕药散约合三分,一字药散约合一分(草本药的散要轻些)。另外,也有以类比法作药用量的,如一鸡子黄 = 一弹丸 =40 桐子 =80 粒大豆 =160 粒小豆 =480 大麻子 =1440 小麻子。

古代医家对古代方剂用量,虽曾做了很多考证,至今仍未做出定论。但汉代和晋代的衡量肯定比现在为小,所以汉、晋时代医方的剂量数字都较大。一般书中对古方多录其原来的用量,主要是作为理解古方的配伍意义、结构特点、变化原因,以及临证用药配伍比例的参考。实际临床应用中,应当按近代中药学和参考近代各家医案所用剂量,并随地区、年龄、体质、气候及病情需要来决定。本教科书中古方药物用量有原用量和现代参考用量(括号内剂量)两种标示,其中现代参考用量大多是根据历代度量衡换算而来,但也有部分是编者根据现代临床该方的运用现状,从中选取较为常用的用量,仅供临证参考。

根据我国国务院的指示,从 1979 年 1 月 1 日起,全国中医处方用药计量单位一律采用以 "g" 为单位的公制。兹附十六进制与公制计量单位换算率如下:

1 斤(16 两)=0.5kg=500g

1 市两 =31.25g

1 市钱 =3.125g

1 市分 =0.3125g

1 市厘 =0.03125g

(注:换算尾数可以舍去)

(谢 鸣)

附录二 方剂歌诀汇编

解 表 剂

1. 辛温解表

麻黄汤

麻黄汤中用桂枝,杏仁甘草四般施;
恶寒发热头身痛,无汗而喘服之宜。

桂枝汤

桂枝芍药等量伍,姜枣甘草微火煮;
解肌发表调营卫,中风表虚自汗出。

九味羌活汤

九味羌活防风苍,辛芷芎草芩地黄;
发汗祛湿兼清热,分经论治变通良。

香苏散

香苏散内草陈皮,外感风寒气滞宜;
寒热头痛胸脘闷,解表又能疏气机。

小青龙汤

解表蠲饮小青龙,麻桂姜辛夏草从;
芍药五味敛气阴,表寒内饮最有功。

射干麻黄汤

射干麻黄亦治水,不在发表在宣肺;
姜枣细辛款冬花,紫菀半夏加五味。

香薷散

三物香薷豆朴先,散寒化湿功效兼;
若益银翘豆易花,新加香薷祛暑煎。

2. 辛凉解表

桑菊饮

桑菊饮中桔杏翘,芦根甘草薄荷饶;
清疏肺卫轻宣剂,风温咳嗽服之消。

银翘散

银翘散主上焦医,竹叶荆牛薄荷豉;

甘桔芦根凉解法,风温初感此方宜。

麻黄杏仁甘草石膏汤

伤寒麻杏甘石汤,肺热喘咳兼烦满;
辛凉宣泄能清肺,定喘除烦效力彰。

柴葛解肌汤

柴葛解肌芷桔羌,膏芩芍草枣生姜;
恶寒渐轻热增重,解肌清热此方良。

升麻葛根汤

阎氏升麻葛根汤,芍药甘草合成方;
麻疹初期出不透,解肌透疹此方良。

3. 扶正解表

败毒散

人参败毒草苓芎,羌独柴前枳桔同;
薄荷少许姜三片,益气解表有奇功。

再造散

再造散用参芪甘,芎芍桂附与羌防;
细辛煨姜大枣入,阳虚无汗病可安。

麻黄附子细辛汤

麻黄附子细辛汤,温经解表法优良;
少阴脉沉反发热,寒邪外解不伤阳。

加减葳蕤汤

加减葳蕤用白薇,豆豉生葱桔梗随;
草枣薄荷共八味,滋阴发汗此方魁。

泻 下 剂

1. 寒下

大承气汤及类方

大承气汤大黄硝,枳实厚朴先煮好;
峻下热结急存阴,阳明腑实重症疗。
去硝名为小承气,轻下热结用之效;

调胃承气硝黄草，缓下热结此方饶。

2. 温下

温脾汤

温脾附子与干姜，甘草人参及大黄；
寒热并进补兼泻，温通寒积振脾阳。

大黄附子汤

大黄附子细辛汤，寒积腹痛便秘方；
冷积内结成实证，功专温下妙非常。

3. 润下

麻子仁丸

麻子仁丸治脾约，枳朴大黄麻杏芍；
胃燥津枯便难解，润肠泻热功效高。

济川煎

济川归膝肉苁蓉，泽泻升麻枳壳从；
肾虚精亏肠中燥，温润通便法堪宗。

4. 逐水

十枣汤

十枣逐水效堪夸，大戟甘遂与芫花；
悬饮内停胸胁痛，水肿腹胀用无差。

5. 攻补兼施

黄龙汤

黄龙汤枳朴硝黄，参归甘桔枣生姜；
阳明腑实气血弱，攻补兼施效力强。

和 解 剂

1. 和解少阳

小柴胡汤

小柴胡汤和解功，半夏人参甘草从；
更加黄芩生姜枣，少阳百病此方宗。

蒿芩清胆汤

蒿芩清胆枳竹茹，陈夏茯苓加碧玉；
热重寒轻兼痰湿，胸痞呕恶总能除。

达原饮

达原饮中朴槟芩，芍药知甘草果仁；
开达膜原治温疫，辟秽化浊功用神。

2. 调和肝脾

四逆散

四逆散方用柴胡，芍药枳实甘草须；
证为阳郁成厥逆，疏肝解郁厥自除。

逍遥散

逍遥散中当归芍，柴苓术草加姜薄；
疏肝养血又健脾，肝郁血虚脾气弱。

痛泻要方（原名白术芍药散）

痛泻要方用陈皮，术芍防风共成剂；
肠鸣泄泻腹又痛，治在泻肝与补脾。

3. 调和肠胃

半夏泻心汤

半夏泻心黄连芩，干姜草枣人参行；
辛开苦降消痞满，治在调阳与和阴。

清 热 剂

1. 清气分热

栀子豉汤

栀子豉汤治懊憹，胸膈郁热此方好；
如兼呕吐增生姜，若是少气加甘草。

白虎汤

白虎膏知甘草粳，气分大热此方清；
热渴汗出脉洪大，加入人参气津生。

竹叶石膏汤

竹叶石膏汤人参，麦冬半夏甘草临；
再加粳米同煎服，清热益气养阴津。

清暑益气汤

王氏清暑益气汤，善治中暑气津伤；
洋参冬斛荷瓜翠，连竹知母甘粳襄。

2. 清营凉血

清营汤

清营汤治热传营，身热夜甚神不宁；
角地银翘玄连竹，丹麦清热更护阴。

犀角地黄汤

犀角地黄芍药丹，血热妄行吐衄斑；
蓄血发狂舌质绛，凉血散瘀病可痊。

3. 清热解毒

黄连解毒汤

黄连解毒汤四味，黄芩黄柏栀子备；
躁狂大热呕不眠，吐衄发斑均可为。

凉膈散

凉膈硝黄栀子翘，黄芩甘草薄荷饶；
竹叶蜜煎疗膈热，中焦燥实服之消。

普济消毒饮

普济消毒牛蒡连，甘桔蓝根勃翘玄；
升柴陈薄僵蚕入，大头瘟毒服之痊。

4. 气血两清

清瘟败毒饮

清瘟败毒地连芩，丹膏栀草竹叶寻；
犀角翘芍知玄桔，气血两燔服之清。

5. 清脏腑热

导赤散

导赤生地与木通，草梢竹叶四般供；
口糜淋痛小肠火，引热同归小便中。

龙胆泻肝汤

龙胆泻肝栀芩柴，生地车前泽泻偕；
木通甘草当归合，肝经湿热力能排。

左金丸

左金黄连与吴萸，胁痛吞酸悉能除；
再加芍药名戊己，专治泻痢与腹痛。

泻白散（又名泻肺散）

泻白桑皮地骨皮，甘草粳米四般宜；
泻肺清热平咳喘，又可和中与健脾。

清胃散

清胃散中当归连，生地丹皮升麻全；
或加石膏泻胃火，能消牙痛与牙宣。

玉女煎

玉女煎用熟地黄，膏知牛膝麦冬襄；
胃火阴虚相因病，牙痛齿衄宜煎尝。

芍药汤

芍药汤中用大黄，芩连归桂槟草香；
清热燥湿调气血，下利腹痛自安康。

白头翁汤

白头翁汤治热痢，黄连黄柏与秦皮；
清热解毒并凉血，坚阴止痢功效奇。

6. 清虚热

青蒿鳖甲汤

青蒿鳖甲知地丹，热伏阴分此方攀；
夜热早凉无汗出，透热养阴服之安。

清骨散

清骨散用银柴胡，胡连秦艽鳖甲辅；
地骨青蒿知母草，骨蒸劳热一并除。

当归六黄汤

当归六黄二地黄，芩连芪柏共煎尝；
滋阴泻火兼固表，阴虚火旺盗汗良。

温　里　剂

1. 温中祛寒

理中丸

理中丸主温中阳，甘草人参术干姜；
吐利腹痛阴寒盛，或加附子更扶阳。

吴茱萸汤

吴茱萸汤参枣姜，肝胃虚寒此法良；
阳明寒呕少阴利，厥阴头痛皆能康。

小建中汤

小建中汤芍药多，桂枝甘草姜枣和；
更加饴糖补中脏，虚劳腹痛服之瘥。

2. 回阳救逆

四逆汤

四逆汤中附草姜，四肢厥逆急煎尝；
脉微吐利阴寒盛，救逆回阳赖此方。

参附汤

参附汤是救脱方，补气回阳效力彰；
元气大亏阳暴脱，脉微肢厥自尔康。

回阳救急汤

回阳救急用六君，附桂干姜五味寻；
加麝三厘或胆汁，三阴寒厥建奇勋。

3. 温经散寒

当归四逆汤

当归四逆桂枝芍，细辛草枣木通着；
血虚寒厥四末冷，养血温经此方饶。

黄芪桂枝五物汤

黄芪桂枝五物汤，芍药大枣与生姜；
营卫俱虚风寒袭，血痹服之功效良。

表里双解剂

1. 解表清里

葛根黄芩黄连汤

葛根黄芩黄连汤，再加甘草共煎尝；
邪陷阳明成热利，清里解表保安康。

石膏汤

石膏汤用芩柏连，麻黄豆豉山栀全；

清热发汗兼解毒，表里三焦热盛宣。

2. 解表温里

五积散

五积散治五般积，麻黄苍芷归芍芎；
枳桔桂苓甘草朴，陈皮半夏两姜葱；
理气解表祛寒湿，除积调经辨证从。

3. 解表攻里

大柴胡汤

大柴胡汤用大黄，枳实芩夏白芍将；
煎加姜枣表兼里，妙法内攻并外攘。

防风通圣散

防风通圣大黄硝，荆芥麻黄栀芍翘；
甘桔芎归膏滑石，薄荷芩术力偏饶。
表里交攻阳热盛，外疡疮毒总能消。

补 益 剂

1. 补气

四君子汤

四君子汤中和义，参术茯苓甘草比；
益以夏陈名六君，祛痰补气中虚饵；
除却半夏名异功，或加香砂胃寒使。

参苓白术散

参苓白术扁豆陈，山药甘莲砂薏仁；
桔梗上浮兼保肺，枣汤调服益脾神。

补中益气汤

补中益气芪术陈，升柴参草当归身；
升阳举陷功独擅，气虚发热亦堪珍。

玉屏风散

玉屏风散最有灵，芪术防风鼎足形；
表虚汗多易感冒，益气固表止汗神。

生脉散

生脉麦味与人参，益气养阴效力神；
气少汗多兼口渴，病危脉绝急煎斟。

人参蛤蚧散（蛤蚧散）

人参蛤蚧作散服，杏苓桑皮草二母；
肺肾气虚蕴痰热，咳喘痰血一并除。

2. 补血

四物汤

四物地芍与归芎，血家百病此方宗；
妇女经病凭加减，临证之时可变通。

归脾汤

归脾汤用参术芪，归草茯神远志齐；
酸枣木香龙眼肉，煎加姜枣益心脾；
怔忡健忘俱可却，便血崩漏总能医。

当归补血汤

当归补血东垣笺，黄芪一两归二钱；
血虚发热口烦渴，脉大而虚宜此煎。

3. 气血双补

八珍汤

双补气血八珍汤，四君四物益枣姜；
再加黄芪与肉桂，十全大补效更强。

炙甘草汤

炙甘草汤参桂姜，麦冬生地麻仁襄；
大枣阿胶加酒服，通阳复脉第一方。

4. 补阴

六味地黄丸

六味地黄益肾肝，山药丹泽萸苓掺；
更加知柏成八味，阴虚火旺可煎餐；
养阴明目加杞菊，滋阴都气五味研；
肺肾两调金水生，麦冬加入长寿丸；
再入磁柴可潜阳，耳鸣耳聋俱可安。

左归丸

左归丸内山药地，萸肉枸杞与牛膝；
菟丝龟鹿二胶合，壮水之主方第一。

大补阴丸

大补阴丸知柏黄，龟甲脊髓蜜成方；
咳嗽咯血骨蒸热，滋阴降火效力彰。

一贯煎

一贯煎中生地黄，沙参归杞麦冬藏。
少佐川楝泄肝气，阴虚胁痛此方良。

5. 补阳

肾气丸

金匮肾气治肾虚，熟地怀药及山萸；
丹皮苓泽加桂附，引火归原热下趋。

右归丸

右归丸中地附桂，山药萸萸菟丝归；
杜仲鹿胶枸杞子，益火之源此方魁。

6. 阴阳并补

地黄饮子

地黄饮子山茱斛，麦味菖蒲远志茯；

苁蓉桂附巴戟天,少入薄荷姜枣服。

龟鹿二仙胶

医便龟鹿二仙胶,人参枸杞熬成膏;
滋阴益肾填精髓,精极用此疗效高。

固 涩 剂

1. 固表止汗

牡蛎散

牡蛎散内用黄芪,小麦麻黄根最宜;
自汗盗汗心液损,固表敛汗见效奇。

2. 敛肺止咳

九仙散

九仙散用乌梅参,桔梗桑皮贝母承;
粟壳阿胶冬花味,敛肺止咳气自生。

3. 涩肠固脱

真人养脏汤

真人养脏木香诃,当归肉蔻与粟壳;
术芍参桂甘草共,脱肛久痢服之瘥。

四神丸

四神故纸吴茱萸,肉蔻除油五味具;
大枣生姜同煎合,五更肾泄最相宜。

4. 涩精止遗

金锁固精丸

金锁固精芡实研,莲须龙牡沙苑填;
莲粉糊丸盐汤下,肾虚精滑此方先。

桑螵蛸散

桑螵蛸散用龙龟,参苓菖远及当归;
尿频遗尿精不固,滋肾宁心法勿违。

5. 固崩止带

固冲汤

固冲汤中重黄芪,术芍萸茜龙牡蛎;
倍草海蛸棕榈炭,崩中漏下总能医。

固经丸

固经丸中龟芍君,黄芩黄柏与椿皮;
更加香附酒为丸,滋阴清热能固经。

震灵丹

震灵丹用禹余粮,石脂石英没乳香;
代赭灵脂朱砂合,崩中漏下服之康。

完带汤

完带汤中二术陈,车前甘草和人参;

柴芍怀山黑芥穗,化湿止带此方珍。

易黄汤

易黄白果与芡实,山药黄柏车前子;
能消带下黏稠秽,补肾清热又祛湿。

安 神 剂

1. 重镇安神

朱砂安神丸

朱砂安神东垣方,归连甘草合地黄;
怔忡不寐心烦乱,镇心泻火可复康。

珍珠母丸

珍珠母丸归地参,犀沉龙齿柏枣仁;
朱砂为衣茯神入,镇心潜阳又宁神。

2. 补养安神

天王补心丹

补心丹用柏枣仁,二冬生地当归身;
三参桔梗朱砂味,远志茯苓养心神。

酸枣仁汤

酸枣仁汤治失眠,川芎知草茯苓煎;
养血除烦清内热,安然入睡梦乡甜。

3. 交通心肾

交泰丸

心肾不交交泰丸,一份桂心十份连;
怔忡不寐心阳亢,心肾交时自可安。

开 窍 剂

1. 凉开

安宫牛黄丸

安宫牛黄开窍方,芩连栀郁朱雄黄;
牛角珍珠冰麝箔,热闭心包功效良。

紫雪

紫雪羚牛朱朴硝,硝磁寒水滑石膏;
丁沉木麝升玄草,不用赤金法亦超。

至宝丹

至宝朱砂麝息香,雄黄犀角与牛黄;
金银二箔兼龙脑,琥珀还同玳瑁良。

行军散

诸葛行军痧胀方,珍珠牛麝冰雄黄;
硼硝金箔共研末,窍闭神昏服之康。

2. 温开

苏合香丸

苏合香丸麝息香,木丁荜茇乳檀芳;
犀冰术沉诃香附,衣用朱砂中恶尝。

紫金锭(又名玉枢丹、太乙玉枢丹)

紫金锭用麝朱雄,慈戟千金五倍同;
太乙玉枢名又别,祛痰逐秽及惊风。

理 气 剂

1. 行气

越鞠丸

越鞠丸治六般郁,气血湿痰食火因;
香附芎苍兼栀曲,气畅郁舒痛闷伸。

柴胡疏肝散

柴胡疏肝芍川芎,枳壳陈皮草香附;
疏肝行气兼活血,胁肋疼胀皆可除。

瓜蒌薤白白酒汤

瓜蒌薤白白酒汤,胸痹胸闷痛难当;
喘息短气时咳唾,难卧当加半夏良。

半夏厚朴汤

半夏厚朴痰气阻,茯苓生姜共紫苏;
加枣同煎名四七,行气降痰咽能舒。

厚朴温中汤

厚朴温中陈草苓,干姜草蔻木香停;
煎服加姜治腹痛,虚寒胀满用皆灵。

天台乌药散(原名乌药散)

天台乌药木茴香,巴豆制楝青槟姜;
行气疏肝且暖下,寒疝腹痛是良方。

加味乌药汤(原名加味乌沉汤)

加味乌药汤砂仁,香附木香甘草伦;
配入玄胡共六味,经前胀痛效堪珍。

暖肝煎

暖肝煎中杞茯归,茴沉乌药合肉桂;
下焦虚寒疝气痛,温补肝肾此方推。

金铃子散

金铃子散止痛方,玄胡酒调效更强;
疏肝清热行气血,心腹胸肋痛经匡。

2. 降气

苏子降气汤(原名紫苏子汤)

苏子降气橘半归,前胡桂朴草姜随;

上实下虚痰嗽喘,或加沉香去肉桂。

定喘汤

定喘白果与麻黄,款冬半夏白皮桑;
苏杏黄芩兼甘草,风寒痰热喘哮尝。

旋覆代赭汤

旋覆代赭重用姜,半夏人参甘枣尝;
化痰降逆兼益胃,中虚痰阻噫痞康。

橘皮竹茹汤

橘皮竹茹治呕逆,人参甘草枣姜益;
胃虚有热失和降,久病之后更相宜。

丁香柿蒂汤

丁香柿蒂人参姜,呃逆因寒中气伤;
温中降逆又益气,胃气虚寒最相当。

四磨汤

四磨饮子七情侵,人参乌药及槟沉;
浓磨煎服调滞气,实者枳实易人参。

理 血 剂

1. 活血祛瘀

桃核承气汤

桃核承气五药施,甘草硝黄并桂枝;
瘀热互结小腹硬,蓄血如狂急服之。

大黄䗪虫丸

大黄䗪虫芩芍桃,地黄杏草漆蛴螬;
水蛭虻虫和丸服,去瘀生新干血疗。

血府逐瘀汤

血府当归生地桃,红花甘草壳赤芍;
柴胡芎桔牛膝等,血化下行不作劳。

补阳还五汤

补阳还五赤芍芎,桃红归尾佐地龙;
四两黄芪为君药,补气活血经络通。

复元活血汤

复元活血用柴胡,大黄花粉桃红入;
当归山甲与甘草,跌打损伤瘀痛除。

小活络丹

小活络丹天南星,二乌乳没加地龙;
寒湿瘀血成痹痛,搜风活血络脉通。

温经汤

温经汤用桂萸芎,归芍丹皮姜夏冬;
参草阿胶调气血,暖宫祛瘀在温通。

生化汤

生化汤宜产后尝,归芎桃草酒炮姜;
恶露不行少腹痛,温养活血最见长。

失笑散

失笑灵脂蒲黄同,等量为散酽醋冲;
瘀血停滞心腹痛,祛瘀止痛建奇功。

2. 止血

十灰散

十灰散用大小蓟,荷柏茅茜棕丹皮;
山栀大黄俱为灰,上部出血此方宜。

咳血方

咳血方中诃子收,瓜蒌海粉黛栀投;
姜汁蜜丸口噙化,木火刑金服之瘥。

小蓟饮子

小蓟饮子藕蒲黄,木通滑石生地襄;
归草栀子淡竹叶,热结血淋服之良。

槐花散

槐花散是许氏方,侧柏荆芥枳壳藏;
清肠止血米饮下,肠风脏毒悉能康。

黄土汤

黄土汤用芩地黄,术附阿胶甘草尝;
温阳健脾能摄血,吐衄便崩服之康。

治 风 剂

1. 疏散外风

川芎茶调散

川芎茶调散荆防,辛芷薄荷甘草羌;
目昏鼻塞风攻上,偏正头痛悉能康。

大秦艽汤

大秦艽汤羌独防,芎芷辛芩二地黄;
石膏归芍苓甘术,风中经络可煎尝。

消风散

消风散内用荆防,蝉蜕胡麻苦参苍;
石知蒡通归地草,风疹湿疹服之康。

牵正散

牵正散宜热酒下,白附全蝎与僵蚕;
祛风化痰通经络,口眼㖞斜多能康。

玉真散

玉真散治破伤风,牙关紧急角反弓;
星麻白附羌防芷,外敷内服一方通。

2. 平息内风

羚角钩藤汤

俞氏羚角钩藤汤,桑菊茯神鲜地黄;
竹茹贝草同芍药,肝热生风急煎尝。

天麻钩藤饮

天麻钩藤石决明,杜膝寄生与栀芩;
夜藤茯神益母草,头痛眩晕失眠宁。

镇肝熄风汤

镇肝熄风芍天冬,玄牡茵陈赭膝龙;
龟甲麦芽甘草楝,肝风内动有奇功。

大定风珠

大定风珠鸡子黄,胶芍三甲五味襄;
麦冬生地麻仁草,滋阴息风是妙方。

阿胶鸡子黄汤

阿胶鸡子黄汤好,地芍钩藤牡蛎草;
决明茯神络石藤,阴虚风动此方保。

治 燥 剂

1. 轻宣外燥

杏苏散

杏苏散内夏陈前,枳桔苓甘姜枣研;
轻宣温润治凉燥,理肺化痰咳自痊。

桑杏汤

桑杏汤中象贝宜,沙参栀豉与梨皮;
身热咽干咳痰少,辛凉甘润燥能医。

清燥救肺汤

清燥救肺参草杷,石膏胶杏麦胡麻;
经霜收下冬桑叶,温燥伤肺喘逆尝。

2. 滋润内燥

养阴清肺汤

养阴清肺麦地黄,玄参芍草贝丹襄;
薄荷共煎利咽膈,阴虚白喉是妙方。

百合固金汤

百合固金二地黄,玄参贝母桔甘藏;
麦冬芍药当归配,喘咳痰血肺家伤。

麦门冬汤

麦门冬汤用人参,枣草粳米半夏存;
肺痿咳逆因虚火,滋养肺胃此方珍。

增液汤

增液汤用玄地冬,无水舟停下不通;

或合硝黄作泻剂,补泄兼施妙不同。

玉液汤

玉液山药芪葛根,花粉知味鸡内金;
消渴口干溲多数,补脾固肾益气阴。

祛 湿 剂

1. 化湿和胃

平胃散

平胃散用苍术朴,陈皮甘草四般药;
燥湿运脾除胀满,调胃诸方从此扩。

藿香正气散

藿香正气大腹苏,甘桔陈苓朴白术;
夏曲白芷加姜枣,风寒暑湿岚瘴驱。

2. 清热祛湿

三仁汤

三仁杏蔻薏苡仁,朴夏通草滑竹伦;
水用甘澜扬百遍,湿温初起法堪遵。

茵陈蒿汤

茵陈蒿汤治阳黄,栀子大黄组成方;
湿热蕴结在肝胆,清热利湿退黄良。

甘露消毒丹

甘露消毒蔻藿香,茵陈滑石木通菖;
芩翘贝母射干薄,湿温时疫是主方。

连朴饮

连朴饮内用香豉,菖蒲半夏焦山栀;
芦根厚朴黄连入,湿热霍乱此方施。

八正散

八正木通与车前,萹蓄大黄滑石研;
草梢瞿麦兼栀子,煎加灯草痛淋蠲。

当归拈痛汤（原名拈痛汤）

当归拈痛羌防升,猪泽黄芩葛茵陈;
二术知苦人参草,湿热疮痹服皆应。

二妙散

二妙散中苍柏兼,若云三妙牛膝添;
四妙苡仁再加入,清热除湿痿痹痊。

3. 利水渗湿

五苓散

五苓散治太阳腑,白术泽泻并猪茯;
桂枝温通助气化,利水解表烦渴除。

猪苓汤

猪苓汤内二苓全,泽泻阿胶滑石添;
利水育阴兼泻热,溺秘心烦呕渴痊。

防己黄芪汤

防己黄芪金匮方,术甘姜枣共煎尝;
此治风水与诸湿,身重汗出服之良。

五皮散

五皮饮用五般皮,陈茯姜桑大腹奇;
皮水苔白心腹满,水停气滞最相宜。

4. 温化水湿

苓桂术甘汤

苓桂术甘是经方,中阳不足痰饮猖;
悸眩咳逆胸胁满,温阳化饮功效彰。

真武汤

真武温阳利水方,茯苓术芍附生姜;
阳虚水饮停为患,悸眩𥄂惕保安康。

实脾散

实脾苓术与木瓜,甘草木香大腹加;
草果附姜兼厚朴,虚寒阴水效堪夸。

萆薢分清饮（萆薢分清散）

萆薢分清石菖蒲,萆薢乌药益智俱;
或益茯苓盐水服,通心固肾浊精驱。

5. 祛风胜湿

独活寄生汤

独活寄生芄防辛,芎归地芍桂苓均;
杜仲牛膝人参草,风湿顽痹屈能伸。

羌活胜湿汤

羌活胜湿羌独芎,甘蔓藁本与防风;
湿气在表头腰重,发汗升阳有殊功。

祛 痰 剂

1. 燥湿化痰

二陈汤

二陈汤用半夏陈,苓草姜梅一并存;
燥湿化痰兼利气,湿痰为患此方珍。

温胆汤

温胆汤中苓夏草,枳竹陈皮加姜枣;
虚烦不眠舌苔腻,此系胆虚痰热扰。

半夏白术天麻汤

半夏白术天麻汤,苓草橘红枣生姜;
眩晕头痛风痰盛,化痰息风是效方。

2. 清热化痰

清气化痰丸

清气化痰杏瓜蒌,茯苓枳芩胆星投;
陈夏姜汁糊丸服,专治肺热咳痰稠。

小陷胸汤

小陷胸汤连夏蒌,宽胸散结涤痰优;
痰热内结痞满痛,苔黄脉滑服之休。

滚痰丸

滚痰丸是逐痰方,礞石黄芩及大黄;
少佐沉香为引导,实热顽痰一扫光。

3. 润燥化痰

贝母瓜蒌散

贝母瓜蒌花粉研,陈皮桔梗茯苓添;
呛咳咽干痰难咯,润肺化痰病自痊。

4. 温化寒痰

苓甘五味姜辛汤

苓甘五味姜辛汤,咳嗽痰稀喜唾良;
胸满脉迟苔白滑,肺寒留饮可煎尝。

三子养亲汤

三子养亲祛痰方,芥苏莱菔共煎汤;
大便实硬加蜂蜜,冬寒更可加生姜。

5. 治风化痰

止嗽散

止嗽散用桔甘前,紫菀荆陈百部研;
止咳化痰兼透表,姜汤调服不用煎。

定痫丸

定痫二茯贝天麻,丹麦陈远菖蒲夏;
胆星蚕蝎草竹沥,姜汁琥珀与朱砂。

神仙解语丹（又名解语丸）

神仙解语白附菖,天南羌蝎远木香;
面糊为丸薄荷下,化痰通络又息风。

消散化积剂

1. 消食导滞

保和丸

保和山楂莱菔曲,夏陈茯苓连翘取;
炊饼为丸白汤下,消食和胃食积去。

枳实导滞丸

枳实导滞用大黄,芩连曲术茯苓襄;
泽泻蒸饼糊丸服,湿热积滞力能攘。

2. 消痞化积

枳实消痞丸

枳实消痞四君全,麦芽曲夏朴姜连;
蒸饼糊丸消积满,消中有补两相兼。

健脾丸

健脾参术苓草陈,肉蔻香连合砂仁;
楂肉山药曲麦炒,消补兼施此方应。

3. 消疮散痈

仙方活命饮

仙方活命金银花,防芷归陈皂山甲;
贝母花粉及乳没,赤芍甘草酒煎佳。

阳和汤

阳和汤法治阴疽,贴骨流注鹤膝风;
熟地鹿胶桂姜炭,麻黄白芥甘草从。

犀黄丸

犀黄丸内用麝香,乳香没药共牛黄;
乳岩流注肠痈等,正气未虚皆可尝。

透脓散

透脓散治毒成脓,芪归山甲皂刺芎;
程氏又加银蒡芷,更能速奏溃破功。

大黄牡丹汤

金匮大黄牡丹汤,桃仁瓜子芒硝襄;
肠痈初起腹按痛,泻热逐瘀散结肿。

苇茎汤

苇茎汤是千金方,桃仁薏苡瓜仁襄;
瘀热结肺成痈毒,清热排脓病自康。

4. 消癥散结

海藻玉壶汤

海藻玉壶带昆布,青陈二皮翘贝母;
独活甘草夏归芎,消瘿散结效或睹。

软坚散结汤

软坚散结乳癖方,柴枳芎芍蒌红花;
枯草青皮甘贝牡,天葵蚤休翘通甲。

桂枝茯苓丸

金匮桂枝茯苓丸,桃仁芍药和牡丹;
等份为末蜜丸服,缓消癥块胎可安。

鳖甲煎丸

鳖甲煎丸疟母方,䗪虫鼠妇及蜣螂;
蜂蜜石韦人参射,桂朴紫葳丹芍姜。
瞿麦柴芩胶半夏,桃仁葶苈和硝黄;

疟缠日久胁下硬,癥消积化保安康。

驱 虫 剂

乌梅丸
乌梅丸用细辛桂,黄连黄柏及当归;
人参椒姜及附子,温中寓清在安蛔。

化虫丸
化虫丸可治诸虫,鹤虱白矾铅粉从;
苦楝皮与槟榔子,每服五丸即见功。

肥儿丸
肥儿丸内用使君,豆蔻香连曲麦槟;
猪胆为丸热水下,虫疳食积一扫清。

涌 吐 剂

瓜蒂散
瓜蒂散中赤小豆,豆豉汁调配酸苦;
逐邪涌吐功最捷,胸脘痰食服之佑。

盐汤探吐方
盐汤探吐金匮方,干霍乱证宜急尝;
宿食填脘气机阻,投用及时效最良。

参芦饮
参芦饮是丹溪方,竹沥新加效更良;
气虚体弱痰壅盛,服此得吐自然康。

救急稀涎散
稀涎皂角与白矾,痰浊壅阻宜开关;
中风痰闭口不语,涌吐通关证自缓。

主要参考书目

1. ［日］丹波元坚.药治通义［M］.上海:上海中医书局,1935.

2. 清·罗美.古今名医方论［M］.南京:江苏科学技术出版社,1983.

3. 辽宁中医学院.医方发挥［M］.沈阳:辽宁科学技术出版社,1984.

4. 清·汪昂.医方集解［M］.上海:上海科学技术出版社,1991.

5. 李飞.中医历代方论精选［M］.南京:江苏科学技术出版社,1998.

6. 谢鸣.中医方剂现代研究［M］.北京:学苑出版社,2000.

7. 李飞.中国医药学高级丛书·方剂学［M］.北京:人民卫生出版社,2002.

8. 张永祥.中药药理学新论［M］.北京:人民卫生出版社,2004.

9. 王绵之.王绵之方剂学讲稿［M］.北京:人民卫生出版社,2005.

10. 朱建平.中医方剂学发展史［M］.北京:学苑出版社,2008.

11. 许济群,王绵之.高等中医药院校教学参考丛书·方剂学［M］.第2版.北京:人民卫生出版社,2010.

12. 谢鸣.新世纪全国高等医药院校规划教材·方剂学［M］.北京:中国中医药出版社,2010.

13. 医学大词典编辑委员会.汉英医学大词典［M］.北京:人民卫生出版社,1990.

14. 世界中医药联合会.中医基本名词术语中英对照国际标准［S］.北京:人民卫生出版社,2008.

方名拼音索引

全国中医药高等教育教学辅导用书推荐书目

一、中医经典白话解系列

黄帝内经素问白话解（第2版）	王洪图 贺娟
黄帝内经灵枢白话解（第2版）	王洪图 贺娟
汤头歌诀白话解（第6版）	李庆业 高琳等
药性歌括四百味白话解（第7版）	高学敏等
药性赋白话解（第4版）	高学敏等
长沙方歌括白话解（第3版）	聂惠民 傅延龄等
医学三字经白话解（第4版）	高学敏等
濒湖脉学白话解（第5版）	刘文龙等
金匮方歌括白话解（第3版）	尉中民等
针灸经络腧穴歌诀白话解（第3版）	谷世喆等
温病条辨白话解	浙江中医药大学
医宗金鉴·外科心法要诀白话解	陈培丰
医宗金鉴·杂病心法要诀白话解	史亦谦
医宗金鉴·妇科心法要诀白话解	钱俊华
医宗金鉴·四诊心法要诀白话解	何任等
医宗金鉴·幼科心法要诀白话解	刘弼臣
医宗金鉴·伤寒心法要诀白话解	郝万山

二、中医基础临床学科图表解丛书

中医基础理论图表解（第3版）	周学胜
中医诊断学图表解（第2版）	陈家旭
中药学图表解（第2版）	钟赣生
方剂学图表解（第2版）	李庆业等
针灸学图表解（第2版）	赵吉平
伤寒论图表解（第2版）	李心机
温病学图表解（第2版）	杨进
内经选读图表解（第2版）	孙桐等
中医儿科学图表解	郁晓微
中医伤科学图表解	周临东
中医妇科学图表解	谈勇
中医内科学图表解	汪悦

三、中医名家名师讲稿系列

张伯讷中医学基础讲稿	李其忠
印会河中医学基础讲稿	印会河
李德新中医基础理论讲稿	李德新
程士德中医基础学讲稿	郭霞珍
刘燕池中医基础理论讲稿	刘燕池
任应秋《内经》研习拓导讲稿	任廷革
王洪图内经讲稿	王洪图
凌耀星内经讲稿	凌耀星
孟景春内经讲稿	吴颢昕
王庆其内经讲稿	王庆其
刘渡舟伤寒论讲稿	王庆国
陈亦人伤寒论讲稿	王兴华等
李培生伤寒论讲稿	李家庚
郝万山伤寒论讲稿	郝万山
张家礼金匮要略讲稿	张家礼
连建伟金匮要略方论讲稿	连建伟

李今庸金匮要略讲稿	李今庸
金寿山温病学讲稿	李其忠
孟澍江温病学讲稿	杨进
张之文温病学讲稿	张之文
王灿晖温病学讲稿	王灿晖
刘景源温病学讲稿	刘景源
颜正华中药学讲稿	颜正华 张济中
张廷模临床中药学讲稿	张廷模
常章富临床中药学讲稿	常章富
邓中甲方剂学讲稿	邓中甲
费兆馥中医诊断学讲稿	费兆馥
杨长森针灸学讲稿	杨长森
罗元恺妇科学讲稿	罗颂平
任应秋中医各家学说讲稿	任廷革

四、中医药学高级丛书

中医药学高级丛书——中药学（上下）（第2版）	高学敏 钟赣生
中医药学高级丛书——中医急诊学	姜良铎
中医药学高级丛书——金匮要略（第2版）	陈纪藩
中医药学高级丛书——医古文（第2版）	段逸山
中医药学高级丛书——针灸治疗学（第2版）	石学敏
中医药学高级丛书——温病学（第2版）	彭胜权等
中医药学高级丛书——中医妇产科学（上下）（第2版）	刘敏如等
中医药学高级丛书——伤寒论（第2版）	熊曼琪
中医药学高级丛书——针灸学（第2版）	孙国杰
中医药学高级丛书——中医外科学（第2版）	谭新华
中医药学高级丛书——内经（第2版）	王洪图
中医药学高级丛书——方剂学（上下）（第2版）	李飞
中医药学高级丛书——中医基础理论（第2版）	李德新 刘燕池
中医药学高级丛书——中医眼科学（第2版）	李传课
中医药学高级丛书——中医诊断学（第2版）	朱文锋等
中医药学高级丛书——中医儿科学（第2版）	汪受传
中医药学高级丛书——中药炮制学（第2版）	叶定江等
中医药学高级丛书——中药药理学（第2版）	沈映君
中医药学高级丛书——中医耳鼻咽喉口腔科学（第2版）	王永钦
中医药学高级丛书——中医内科学（第2版）	王永炎